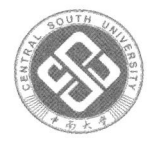

中南大学"双一流"学科发展史

中南大学
湘雅公共卫生与预防医学学科发展史
（1975—2021）

◎ 主　编　杨土保　胡国清

组稿：中南大学文化建设委员会办公室
撰稿：中 南 大 学 湘雅公共卫生学院

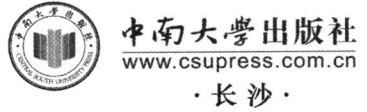

图书在版编目(CIP)数据

中南大学湘雅公共卫生与预防医学学科发展史：1975—2021 / 杨土保，胡国清主编. —长沙：中南大学出版社，2022.3
ISBN 978-7-5487-4841-0

Ⅰ. ①中… Ⅱ. ①杨… ②胡… Ⅲ. ①中南大学—公共卫生—学科发展—概况—1975-2021②中南大学—预防医学—学科发展—概况—1975-2021 Ⅳ. ①R1-12

中国版本图书馆CIP数据核字(2022)第033787号

中南大学湘雅公共卫生与预防医学学科发展史（1975—2021）
ZHONGNAN DAXUE XIANGYA GONGGONG WEISHENG YU YUFANG YIXUE XUEKE FAZHANSHI (1975—2021)

主编 杨土保 胡国清

□出版人	吴湘华
□责任编辑	浦 石
□责任印制	唐 曦
□出版发行	中南大学出版社
	社址：长沙市麓山南路　　邮编：410083
	发行科电话：0731-88876770　　传真：0731-88710482
□印　装	湖南省众鑫印务有限公司
□开　本	889 mm×1194 mm 1/16　□印张 27.75　□字数 571 千字
□版　次	2022年3月第1版　□印次 2022年3月第1次印刷
□书　号	ISBN 978-7-5487-4841-0
□定　价	219.00元

图书出现印装问题，请与经销商调换

中南大学
湘雅公共卫生与预防医学学科发展史
（1975—2021）

编委会

组　稿	中南大学文化建设委员会办公室
撰　稿	中南大学湘雅公共卫生学院
主　编	杨土保　胡国清
副主编	唐　媛　任国峰　肖　芳　李杏莉
顾　问	王翔朴　孙振球　陈金华　肖水源
	谭红专　赵衡文
编　委	（以姓氏笔画为序）

丁　萍　王乐三　邓　静　冯湘玲　刘爱忠
狄晓康　陈　律　陈继华　杨丽娜　罗家有
林　茜　胡建安　胡　明　胡　宓　段燕英
徐慧兰　秦家碧　龚雯洁　黄　云　黄珊琦
曾　明

秘　书　郭桂平　李　敏　尹逊强

编者的话

中南大学湘雅公共卫生与预防医学学科的历史，最早可溯源至"长沙湘雅医学专门学校"。公元1914年，我国著名医学教育家、公共卫生学家颜福庆博士创办了"长沙湘雅医学专门学校"，在中国开启了西方医学教育的新纪元。1925年学校更名为湘雅医科大学，1931年再次更名为私立湘雅医学院。在湘雅医学院创建的初始，颜福庆就为临床医学专业学生开设了"卫生学"课程，144学时，分为"系统卫生学"和"实验卫生学"两部分。"卫生学"课程既是湘雅临床医学教育专业14个学系的必修课，也是护理学教育的必修课。"卫生学"课程的开设贯穿于整个湘雅医学的办学史，拉开了百年湘雅公共卫生教育的序幕。湘雅创始人胡美博士发布的预防白喉广告，开创了长沙民众公共卫生健康教育与健康促进的先河；颜福庆教授联手伍连德教授运用公共卫生、流行病学措施，成功遏制了东北鼠疫的疫情南传，是实施公共卫生学干预实践在应对突发公共卫生事件的成功尝试和典范，定当载入公共卫生史册。

编撰公共卫生与预防医学学科发展史，重点是强化校园文化建设，秉承"公勇勤慎、诚爱谦廉"的湘雅院训、"求真求确、必邃必专"的湘雅院风和"严谨求实、团结进取"的湘雅精神，传承湘雅红色基因和优良办学传统。一代代湘雅公卫人在以国家预防为主的卫生与健康工作方针的指引下，坚持严谨的学术态度和工作作风，殚精竭虑，辛勤耕耘，扎根中国大地开展公共卫生与预防医学教育事业，历经四十多年春华秋实，学科建设成就明显，喜获湘雅满园桃李芬芳。尤为自豪的是在2020年抗击新冠肺炎疫情中涌现出了一批获得"全国抗击新冠肺炎疫情先进个人"称号的湘雅学子，充分彰显了湘雅公卫人的家国情怀和责任担当。

习近平总书记指出，文化自信是更基础、更广泛、更深厚的自信。中华优秀传统文化积淀着中华民族最深层的精神追求，代表着中华民族独特的精神标识。要讲好中国故事，传播好中国声音。要加强对中华优秀传统文化的挖掘和阐发，激活其内在的强大生命力，让中华文化为人类提供正确的精神指引。为更好地落实立德树人的根本任务，要坚定"四个自信"，践行"三全育人"理念，传承经典，开创未来，讲好中南故事，宣传湘雅事迹，弘扬湘雅精神，积极推进校园文化建设。

中南大学湘雅公共卫生学院公共卫生与预防医学学科独立设置的历史开始于1975年湖南医学院建立卫生系并独立设置预防医学学科。在湖南医学院、湖南医科大学、中南大学各届党委和行政的正确领导和亲切关怀下，在国家和湖南省各有关部门和兄弟院校以及广大校友的大力支持下，经过广大师生的艰苦努力和卓越贡献，本学科走过了卫生专业、预防医学、公共卫生与预防医学学科的发展历程，在人才培养、学科队伍建设、科学研究和社会服务等方面取得了显著成就，一大批高质量的毕业生走向社会，成为我国公共卫生与预防医学学科建设与发展的中坚力量，7000多名各类毕业生在各自的岗位上恪尽职守、勤奋努力、改革创新，取得了丰硕的成果，为母校争得了荣誉，为我国以及全球的卫生事业做出了杰出贡献。

为总结和展示本学科几十年的建设与发展的历史和成就，在此，我们组织编辑了《中南大学湘雅公共卫生与预防医学学科发展史（1975—2021）》一书，由中南大学出版社正式出版。本书主要介绍了本学科的发展历史与现状，重点围绕本学科的人才培养、学科队伍建设、科学研究、社会服务等方面的改革与发展成绩而进行。作为校园文化建设的重要表现形式，本书的出版将有利于激励中南大学湘雅公共卫生学院全体师生铭记历史，不忘初心，勇担使命。在本书的编辑过程中，得到了学院许多老师和广大校友的支持与参与，在此表示衷心感谢。鉴于时间紧迫，本书资料收集很不完善，且由于能力和水平有限，难免出现不足，还请各位师生、校友和广大读者多批评指正。

编者

2021年9月

目录

第 1 章　学科介绍 ··· 1
　　1.1　学科起源 ··· 1
　　1.2　学科发展现状 ··· 15
　　1.3　各学科发展简介 ·· 17
　　1.4　各学科发展史与现状 ·· 23

第 2 章　人才培养 ··· 44
　　2.1　本科生培养 ··· 44
　　2.2　研究生培养 ··· 123
　　2.3　继续教育 ··· 206

第 3 章　科学研究 ··· 210
　　3.1　研究领域与方向 ·· 210
　　3.2　研究课题 ··· 214
　　3.3　教学科研研究成果 ·· 246
　　3.4　研究论文 ··· 255
　　3.5　研究专利 ··· 338

第 4 章　社会服务与贡献 ·· 340
　　4.1　师生主动发挥专业特长，为新冠肺炎疫情防控贡献力量 ·············· 340
　　4.2　承担政府卫生健康规划和医疗服务第三方评价工作 ···················· 341
　　4.3　主动参与全球伤害防控合作，持续推动国内外伤害防控工作 ········ 342
　　4.4　主动开展公共精神卫生服务，倡导精神障碍患者社区康复模式 ····· 342
　　4.5　发展专业特长，主动参与国家脱贫攻坚工程和居民营养健康服务 ··· 343

第 5 章　学科人物 ··· 345

第 6 章　湘雅公共卫生与预防医学学科大事记 ···································· 419

第1章 学科介绍

1.1 学科起源

在公元1912年3月发出的雅礼学堂大学预科的毕业证书上，载明著名公共卫生学家颜福庆博士担任"卫生科教员"，这是湖南设置卫生学课程有文献可考的最早凭证。

1914年，颜福庆创办"长沙湘雅医学专门学校"并首任校长和卫生科学教授。1916年《湘雅医学专门学校学则》《湘雅医学专门学校第二次报告书》记载，医学本科生开设"卫生"课程72学时，校长颜福庆兼"卫生"课程的教授。1920年《湖南长沙湘雅医学专门学校第五次校订章程》载明，学校为临床医学专业学生开设了"卫生学"课程，144学时，占学生总课时量的3%，其中系统卫生学48学时，实验卫生学96学时，成为湘雅临床医学教育专业14个学系的必修课，也是护理学教育的必修课。该课程贯穿于整个湘雅医学的办学过程，由颜福庆亲自兼任公共卫生课程的教学。"卫生学"课程教学内容包括防病学及卫生学、传染病学、实验卫生学、卫生调查法四个方面。1931年王子玕、张孝骞主持校务时提出"湖南全省或湘雅卫生实验之计划"，在湘雅拟设基础医学、临床医学及公共卫生三部。1933年《湘雅大事表》记载了湘雅协助雅礼、福湘、益湘、成智四校宣传健康教育，使湘雅的公共卫生与预防医学知识走进了中学，将健康教育传播于黎民百姓。1934年1月16日协助湖南教育厅成立湖南省会健康教育委员会，办理省会各校卫生事宜，这是湘雅在湖南公共卫生方面第一次大的举动；1935年协助湖南省卫生实验处成立长沙县卫生院、湖南产院及传染病院，这是湘雅人最早参与地方公共卫生机构建设的举动。1935年建立了北郊卫生事务所，承担该区域的生命统计、妇幼卫生、常见病防治等工作，并作为医学院学生的实习场所。1936年11月到1937年1月在南京开办的第一届公共卫生医生特别研究班（图1-1），是湘雅人参与公共卫生人才培养的具体实践，同时，湘雅的李启盘、邓一韪也是该班的学员。1938年在北郊设立卫生事务所学生实习点，在伍家岭开展姜片虫病的防治，这些活动开启了湘雅在公共卫生学方面的实践教学和社会服务的先河。

抗日战争时期，1942年3月，谭学华等湘雅学子在《湘雅医学院院刊》发表了《湖南常德鼠疫发现经过》的论文，证明并揭露了日军发动常德细菌战的罪恶，是湘雅医学教育于抗日战争中做出的重要贡献之一；1942年8月刊发的《国立湘雅医学院要览》，记录并明确了公共卫生科在行政上与物理科等12个学科一样为科级单位，课程纲要载明"卫生学"课程重点是系统讲授生命统计、防疫流行病学、环境卫生、妇婴卫生、卫生教育、公共卫生、护士原理、学校卫生、农工卫生、军队卫生、个人卫生以及卫生行政等理论内容，利用寒暑假参观各卫生行政机关，赴贵阳市及贵州贵筑县公共卫生教学区实习城市卫生及乡村卫生；1944年湘雅三学子撰写的《1700负伤将士之调查与统计分析》一文，是抗战中湘雅人效力公共卫生事业的又一历史记载。颜福庆在萍乡煤矿普查钩虫病期间，联手伍连德教授运用公共卫生、流行病学措施成功遏制了东北鼠疫的疫情南传。可见，早在"国立湘雅医学院"初期，学校即非常重视预防医学教育。之后，又有刘南山、施政信、赖斗岩、邓一韪和彭继甫等教授先后担任公共卫生课程的教学任务，并组织学生深入工厂、农村和学校等现场开展卫生防疫工作；湘雅医学院非常重视预防医学教学，在当时的教务处下设公共卫生学科负责医学本科学生的预防医学教学和医院有关预防工作，并由湘雅医院院长邓一韪教授兼任科主任。邓一韪曾在哈佛大学进修预防医学，是国内较早专修卫生防疫科学的人士之一，有较丰富的卫生事业管理经验。该科教员有副教授彭继甫，教员胡梦璇、蔡孝明、陈章，技师李中权，公共卫生护士林慧卿、彭文芳、贺善其等。新中国建立后，当时的公共卫生科与长沙市南区卫生所合作，建立了卫生试验区，即相当于现在的教学实习基地。

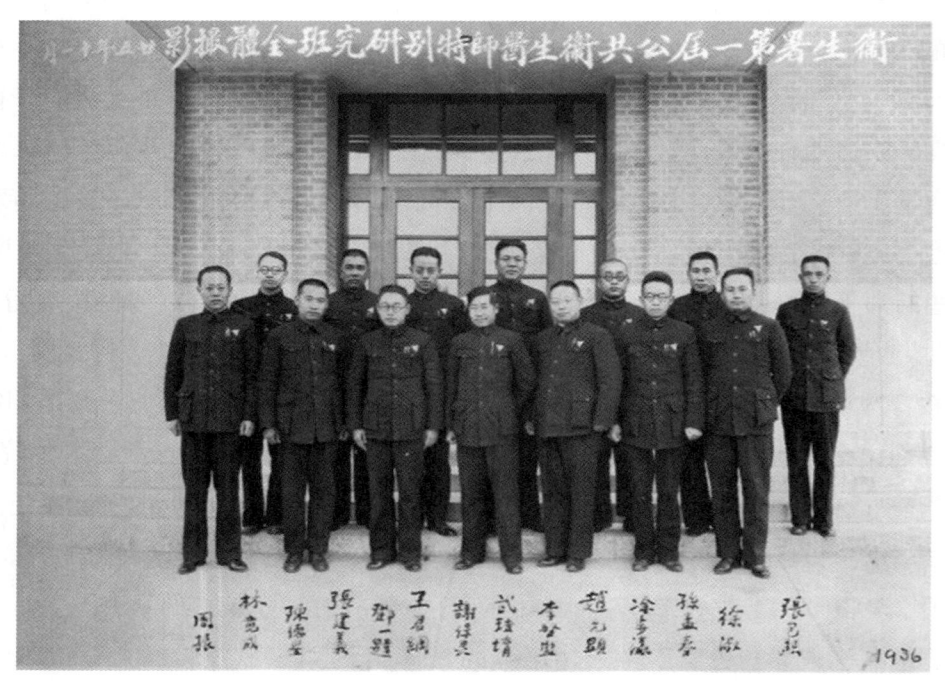

图1-1　1936年11月举办的卫生署第一届公共卫生医师特别研究班

1952年，为贯彻中央"卫生工作以预防为主"的方针，卫生部要求湘雅医学院举办"卫生专业班"。为完成这一任务，学校决定创建公共卫生专修班。1952年上半年，学校学习苏联模式，"废科建组"，成立了卫生学教研组，由彭继甫教授担任教研组主任，刘觉担任技术员。彭继甫曾长期担任传染病防治实际工作，在耶鲁大学专修医院做过管理工作，有较丰富的卫生管理工作经验，对预防医学教学有极大的热情和认真负责的工作态度。后任命王翔朴和张文敏为副主任。为了适应当时全国卫生工作的迫切需要，卫生部要求湘雅医学院举办"卫生专业班"。在卫生部的支持下，从国家"第一、二届卫生专业师资训练班"毕业生中分配6名（如来自南京医学院师训班的张文敏，来自山东医学院师训班的李蕴珍、王翔朴、郭肖南、杜养志，来自北京医学院师训班的张学洪等）来卫生学教研室担任教师。由邓一醍、胡梦璇、杜养志和郭肖南等负责筹建卫生统计和学校卫生教学组，彭继甫和王翔朴等负责筹建劳动卫生教学组，蔡孝明、张学洪等筹建流行病学教学组，张文敏等筹建营养卫生教学组，李蕴珍和李中权等筹建环境卫生教学组。在当时新建、尚未投入使用的湘雅医学院附属第一医院门诊楼的二、三楼全面开展教学准备工作。办学初期，学校领导积极筹建专业教学组织、拟定专业教学计划，以苏联卫生专业教材为蓝本，结合自己的实际情况，编写了自己的环境卫生学、劳动卫生学、流行病学、营养卫生学、卫生统计学、学校卫生学讲义。1952年9月，为响应国家"抗美援朝，保家卫国"的号召，学校决定从招收录取的本科新生中，选取优秀的学生120名组成"公卫专科班"（图1-2）。这些学员在邓一醍和彭继甫等13名教职工的指导下，学习了劳动卫生学、卫生统计学、流行病学、营养卫生学、环境卫生学和学校卫生学等卫生专业课。卫生学教研室除负责本科生卫生学教学外，还带领学生走向社会开展了传染病防治、职业病调查和防治等公共卫生领域的多项研究。1955年11月，96名"公卫专科班"毕业学员由卫生部组织统一分配到全国各地，包括：湖南、广东、广西、湖北、河南、辽宁、新疆、北京、上海、西安等地及甘肃、四川、青海等省市卫生防疫站，铁路、民航等系统及几十个大厂矿企业的卫生防疫站，以及学校和研究机构等单位，成为我国卫生防疫和公共卫生教育战线上的重要骨干力量。1975年卫生学教研室的师资已增加到16人，其中教师13人，技术员3人，由王翔朴任主任，张文敏任副主任。

1975年10月20日，湖南医学院党委决定建立卫生系，在卫生学教研室的基础上扩建成卫生系，由王翔朴担任系副主任。在湖南医学院党委和院长李庭植等领导的直接关怀下，迅速抽调骨干力量建立了劳动卫生学、寄生虫学与流行病学和环境卫生学教研室，卫生统计学和营养与食品卫生学教学组。开始独立设置预防医学学科，并于当年招收了第一届卫生系三年制卫生专业学生。之后，又相继成立了儿童少年卫生学、社会医学与卫生事业管理和卫生毒理学等教研室。为了加强预防医学的科学研究，经学校批准，于1980年建立了环境医学研究室，以后又分别成立了流行病学、营养与食品卫生学、卫生统计学研究室。1982年开始招收硕士研究生。1984年，为加强临床医学专业学生的预防医学重要

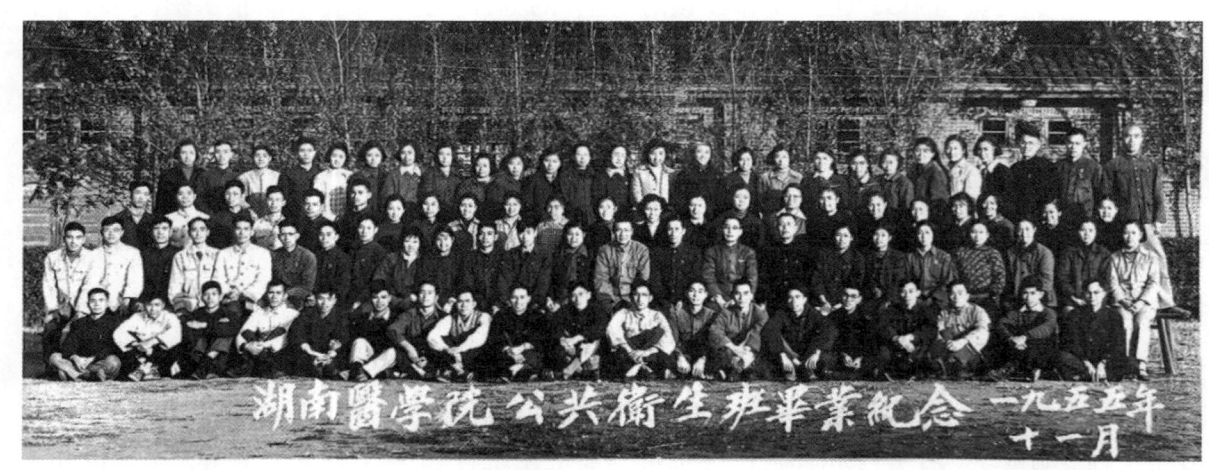

图 1-2　第一届公共卫生专业班(一九五五届卫生专业毕业)

观念和思想教育，提高其公共卫生知识水平，学校决定恢复卫生学教研室，并由何善元副教授担任主任。1985年在湖南省卫生厅医教处的指导下，先后有7家卫生防疫机构成为公共卫生学院的教研基地。

1987年12月，经国家卫生部同意，国家教委批准，学校更名为"湖南医科大学"。1988年，国家教委调整了全国高等学校的专业目录，原来开办的"卫生专业"更名为"预防医学专业"，机构名称"湖南医学院卫生系"随之改名为"湖南医科大学预防医学系"，并建立了系中心实验室。同年，经学校学术委员会论证，校领导批准成立了与预防医学系"系所合一"的预防医学研究所。1991年组建卫生微生物教学组。1993年卫生经济学教研室由校社会科学部转入预防医学系。1993年组建了预防医学函授部。

为适应现代医学模式的转变及学科发展，1995年6月1日，在校党委和校领导的亲切关怀下，经湖南医科大学校务会议批准，将"预防医学系"更名为"公共卫生学院"，并于同年10月20日举行了建院20周年暨更名庆祝大会。时任卫生部部长陈敏章亲笔为"公共卫生学院"题写了院名。1997年6月，国家对学科目录及代号进行了调整，设置了公共卫生与预防医学一级学科，二级学科为流行病与卫生统计学、劳动卫生与环境卫生学、营养与食品卫生学等。

2000年4月，为顺应中国高校教育改革潮流，原中南工业大学、长沙铁道学院与原湖南医科大学合并为中南大学。中南大学组建后，学校更名为"中南大学湘雅医学院"，建立了"中南大学公共卫生学院"。2010年10月，经中南大学党委批准，公共卫生学院党总支更名为公共卫生学院党委。2015年12月更名为"中南大学湘雅公共卫生学院"。

1986年7月获得劳动卫生和职业病学、流行病学、营养与食品卫生学硕士学位授予点，1990年获得卫生统计学硕士学位授予点，1998年获得社会医学与卫生事业管理学硕士学位授予点，2000年获得卫生毒理学硕士学位授予点；2001年获得公共卫生与预防医学一级硕士学位授予点，2002年获得公共卫生硕士专业学位授予点；2002年学科调整后，硕士学位招生专业分别设置为流行病与卫生统计学、劳动卫生与环境卫生学、营养与食品卫生学、儿少卫生与妇幼保健学、卫生毒理学、社会医学与卫生事业管理学等6个专业；2003年获批流行病与卫生统计学博士学位授予点，儿少卫生与妇幼保健学硕士学位授予点；2003年增设生物统计学博士学位授予点，2009年获批社会医学与卫生事业管理学博士学位授予点；2010年获批公共卫生与预防医学一级博士学位授予点，2012年获得公共卫生与预防医学一级博士后流动站。

学院历任党组织负责人有：章恭湘、许贤文、张文敏、杨世鞭、王满英、赵衡文；历任行政负责人有：王翔朴、孙振球、陈金华、肖水源、谭红专（表1-1）。

现任院领导：党委书记杨土保，院长胡国清（兼党委副书记），党委副书记唐媛，副院长任国峰、肖芳、李杏莉（图1-3，图1-4）。

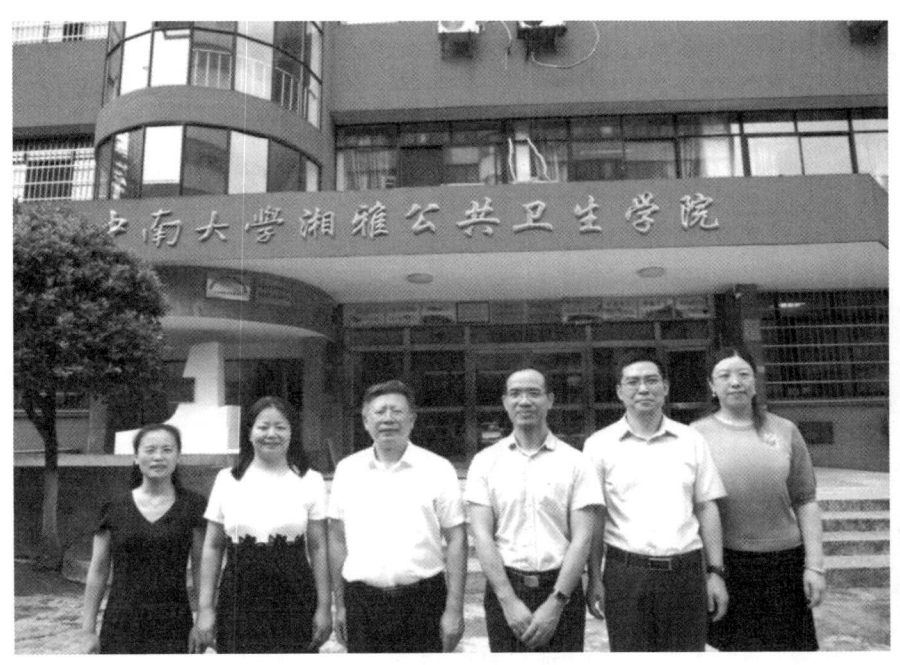

图1-3 现任学院领导班子成员

(从左到右：李杏莉副院长、唐媛副书记、杨土保书记、
胡国清院长、任国峰副院长、肖芳副院长)

表1-1 湘雅公共卫生学院党委、行政历任领导名单

任职时间	院党委（总支）		学院（系）	
	书记	副书记	院长（系主任）	副院长（系副主任）
1975.6	章恭湘	王翔朴		王翔朴　杜养志
1979.4	许贤文	张延宗	王翔朴	杜养志

续表1-1

任职时间	院党委(总支)		学院(系)	
	书记	副书记	院长(系主任)	副院长(系副主任)
1984.11	张文敏	杨世鞭	王翔朴	杜养志　张延宗
1988.9	杨世鞭		王翔朴	张明浩　孙振球
1990.4	杨世鞭	胡盛明　王满英	孙振球	张明浩　王满英　赵衡文
1994.3	王满英	何正良	陈金华	王满英　赵衡文
1998.4	王满英	杨土保		谭红专(主持工作) 肖水源
2002.5	赵衡文		肖水源	谭红专　钟才高　杨土保
2006.5	赵衡文		肖水源	谭红专　钟才高　杨土保
2010.5	赵衡文		肖水源	谭红专　钟才高　杨土保
2014.5	杨土保	唐媛	谭红专	胡国清　陈律　任国峰
2019.1	杨土保	胡国清　唐媛	胡国清	陈律　任国峰　肖芳
2020.12	杨土保	胡国清　唐媛	胡国清	任国峰　肖芳　李杏莉

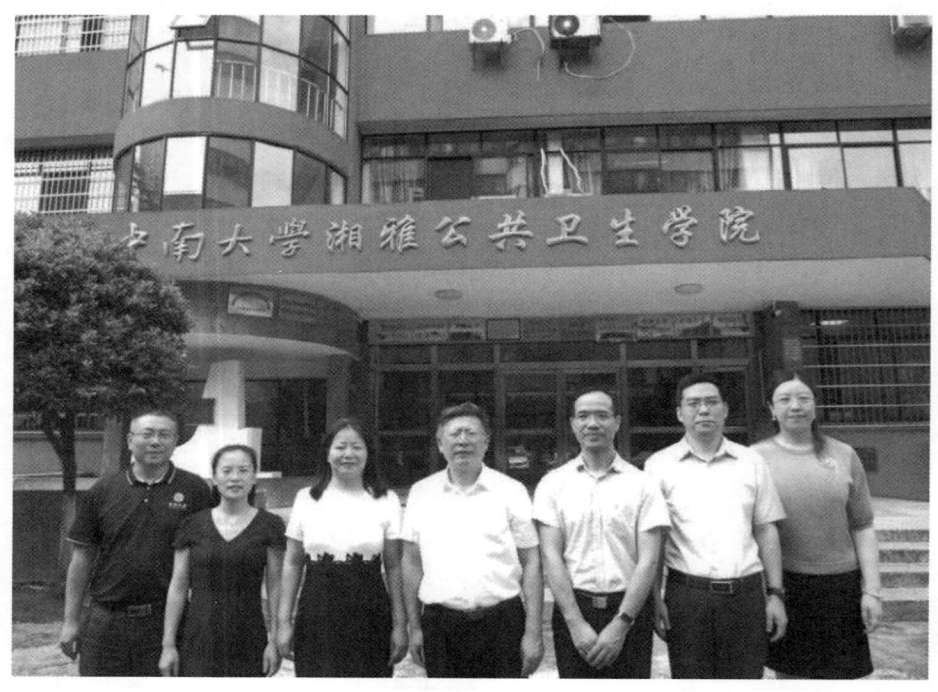

图1-4　现任学院党委委员

(从左到右：尹逊强、李杏莉、唐媛、杨土保、胡国清、任国峰、肖芳)

中南大学湘雅公共卫生学院为中南大学的二级学院，位于湖南省长沙市开福区上麻园岭238号。2021年，学院党委设立9个党支部，其中教工党支部3个、研究生党支部4个、离退休党支部1个、本科生党支部1个。学院行政下设综合办、业务办、学二办3个办公室，流行病与卫生统计学、劳动卫生与环境卫生学、营养与食品卫生学、儿少卫生与妇幼保健学、卫生毒理学、社会医学与卫生事业管理学等6个二级学科系和1个预防医学实验中心、1个湖南省重点实验室、1个湖南省公共卫生研究中心、1个湖南省公共卫生科普教育基地、2个国家级培训基地（教育部学校卫生人员培训基地、国家级卫生监督培训基地）。历任学院办公室负责人见表1-2，历任教研室，系室负责人见表1-3。

表1-2 历任学院办公室负责人

任职时间	党组织	办公室
1982-	李立夫主任	何国平副主任
1990-	刘启元正科级干事	赵衡文主任
1994-	刘启元正科级干事	杨土保主任、罗传华副主任
1998-	罗传华正科级干事	陈律主任
2002-	罗传华正科级干事	陈律主任
2006-	罗传华正科级干事	陈律主任
2010-	罗传华正科级干事	唐媛主任
2014-	罗传华正科级干事（保留）	郭桂平主任、杨宇燕学工办主任
2015-2020	夏志平正科级干事	郭桂平主任、李敏副主任、尹逊强学工办副主任
2021-	夏志平正科级干事	郭桂平综合办主任、李敏业务办主任、杨宇燕学工办主任、尹逊强学工办副主任

表1-3 历任教研室、系室负责人

名称	成立时间	历任负责人
1. 流行病与卫生统计学系		
流行病学教研室	1978.12	吴彭年 吴建民 肖亦璟 肖分元 文师吾 文万青 谭红专 李硕颀
卫生统计学教研室	1978.12	杜养志 黄镇南 孙振球 刘健 张建国 杨土保

续表1-3

名称	成立时间	历任负责人
流行病与卫生统计学系	2002.05	刘爱忠　王乐三　曾小敏　胡国清　李杏莉　胡　明　秦家碧　严俊霞
2. 劳动卫生与环境卫生学系		
劳动卫生与职业病学教研室	1975.12	王翔朴　凌之琰　李珮珊　熊敏如　胡建安
环境卫生学教研室	1975.12	李蕴珍　张文敏　朱继佩　唐明德　李经达　杨新文
劳动卫生与环境卫生学系	2002.05	胡建安　杨新文　陈　律　段燕英　杨　飞　黄　云
3. 营养与食品卫生学系		
营养与食品卫生学教研室	1979.07	张文敏　俞次清　黄忆明　黄思齐　唐茂云
营养与食品卫生学系	2002.05	黄忆明　胡敏予　任国峰　林　茜　陈继华　杨丽娜
4. 儿少卫生与妇幼保健学系		
儿童少年卫生学教研室	1978.04	龙伟成　赵淑英
儿少卫生与妇幼保健学系	2002.05	赵淑英　罗家有　龚雯洁
5. 卫生毒理学系		
卫生毒理学教研室	1989.06	王翔朴　郭卫星　唐伟峰　何兴轩　钟才高　安飞云
卫生毒理学系	2002.05	钟才高　安飞云　曾明　王安　肖芳
6. 社会医学与卫生事业管理学系		
社会医学与卫生事业管理学教研室	1985.04	杨世鞭　肖水源　陈金华　王小万
社会医学与卫生事业管理学系	2002.05	徐慧兰　周　亮　邓海骏　狄晓康　胡宓
7. 预防医学实验中心		
卫生化学教研室	1979.07	江继文　胡曼玲　章满
中心实验室	1989.04	何国平　胡曼玲　夏令伟　戴继森　谌吉洪

续表1-3

名称	成立时间	历任负责人
预防医学实验中心	2002.05	章满　邢协淼　丁萍　冯湘玲
预防医学技能中心	2019.05	丁萍、邓静

8. 其他教学机构

名称	成立时间	历任负责人
卫生学教研室	1954 1984 重组建	彭继甫　王翔朴　张文敏　何善元　孔杏云 钟才高　安飞云
卫生经济学教研室	1989.04	陈金华　王小万
卫生微生物教学组	1991.09	黄民主
卫生法学教学组	2002.05	赵衡文

2021年全院在编教职工74人（表1-4），其中含正高级职称22人，副高级职称28人，90%以上的专任教师具有博士学位。先后聘任院内博士生导师22人，外聘14人，院内硕士生导师84人，外聘28人。先后有1人获得"卫生部有突出贡献的中青年专家"（王翔朴），10名教授获得国家特殊津贴（王翔朴、孙振球、吴建民、肖亦璟、黄镇南、刘树仁、李珮珊、张文敏、胡曼玲、肖水源），有4人担任教育部教学指导委员会委员（谭红专、肖水源、杨土保、陈立章），2人（杨土保、胡国清）被评为湖南省121人才工程三层次人才，1人（胡国清）被评为教育部新世纪人才，湖南省高校青年骨干教师培养对象9人（文万青、杨土保、徐慧兰、曾小敏、许林勇、胡国清、周亮、杨飞、秦虹），湖南省社科"百人工程"资助对象1人（肖水源）。学院有湖南省优秀教师3人[王翔朴（1978年、1988年）、孙振球（1991年）、黄忆明（1992年）]，中南大学"升华特聘教授"人才1人（胡国清），湖南省高层次卫生人才225工程医学学科领军人才培养对象1人（肖水源），CMB杰出教授1人（肖水源），湖南省优秀青年基金获得者2人（杨飞、肖芳），湖湘青年英才1人（李广迪），湖南省青年托举人才1人（秦家碧），中南大学"升华育英"人才2人（胡国清、周亮），中南大学"升华猎英"人才1人（杨飞），中南大学531人才二层次人才2人（谭红专、肖水源）、三层次人才5人（李杏莉、杨芳、胡明、史静琤、罗丹）。另有28名国内外资深专家被聘为兼职教授和博士生导师，拥有一批在国内外具有较大知名度和影响力的学术带头人。有多人次在省级专科学会担任副主任委员及以上职务。

表 1-4 湘雅公共卫生学院在职职工名单（2021 年 4 月）（按照姓氏汉语拼音首字排序）

姓名	性别	出生年月	文化程度	职称	职务	博导/硕导	专业/系
陈立章	男	1964.04	博士	教授	副校长	博导	流行病与卫生统计学
陈 律	男	1966.09	博士	副教授	工会主席	硕导	劳动卫生与环境卫生学系
陈继华	男	1980.02	博士	副教授	副主任	硕导	营养与食品卫生学系
陈梦施	男	1983.10	博士	讲师	支部副书记	硕导	流行病与卫生统计学
丁 萍	女	1971.07	博士	教授	主任	博导	预防医学实验中心
邓 静	女	1972.12	博士	副教授	副主任（技能中心）	硕导	流行病与卫生统计学
段燕英	女	1979.07	博士	副教授	副主任	硕导	劳动卫生与环境卫生学系
狄晓康	男	1976.09	博士	讲师	副主任		社会医学与卫生事业管理学系
戴文杰	女	1990.10	博士	讲师			流行病与卫生统计学
冯湘玲	女	1975.10	博士	副教授	副主任	硕导	预防医学实验中心
龚雯洁	女	1979.08	博士	副教授	副主任	博导	儿少卫生与妇幼保健学系
郭桂平	男	1968.08	硕士	助理研究员	主任		综合办公室
关 岚	女	1968.09	博士	讲师			卫生毒理学系
胡国清	男	1975.08	博士	教授	院长	博导	流行病与卫生统计学
胡平成	男	1962.10	博士	副教授		硕导	流行病与卫生统计学
胡 明	女	1977.01	博士	教授	副主任	硕导	流行病与卫生统计学
胡 宓	女	1983.01	博士	副教授	副主任	硕导	社会医学与卫生事业管理学系
黄瑞雪	女	1972.11	博士	教授	支部书记	博导	劳动卫生与环境卫生学系
黄 云	女	1977.01	博士	副教授	副主任	硕导	劳动卫生与环境卫生学系
黄 金	女	1989.08	博士	讲师			预防医学实验中心

续表1-4

姓名	性别	出生年月	文化程度	职称	职务	博导/硕导	专业/系
罗家有	男	1962.05	博士	教授	主任	博导	儿少卫生与妇幼保健学系
罗丹	女	1974.11	博士	教授		硕导	社会医学与卫生事业管理学系
罗伟	男	1971.12	本科	8级职员	工会副主席		业务办公室
罗纲	男	1991.09	博士	讲师			卫生毒理学系
罗米扬	女	1991.04	博士	特聘副教授			流行病与卫生统计学
李杏莉	女	1974.02	博士	教授	副院长	硕导	流行病与卫生统计学
李广迪	男	1983.11	博士	特聘副教授		博导	流行病与卫生统计学
李敏	女	1976.10	博士		主任		业务办公室
李天娇	女	1993.03	硕士	讲师			预防医学实验中心
林茜	女	1971.12	博士	教授	主任	硕导	营养与食品卫生学系
刘爱忠	男	1963.06	博士	教授	主任	博导	流行病与卫生统计学
刘小群	女	1978.10	博士	副教授		硕导	儿少卫生与妇幼保健学系
刘新民	男	1966.08	硕士	高级实验师			卫生毒理学系
廖威	男	1974.10	大专	高级技工			预防医学实验中心
路婵	女	1982.10	博士	特聘教授		硕导	劳动卫生与环境卫生学系
孟娜	女	1995.07	硕士	科员			业务办公室
牛璐	女	1989.09	博士	特聘副教授		硕导	社会医学与卫生事业管理学系
彭松绪	男	1990.09	博士	讲师			儿少卫生与妇幼保健学系
宁佩珊	女	1991.04	博士	讲师			流行病与卫生统计学系
秦家碧	男	1985.09	博士	特聘教授	副主任	博导	流行病与卫生统计学

续表1-4

姓名	性别	出生年月	文化程度	职称	职务	博导/硕导	专业/系
秦 虹	女	1982.11	博士	副教授	支部书记	硕导	营养与食品卫生学系
任国峰	男	1973.8	博士	副教授	副院长	硕导	营养与食品卫生学系
史静琤	女	1974.11	博士	教授		硕导	流行病与卫生统计学
沈敏学	男	1988.09	博士	特聘教授		硕导	社会医学与卫生事业管理学系
谭红专	男	1958.12	博士	教授		博导	流行病与卫生统计学
汤学民	男	1962.04	大专	实验师			流行病与卫生统计学
唐 媛	女	1974.04	博士	副研究员	党委副书记		学生工作办公室
王 安	男	1964.10	博士	副教授		硕导	卫生毒理学系
王建武	男	1975.12	博士	副教授	支部书记	硕导	预防医学实验中心
王乐三	男	1963.10	博士	副教授	支部书记	硕导	流行病与卫生统计学
王一任	女	1976.10	博士	讲师			流行病与卫生统计学
吴心音	女	1982.05	博士	特聘教授		博导	流行病与卫生统计学
汪小舟	男	1961.12		工人			办公室
肖 琳	女	1991.02	博士	讲师			营养与食品卫生学系
肖 芳	女	1982.11	博士	副教授	副院长	博导	卫生毒理学系
肖水源	男	1963.05	博士	教授		博导	社会医学与卫生事业管理学系
徐慧兰	女	1963.09	博士	教授	主任	博导	社会医学与卫生事业管理学系
肖铂洋	男	1993.07	硕士		团委书记、支部书记		学生工作办公室
夏志平	男	1965.10	学士	副高	正科级		综合办公室
杨土保	男	1962.07	博士	教授	党委书记	博导	流行病与卫生统计学
杨宇燕	女	1964.01	学士	副研究员	主任、支部书记		学生工作办公室
杨 芳	女	1981.08	博士	副教授		硕导	流行病与卫生统计学
杨丽娜	女	1978.11	博士	副教授	副主任	硕导	营养与食品卫生学系
杨 敏	女	1989.12	双学士				办公室

续表1-4

姓名	性别	出生年月	文化程度	职称	职务	博导/硕导	专业/系
杨丝吉	女	1972.02	学士	讲师			劳动卫生与环境卫生学系
颜艳	女	1963.08	博士	教授		博导	流行病与卫生统计学
尹逊强	男	1973.02	硕士	讲师	副主任（正科级）、支部书记		学生工作办公室
严俊霞	女	1982.02	博士	副教授	副主任	硕导	流行病与卫生统计学
虞仁和	男	1961.11	本科	高级实验师			流行病与卫生统计学
张宪	男	1988.11	博士	特聘副教授	支部副书记	硕导	劳动卫生与环境卫生学系
曾明	女	1964.10	博士	教授	主任	硕导	卫生毒理学系
曾小敏	女	1967.10	学士	副教授		硕导	流行病与卫生统计学
郑温雅	女	1989.3	博士	讲师			营养与食品卫生学系
周价	男	1964.11	硕士	讲师			流行病与卫生统计学
周最新	男	1968.11	学士	7级职员			综合办公室

离退休及调往其他单位的职工名单

1. 学院办公室：

章恭湘　许贤文　张延宗　张明浩　胡盛明　王满英　何正良
李力夫　何国平　刘启元　赵衡文　罗传华

2. 流行病与卫生统计学系：

邓一趇　杜养志　吴彭年　吴建民　黄镇南　孙振球　青义学
张惠安　黄跃建　肖亦璟　陆宗孟　林修寿　刘树仁　高求仙
黄民主　李本文　李硕顾　熊国强　文万青　文师吾　肖分元
胡步根　胡慧灵　张潇　刘晔　刘光玉　黄昕　李祝英
王洁如　卜平凤　周欢　刘健　薛松林　张建国　彭巧玲
丁力　罗建清　杨思齐　彭魁杰　钟性吾　刘月兰　许林勇

3. 社会医学与卫生管理学系：

杨世鞭　廖复苏　黄跃建　胡少华　陈金华　王小万　唐海波
陈继萍　周　亮　邓海骏　刘慧敏

4. 劳动卫生与环境卫生学系：

彭继甫　李蕴珍　王翔朴　朱继佩　蒋家满　何善元　马云庚
凌之琰　李佩珊　唐明德　熊敏如　孔杏云　胡建安　戴继森
杨新文　李经达　易义珍　徐艳霞　谢嘉平　马淑华　周佐芳
钟赛贤　陈毓玲　刘移民　邓小娟　卢四清　曾智勇　甘昌龙
陈安朝　吴维生　吴末生　刘喜玲　陈广湘　罗莎菲　向　秋

5. 营养与食品卫生学系：

张文敏　俞次清　杨　赞　黄忆明　黄思齐　刘圣美　杨卫星
何英伟　胡小平　魏志华　胡敏予　朱明元　周光宇　李廷银
唐茂云　王安安　王　伟　李明志　凌艺辉　何　君

6. 卫生毒理学系：

王翔朴　陶炼辉　郭卫星　聂　国　鹿　剑　唐伟峰　王夷平
安飞云　谢　红　钟才高　何兴轩　黄安辉　张　弘　冯庆宁
高泽宣　周晓娟　陈本美　张洪霞

7. 儿童少年与妇幼保健学系：

龙伟成　陈立章　赵淑英　黄丽兰　董建民　易　萍　陈小虎

8. 预防医学实验中心（含卫生化学教研室）：

江继文　胡曼玲　向群辉　刘俊凡　章　满　谢梅枝　邢协森
杨　桦　梁绍先　夏令伟　周楚湘　湛吉洪　陈雅玲　谭小艳
廖丽民　李江勇　陈友权　马晓国　黄松林　叶运奎　汪定武
冯庆龄　叶晓生　杨　桦　李世洁

1.2 学科发展现状

1.2.1 学科建设

2021年，学院设有公共卫生与预防医学一级学科博士后流动站、博士学位授予点和公共卫生硕士（MPH）专业学位授权点。"综合评价方法及其医学应用"与"社会精神病学"研究方向分别被列为国家重点学科"概率论与数理统计"与"精神病与精神卫生"的研究方向。学院设立了流行病与卫生统计学、劳动卫生与环境卫生学、营养与食品卫生学、儿少卫生与妇幼保健学、卫生毒理学、社会医学与卫生事业管理学、卫生检验与检疫学等7个专业学科方向。牵头学校"社会科学总论"学科进入全球前1%。"预防医学"本科专业被列为国家一流专业建设点、湖南省一流专业建设点、湖南省重点建设专业和特色专业。公共卫生与预防医学一级学科被列为湖南省重点学科。学院设有临床流行病学湖南省重点实验室、湖南省公共卫生研究中心、公共卫生安全湖南省社会科学普及基地、国家级大学生校外实践教育示范基地、教育部学校卫生人员培训基地、国家级卫生监督培训基地等学科发展和人才培养平台。《医学（卫生）统计学》与《流行病学》均被评为国家级精品课程和国家精品资源共享课程，《疾病预防与健康维护》课程被选为教育部视频公开课，《食物营养与食品安全》为国家精品在线开放课程和国家级一流本科课程。《临床流行病学》被评为湖南省精品课程，《卫生学》与《临床营养学》被评为校级精品课程。流行病与卫生统计学教学团队被评为湖南省普通高校省级优秀教学团队。近年来，学院发展十分迅速，学术地位不断提高，学术队伍稳定发展，社会服务能力明显加强。本科一级学科拥有良好的教学和科研条件，现有公共卫生教学科研楼1栋，专用教室楼1栋，动物实验楼1栋，总面积达10000余平方米，配有教学科研仪器设备1909台，固定资产总值超过2000万元。新建面积约15000平方米的公共卫生学院大楼已经进入内外装修阶段，预计2022年整体迁入新大楼，办学条件进一步改善。

1.2.2 人才培养

学院每年招收预防医学专业本科生稳定在80~120人左右，全日制硕士研究生90人左右，其中公共卫生专业学位研究生占50%左右，博士研究生20名左右，博士后研究人员4~6人。近5年来，累计授予博士学位60人，硕士学位150人，公共卫生专业硕士学位180人，同等学力硕士学位9人，高校教师硕士学位5人，学士学位380人。学生创新教育效果显著，每年获得国家级、省级、校级学生创新项目50多项，本科生全部参与各级创新研究项目，多个项目获批为国家卫生健康委员会和教育部立项的高水平复合型公共卫生人才创新项目。研究生团队救人事迹被中央媒体报道引起广泛关注，研究生党支部获得"湖南省先进基层党组织"荣誉称号,获得多项省、校级教学改革研究课题项目,参与获得多项省部级优秀教学成果奖,多名教师主编、副主编和参编国家级规划教材,一批教师获得学校优秀教师奖,多名毕业生获得湖南省优秀毕业生称号和优秀学位论文奖。本科生和研究生的毕业就业率超过98%,多次被评为学校就业工作先进集体。

1.2.3 科学研究

目前学院已形成综合评价方法及其医学应用研究、慢性病分子流行病学研究、社会行为与健康、化学毒物诱导肝损伤分子机制、职业和环境因素健康损害、特殊人群营养与健康研究等多个稳定科研方向。在国际科研协作方面,研究内容主要集中在公共健康危害因素的预防控制对策领域,国际合作课题项目主要来自美国NIH、联合国教科文组织、联合国儿童基金会、加拿大CIHR、美国中华医学基金会(CMB)以及与国外名校的科研合作。近几年出国访问、进修的教师有近30余人。近5年,学院共获得各类科研课题204项,其中主持国家科技支撑项目2项,国家社科重大项目1个,年均科研经费达一千余万元。年均发表科研论文250余篇,其中ESI论文超过150篇,高被引论文数量超过5篇。近5年先后获省部级科研成果奖6项,主编全国规划教材5部,其他教材与学术专著60余部。

1.2.4 社会服务

学院积极推动科技成果转化,积极参与国家和当地公共卫生事业服务,横向科研协作和社会服务能力不断增加。学院在国家和湖南省卫生行政主管部门的领导和支持下,积极参与国家和湖南省医药卫生体制综合改革的研究与咨询项目,为湖南省卫生健康事业提供政策咨询和技术支撑;为制定"十三五""十四五"卫生健康发展规划提供技术支撑,为公立医院患者满意度调查提供第三方评价,参与国家和地方卫生行业标准编制;参与全国和湖南省精神疾患流行病学调查,推动全国大学生心理健康体系的建设,普及心理健康教育,推动精神障碍患者社区康复模式发展,深入社区指导和参与社区精神卫生服务,持续开展中小学生心理问题监测和预警工作;参与全国贫困地区中小学生营养与食品安全研究服务,积极推动湖南省健康营养周活动,开展健康营养扶贫工作;为西部基层卫生人才、学校卫生人员和基层卫生监督人员提供相关理论知识培训;开展酒后驾驶的流行病学研究,成为交警部门控制酒后驾驶的重要依据;主动担负新冠肺炎疫情防控决策支撑和科普宣传工作,先后向国家和湖南省有关部门提交了30份建议报告,开展海关人员卫生应急知识培训,制作系列疫情防控宣传视频、音频等新媒体作品,推送至各网络平台,引起居民广泛点击。

1.3 各学科发展简介

1.3.1 公共卫生与预防医学一级学科

1975年10月20日，湖南医学院党委决定建立"卫生系"，由章恭湘担任党支部书记，王翔朴担任系副主任。先后建立了劳动卫生学、寄生虫学、流行病学和环境卫生学教研室，卫生统计学和营养与食品卫生学教学组，儿童少年卫生学、社会医学与卫生事业管理和卫生毒理学等教研室。1984年恢复卫生学教研室。1991年组建卫生微生物教学组。1993年卫生经济学教研室由学校社会科学部转入预防医学系。1980年以后相继建立了环境医学研究室，流行病学、营养与食品卫生学、卫生统计学研究室。1988年"卫生系"改名为"预防医学系"，并建立了系中心实验室，成立了与预防医学系"系所合一"的预防医学研究所。1975年招收了第一届卫生专业新生。1982年起开始招收硕士研究生。1995年6月1日"预防医学系"更名为"湖南医科大学公共卫生学院"。2000年4月，中南大学组建后，建立了"中南大学公共卫生学院"。2010年10月，经中南大学党委批准，公共卫生学院党总支更名为"公共卫生学院党委"。2015年12月更名为"湘雅公共卫生学院"。目前学院一级学科为"公共卫生与预防医学"（专业代码：1004），二级学科包括流行病与卫生统计学、劳动卫生与环境卫生学、营养与食品卫生学、儿少卫生与妇幼保健学、卫生毒理学、社会医学与卫生事业管理学、卫生检验与检疫学。

学院从1975年开始独立招收3年制卫生专业学生，1977年调整为5年制卫生专业。1988年调整为预防医学专业。2006年预防医学专业被列为湖南省重点建设专业和特色专业，2020年预防医学本科专业被列为国家和湖南省一流专业建设点。目前，预防医学本科招生规模比较稳定，1975~2000年招生人数在30~60人，2000年以后招生人数为90人。2020年本科招生120人，开设了卓越公共卫生医师班。

学院教师狠抓教学质量工程，在全国预防医学本科生教育工作中取得突出成绩。预防医学专业2020年入选为国家一流本科专业建设点，《医学（卫生）统计学》（负责人：孙振球、杨土保）与《流行病学》（负责人：谭红专、刘爱忠）两门专业课均被评为国家级精品课程和国家精品资源共享课程，《疾病预防与健康维护》（负责人：谭红专）课程被选为教育部视频公开课，《食物营养与食品安全》（负责人：胡敏予）课程为国家精品在线开放课程和国家一流课程。《临床流行病学》（负责人：黄民主）课程被评为湖南省精品课程。《卫生学》（负责人：孔杏云）与《医学营养学》（负责人：胡敏予）课程被评为校级精品课程。流行病与卫生统计学教学团队（负责人：孙振球）被评为湖南省普通高校省级优秀教学团队。学院教师积极参加国家规划教材建设，主编全国规划教材9部，王翔朴主编卫生部临床医学专业统编教材《卫生学》第1~4版，孙振球教授主编全国研究生统编教材《医学统计学》

第1~4版，胡曼玲教授主编全国预防医学专业统编教材《卫生化学》第4~5版，肖水源教授主编全国成人统编教材《社会医学》和全球卫生专业统编教材《全球精神卫生》，钟才高教授主编专升本统编教材《预防医学》，罗家有教授主编全国妇幼卫生专业统编教材《妇幼健康教育学》，黄民主教授、刘爱忠教授主编国家"十二五"规划教材《临床流行病学》，颜艳教授主编全国研究生统编教材《医学统计学》第5版，肖水源教授主编《大学生心理健康》。另外，杨土保教授担任临床医学专业五年制统编教材《医学统计学》第6~7版、临床医学专业八年制统编教材《医学统计学》第3版、研究生《医学科研方法学》第3版的副主编，谭红专教授担任预防医学专业统编教材《流行病学》第7~9版的副主编，刘爱忠教授担任国家研究生统编教材《临床流行病学》副主编。有60余人次参加编写其他规划教材与学术专著90多部。2001年孙振球教授（第一负责人）的"改革临床医学专业课程结构与教学内容的实践研究"获国家教学成果二等奖；胡曼玲教授主编的全国预防医学专业规划教材《卫生化学》第4版获得教育部优秀教材一等奖，2005年孙振球主编的《医学统计学》第2版获卫生部全国高等学校医药优秀教材二等奖。2019年陈立章教授、任国峰副教授作为参与人获得国家优秀教学成果二等奖，杨土保教授作为参与人获得湖南省优秀教学成果特等奖。

1986年7月获得劳动卫生和职业病学、流行病学、营养与食品卫生学硕士学位授予点。1990年获得卫生统计学硕士学位授予点。1998年获得社会医学与卫生事业管理学硕士学位授予点。2001年获得公共卫生与预防医学一级硕士学位授予点。2002年获得公共卫生硕士专业学位（MPH）授予点。2002年学科调整后，硕士学位招生专业分别设置为流行病与卫生统计学、劳动卫生与环境卫生学、营养与食品卫生学、儿少卫生与妇幼保健学、卫生毒理学、社会医学与卫生事业管理学等6个专业领域。2003年获得流行病与卫生统计学博士学位授予点。2004年增设生物统计博士学位授予点，2009年获得社会医学与卫生事业管理学博士学位授予点。2010年获得公共卫生与预防医学一级博士学位授予点。2012年获得公共卫生与预防医学一级博士后流动站。2015年自主设置卫生检验与检疫专业硕士学位点。在2006年学位与研究生教育评估中我校公共卫生与预防医学一级学科名列全国第7位，其中流行病与卫生统计学二级学科名列全国第四。在教育部第四轮评估中，我校公共卫生与预防医学一级学科被评为B-类学科。

目前我院研究生招生涉及2个一级学科，包括"公共卫生与预防医学"以及"公共卫生"，均可授予医学学位。近5年，年均招收全日制硕士研究生40~45名，公共卫生专业硕士研究生20~80名，博士研究生20~25名。有2人获得湖南省优秀博士论文奖（研究生：谭红专。指导老师：孙振球/研究生：邹联洪。指导老师：钟才高），9人获得湖南省优秀硕士论文奖（研究生：陈田木、黄渊秀、张伟、李黎、宁佩珊。指导老师：胡国清/研究生：姜晓曼。指导老师：黄民主/研究生：陈浩。指导老师：谭红专/研究生：杨书。指导老师：陈律/研究生：杨仁东。指导老师：曾小敏）。

1.3.2 流行病与卫生统计学学科

流行病学是研究人群中疾病与健康的分布及其影响因素，并研究防治疾病及促进健康的策略和措施的科学；卫生统计学是运用概率论和数理统计的原理与方法，研究人群健康状况以及对卫生服务领域中的数据进行搜集、整理和分析，并进行统计推断的学科。流行病与卫生统计学不仅是公共卫生与预防医学中的理论与应用性学科，也是现代医学的基础与骨干学科。该学科带头人主要有吴彭年、杜养志、吴建民、黄镇南、孙振球、谭红专、杨土保、陈立章、刘爱忠、胡国清、颜艳。主要研究领域包括医用综合评价方法、卫生服务研究与评价、伤害的预防与控制、分子流行病学、临床流行病学及传染病流行病学等。

主要标志性成果：1987年吴彭年教授团队的"湖南省鼻咽癌病因综合考察研究"和2004年孙振球教授团队的"医用综合评价方法及其医学应用研究"均获得湖南省科技进步奖二等奖，1992年黄镇南教授"多因素分析在医学科研中的应用"获得国家教委科技进步奖三等奖。谭红专教授团队的"洪灾危害的综合评价模型及其灾后疾病预防的研究"获得2009年中华预防医学会科学技术奖三等奖、"灾害及突发公共卫生事件流行病学及应对策略研究"获得2016年教育部自然科学奖二等奖、"几种主要慢性传染病的流行特征及防治对策"获得2019年湖南省科技进步二等奖；陈立章教授团队的"乙型肝炎病毒在肝外组织的感染情况研究"获得2013年湖南省自然科学奖二等奖；胡国清教授团队的"湖南省卫生服务总调查研究2013年——家庭健康询问调查分析报告"获得2019年湖南省社会科学优秀成果奖二等奖、"伤害流行特征及应对策略研究"获得2021年教育部高等学校科学研究优秀成果奖（自然科学）二等奖。胡国清教授团队参与的"防控儿童伤害策略及关键技术研究"获得中华预防医学会科学技术奖二等奖；秦家碧教授团队参与的"辅助受孕后出生缺陷的发生率估算、风险评价及预测模型研究"获得2020年湖南省科技进步三等奖。

1.3.3 劳动卫生与环境卫生学学科

劳动卫生与环境卫生学是公共卫生与预防医学的一个重要分支学科。它是研究劳动条件、自然环境和生活环境与人群健康的关系，揭示环境因素和职业性有害因素对人群健康影响的发生、发展规律；并研究利用有利环境因素，控制不利环境因素和职业性有害因素的对策，预防职业病和与环境有关的疾病，以保障人群健康的一门科学。劳动卫生与环境卫生学是一门应用性较强、多学科交叉的综合性学科，除与分析化学、分子生物学、生理学、生物化学、免疫学等医学基础学科，毒理学、卫生统计、流行病学等预防医学，以及多数临床医学学科密切相关外，还涉及生态学、气象学、心理学和人类工效学等学科。劳动卫生与环境卫生学的主要任务是识别、评价、预测和控制影响职业和环境的有害因素，研究其损害健康的作用机制，寻找预防干预的靶点，制定预防对策，创造良好的劳动条件和生活环境，以保护和促进人群健康并促进国民经济的可持续发展。该学科带头人主要包括王翔朴、李蕴珍、凌之琰、李佩珊、朱继佩、唐明德、熊敏如、胡建安、杨新文等。

主要标志性成果有：1980年王翔朴教授"长沙地区居民血尿头发汞含量的调查"获得湖南省医药卫生科技进步三等奖；1982年李佩珊教授"丁基氯化联苯醚毒性研究"获得一机部科技成果三等奖；1984年"湘江污染综合防治"获得国家重大环境保护科技进步奖；1989年朱继佩教授"农药百菌清毒性及水源水中卫生标准"获得湖南省医药卫生科技进步三等奖；1994年熊敏如教授"农用拖拉机驾驶员安全监督与健康管理研究"获得国家劳动部科技进步四等奖；1995年凌之琰教授"铅毒性肾损害早期检测指标的探讨"获得湖南省医药卫生科技进步二等奖和湖南省科学技术进步四等奖；马淑华教授"湖南省风钻工局部振动病发病规律的调查"获得湖南省科学技术进步三等奖。

1.3.4 营养与食品卫生学学科

该学科涉及两门有密切联系的领域，即营养学和食品卫生学。营养学是研究食物中的营养素及其他生物活性物质对人体健康的生理作用和有益影响；而食品卫生学则是研究食物中可能存在对人体健康产生危害的各种有害因素及其预防措施的科学。营养学与食品卫生学的任务是疾病控制与卫生监督工作的重要内容之一，对保证社会人群健康、增强民众体质、提高机体对疾病和外界有害因素的抵抗力、提高劳动效率、降低人群发病率和死亡率及延长人的寿命均有重大意义。该学科带头人主要包括张文敏、黄忆明、胡敏予、林茜等。主要标志性成果：胡敏予教授、朱明元教授、任国峰副教授主讲的"食物营养与食品安全"课被评为国家精品在线开放课程和国家一流课程。

1.3.5 儿少卫生与妇幼保健学学科

儿童青少年卫生与妇幼保健学是保护和促进妇女、儿童、青少年身心健康的科学。儿童青少年卫生学是研究儿童少年身心发育随年龄变化的特征，分析影响其生长发育的遗传和环境因素，并制定相应的干预对策，以促进儿童青少年健康成长的一门学科。妇幼保健学是研究妇女和儿童各生命周期生理、心理特点及其影响因素，依据促进健康、预防为主、防治结合的原则，对妇女和儿童群体或个体采取有效的干预措施，减少发病率和降低死亡率，以达到保护和促进妇女和儿童身心健康和提高其社会适应能力的目的的综合性学科。随着医学模式向生物—心理—社会模式转变，儿童青少年卫生学形成以促进体格生长和心理发育、防治学生常见病、矫正青少年危险行为、早期预防成年期疾病等内容为重点的学科；妇幼保健学以妇女常见病防治、生殖健康教育、儿童各生命周期保健、促进生命早期健康以及妇女儿童身心健康为主要研究领域。该学科带头人主要包括龙伟成、赵淑英、黄丽兰、罗家有等。

主要标志性成果：罗家有教授主持的"湖南省出生缺陷病因流行病学与干预对策研究"，获得湖南省预防医学科学技术奖三等奖（2010）；与湖南省妇幼保健院杜其云主任合作的"湖南省四县市农村 7 岁以下儿童体格发育和留守儿童营养状况"获湖南省预防医学科学技术奖三等奖(2010);与秦家碧合作的"辅助生殖技术受孕后出生缺陷的发生率估计与风险评价及病因学研究",获得第十五届湖南医学科技奖二等奖(2018),"辅助受孕后出生缺陷的发生率估算、风险评价及预测预警模型研究",获得湖南省科技厅自然科学奖三等奖(2019 年)。

1.3.6 卫生毒理学学科

卫生毒理学是研究所有外源性因素(如化学、物理和生物因素)对生物系统的损害作用、生物学机制、安全性评价/危险性分析与管理的科学,其目的和任务就是研究各种外源化学物质、生物毒素及物理因素对机体产生毒性或损害作用的条件和机制,阐明其剂量—效应(反应)关系及中毒机理,为制定卫生标准及防治措施提供理论依据。卫生毒理学是预防医学的基础学科,为其他学科的研究提供方法和手段;同时它又具有自己独立的理论体系和研究方法,也是应用学科。该学科带头人主要包括王翔朴、钟才高、安飞云、曾明等。

主要标志性成果:1985 年王翔朴教授"镉急性作用下肾脏毒性研究"获得湖南省科技进步三等奖;1988 年王翔朴教授"尿溶菌酶对检测重金属肾脏损害的价值"获得湖南省科技进步三等奖;1992 年王翔朴教授"重金属肾脏损害和尿酶的研究"获得卫生部科技进步三等奖;1999 年与 2000 年钟才高教授"工业废水综合生物毒性的细菌毒理学评价模式研究"分别获得湖南省医药卫生科技进步二等奖和湖南省科学技术进步三等奖;2020 年肖芳副教授"重金属 Cr(Ⅵ)诱导肝细胞毒性损伤的分子机制及相关干预研究"获得湖南省自然科学三等奖。

1.3.7 社会医学与卫生事业管理学学科

社会医学与卫生事业管理学是一级学科公共管理的二级学科,是医学与管理学之间的交叉学科,主要研究社会性的医学问题及医学的社会问题,并从管理角度提出解决问题的策略和办法。社会医学与卫生事业管理学通过研究社会因素与个体及群体健康和疾病之间的相互作用及其规律、研究社会卫生状况及其变动规律,制定和完善社会卫生策略和卫生服务制度,介入公益事业管理,提供及时、有效、适宜的卫生服务,改善社会卫生状况和公民健康水平,在有限的医疗卫生资源条件下创造出最大的健康效率和经济社会效益。具体研究领域包括社会行为与健康、卫生事业管理、医学教育管理、医院管理、公共精神卫生、卫生法学和卫生经济学。该学科带头人主要包括杨世鞭、廖复苏、肖水源、陈金华、王小万、徐慧兰、罗丹等。主要标志性成果:肖水源教授团队的"中国社会文化因素对吸烟行为的影响"获得 2017 年湖南省自然科学奖二等奖。

1.3.8 卫生检验与检疫学学科

卫生检验与检疫学是以预防医学、分析化学、微生物学为基础,采用现代分离、分析手段，研究检验方法的理论和技术，检验和监测公共卫生领域中与人群健康相关因素的种类、水平及其变化规律的一门应用性学科。卫生检验为公共卫生事业的正确决策提供可靠的数据，为疾病预防和应对突发公共卫生事件提供技术支撑，是公共卫生与预防医学的重要组成部分。卫生检验与检疫学所涉及的行业领域包括疾病预防控制、卫生监督、商品检验、出入境卫生检疫、食品药品监督检验、医院和环境监测等。该学科带头人主要包括江继文、胡曼玲、夏令伟、章满、丁萍。主要标志性成果：1990年夏令伟教授"鼻咽癌高低发区饮用水PH值，微量元素与鼻咽癌发病关系的研究"获得湖南省科技进步三等奖；1994年胡曼玲教授"白血病细胞多药耐药P-糖蛋白检测和细胞钙含量与化疗关系的研究"获得湖南省科技进步三等奖。

2014—2020年湘雅公共卫生学院进校经费数据统计图见图1-5，2015—2020年湘雅公共卫生学院发表的论文数据统计图如图1-6。

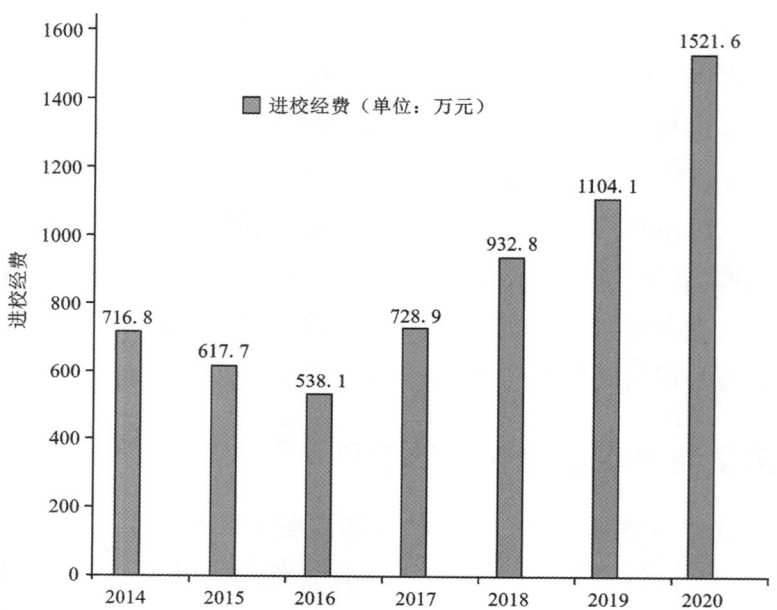

图1-5　2014—2020年湘雅公共卫生学院进校经费统计柱形图

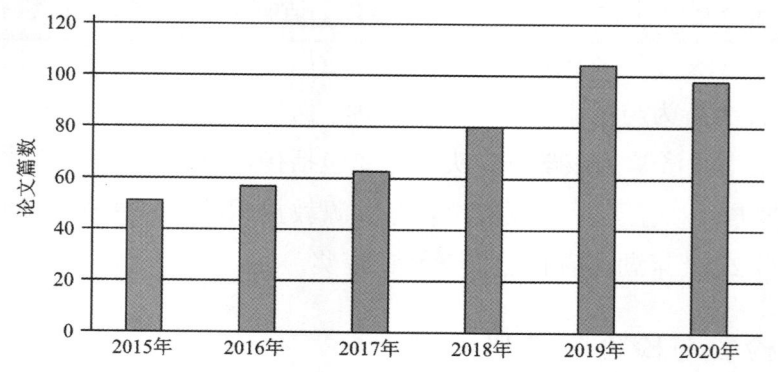

图1-6　2015—2020年湘雅公共卫生学院发表的论文统计柱形图（单位：篇）

1.4 各学科发展史与现状

1.4.1 流行病与卫生统计学系

1.4.1.1 历史沿革

流行病学教研室的前身是原湖南医学院成立于1954年的流行病学教学小组。从1954年—1975年卫生系成立之前的21年中，该小组隶属于湘雅医院传染病学与流行病学教研室，所担任的教学仅限于临床医学专业的传染病流行病学，每年课时数约为20~30学时，教学人员2~5名，且因各种原因曾两度短期中断。该组最早的创始人主要有邓一噩、吴彭年和肖亦璟，吴彭年教授从1963年起担任该教研室副主任，主管流行病学教学。至70年代，先后有黄民主和林修寿两位老师参与组建。1975年建系时仍只有4名教师，当时与寄生虫学教学组合并为寄生虫学与流行病学教研室，吴彭年教授任教研室副主任兼流行病学组组长。1978年独立建制设立流行病学教研室，吴彭年教授为首任主任。1975年设立卫生统计学教学小组，1978年成立卫生统计学教研室，第一任主任为杜养志教授，第二任主任为黄镇南教授。老一辈教授如吴彭年、肖亦璟、黄民主、林修寿、吴建民、杜养志、黄镇南、孙振球、刘树仁、高求仙等为教研室的创立和发展做出了突出贡献。2002年，流行病学教研室与卫生统计学教研室合并组建了流行病与卫生统计学系（图1-7），首任主任为刘爱忠教授。现任主任为刘爱忠，副主任为胡明、秦家碧、严俊霞。

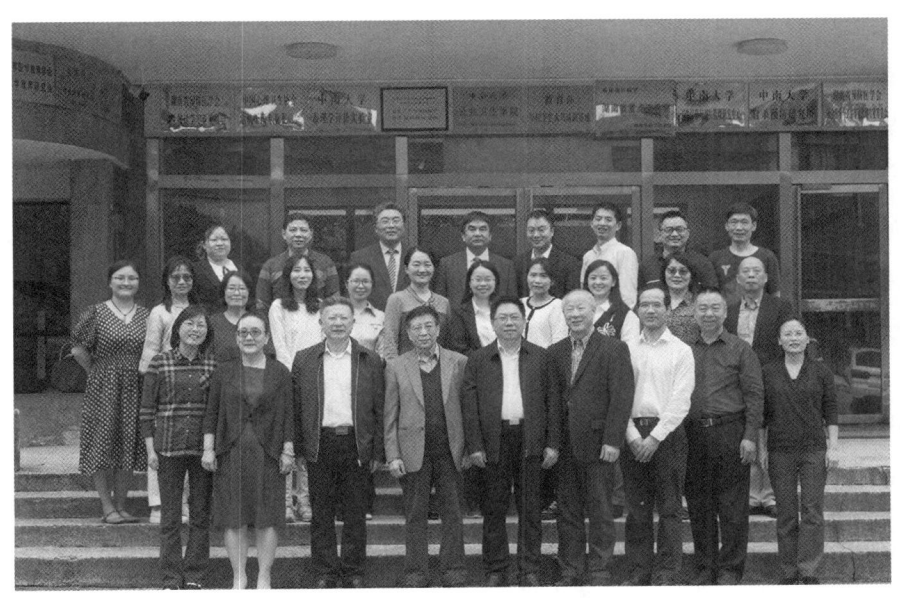

图1-7 流行病与卫生统计学教师（2021年）

该学科具有较强的师资队伍，有教授10人，副教授8人，讲师4人，高级实验师2人；20人具有博士学位；该系有博士生导师8人，硕士生导师12人，教育部高等学校教学指导委员会委员3人，享受国务院特殊津贴4人，教育部新世纪人才1人，湖湘青年人才1人，湖南省青年托举人才1人，湖南省高等学校骨干教师培养对象4人，湖南省121人才工程三层次人才2人。

1.4.1.2 教学

各医学专业的流行病学和医学（卫生）统计学教学是我系的首要教学任务，本系承担了医学五年制和八年制本科、硕士、博士及留学生等不同学位层次的学生的《医学（卫生）统计学》《医学科学研究与设计》《流行病学》《临床流行病学》《管理流行病学》《现代流行病学》《现场流行病学》《循证医学》《Medical Epidemiology》《Medical Statistics》《高级流行病学》《综合评价及其医学应用》和《高级生物统计学》等10余门课程的教学工作。针对不同专业不同层次的学生，开展与之相适应的教学活动。针对预防医学专业本科生，根据公共卫生医师的培养目标，教学着重于卫生统计学、流行病学基本理论和方法的讲解，卫生统计学课程还基于案例讨论课培养学生实际分析医学科研问题的能力和数据处理能力。流行病学课程特别强调不同类型流行病学研究方法的设计、实施与评价，当然也介绍一些理论流行病学知识及某些新分支的概要。毕业实习从1978级开始，改由校内老师带教，分配给学生1~2个小课题，让其参与课题设计、现场调查、资料分析及论文总结各阶段。在此期间，先后为学生开展了"现场调查的组织与实施""流行病学资料的整理与分析""文献查阅与调查报告的写作"及"计算机在流行病学中的应用""SPSS及其医学应用"等课程。每届学生在实习结束时均能写出水平较高的毕业论文，取得了很好的教学效果。其间多次获省级和学校教学成果奖，其中孙振球教授获得教育部教学成果二等奖。

《流行病学》和《医学（卫生）统计学》均为国家精品课程和国家精品资源共享课程，《疾病预防与健康维护》为教育部精品视频公开课遴选课程。《临床流行病学》为省级精品研究生课程。《医学（卫生）统计学》已经立项为省级线下一流本科课程。《临床流行病学》和《管理流行病学》为清华大学学堂在线慕课课程。流行病与卫生统计学教学团队为湖南省高校优秀教学团队。孙振球教授和谭红专教授为卫生部预防医学规划教材评审委员会委员。孙振球教授和颜艳教授为第三轮研究生"国家级"规划教材评审委员会委员，谭红专教授为教育部预防医学教学指导委员会副主任委员，肖水源教授和杨土保教授为教育部全科医学教学指导委员会委员，陈立章教授为教育部实验教学指导委员会委员。

教材建设成绩显著，孙振球教授主编了全国研究生规划教材《医学统计学》第1~4版。颜艳教授主编了全国研究生规划教材《医学统计学》第5版。黄民主、刘爱忠教授主编了国家规划教材《临床流行病学》第1~3版。谭红专教授主编了《现代流行病学》第1~3版及《管理流行病学》，均被多所高校选为研究生教材。孙振球、杨土保、胡国清教授先后主编了全国教材《医学科学研究与设计》（第1~3版），史静琤、胡明教授主编了全国研究生规划配套教材《综合评价及其医学应用》（第2版），孙振球教授、王乐三副教授主编了研究生选修教材《综合评价及其医学应用》（第1版），谭红专教授还担任临床医学专业八年制规划教材《流行病学》第1~2版副主编，预防医学专业用规划教材《流行病学》第7~8版副主编。杨土保教授担任临床医学专业八年制规划教材《医学统计学》（第3~4版）副主编、临床医学专业五年制规划教材《医学统计学》（第6~7版）副主编和全国研究生规划教材《医学科研方法学》（第3版）副主编，刘爱忠教授担任全国研究生规划教材《临床流行病学》第5版副主编。同时，教师们还参加了《流行病学》《卫生统计学》《卫生经济学》《管理流行病学》《健康教育学》等10余部国家规划教材的编写。

该系从1982年起开始招收硕士学位研究生，1986年获得硕士学位授予权，1992年获准招收在职硕士研究生，2001年开始招收博士研究生。2010年设置生物统计学二级学科博士点和硕士点，该学科点具体研究领域包括生物统计学方法及其医学应用、环境毒物生物损害综合评价、生物信息统计分析方法学研究。我系对研究生教育一直坚持高标准、严要求，已毕业的研究生已相继成为各所在单位的业务骨干；开设的研究生课程包括《管理流行病学》《现代流行病学》《现场流行病学》《综合评价及其医学应用》《医学科学研究与设计》《高级生物统计学》《高级流行病学》《现代统计方法及其应用》和《SAS及其医学应用》等。目前年均招收硕士研究生超过20名，博士研究生6名。获得省优秀博士论文1篇，省优秀硕士论文8篇。

该系一直以为湖南预防医学事业培养专业进修生为己任，已培养进修生数十名。一般指定其跟随预防医学专业的学生学习流行病学和卫生统计学理论，继而参与一个专题的科学研究，熟悉从文献查阅、选题、设计、调查、资料分析，到论文总结及综述等全过程，以培养其分析公共卫生问题和解决问题的实际能力。对来自教学单位的进修老师，则让其参加教研室备课、写教案、预讲及培养性讲课等教学活动或承担带学生实习的任务。经我系培养的进修生，其业务水平均有大幅度的提高，多数已成为所在单位的领导或业务骨干。从1994年起，我系开始接受国内访问学者的培养。同时，根据不同时期的理论和实际需要，先后举办各类全国性或全省性的流行病学或卫生统计学培训班40余个，培训学员2000余名，获得了良好的社会效果。

1.4.1.3 科研

为适应科学研究的发展，于1986年，学校批准成立了流行病学研究室，之后又建立了卫生统计学研究室。研究室和教研室成为该系二块金字招牌，一套人马，统一领导，协调工作。前期吴彭年教授和吴建民教授为学科带头人，主要从事传染病流行病学研究，以炭疽、伤寒、血吸虫、丝虫和疟疾等传染病研究为主。20世纪80年代以后，根据防病工作的需要，除继续开展病毒性肝炎、风疹、病毒性心肌炎等传染病的研究外，对非传染病的研究也日益引起重视，先后对鼻咽癌、松毛虫皮炎、糖尿病、出生缺陷、智力低下、高血压、地方性氟中毒及舌癌等进行了研究。近几年的研究已深入到社区卫生服务管理，自然灾害流行病学等方面。黄镇南教授和孙振球教授带领团队主要从事多因素统计分析方法研究与综合评价在医学中的理论与应用研究工作。

科学研究方向包括医用综合评价方法、卫生服务与评价、伤害的预防与控制、分子流行病学、临床流行病学及传染病流行病学等。1975年至今，该系先后承担多项国家级、省部级及国际合作科研课题。每年均在国际国内优秀期刊发表多篇论文，近年在 *Science*、*Lancet*、*BMJ* 等杂志发表数篇论文。获多项省部级及以上科研成果，其中1987年吴彭年教授团队的"湖南省鼻咽癌病因综合考察研究"和2005年孙振球教授团队的"医用综合评价方法及其医学应用研究"均获得湖南省科技进步奖二等奖；谭红专教授团队的"洪灾危害的综合评价模型及其灾后疾病预防的研究"获得2009年中华预防医学会科学技术奖三等奖，"几种主要慢性传染病的流行特征及防治对策"获2018年湖南省科学技术进步奖二等奖。胡国清教授团队"伤害流行特征及其应对策略研究"获得教育部高等学校科学研究优秀成果奖二等奖、"湖南省卫生服务总调查研究"获得2019年湖南省社会科学奖二等奖。秦家碧教授团队"辅助生殖技术受孕后出生缺陷的发生率估算与风险评价及病因学研究"获得2018年湖南医学科技奖二等奖、"辅助生殖受孕后出生缺陷的发生率估算、风险评价及预测预警模型研究"获得2019年湖南省自然科学奖三等奖。

1.4.2　社会医学与卫生事业管理学系

1.4.2.1　历史沿革

社会医学与卫生事业管理系前身为湖南医科大学社会医学与卫生事业管理教研室，该教研室于1985年成立。2002年由社会医学与卫生事业管理教研室、卫生经济教研室、卫生法学教研室组建为社会医学与卫生事业管理系。社会医学与卫生事业管理教研室首任主任由时任公共卫生学院党总支书记的杨世鞭教授兼任，2002年社会医学与卫生事业管理学系组建，首任系主任为肖水源教授。曾经担任教学工作的廖复苏、赵衡文、陈金华、王小万、胡少华、罗家有、周亮等教授为全系的发展做出了积极贡献。现任主任为徐慧兰教授，副主任为胡宓副教授以及狄晓康讲师。

该学科经过30多年的发展壮大，现在已经成为一个融社会医学与卫生事业管理教学、医学社会科学研究和社区医学实践为一体的学科，该学科涉及社会医学、社会流行病学、卫生事业管理、卫生经济学、公共精神卫生、公共卫生政策、卫生法学、医院管理、全球卫生等多个领域，并已在国内医学社会科学相关研究领域具有较高的知名度和学术地位。该系先后成立了中南大学自杀预防研究所，中南大学卫生信息与卫生管理研究中心，国家重点学科"精神病与精神卫生"社会精神病学研究室，以及中南大学校级人文社会科学研究基地，基地称为"中南大学医学社会科学研究基地"，并于2014年成立了"中南大学全球卫生研究中心"。

该系现有教职员工8人(图1-8)，教授4人，副教授2人，讲师1人，教职员工中7人具有博士学位；专职博士生导师2人，兼职博士生导师8人，专职硕士研究生导师4人，兼职硕士生导师9人；拥有享受国务院特殊津贴专家1人，湖南省社科"百人工程"资助对象1人，湖南省青年骨干教师培养对象2人，湖南省高层次卫生人才225工程湖南省医学学科领军人才培养对象1人。2人次获卫生部授予的"优秀青年人才"奖，1人被CMB授予"杰出教授"称号。

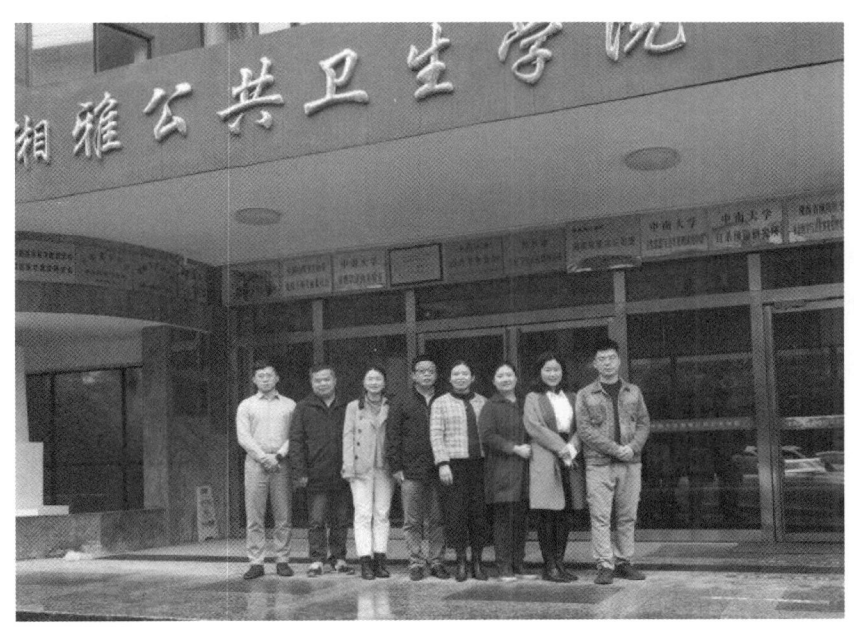

图1-8　社会医学与卫生事业管理学系教师

1.4.2.2　教学

该学科承担本科生、硕士研究生以及博士研究生等不同学位层次的教学任务。开设的课程如下：

(1)本科生：社会医学、卫生事业管理学、卫生法学、卫生经济学、社会文化与健康、全球卫生简介、公共精神卫生。

(2)硕士研究生：医学社会科学概论、医学社会科学研究方法、卫生事业管理学、医疗纠纷与处理、管理心理学、全球精神卫生、公共卫生伦理学等。

(3)博士研究生：卫生政策与管理、现代医学社会科学研究方法、社会流行病学、公共卫生概论、医院管理、卫生人力资源管理等。

由该学科肖水源教授任主编的教材主要包括全国成人教育统编教材《社会医学》、"十三五"规划教材《全球精神健康》、全国统编教材《大学生心理健康(教师用书)》《大学生心理健康(学生用书)》。同时教师们参加了"十三五"规划教材《社会医学》《卫生事业管理学》《社区卫生服务管理》《全球健康治理》的编写,以及全国统编教材《护理心理学》、研究生教材《现代卫生事业管理学》《妇幼卫生管理》《社会精神病学》《医学沟通学》《湘雅精神医学》等全国10余部教材的编写。主译《危机干预策略》第一版与第二版、《灾后社区社会心理支持与心理卫生手册》。

该学科1996年获批硕士学位授权点,2005年获批博士学位授权点,为我国培养了大量社会医学与卫生事业管理研究型人才和管理专业型人才。该系自成立以来,共计已毕业全日制硕士研究生120余人,其中留学硕士10余人;已毕业博士研究生70余人,其中留学博士4人;培养卫生管理课程班硕士研究生和公共卫生硕士(在职)共计300多人;已有8名博士后出站或正在该研究方向进行研究工作。

1.4.2.3 科研

该学科逐步形成了社会、行为与健康,卫生政策评估与卫生事业管理研究,社区慢性病防治三个稳定的研究方向,具有鲜明的专业特色。该系开展经常性国际学术交流活动,已与美国哈佛大学医学院、美国纽约州立大学、日本京都大学有关院系、丹麦奥胡斯大学及WHO有关机构建立了稳定的学术交流渠道。

近五年先后获得国家科技攻关、国家自然科学基金、国家社会科学基金、美国中华医学基金等国内外重大科研项目资助40余项,年均进校科研经费达300万元,其中纵向资助经费达200万元。近五年发表论文200余篇,年均发表研究论文40余篇,年均发表SCI/SSCI论文20余篇,该专业肖水源等教授多次在《柳叶刀》《美国精神病学杂志》等国际权威学术期刊发表研究论文,并获得省自然科学二等奖。

该学科开展了大量社会服务工作,肖水源教授团队在空军部队长期开展自杀预防与危机干预指导与培训,为空军部队官兵心理健康促进做出了积极贡献。胡宓副教授在湖南省中学生自杀预防与危机干预方面做了大量工作,徐慧兰教授多次为地方政府卫生健康事业发展编制规划。这些工作均产生了较好的社会效益。

1.4.3 劳动卫生与环境卫生学系

1.4.3.1 历史沿革

劳动卫生与环境卫生学系于2002年由劳动卫生与职业病学教研室、环境卫生学教研室和卫生学教研室组合而成。劳动卫生与职业病学教研室和环境卫生学教研室均在1975年10月湖南医学院卫生系成立时组建,卫生学教研室1984年组建。

劳动卫生与职业病学教研室首任主任由当时卫生系主任、国内知名学者王翔朴教授兼任,历任主任还有凌之琰教授、李佩珊教授、熊敏如教授、胡建安教授。建室初期(1975

年至 1978 年)教研室包括卫生统计学教学小组(杜养志、黄镇南和凌之琰)和儿少卫生学教学小组(赵淑英和龙伟成),先后调入多名化学、生化老师(江继文、向群辉、刘俊凡等)以及临床医生(马淑华、周佐芳);在 1977 年成立卫生统计学教研室、儿少卫生学教研室和卫生化学教研室时,调走有关人员后,当时教研室人员相对稳定在 16 人。1985 年至 1989 年又经历了物理因素教学小组(谢加平、马淑华、熊敏如和刘喜玲)成立后教研室拆分和合并的过程。环境卫生教研室首任负责人为李蕴珍老师和张文敏教授,历任主任有朱继佩教授、唐明德教授,副主任有李经达副教授;教研室成立初期包括环境卫生学教学小组(李蕴珍、朱继佩、蒋家满、唐明德、马谭庚、高泽宣)和营养与食品卫生学教学小组(张文敏、余次清、杨赞、刘圣美),稍后又有何善元、黄忆明、何国平、易义珍、李廷银加入。在 1978 年营养食品卫生学教学小组脱离出之后,环境卫生学教研室的教师、技术人员和工人共有 10 人。1984 年组建卫生学教研室,首任主任为何善元教授,历任主任还有孔杏云教授,副主任有钟才高教授、杨新文教授。

2002 年劳动卫生与环境卫生学系成立,首任系主任为胡建安教授,历任系副主任有杨新文教授、陈律副教授、杨飞副教授;合系时,教职员工共 11 人,其中教授 4 人,研究员 1 人,副教授 1 人,高级实验师 2 人,讲师 3 人。现任副主任:段燕英副教授、黄云副教授。

现有教职员工 6 人,教授 2 人,副教授 4 人。博士生导师 1 名,硕士生导师 5 名,具有博士学位 6 名。不同年代学科系的教师分别在全国性专业学会担任理事、委员或省级学会主任、副主任委员、委员等职务。图 1-9 为不同时期该系的教师。

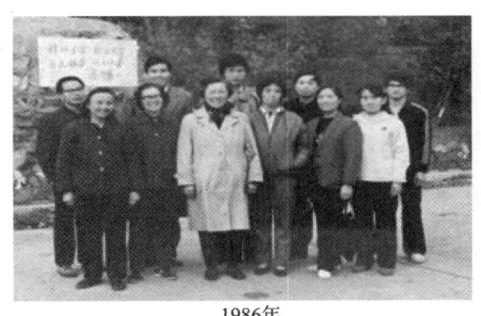

1986年

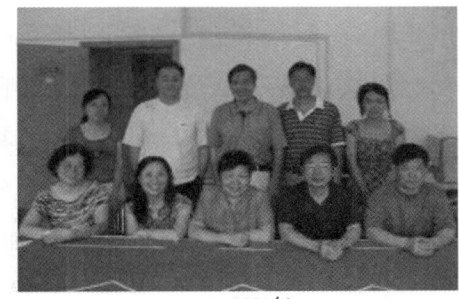

2001年

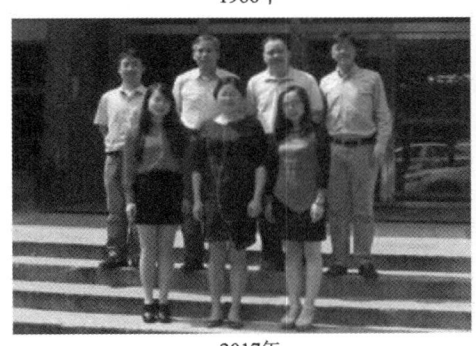

2017年

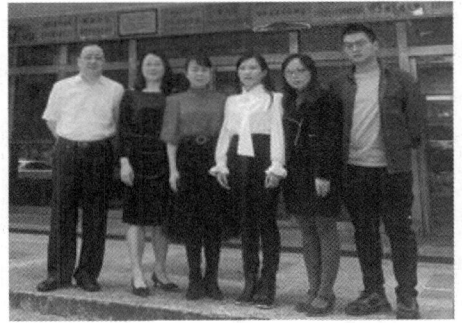

2021年

图 1-9 劳动卫生与环境卫生学系教师

1.4.3.2 教学

本系主要承担预防医学本科生"职业卫生与职业医学"和"环境卫生学"课程,以及全校非预防医学本科生(五年制、八年制)"卫生学"课程教学任务,此外还担任预防医学本科生"放射卫生学""环境污染与人类疾病"等全校性素质选修课教学工作,以及预防医学本科生的毕业实习课题研究和论文写作的指导。同时承担硕士研究生课程"现代职业卫生与职业医学""实用职业卫生与职业医学""现代环境卫生学"和"实用环境卫生学"等课程教学。

本系还曾经承担成人继续教育教学工作:1994年以后对预防医学系函授大专班开设了"卫生毒理学""职业卫生与职业医学"和"环境卫生学"等课程;先后完成了全国卫生学高师班、长沙市职工夜大班的教学;湖南省首届大气监测培训班、湖南省水质监测班、省环境保护学校、省卫生防疫站函授学院等的"环境卫生学""环境毒理学""水生毒理学"等课程的教学。

历届系室主任和教师都非常重视教学过程中理论与实践的结合,为增强学生的感性认识和实践能力,在不同的年代,都建立了相对稳定的教学现场参观和现场实验基地,包括长沙市建湘瓷厂、长沙市热水瓶厂、长沙水泵厂、长沙鼓风机厂、湖南造漆厂、长沙市自来水厂等厂矿企业。在预防医学本科生毕业实习中,前20多年的"劳动卫生与职业病"和"环境卫生学"课的专题实习,均以学生实习组为单位,结合带教老师科研课题进行毕业论文的撰写工作。通过实习将学生带到实际的研究工作中,共同完成科研课题,使学生完整掌握劳动卫生和环境卫生研究工作的全过程。老师带领学生曾完成过数十个课题的研究。

本学科教材建设成绩卓著。主编和参编各种统编教材和专著数十部。王翔朴教授主编了全国统编教材《卫生学》(第1~4版),其中第3版1995年获校优秀教材一等奖。王翔朴还主编了《卫生毒理实验方法》《卫生学大辞典》《肾脏毒理学》等多部教材和著作。学科参加编写的专著包括《医学检验》《预防医学问答—劳动卫生分册》《中华医学百科全书—劳动卫生分册》《职业病指南》;参加编写了全国规划教材《卫生学》《分子毒理学》《预防医学实验教程》《环境卫生学》,主编了《职业病误诊和误治的预防》一书。熊敏如教授参编了全国规划教材《职业卫生与职业医学》第5、6版,胡建安教授参编了该教材第7、8版。杨新文老师参编了教材《环境卫生学》第7版。

我国恢复学位制度以后,1982年王翔朴教授开始招收硕士研究生,1986年获得硕士学位授予权,之后唐明德、熊敏如、胡建安、杨新文、陈律、段燕英、杨飞、黄瑞雪、路婵、张宪等老师开始招收培养硕士研究生;2004年获得挂靠卫生统计学科招收博士生资格,胡建安教授开始招收博士研究生,2008年获得劳动卫生与环境卫生专业博士授予权。2016年杨飞和黄瑞雪老师获得招收博士生资格。至目前已授予40余届硕士学位,共招收培养硕士生100余人;至今共招收培养博士生近20名。

1.4.3.3 科研

本学科在科学研究中获得国家级、省部级科研项目和课题 100 余项，在国内外有影响的杂志上发表研究论文 500 余篇；获得部省级科技成果 40 余项。

本学科非常重视科学研究工作，取得了较大的研究成果。1980—1990 年，围绕劳动条件、自然环境和生活环境与人群健康密切相关的问题，主要进行了国家标准《车间空气中百菌清卫生标准》和《水源水中百菌清卫生标准》的研制，以及"湘江污染综合防治"等国家及省部委科研课题的研究；在重金属毒物的肝肾损害和免疫毒性，噪声、局部振动对作业工人健康影响，室内外环境空气和水的污染与人群健康关系，粉尘与尘肺、环境化学物的生殖毒性等方面进行了大量的研究工作。进入 21 世纪，对甲醛等化学物生殖毒性、化学物的代谢活化及其毒副作用以及铅对神经系统的毒性作用等方面进行了研究。不同时期主要研究方向的内容及成果如下：

1）农药百菌清卫生标准研究：王翔朴领衔主持的国家标准《车间空气中百菌清卫生标准》（GB 11526-89）和朱继佩教授负责的《水源水中百菌清卫生标准》（GB 11730-1989），在 1989 年已正式颁布。1985 年农药百菌清毒性研究获得湖南省科技进步三等奖和医药卫生三等奖。

2）重金属的研究：1980 年王翔朴教授"长沙地区居民血尿头发汞含量的调查"获省医药卫生科技成果四等奖。1980 年在本省率先建立致畸试验方法、改进致敏试验方法。1980 年接受一机部委托课题项目"丁基氯化联苯醚毒性研究"，1982 年获一机部科技成果三等奖。1985 年接受化工部委托进行"WT-81 防锈油的毒性研究"。1985 年开展省卫生厅资助课题"铅、锌联合作用"的毒性研究，做出《硫酸锌对实验性铅中毒的保护作用》的论文报告。1990 年参加预防医学科学院协作课题项目"铅中毒诊断标准的修订"及"中国劳动人群铅、镉本底的研究"，为我国铅中毒诊断标准的修订提供可靠的宝贵资料。20 世纪 90 年代初期通过对金属毒物对肾脏损害的研究，完成了《铅毒性肾损害早期诊断指标的研究》报告，并于 1995 年获省医药卫生科技成果二等奖。2010 年接受教育部"环境重金属污染健康损害及其风险评估和防控研究"任务，对湖南省四个有代表性的重金属污染地区，进行了包括土壤、粮食等环境介质中重金属污染对人群健康影响的研究。2015 年开始，在湖南省自然科学基金"湖南典型污染区重金属多介质多途径多种类暴露的健康风险评价"和科技部基础专项"重金属污染区人体镉等生物效应剂量与早期损害常数调查"课题的资助下先后对湖南境内土壤、管网末梢水、地表水、空气、蔬菜大米等多种食物进行多种元素检测，并利用美国环保署推荐的方法进行健康风险评估，发现省内镉和砷的污染是最严重的，矿区居民通过大米摄入砷是健康风险的主要来源，研究结果为湖南治理重金属污染，保护人民健康提供了科学依据。针对砷的健康损害机制结合表观遗传学，从 LncRNA-LINC00460 通过 miR-149-5p 调控 MafA 在砷所致糖尿病中的作用机制及干预进行了研究，还对LncRNAMALAT1及外泌体在砷所致肝硬化和肝癌中的分子机制进行了研究。为高砷暴露人群的健康干预工作的开展提供了科学依据。

3）粉尘与尘肺防治的研究：1986年至1996年对煤矿、陶瓷、铸造、花岗岩等行业10余个工厂矿山、5000余名接尘工人进行调查研究，在国内较早开展"呼吸性粉尘与尘肺剂量—反应关系"的研究，并首次提出陶瓷、铸造等行业含游离二氧化硅呼吸性粉尘容许浓度建议值。2013年获得国家自然科学基金"矽肺的个体矽尘接触和效应的预警值研究"（81372966）项目，联合湖南省职业病防治院对湖南几个矽肺危害严重的厂矿进行了现场调查研究工作。

4）物理因素职业危害防治的研究：20世纪80年代获得湖南省卫生厅资助的"湖南地区风钻工局部振动病患病规律的研究"项目，对多个矿山的风钻工的作业环境和振动病发病原因进行了调查研究，研究成果获1989年度省医药卫生科技成果三等奖；之后研究了农用拖拉机的振动等职业危害因素对驾驶员的健康影响，其成果"农用拖拉机驾驶员安全监督与健康管理研究"获1994年度省劳保科技成果二等奖、第五届国家劳动部科技进步四等奖。

5）环境污染物生殖毒性研究：21世纪开始对甲醛等环境污染物进行了雌性、雄性生殖毒性研究，包括甲醛对雄性小鼠生殖细胞的毒性、生殖细胞遗传物质的影响及其机制，对雌性小鼠动情周期及卵巢的影响，以及氯仿的生殖毒性等研究。

6）脂氧合酶等代谢酶对化学物氧化活化作用研究：在国内外率先进行了脂氧合酶（LOX）介导外源化学物的氧化作用与毒性作用关系及其机制的研究。在体外酶系统研究基础上，首次采用活体组织细胞进行了LOX在肝外组织表达与多种化学物的活化和毒副作用关系的研究。研究了LOX介导的环境化学物的活化与致癌、致畸等毒副作用的关系。该研究获得国家自然科学基金"肝外组织脂氧合酶对致癌物活化及活化作用抑制的研究""环境化学物的活化及致畸作用与靶器官不同代谢酶的表达"和"采用RNAi对肝外组织脂氧合酶同工酶的化学物氧化活化功能研究"3个项目，以及教育部博士学科点基金等资助。

7）常见环境污染物对人群健康影响的研究：①通过动物实验研究了交通性污染物对小鼠的遗传毒性和生殖毒性；并对长沙市主要路口交通噪声及空气污染进行检测，包括对5种污染因素进行分析；研究了交通性污染对交警健康的影响。②对长沙市地下人防工事及舞厅、旅社客房等地下公共场所的室内空气质量进行了监测调查、综合性的卫生学评价，对CO_2等七项卫生标准进行了探讨；并对从事地下公共场所服务人员的血、尿致突变性及免疫功能进行了研究。③对湖南省农村生活饮用水、改水水质及水源防护卫生进行调查与评价，对改水经济效益进行了综合评价研究，对6个县改水前后进行环境流行病学调查。④研究了诱导型热休克蛋白70对环境化学物甲醛所致生物学损伤的保护作用和机制，获得国家自然科学基金项目"诱导型热休克蛋白70降低甲醛生物学损伤的作用和机制研究"。"湘江污染综合防治"获国家重大环境保护科技进步三等奖，"农药百菌清水源水卫生标准"于 1989 年由国家标准局颁布执行、并获省医药科技进步三等奖,"液化石油气燃烧废气对居民健康影响研究"获省医药卫生科技进步三等奖。⑤针对湖南湖区富营养化的情况,对土著细菌降解藻类毒素的代谢特点以及藻类毒素引起炎症性肠病、肝脏损伤展开了系统的研究。一方面基于转录组学和蛋白质组学解析 Sphingopyxis sp. YMCD 和 MC-LTH1 对微囊藻毒素的代谢解毒机理,为环境污染防治和生态修复工作提供了科学依据。另一方面,针对藻类毒素及被微生物代谢解毒的中间产物的健康损害机制进行了研究,重点研究了炎症性肠病、肝硬化和恶性肿瘤的相关信号通路和分子机制。

1.4.4 营养与食品卫生学系

1.4.4.1 历史沿革

营养与食品卫生学教研组成立于 1975 年;1980 年成立了营养与食品卫生学教研室、研究室;1986 年开始招收硕士研究生,张文敏教授为第一位硕士生导师并于 2002 年成立营养与食品卫生学系。2008 年本学科评为校级"985"重点学科。历任主任为张文敏教授、黄忆明教授、胡敏予教授。现任系主任为林茜教授,现任系副主任为陈继华副教授、杨丽娜副教授。

目前有教职工 7 人,其中教授 1 人、副教授 4 人、讲师 2 人,均具有博士学位,其中博士生导师 1 人,硕士生导师 6 人。

1.4.4.2 教学

承担的教学任务:承担了预防医学本科生的"营养与食品卫生学""卫生监督学""现代营养学"课程的教学任务;承担了护理本科生的"临床营养学"、各医学专业的"临床营养学"及"卫生学"的课程教学;先后开设了全校素质教育课"现代膳食与人体健康""食品安全与人体健康""饮食,文化与健康""营养 365,安全面面观""食物、营养、身体活动和癌症预防"及"食之有道:饮食的科学与智慧"等课程;承担预防医学专业研究生的"现代食品安全学""现代营养学""营养与非传染性疾病"等课程的教学。2001 年在中南大学第九批课程建设与评估中,"营养与食品卫生学"被评为优秀课程。2011 年"医学营养学"被评为中南大学精品课程;2012 年"食品安全与人体健康"立项为课程体系改革精品教材,2013 年"食品安全与人体健康"被评为中南大学视频精品课程。2015 年"食物营养与食品安全"被评为中南大学精品在线开放课程。2018 年"食物营养与食品安全"被评为教育部首批精品在线开放课程。2020 年"食物营养与食品安全"被认定为首批国家线上一流本科课程。该系教师先后参编了《营养与食品卫生学》统编教材第 3~5 版,主编了《护理营养学》《临床营养学》《食尚蓝皮书》等多部教材与著作。

1986 年被批准为硕士学位授予学科,至今已毕业硕士研究生 100 余名,毕业博士生 6

名，在读研究生 30 余名。图 1-10 为不同时期该系的教师。

营养与食品卫生学系依托湘雅公共卫生学院的支持，2005 年成立了湖南省营养学会，黄忆明教授、胡敏予教授先后担任第一至第三届理事长。

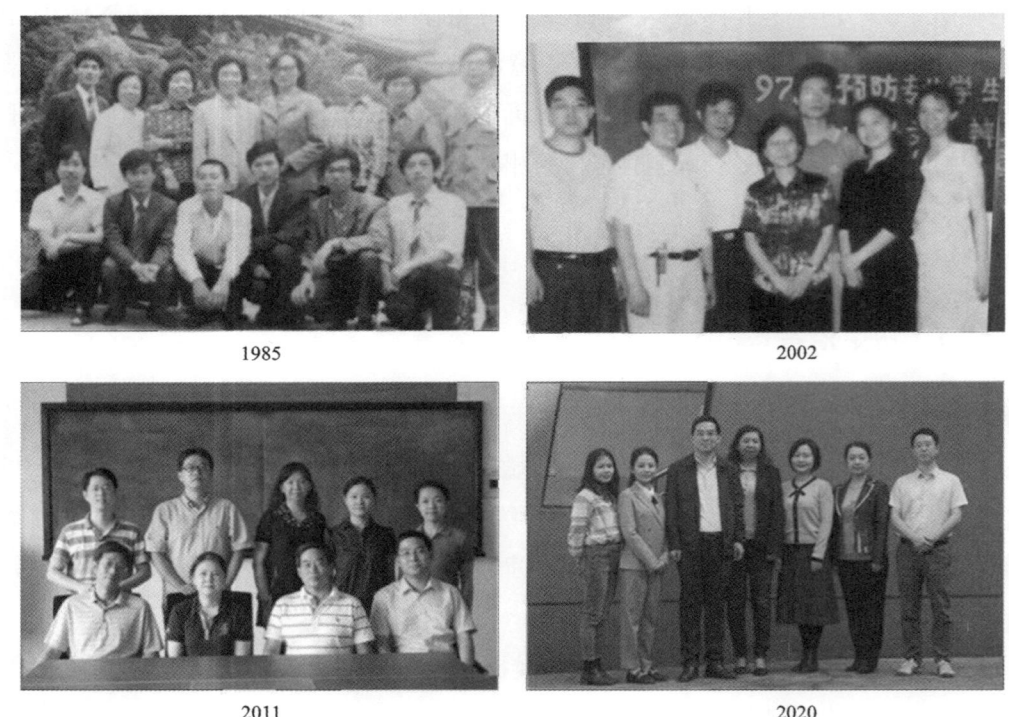

图 1-10 营养与食品卫生学系教师

1.4.4.3 科研

本系主要研究方向：营养与慢性非传染性疾病的防控机制研究；特殊人群营养及营养卫生政策研究；食品安全卫生体系和卫生政策研究；食品化学性污染与环境的关联性研究。

1）营养与慢性非传染性疾病的防控机制研究：早期研究包括食用油对血脂及脂质过氧化的研究、多不饱和脂肪酸对子代健康的影响等；目前研究方向包括营养素、植物化学物对骨质疏松症、肥胖、糖尿病、心血管疾病、恶性肿瘤、前列腺增生的防治及相关机制的研究等。

2）特殊人群营养及营养卫生政策研究：包括孕期孕妇、婴幼儿的营养与健康，农村留守儿童的营养干预，孤独症谱系障碍儿童的营养管理，儿童青少年的饮食行为与肥胖防控等。

3）食品安全卫生体系和卫生政策研究：食品安全风险评估和预警，食品安全标准的制定与跟踪评价，地方特色食品和药食两用食品的安全评估，食品安全监督体系研究。

4）食品化学性污染与环境的关联性研究：湘江流域粮食、蔬菜重金属污染监测与防控，土壤重金属失活适宜技术研发。

近年来获得国家自然科学基金面上项目4项，青年基金1项、中华医学会基金2项和省科技厅、教育厅研究项目，横向课题及其他研究项目10余项，发表SCI论文40会篇，CSCD论文50余篇。

1.4.5 儿童少年卫生与妇幼保健学系

1.4.5.1 历史沿革

儿少卫生与妇幼保健系成立于2003年，由原儿少卫生教研室重新组建而成。该学科是一个新学科，主要涵盖儿童青少年健康和妇女健康两大领域，具有人数众多、年龄跨度大、生理心理特征鲜明、健康问题突出等特点，是国际、国内众多研究领域的重点。历任科室负责人分别为龙伟成、黄丽兰、赵淑英。现任系主任为罗家有教授，副主任为龚雯洁副教授。

现有教职员工5人，其中，教授1人，副教授2人，讲师2人。5人具有博士学位。其中博士生导师2人，硕士生导师1人。图1-11为该系部分教师。

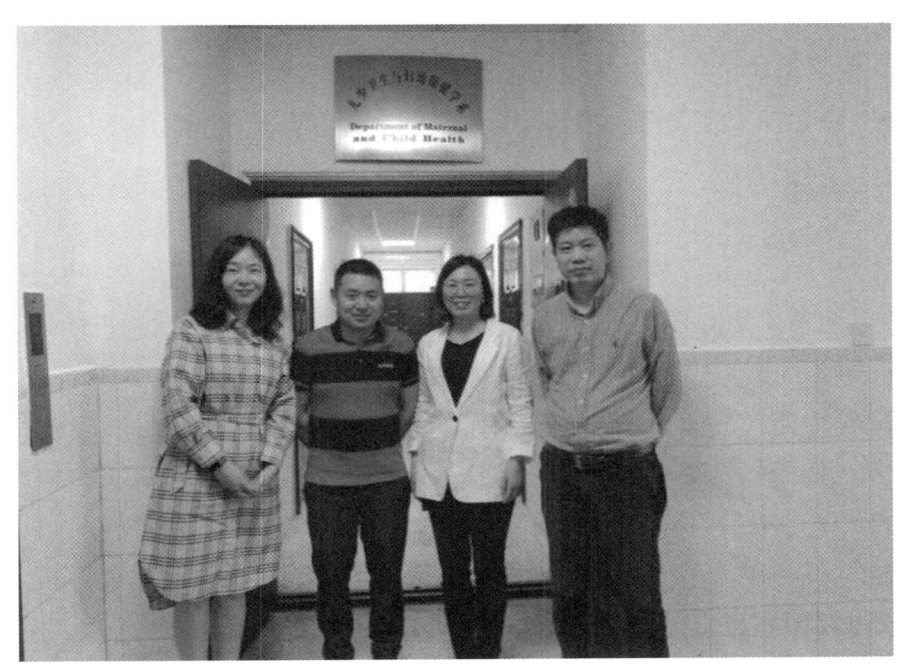

图1-11 儿童少年卫生与妇幼保健学系教师

1.3.5.2 教学

1）本科生：该系每年承担了预防医学专业"儿童少年卫生学""健康教育学""妇幼卫生保健学"等专业课程的教学任务，同时承担了五年制临床、口腔、精卫、麻醉、检验等非预防医学专业的"健康教育学"课程的教学工作,年总教学工作量400余课时。

2)研究生:该系承担了全日制硕士研究生、八年制临床医学专业、七年制口腔医学专业、在职MPH等研究生的"健康教育与健康促进学""现代妇幼卫生保健学概论"等课程的教学任务,年总教学工作量200余课时。

3)国际留学生班:"健康教育学""妇女和儿童健康"为全英文教学课程,年教学工作量64课时。

主编教材6部,包括全国高等医药院校妇幼保健医学专业卫生计生委"十二五"规划教材《妇幼健康教育学》,以及《妇幼卫生保健学概论》《健康教育与健康促进学》《健康教育学》《青春期医学》《全科医学概论》等。参编教材10余部,包括《儿童青少年卫生学》第5~8版、《现代儿童青少年卫生学》《学校卫生监督》《中国农村医生大全》《卫生学大辞典》《中小学保健工作手册》《儿童保健学多选题》《妇女保健学多选题》《职业医生资格考试参考》等。

2004年被批准为硕士学位授予学科,开始单独招收"儿少卫生与妇幼保健专业"硕士研究生,至今已经毕业的硕士研究生有60余名(含MPH),目前在读的硕士研究生50余名(含MPH);2013年起招收"儿少卫生与妇幼保健专业"博士研究生。至今已经毕业的博士研究生共3名,目前在读的博士研究生有6名(含在职博士、留学生博士)。除此之外,儿少卫生与妇幼保健系在公共卫生学院的支持下,成立了"教育部学校卫生人员培训基地",承担了"全国中小学校卫生保健所所长培训""全国中小学校骨干校医培训"等培训任务。

1.4.5.3 科研

主要研究方向包括儿童青少年生长发育与健康研究;孕期危险因素暴露与母婴健康队列研究;妇女、儿童少年心理与行为健康;妇幼健康教育与健康促进项目研究;乙肝和艾滋病等母婴传播流行病学研究。

1)儿童青少年生长发育与健康研究:包括农村留守儿童营养与健康、中小学生重大疾病(近视、肥胖、传染病、突发公共卫生事件等)防控、儿童肥胖及其代谢相关疾病防控、中小学生暴力预防与控制等。2007—2010年,罗家有教授先后主持国务院妇儿工委"农村留守儿童营养调查"和国家卫生健康委"全国农村7岁以下农村留守儿童营养与健康调查"工作,研究成果在国家卫生健康委新闻发布会上发布。罗家有教授还先后主持国家自然科学基金面上项目"肥胖儿童非酒精性脂肪肝发病遗传机制的探索性研究"工作,参与两项国家重大项目研究,如2012年度卫生行业科研专项"学生重大疾病防控技术和相关标准研制及应用"和2017年科技基础资源调查专项"中国0~18岁儿童营养与健康系统调查与应用"。

2)孕期危险因素暴露与母婴健康队列研究:包括孕早期危险因素暴露与不良妊娠结局、妊娠合并症/并发症与胎婴儿生命质量、基于出生缺陷危险因素的预筛查工具研制等。罗家有教授主持了国家自然科学基金面上项目"出生缺陷危险因素风险评估预筛查工具的研制及其实证研究"，以及湖南省卫生健康委"出生缺陷流行病学调查与防控对策研究"项目，并获得湖南省预防医学科技进步三等奖1项。

3）妇女、儿童少年心理与行为健康研究：包括妊娠期抑郁和产后抑郁的病因、发病机制与防控策略研究，青少年健康相关行为与干预，女性精神卫生，儿童双相障碍社会心理早期预测，校园欺负行为社会心理机制与预防，肥胖儿童心理健康与社会偏见等。赵淑英教授早期承担并完成了湖南省卫生健康委"早产儿生存质量的研究"、中美协作课题"孕期补碘对婴幼儿行为发育的影响"，以及中澳合作课题"农村残疾儿童的早期鉴别和干预"等工作。龚雯洁副教授先后主持了3项国家自然科学基金项目"基于复杂干预概念框架的围生期抑郁高风险孕产妇转诊促进策略研究""母亲围产期抑郁影响婴幼儿健康的途径——基于现有队列的前瞻性研究项目""社会环境、心理和生物学因素联合动态预测围产期抑郁模型的建立：一项队列研究"，以及2项（CMB）开放竞争项目"Assessing the quality of care in Direct-to-Consumer Telemedicine (DTCT) for common obstetric and gynecologic conditions in China using standardized patients"。刘小群副教授获得1项国家社科基金项目"农村青少年遭遇校园欺凌的生态风险机制及整体性干预研究"及湖南省社科基金"农村中学欺负行为学校整体性干预方案的开发与评估"、湖南省教育规划课题"中学生欺负行为学校综合干预方案研究"项目。

4）妇幼健康教育与健康促进项目研究：包括孕妇人群健康教育、婴幼儿健康教育、中小学生健康教育等。同时对利用移动健康/医疗（mHealth）手段进行健康教育和病例管理有一定实践经验。罗家有教授从2012年开始，一直为省卫生健康委全省居民健康素养监测提供数据分析技术支持和撰写监测报告，并被聘为湖南省首批健康传播专家、湖南省健康知识普及行动技术顾问。龚雯洁副教授获得美国NIH FIC资助的D43及R21子项目"利用移动健康方法进行围产期抑郁的相关研究"以及2项CMB项目，均与mHealth相关。

5）乙肝和艾滋病等母婴传播流行病学研究：包括育龄期妇女乙肝和艾滋病感染流行特征、病因、防控策略、母婴传播发生现状、发病机制、妊娠结局的研究。彭松绪讲师获得国家自然科学基金青年项目"m6A染基转移酶METTL通过TLR3信号通路调控HBV宫内感染的作用机制研究"，湖南省自然科学基金项目"孕产妇HBV感染对新生儿端粒长度影响的前瞻性研究"以及湖南省卫生健康委员会资助项目"HBV母婴传播风险识别与预测模型构建"，参与了国家自然科学基金面上项目"胎盘外泌体与TLR及其交互作用在HBV宫内感染中的作用及机制研究""乙肝母婴传播的遗传易感基因与社会文化生态因素的交互作用及其机制研究"。

2016—2021年，该系获得国家级研究项目9项、国际项目5项、省、部级项目10余项，发表SCI论文50余篇，CSCD论文100余篇，获得省预防医学科学技术进步三等奖2项，主持编制了国家标准《学校宿舍卫生要求及管理规范》GB31177-2014。

1.4.6 卫生毒理学系

1.4.6.1 历史沿革

卫生毒理学学科发源于卫生学与环境医学。1952年湖南医学院组建卫生学教研室，从工业生产的环境入手研究危害工人健康的环境因素，对湖南省钨、锑、铅、锌、锰、锡、煤炭以及其他稀有金属行业的几十个矿山进行了环境中毒物浓度检验和工人健康检查，还调查了印刷、陶瓷、纺织、制药、钢铁、机械等工厂的卫生状况，并做出了详细的调查报告。这些工作有力地推动湖南省劳动卫生和职业病防治工作的开展，并认识到化学毒物对环境的污染是极为严重的卫生问题，形成了以环境毒物作为卫生学研究重点的思想。1980年由王翔朴教授牵头成立了环境医学研究室。1982年开始招收工业毒理学研究方向的硕士研究生。1987年正式成立湖南医科大学卫生毒理学教研室。2002年由中南大学公共卫生学院环境医学研究室与卫生毒理学教研室合并组建为卫生毒理学系。2002年卫生毒理学学科被批准为中南大学"十五"校级重点建设学科。2002年经中南大学批准由本系组建中南大学毒理学评价实验室，并分别于2002年和2007年获得中华人民共和国农业部农药安全性毒理学评价资格。2008年卫生毒理学学科被评为校级"985"重点学科。该学科历任科室负责人有王翔朴、郭卫星、唐伟峰、何兴轩、钟才高、安飞云、曾明、王安、肖芳。现任系主任为曾明教授。

该系现有教职员工6人，其中教授1人，副教授2人，讲师2人，高级实验师1人，博士生导师1人，硕士生导师3人。图1-12为该系不同时期的教师。

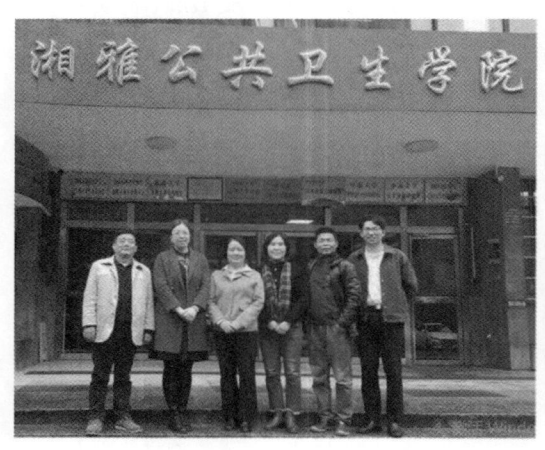
2016年合影

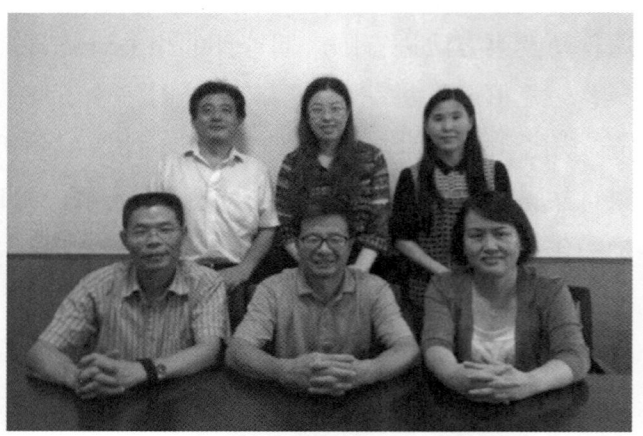
2021年合影

图1-12 卫生毒理学系教师合影

1.4.6.2 教学

在卫生毒理学教研室成立之前,有关毒理学的基础知识已经在相关课程中有所涉及,如《劳动卫生与职业病学》的"职业中毒"基础知识部分,以及《营养与食品卫生学》的"食物中毒"概述部分。自 1987 年卫生毒理学教研室成立后,开始面向预防医学专业本科生开设《卫生毒理学》课程,系统地给学生讲授毒理学理论和实践知识,为此毒理学学科得到了迅速的发展,并成为我院公共卫生与预防医学的主干学科。2002 年卫生毒理学学科被批准为中南大学"十五"校级重点建设学科,2008 年本学科又被评为校级"985"重点学科。自 2000 年经国务院学位委员会批准成为卫生毒理学硕士学位授予点后开始招收卫生毒理学专业研究生,我系面向研究生开设了毒理学相关课程。迄今为止,卫生毒理学系面向预防医学专业学生(本科生、硕士生及博士生等)开设了"毒理学基础""预防医学概论""健康相关产品毒理学安全性评价""社区常见中毒与防控""毒理学实验技术与方法""现代毒理学""细胞毒理学""药物毒性与安全性评价"及"毒理学研究进展"等课程,面向临床医学专业本科生开设了"药物毒理学"及"全科医学概论"等课程,面向全校大学生开设了人文素质选修课"职业与健康""日常化学物与人体健康""生活中的毒理学""生活方式与常见疾病预防"等课。

1955 年王翔朴翻译出版了苏联的《职业性神经中毒症》一书,1956 年王翔朴和李蕴珍编写出版了《卫生毒理实验方法》,从理论上和试验方法上形成了把毒理学实验和现场研究结合起来以解决预防疾病问题的思想。王翔朴教授先后主编了国家规划教材《卫生学》(第 1~4 版)、《卫生毒理学》教材以及《卫生毒理学实验方法》《卫生学大辞典》《肾脏毒理学》《实用毒理学手册》等多部教材与专著;钟才高教授主编了《预防医学》(高教版)教材、参编了国家规划教材《毒理学基础》(第 4~6 版)及《毒理学实验方法与技术》(第 1~3 版)等多部教材;曾明教授参编了国家研究生规划教材《分子毒理学》(第 1~2 版)以及全国高等院校教材《毒理学》(第 1~2 版)、《医学科研入门》(第 1~2 版)、《临床毒理学》《预防医学实验指导》《肾脏毒理学》等多部教材与专著;王安副教授参编了《肾脏毒理学》《临床护理药物手册》《青春期医学》等多部教材和专著;肖芳副教授参编了全国高等学校教材《生活中的毒物》。

王翔朴教授是毒理学专业第一个硕士研究生导师,1982—1998 年招收并培养了工业毒理学研究方向的硕士研究生共 18 人。2000 年经国务院学位委员会批准成为卫生毒理学硕士学位授予点;2004 年挂靠生物统计学博士点招收环境毒物生物损害综合评价博士研究生,2011 年经国务院学位委员会批准为卫生毒理学博士学位授予点。钟才高教授是毒理学专业第一个博士研究生导师,自 2005 年开始招收博士生 19 人,其中毕业 18 人。

自 2001 年以来,毒理学专业共招收卫生毒理学专业博士生 23 人(其中国外留学生博士生 2 人),其中毕业 18 人;共招收全日制硕士研究生 69 人,其中毕业 49 人;培养公共卫生硕士(MPH)24人,毕业20人。

1.4.6.3 科研

本学科具有良好的科学研究工作基础,以王翔朴教授为团队的卫生毒理学方面的研究早已在全国获得较大影响力,1979年与1983年分别获得国家卫生部重点农药研究课题"农药百菌清卫生标准研制"和"杀草丹车间空气卫生标准研究"2项课题,其中"农药百菌清卫生标准研制"分别获得部、省级科技成果进步奖,农药百菌清生产车间卫生标准与地面水卫生标准于1989年正式列入中华人民共和国国家标准。在原学术带头人王翔朴教授的带领下,先后完成了"重金属环境污染物的肾脏毒性和尿酶分析""镉、铅、铬中毒性肾损害尿NAG和同工酶变化的研究""金属硫蛋白与重金属肝肾损害""钙调蛋白在镉肾毒性中的作用"以及"铬结合物与铬中毒性肝肾损害的关系"等多项国家自然科学基金项目,以重金属肝肾损害的特点与早期检测为重点,着重探讨了尿、血以及组织匀浆等生物材料中NAG、r-GT、金属硫蛋白(MT)以及低分子铬结合物在重金属肝肾损害中的生物学意义。自1998年开始,在原学术带头人钟才高教授的带领下,进一步加大了化学性肝损害作用机制研究的力度,在国家自然科学基金项目"六价铬诱导肝细胞独立线粒体依赖性凋亡的分子机制""Cr(Ⅵ)干扰肝细胞线粒体电子传递链功能的作用机制研究"及"Cr(Ⅵ)诱导肝细胞线粒体VDAC损伤及其与细胞凋亡、能量代谢障碍的关系"等课题资助下,对常见的环境毒物—铬肝损害的机制进行了深入的研究,从亚细胞水平与分子水平上比较深入地探讨了铬性肝损害的分子机制。同时通过与美国纽约大学环境医学研究所的合作,完成了"六价铬暴露人群生物标志物评价""Cr(Ⅵ)接触生物标志的应用及其危险度评价"的国际合作项目,探讨了六价铬接触的接触标志、DNA损伤的效应标志以及外周血淋巴细胞蛋白组学的差异。2010—2012年美国西奈山医学院何兴轩教授作为中南大学智力引进人才同时被聘为中南大学湘雅公共卫生学院客座教授,他引进并建立了鞘磷脂类代谢通路检测技术及平台,并与我系共同开展神经鞘磷脂酶和神经酰胺在环境重金属肝肾损害和矽肺中的作用的研究。现学术带头人曾明教授通过与何兴轩教授合作,利用鞘磷脂类代谢检测平台,在国家自然科学基金项目"ASMase/Ceramide信号通路在矽尘致肺纤维化中的作用及机制研究"及中南大学中央高校科研专项资金与湖南省研究生科研创新项目等课题资助下,采用构建矽肺细胞和动物模型以及矽肺患者调查等方法,在新领域和深层次上研究矽肺纤维化发生的机制,为矽肺的预防与治疗提供新的思路和线索。此外,肖芳副教授的主要研究方向为重金属Cr(Ⅵ)的肝毒性及致癌机制研究,并先后获得多项国家自然科学基金、湖南省自然科学基金等项目的支持,通过对重金属六价铬及矽尘等常见环境污染物深入细致的研究,奠定了该系毒理学研究的重点和方向,同时为进一步深入研究提供了坚实的理论基础与实验方法。目前本学科研究方向主要为:①化学性肝损伤的分子机制;②环境污染物的器官毒性作用及其机制;③外源性化学物损害作用的生物标志物研究;④健康相关产品的毒理学安全性评价。

本学科具有良好的毒理学研究实验环境与管理体系。2000年毒理学学科组建了中南大学毒理学评价实验室，分别于2007年、2010年获得中华人民共和国计量认证合格证书（2007180022S、2010180022S），2002年建立SPF级动物实验室，现已获得湖南省科技厅颁发的实验动物使用许可证（SYXK（湘）2007-0001）。2007年获得农业部认可的农药毒理学安全性评价资格，具备开展农药、化妆品、消毒产品等与健康相关的化学品的安全性毒理学评价能力。近年来，实验室条件有了明显的改观，毒理学实验平台已基本完善，有完整的SPF级实验动物楼、细胞培养室以及相应的检测设备。该系利用现有的设备与条件，始终坚持"产、学、研"相结合的方针，充分发挥了中南大学毒理学实验室在培养毒理学创新人才中的作用。

本学科先后中标获得毒理学研究方面的国家自然科学基金面上项目11项及国家自然科学基金青年项目1项，部省、厅级科研课题20余项，国际科研合作项目4项及多项横向合作课题。自2001年以来进校科研经费共计1500余万元，发表SCI论文70余篇，CSCD论文100余篇；获部、省、厅级科研成果进步奖6项。

1.4.7　预防医学实验中心

1.4.7.1　历史沿革

预防医学实验中心是依据教育部、卫生部及学校有关医学实验室建构的指导性文件精神，于2003年由原湘雅公共卫生学院中心实验室及各专业课程实验室合并组建而成，后又依据构建需要并入专业课程卫生化学教研室。卫生化学教研室是原湖南医学院卫生系第一批成立的专业课程教研室之一。历任主任、副主任有：江继文、胡曼玲、陈友权、章满、邢协森，现任预防医学实验中心主任为丁萍、副主任为冯湘玲。预防医学实验教学中心拥有一支教学经验丰富和学术水平高的实验教学队伍。现有专职教师和实验技术人员共11人（图1-13）。其中教授1人，副教授1人，副研究员1人，高级实验师2人，讲师和实验师共6人。

1.4.7.2　教学

预防医学实验中心所承担的教学任务主要包括四部分：①预防医学专业学生的专业课程实验教学，包括流行病学、医学统计学、儿童少年卫生与妇幼保健学、职业卫生与职业病学、环境卫生学、营养与食品卫生学、卫生毒理学、卫生化学等。②非预防医学专业学生的公共课程实验教学，包括流行病学、医学统计学、卫生学、营养学、社会医学、卫生法学等。实验项目数达到150个，总学时达到454学时。③预防医学专业学生的本科专业课程教学，包括卫生化学、专业学术讲座、科技论文写作等。④预防医学专业硕士、博士生

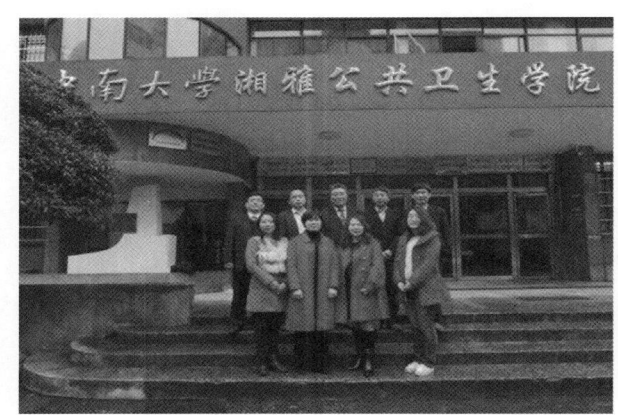 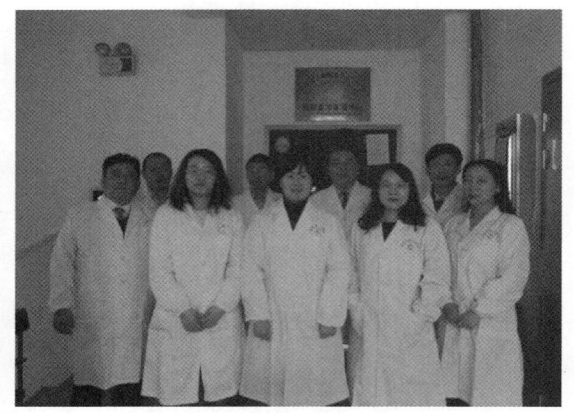

图 1-13 预防医学实验中心教师合影

的专业课程教学，包括卫生检验与检疫学、高级卫生检验与检疫学、分子生物学、计算系统生物医学。

预防医学实验中心承担湘雅公共卫生学院本科教学和科研实验平台的建设任务。目前已建有光谱室、色谱室、细胞培养室、有机合成室、微生物检测室、分子生物学室等卫生检验检疫和预防医学所需的特种实验用房；拥有一批先进的实验仪器设备和工具，包括紫外可见分光光度计、荧光光谱仪、原子吸收分光光度计、原子荧光光度计、Victor X2 多标记检测系统、多功能酶标仪、液相色谱仪、气相色谱仪、安捷伦气质联用仪（GC-MS）、实时荧光定量 PCR 仪、倒置荧光显微镜、生物显微镜、低温高速离心机、细胞培养箱、生物安全柜、超低温冰柜、梯度变性电泳装置、动式染毒柜、全自动化生化分析仪、人体成分分析仪、儿童综合发展测评系统、超声骨密度测量系统、SPSS18.0 分析软件、膳食编制软件等。具备进行各种理化分析、微生物检验、形态学观察、分子生物学检测、毒性鉴定、环境监测、职业卫生监测和心理评价等教学和科研的必需设备。可开展环境中各种有害因素检测；保健食品功能评价；食品理化和微生物检测；毒理学安全性评价、儿童保健评估等方面工作，涉及环境、食品、生物、基础医学、临床医学、预防医学等多个领域。

公共卫生与预防医学实验平台涵盖公共卫生学院各专业课程相关实验项目，同时满足全体医学学生预防医学教学实验的需求。在保质、保量完成所有各层次课程实验教学；预防医学学生毕业专题实验要求的前提下，公共卫生与预防医学实验平台也为公共卫生学院所有科研课题提供优质的实验条件。预防医学实验中心以参与、协助方式协同各专业方向完成相应科学研究。

1.4.7.3 科研

教师们在卫生检验检疫领域内开展自主研究，近年来承担国家自然科学基金项目 10 余项，省部级科研课题及横向课题 20 余项；在国内外期刊发表论文共 100 余篇，其中 SCI

收录60余篇；授权国家专利15项。卫生化学教研室是卫生部规划教材《卫生化学》第4、第5版主编单位（主编：胡曼玲教授），其中第4版《卫生化学》获得教育部优秀教材一等奖。

本中心主要研究方向：①卫生检验新技术新方法研究，主要研究健康相关产品安全检测与评价，及环境介质健康危害的敏感性生物标志物的检测。②环境重金属污染防治与监测新技术研究，主要研究水环境中重金属污染监测和防治和环境空气中重金属污染监测和防治。③重大疾病发病机制及其化学预防研究，主要内容为利用分子生物学、细胞生物学、分子病理等手段研究人类重大疾病如肿瘤、心血管、内分泌等疾病发病的分子机制，以及研究天然化合物在重大疾病中的化学预防作用。④预测医学（计算系统生物医学）研究，利用大数据对公共卫生领域影响重大的疾病进行预测模型建立，对肿瘤、心脑血管疾病、呼吸系统疾病等常见多发慢性疾病的预测和预防方案进行研究。

第2章 人才培养

2.1 本科生培养

2.1.1 预防医学专业本科生培养方案

一、专业简介

1914年，公共卫生学家颜福庆创办"长沙湘雅医学专门学校"并担任卫生学科教授，1920年，学校开设"卫生学"课程，1952年设立卫生专业班，1975年开始设置三年制卫生专业，1977年招收五年制卫生专业学生，1988年更名为预防医学专业。目前有流行病与卫生统计学、劳动卫生与环境卫生学、营养与食品卫生学、社会医学与卫生事业管理学、儿少卫生与妇幼保健学、卫生毒理学等6个系，承担了本科生教学任务，预防医学实验中心承担全部实验教学工作，有20多个预防医学实践教学基地承担本科生毕业实习任务。拥有公共卫生与预防医学一级硕士、博士授权点，博士后流动站，省重点学科。该专业被评为国家级一流专业建设点、湖南省重点专业和特色专业，为我国的公共卫生与预防医学事业培养了数千名优秀本科毕业生。

二、培养目标

培养德智体美劳全面发展，热爱公共卫生事业，具有良好的敬业精神和职业道德，有扎实的公共卫生与预防医学基础理论知识和基本技能，有较强的实践工作能力，能够从事疾病预防控制、卫生监督、卫生事业管理等工作，具有创新精神和能力的高素质公共卫生与预防医学专门人才。

三、培养要求

1. 思想道德与职业素质要求　热爱祖国，拥护中国共产党，热爱公共卫生事业。具有全心全意为人民健康服务的思想和崇高的敬业精神，工作作风严谨，勇于开拓创新，善于学习，积极进取。具有较强的法律观念，健康的体格与心理，良好的团队合作精神和社会适用能力等。

2. 专业知识要求　具有雄厚的基础医学知识和基本的临床医学知识，能较好地掌握流行病与卫生统计学、劳动卫生与环境卫生学、营养与食品卫生学、儿少卫生与妇幼保健学、卫生毒理学、社会医学与卫生事业管理学等学科的基本理论、基本知识和基本技能。熟悉国家的卫生法律法规与卫生政策以及与本专业有关的人文科学、社会科学知识。了解我国疾病预防控制中心、卫生监督所、特殊疾病防治研究所（院）、妇幼保健院（站）、社区卫生服务中心等公共卫生机构和相关卫生管理部门的工作内容与程序。

3. 工作技能要求　掌握常见的预防医学实验研究、现场调查研究以及资料处理分析的方法与技术；熟悉课题设计流程与医学统计软件的应用；具有从事调查、分析和处理公共卫生问题与突发事件的初步能力；具有独立获取知识的能力，分析、解决问题的能力，创新能力；有较强的社会交往能力、外文文献阅读能力与计算机应用能力。

四、主干课程和特色课程

主干课程：细胞生物学、生物化学、分子生物学、人体解剖学、组织胚胎学、生理学、病理学、病理生理学、药理学、人体寄生虫学、医学免疫学、医学微生物学、诊断学、内科学、外科学、妇产科学、儿科学、传染病学、卫生化学、卫生毒理学、卫生统计学、流行病学、营养与食品卫生学、职业卫生与职业医学、环境卫生学、社会医学、儿童少年卫生学、卫生法学及卫生监督学等。

特色课程：卫生化学、卫生毒理学、卫生统计学、流行病学、营养与食品卫生学、职业卫生与职业医学、环境卫生学、社会医学、儿童少年卫生学、卫生法学、卫生监督学、卫生事业管理学等。

五、学制与学位

标准学制：五年，学习年限 5~7 年。

学　　位：医学学士。

六、毕业合格标准

完成培养方案规定的各教学环节的课程学习，最低修满 249.5 学分（其中：必修课 215.5 学分、选修课 22 学分、课外研学 6 学分、全校性素质课 6 学分），毕业论文答辩合格，方可准予毕业。

(七) 课程体系

预防医学专业课程体系见表2-1

表2-1 预防医学专业课程体系

课程类别		课程编号	课程名称	课程属性	学分	总学时(周)	开课学期	学分要求
通识教育课程	思政类	210101T10	思想道德修养与法律基础	必修	3	48（含16学时实践）	1	必修17学分（含4.5学分实践，0.5学分课外）
		210201T10	中国近现代史纲要	必修	3	48（含8学时实践）	2	
		210301T10	马克思主义基本原理概论	必修	3	48（含16学时实践）	3	
		210401T10	毛泽东思想与中国特色社会主义理论体系概论	必修	5	80（含32学时实践）	4	
		210102T10	大学生心理健康教育	必修	1	16（8学时课外）	2	
		210501T10	形势与政策	必修	2	64	1~8	
	军体类	410001T11	军训	必修	1.5	3周	1	必修8学分（含3学分实践）
		410002T10	军事理论课	必修	1	36（4学时课外）	1	
		660001T10	体育（一）	必修	1	32	1	
		660001T20	体育（二）	必修	1	32	2	
		660001T30	体育（三）	必修	1	32	3	
		660001T40	体育（四）	必修	1	32	4	
		660002T11	体育课外测试（一）	必修	0.5		5	
		660002T21	体育课外测试（二）	必修	0.5		6	
		660002T31	体育课外测试（三）	必修	0.5		7	
	外语类	180501T10	大学英语（一）	必修	3	48	1	必修6学分，限定选修2学分，选修4学分
		180501T20	大学英语（二）	必修	3	48	2	
		180501T30	大学英语（三）	选修	2	32	3	
		180522T10	医学英语学术写作	选修	2	32	3	
		180523T10	医学英语阅读	选修	2	32	4	
		180524T10	医学英语视听说	选修	2	32	4	

续表 2-1

课程类别		课程编号	课程名称	课程属性	学分	总学时(周)	开课学期	学分要求
通识教育课程	信息技术类	091201T10	大学计算机基础	选修	2	32	1	必修4学分
		091206T10	数据库技术与应用(一)	必修	3	48（含16学时实践）	2	
		091218T11	数据库技术与应用实践	必修	1	1周	2	
	文化素质类	具体课程见全校性文化素质课选课指南						选修不少于6学分（其中4学分必须修读其他学科门类课程）
学科教育课程	公共基础课	130708X10	高等数学 C2(一)	必修	3.5	56	1	必修19.5学分 选修课任选4学分
		140104X10	医用物理学	必修	4.5	72	1	
		150406X10	基础化学 A	必修	3.5	56	1	
		150407X11	基础化学实验 A	必修	1.5	48	1	
		170198X10	大学语文	选修	2	32	1	
		430103X10	管理学原理	选修	3	48	1	
		430125Z10	公共关系学	选修	2	32	1	
		140203X11	医用物理实验	必修	1.5	40	2	
		150606X10	有机化学 C	必修	3.5	56	2	
		150607X11	有机化学实验 C	必修	1.5	48	2	
		230031T10	医学简史	选修	1	16	2	
		430117Z10	申论与公文写作	选修	2	32	2	

续表 2-1

课程类别		课程编号	课程名称	课程属性	学分	总学时(周)	开课学期	学分要求
学科教育课程	学科基础课	230021T10	新生课	必修	1	16	1	必修65学分 选修课任选6学分
		280105X10	细胞生物学 C	必修	2	32	2	
		280106X11	细胞生物学实验 C	必修	1	32	2	
		280205X10	生物化学 C	必修	3.5	54	2	
		280206X11	生物化学实验 C	必修	1.5	48	2	
		280305X10	分子生物学 C	必修	1.5	24	3	
		230101Z10	系统解剖学 A	必修	3.5	78	3	
		231301Z11	人体形态学实验 A1	必修	2.5	80	3	
		230202Z10	组织学与胚胎学 B	必修	2	32	3	
		230302Z10	生理学 B	必修	3.5	56	3	
		231002Z11	机能实验学 B1	必修	1	32	3	
		280107X10	生物学进展	选修	1	16	3	
		280207X10	生物技术概论	选修	1	16	3	
		450209X10	信息检索	选修	1	16（含4学时实践）	3	
		230402Z10	病理学 B	必修	3.5	72	4	
		231306Z11	人体形态学实验 B2	必修	1	32	4	
		230502Z10	病理生理学 B	必修	2.5	40	4	
		240105Z10	药理学 E	必修	3	48	4	
		230604Z11	机能实验学 B2	必修	1	32	4	
		230702Z10	微生物学 B	必修	2	34	4	
		230802Z10	医学寄生虫学 B	必修	1.5	22	4	
		230602Z10	医学免疫学 B	必修	2	30	4	
		231203Z11	病原生物学与免疫学实验 C	必修	1.5	44	4	
		280307X10	现代分子生物学专题讲座	选修	1	16	4	
		430302X10	医学伦理学	必修	2	32	5	
		220101Z10	诊断学 A	必修	5	96（含32学时实践）	5	

续表 2-1

课程类别		课程编号	课程名称	课程属性	学分	总学时(周)	开课学期	学分要求
学科教育课程	学科基础课	220202Z10	医学影像学 B	必修	1.5	40（含 24 学时实践）	5	必修 65 学分 选修课任选 6 学分
		220501Z10	外科学总论	必修	2	40（含 16 学时实践）	5	
		280402X10	医学遗传学 B	选修	1.5	24	5	
		221301Z10	中医学	选修	1.5	40（含 16 学时实践）	5	
		230106X10	神经生物学	选修	1	16	5	
		231101X10	法医学	选修	1	16	5	
		220402Z10	内科学 B	必修	4	80（含 40 学时实践）	6	
		220602Z10	妇产科学 B	必修	1.5	32（含 16 学时实践）	6	
		220702Z10	儿科学 B	必修	1.5	32（含 16 学时实践）	6	
		220802Z10	传染病学 B	必修	1.5	32（含 16 学时实践）	6	
		221101Z10	皮肤性病学	必修	2	40（含 24 学时实践）	6	
		221202Z10	神经病学 B	必修	1	16	6	
		222203Z10	精神病与精神卫生学	必修	1	16	6	
		220103Z10	交流技能学	必修	1	16	6	
		221002Z10	耳鼻咽喉科学 B	选修	1	16	6	
		222002Z10	口腔科学 B	选修	1	16	6	
		220902Z10	眼科学 B	选修	1	16	6	
		221801Z10	行为医学	选修	1	16	6	
		221701Z10	医学心理学	选修	1	16	6	
	集中实践环节	221901Z10	老年病学	选修	1	16	6	必修 20 学分
		220017Z11	临床实习	必修	20	20 周	7	

续表 2-1

课程类别		课程编号	课程名称	课程属性	学分	总学时(周)	开课学期	学分要求
专业教育课程	专业核心课	260801Z10	卫生化学	必修	4	80（含32学时实践）	3	必修36学分
		260202Z10	卫生统计学	必修	4.5	80（含16学时实践）	5	
		260707Z10	卫生法学A	必修	1.5	24	5	
		260704Z10	卫生事业管理学	必修	1	16	8	
		260601Z10	毒理学基础	必修	3	64（含32学时实践）	8	
		260201Z10	流行病学A	必修	4.5	96（含48学时实践）	8	
		260301Z10	职业卫生与职业医学	必修	4.5	96（含48学时实践）	8	
		260302Z10	环境卫生学	必修	4	88（含48学时实践）	8	
		260401Z10	营养与食品卫生学	必修	4	88（含48学时实践）	8	
		260501Z10	儿童少年卫生学	必修	3	64（含32学时实践）	8	
		260701Z10	社会医学	必修	2	32	8	
	专业课	260102Z10	公共卫生与预防医学概论	必修	1	16	3	必修4学分 毕业教育不计学分
		260107Z11	社区预防保健实践	必修	2	2周	3	
		260206Z10	医学科学研究与设计	必修	1	16	4	
		410003T11	毕业教育	必修	0	1周	10	

续表 2-1

课程类别		课程编号	课程名称	课程属性	学分	总学时(周)	开课学期	学分要求
专业教育课程	专业选修课	260504Z10	健康教育学	选修	1	16	5	选修课任选6学分
		260205Z10	医学统计软件及其应用	选修	1	16	5	
		260802Z10	卫生检验基础	选修	1	16	6	
		260104Z10	科技论文写作	选修	1	16	6	
		260105Z10	卫生监督学	选修	1	16	8	
		260503Z10	妇幼保健学	选修	2	24	9	
		260403Z10	现代营养学	选修	1	16	9	
		260705Z10	卫生经济学	选修	1	16	9	
		260305Z10	放射卫生学	选修	1	16	9	
		260602Z10	健康相关产品毒理学评价	选修	1	16	9	
		260708Z10	精神卫生学	选修	1	16	9	
		260106Z10	公共卫生前沿讲座	选修	1	16	9	
		260207Z10	循证医学	选修	1	16	9	
	集中实践环节	260110Z11	毕业论文	必修	18	18周	9	必修35学分
		260108Z11	毕业实习	必修	17	17周	10	
个性培养课程	创新创业课	430601G10	创新创业导论	必修	2	32	6	必修2学分
	课外研学		全校统一课外研学类项目 (具体要求见课外研学相关管理办法)					课外研学6学分(其中须修2学分创新创业实践,1学分实验室技术安全与环境保护知识学习培训与考核)

2.1.2 教学组织与制度

一、教学组织机构

学院设立业务办公室，统筹学院的本科生和研究生教学工作，负责落实招生、培养、推免、考试评价等相关教学任务，由副院长分别分管本科生和研究生教学工作。学院教学组织机构如图2-1。

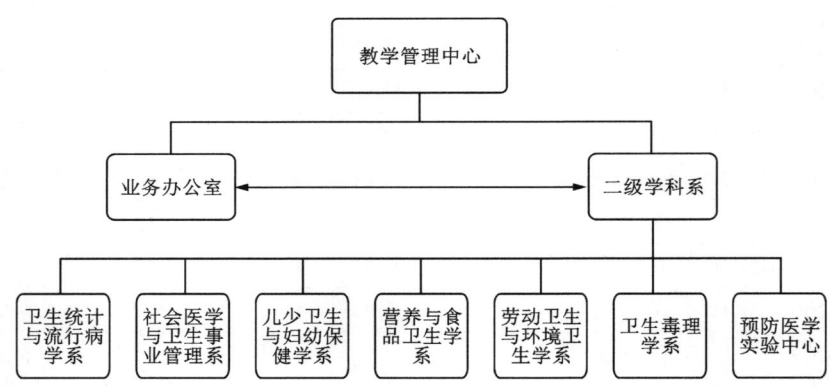

图 2-1　学院教学组织机构

二、教学制度与方案

（一）教学组织内容

从学期开始到学期结束，有一系列教学组织工作。这些组织工作，也是应该坚持的常规工作。

1.学期初要做好的教学组织工作有：

①组织教师学习有关党和国家的教育方针政策和上级指示；

②讨论学校工作计划并制订好教研组的工作计划；

③钻研教学大纲和教科书；

④安排好教学进度。

2.学期中要做好的教学组织工作有：

①根据教学大纲、教科书和教学进度对教师的教和学生的学进行检查；

②分析前半学期的教学质量；

③做好期中教学小结，提出后半学期的要求和措施。

3.学期末要做好的教学组织工作有：

①组织和安排总复习和期末考试；

②分析整个学期的教学质量；

③做好教学总结，对教学计划执行情况进行评估；

④安排下学期教师的教学任务，以便教师利用假期适当备课。

4. 寒暑假要做好的教学组织工作有：

①制订新学期(学年)的教学工作计划；

②组织教师休息或适当备课。

(二)教学管理规章制度

1. 学校教学督导委员会职责

(1)教学建设督导组的主要工作职责：

①宣传符合我校办学定位要求的高等教育教学质量观，宣传学校教学管理和改革的有关精神；

②为本科教学质量标准和质量保障体系的建设提供咨询和指导；

③参加学校教研教改、专业建设、课程建设、教材建设、课内外教学环节建设的检查和评价工作，提出意见和建议；

④参与指导学校人才培养模式改革，对我校人才培养目标和方案提出意见和建议；

⑤对影响教学质量的问题组织专题研讨，形成研究报告，提出改进意见和建议。

(2)本科教学质量督导组的主要工作职责：

①对学校教风、学风、考风、教学质量、教学管理、教学秩序等进行监督、检查、指导和评估；

②参与学校本科教学专项检查和评价工作；

③对日常课堂教学和实践教学进行检查和评价，重点对新办专业主讲教师、申报各类教学奖的任课教师、"新开课、开新课"的教师、重点建设课程授课教师等进行检查和评价；

④对影响教学质量的问题组织专题研讨，形成研究报告，提出改进意见和建议；

⑤对教室和教学设备等管理、使用中发现的问题，向委员会提出书面意见，并督促相关部门整改。

2. 教学院长职责

教学院长是在院党委领导下，分管全院的教学组织管理工作，并在中南大学本科生院、研究生院以及湘雅医学院的具体指导下，贯彻执行学校有关教育教学方面的方针、政策、规定和任务，为做好学院教学工作和提高教学质量，培养高素质的医学人才提供有力保障。其具体职责是：

①认真贯彻党的教育方针及上级有关文件精神，抓好教学基地建设，培养优秀的医学人才。

②定期向院党委汇报教学工作情况，针对教学工作中存在的问题，提出加强及改进的措施。

③根据年度教学计划及教学工作安排，定期组织召开各级教学管理人员教学工作会议，布置教学任务。

④指导检查学生的实习、见习，提高其熟练掌握基本理论、基本知识、基本技能的实际能力。

⑤不定期召开带教老师和学生座谈会，总结、交流经验，不断改进教学方法。

⑥负责组织开展教学成果和教学改革的研究工作。

⑦负责检查教学经费的落实、管理及使用情况，确保专款专用。

3. 教学管理办公室职责

①负责按各专业教学计划、教学大纲组织实施理论教学和实践教学。

②负责制定、实施学院教学管理制度及奖惩制度，组织各教学环节的指导和质量检查。

③负责学院专业建设、学科建设和教研室教师梯队建设工作，负责教研室管理和教师业务能力的考核。

④负责指导学院教师的业务学习、教研活动、教学改革实践，负责临床学院教学档案的收集、归档及各项统计工作。

⑤负责协调所承担的学校其他专业学科课程的理论教学和实践教学任务。

4. 系、室教学工作制度

系、室是按照学科划分建立的负责教学及相关研究工作的基层单位，在学院领导下组织完成教学和科研任务，并参与学院有关教学决策过程。其职责是：

①进行教学研究并提出制订教学计划的建议，组织制定本学科各专业的教学大纲。

②根据学院下达的教学任务，制定本学科教学日历，落实课程的授课教师。

③组织新进教师试讲，检查指导新开课教师的教案、课件，协助青年教师提高授课水平。

④组织实施对本教研室教师的教学质量监控，落实集体备课制度、听课制度和观摩教学制度，并向教学管理部门汇报相关情况。

⑤组织安排本学科的命题、考试、考核、阅卷和试题分析、存档工作，建立、完善试题库。

⑥督导本教研室教师对学生进行政治思想教育和专业思想教育，做好"教书育人"工作。

⑦建立完善的档案体系和档案管理制度，专人负责教师证件、证书、教案、试卷等教学资料的整理、归档和保存工作。

5. 系、室主任职责

①根据院领导安排，主持本单位的行政、教学、科研、师资培养以及建设等各项工作。

②根据教学计划、教学大纲的要求，组织和安排教学工作，选编教材，拟订教案，制订教学进度计划，检查教学秩序和教学效果。

③组织实施集体备课、教师试讲、观摩教学以及听课制度，积极带领本单位教职员工

开展教学研究，探索教学改革。

④负责组织整理、修订试题库工作，按时完成考试考查课的命题和考试成绩登记及试卷分析工作。

⑤组织员工积极申报教学科研课题，制订科研计划，积极开展学术活动。

⑥制订青年教师培养计划，并督促执行。

⑦负责员工的考勤、考核、教学工作量的核实，学年终提出奖惩意见。

⑧关注员工的政治思想动态以及生活情况。

6. 系、室教学秘书职责

①在系、室主任领导下，根据学校下达的教学计划，按照教学大纲要求编排授课计划表，及时呈报教学管理办公室。协助主任组织落实课堂授课教师和临床带教老师，按期完成教学任务。

②协同系、室主任安排新进教师试讲，组织开展教学研究、教学观摩、听课活动。

③组织实施学科命题、考试、考核及监考、阅卷、试卷分析等工作，及时上报学生成绩。

④全面了解学生的思想、学习、纪律情况，发现问题及时向系、室主任及有关部门汇报。

⑤建立各种教学档案，负责教学文件的收发、归档保管，教学用品的领发及其他行政事务。

⑥在系、室主任领导下，做好本单位其他日常教学管理工作。

7. 教师职责

①关心、爱护学生，引导学生树立正确的世界观和人生观，做好学生的思想教育工作，忠诚于党的教育事业，并具有良好的职业道德。

②独立、系统地承担本学科的教学工作，教学效果优秀。

③主持编写审定教材、教学参考书或其他著作，主持或参加教学法研究，掌握本学科国内外学术发展动态。

8. 学生辅导员职责

①负责在院学生学习期间各种活动的组织安排。

②负责做好学生的政治思想工作，使学生树立正确的世界观、人生观、价值观，注意培养他们崇高的道德品质。

③关心学生生活，经常深入学生宿舍，帮助学生解决生活上的困难。

④及时将学生学习、生活过程中的问题向领导汇报，并分析原因，向领导提出解决问题的建议。

2.1.3 实践教学基地

在学校本科生院的支持下,湘雅公共卫生学院在湖南省、广东省深圳市、北京市海淀区、浙江省宁波市等地先后建立了 40 多个临床实践教学医院、预防医学专业实践教学基地。具体机构名称如下。

2.1.3.1 预防医学专业本科生临床实践教学基地

浏阳市人民医院、宁乡市人民医院、常德市第四人民医院。

2.1.3.2 预防医学专业本科生公共卫生实践教学基地

（1）湖南省基地名称：湖南省疾病预防控制中心、湖南省职业病防治院、湖南省结核病防治所、长沙市疾病预防控制中心、长沙市卫生监督所、长沙市卫生计生综合管理执法监督局、株洲市疾病预防控制中心、株洲市职业病防治所、湘潭市疾病预防控制中心、湘潭市职业病防治所、邵阳市疾病预防控制中心、岳阳市疾病预防控制中心、益阳市疾病预防控制中心、长沙市天心区疾病预防控制中心、长沙市天心区卫生监督所、浏阳市疾病预防控制中心、长沙市雨花区卫生监督所、长沙市雨花区疾病预防控制中心、长沙市开福区疾病预防控制中心、长沙市开福区卫生监督所、株洲市天元区疾病预防控制中心、湘潭县疾病预防控制中心、长沙县疾病预防控制中心、韶山市疾病预防控制中心。

（2）深圳市基地名称：深圳市疾病预防控制中心、深圳市卫生监督局、深圳市慢性病防治中心、深圳市南山区疾病预防控制中心、深圳市盐田区疾病预防控制中心、深圳市福田区疾病预防控制中心、深圳市龙华新区疾病预防控制中心、深圳市宝安区慢性病防治院、深圳市和谐科技检测有限公司、深圳市龙华新区慢性病防治中心。

（3）其他地区：北京市疾病预防控制中心、北京市海淀区疾病预防控制中心、北京市海淀区精神卫生防治院、北京市海淀区卫生局卫生监督所、宁波市疾病预防控制中心、武汉市疾病预防控制中心、珠海市疾病预防控制中心。

2.1.4 教学质量工程

(一) 精品课程

见表 2-2。

表 2-2 精品课程

序号	资助单位(级别)	课程名称	负责人	时间
1	教育部(国家级)	医学(卫生)统计学	孙振球	2006
2	教育部(国家级)	流行病学	谭红专	2010

续表2-2

序号	资助单位(级别)	课程名称	负责人	时间
3	湖南省(省级)	临床流行病学	黄民主	2011
4	中南大学(校级)	卫生学	孔杏云	2008
5	中南大学(校级)	临床营养学	胡敏予	2011

(二)精品资源共享课

见表2-3。

表 2-3　精品资源共享课

序号	资助单位(级别)	课程名称	负责人	时间
1	教育部(国家级)	医学(卫生)统计学	杨土保	2013
2	教育部(国家级)	流行病学	刘爱忠	2013

(三)视频公开课

见表2-4。

表 2-4　视频公开课

序号	资助单位(级别)	课程名称	负责人	时间
1	教育部(国家级)	疾病预防与健康维护	谭红专	2013
2	教育部(国家级)	食物营养与食品安全	胡敏予	2019
3	中南大学(校级)	食物营养与食品安全	胡敏予	2012
4	中南大学(校级)	食品安全与人体健康	胡敏予	2014

(四)精品在线开放课

见表2-5。

表 2-5　精品在线开放课

序号	资助单位(级别)	课程名称	负责人	时间
1	中南大学(校级)	食物营养与食品安全	胡敏予	2015

(五)开放式精品示范课堂

见表 2-6。

表 2-6　开放式精品示范课堂

序号	资助单位(级别)	课程名称	负责人	时间
1	中南大学(校级)	医学统计学	王乐三	2014
2	中南大学(校级)	流行病学	刘爱忠	2016
3	中南大学(校级)	卫生学	黄瑞雪	2016
4	中南大学(校级)	职业卫生与职业医学	黄瑞雪	2017
5	中南大学(校级)	现代膳食与人体健康	胡敏予	2017
6	中南大学(校级)	流行病学	刘爱忠	2017
7	中南大学(校级)	流行病学	刘爱忠	2018
8	中南大学(校级)	流行病学	刘爱忠	2019
9	中南大学(校级)	流行病学	李杏莉	2020
10	中南大学(校级)	营养与食品卫生学	杨丽娜	2020

(六)一流本科课程

见表 2-7。

表 2-7　一流本科课程

序号	资助单位(级别)	课程名称	负责人	时间
1	中南大学(校级)	食物营养与食品安全	胡敏予	2020
2	中南大学(校级)	职业卫生与职业医学	黄瑞雪	2020
3	中南大学(校级)	医学统计学	胡国清	2020

(七)中南金课

见表 2-8。

表 2-8　中南金课

序号	资助单位(级别)	课程名称	负责人	时间
1	中南大学(校级)	医学统计学	胡国清	2020
2	中南大学(校级)	职业卫生与职业医学	黄瑞雪	2020

(八)全校性选修课课程建设

见表2-9。

表2-9 全校性选修课课程建设

序号	资助单位(级别)	课程名称	负责人	时间
1	中南大学(校级)	环境污染与人类疾病	段燕英	2020

(九)优秀教师奖

见表2-10。

表2-10 优秀教师奖

序号	级别	获奖名称	获奖人姓名	时间
1	省级	湖南省优秀教师	王翔朴	1978
2	省级	湖南省优秀教师	王翔朴	1988
3	部级	卫生部有突出贡献的中青年专家	王翔朴	1988
4	省级	湖南省优秀教师	孙振球	1991
5	省级	湖南省优秀教师	黄忆明	1992
6	厅级	湖南省预防医学会优秀教师	杨土保	1998
7	省级	湖南省普通高校省级优秀教学团队(领队)	孙振球	2010
8	校级	西南铝教育奖	胡建安	2013
9	校级	中国电信天翼飞young奖励金	杨土保	2013
10	校级	比亚迪奖学金	罗家有	2014
11	校级	蔡田碹珠奖励金	胡敏予	2014
12	校级	中国电信天翼飞young奖励金	曾小敏	2014
13	校级	中南大学优秀班导师	王建武	2014
14	省级	中国营养学会全国营养行业先进工作者	任国峰	2015
15	校级	第三届研究生最喜爱的研究生导师	杨土保	2015
16	校级	世纪海翔奖励金优秀教师奖	杨土保	2015
17	校级	比亚迪奖学金优秀教师奖	刘爱忠	2015
18	校级	陈新民奖励金优秀青年教师奖	任国峰	2015
19	校级	鑫恒教育基金优秀教师奖	王一任	2015
20	校级	卢惠霖奖励金教学奖	谭红专	2015
21	校级	卢惠霖奖励金科研奖	胡国清	2015
22	校级	中南大学优秀班导师	王建武	2016
23	校级	中南大学优秀班导师	丁 萍	2017

续表2-10

序号	级别	获奖名称	获奖人姓名	时间
24	国家级	中国大学生健康教育科普作品大赛特等奖指导教师	任国峰	2018
25	省级	湖南省"湖湘青年英才"	李广迪	2018
26	校级	蔡田碹珠奖励金优秀教师奖	曾明	2018
27	校级	卢惠霖奖励金教学奖	罗家有	2018
28	校级	鑫恒优秀教师教学奖励基金	颜艳	2018
29	校级	中南大学世纪海翔优秀教师奖	任国峰	2018
30	校级	鑫恒教育奖励金优秀教师奖	李杏莉	2019
31	校级	比亚迪奖学金优秀教师奖	杨土保	2019
32	校级	卢惠霖奖励金科研奖	龚雯洁	2019
33	校级	中南大学优秀班导师	秦虹	2019
34	省级	抗击新冠肺炎疫情"先进个人"(致公党湖南省委会)	李广迪	2020
35	校级	蔡田碹珠奖励金优秀教师奖	史静琤	2020
36	厅级	第八届全国大学生暑假社会调研实践活动优秀指导教师	胡平成	2020
37	省级	湖南省优秀硕士论文指导教师	秦虹	2021

(十)学校优秀教学质量奖

见表2-11。

表2-11 校优秀教学质量奖获奖名单

序号	级别	获奖名称	获奖人姓名	时间
1	校级	本科生教学质量优秀奖	王一任 曾小敏 邓静 胡敏予 王安 关岚	2010—2011
2	校级	本科生教学质量优秀奖	曾小敏 龚雯洁	2011—2012
3	校级	研究生教学质量优秀奖	曾明 王乐三	2011—2012
4	校级	本科生教学质量优秀奖	任国峰 曾小敏 黄瑞雪	2012—2013
5	校级	研究生教学质量优秀奖	曾明	2012—2013
6	校级	本科生教学质量优秀奖	曾小敏 罗丹 李明志	2013—2014
7	校级	研究生教学质量优秀奖	胡平成	2013—2014
8	校级	本科生教学质量优秀奖	曾明 胡平成	2016—2017
9	校级	本科生教学质量优秀奖	颜艳 肖芳	2019—2020

(十一)教育教学改革项目

见表 2-12。

表 2-12 教学改革项目

序号	资助单位	课题名称	负责人	时间
1	国家教育委员会	临床医学五年制课程体系及教学质量改革的实验研究	孙振球	1998
2	中南大学	预防医学专业毕业实习技能评价指标体系研究	杨土保	2001
3	湖南省教育厅	非预防医学专业预防战略思想教育模式研究	钟才高	2005
4	湖南省教育厅	"医学(卫生)统计学"教学改革研究	孙振球	2006
5	湖南省教育厅	应对突发公共卫生事件复合型人才培养模式研究	杨土保	2010
6	湖南省教育厅	预防医学专业实验教学体系改革研究	丁 萍	2010
7	湖南省教育教学规划办	提高自学考试预防医学课程考试命题的教育教学评价功能研究	秦 虹	2012
8	湖南省教育厅	MPH 研究生培养质量的动态综合评价	王一任	2012
9	教育部	高等学校本科教学质量与教学改革工程项目:国家级大学生校外实践教育基地——中南大学预防医学实习基地	任国峰	2015
10	中南大学	基于公共卫生岗位人才胜任力培养的预防医学专业课程体系研究	任国峰	2016
11	湖南省教育厅	大数据时代医学本科生统计素养的综合评判及其提高路径分析	王一任	2016

续表2-12

序号	资助单位	课题名称	负责人	时间
12	中南大学	营养与食品安全案例库的构建及CBL教学法的应用实践研究	杨丽娜	2017
13	中南大学	专业综合改革试点项目—预防医学专业	任国峰	2017
14	中南大学	高等院校实验室生物安全管理模式的研究	冯湘玲	2018
15	中南大学	课程思政项目"营养与食品卫生学"	杨丽娜	2019
16	中南大学	公共卫生专业型研究生实践与科研能力培养的对策研究	林 茜	2019
17	中南大学	基于EHS管理体系的医学实验室安全文化建设	任国峰	2019
18	中南大学	基于翻转课堂教学模式的卫生化学实验教学改革研究	丁 萍	2019
19	全国医学专业学位研究生教育指导委员会	全球化视野下多角度构建公共卫生硕士专业学位研究生评估指标体系的研究	胡国清	2019
20	湖南省教育科学规划领导小组	研究生"医学统计学"课程满意度评价与优化机制研究(高等教育研究)	史静琤	2019
21	湖南省教育厅	基于OBE模式的硕士研究生医学统计学课程改革与评估	胡 明	2019
22	中南大学	以思政为导向的"营养与非传染性疾病研究进展"教学改革探索	林 茜	2020
23	中南大学	"现代食品安全学"课程思政的研究与实践	杨丽娜	2020
24	中南大学	现代营养学研究生教学案例库	杨丽娜	2020

续表2-12

序号	资助单位	课题名称	负责人	时间
25	中南大学	研究生教学案例库——食品安全监督与管理案例库	任国峰	2020
26	中南大学	预防医学研究生"健康教育学"创新课程设计与实践	罗家有	2020
27	中南大学	"现代毒理学"课程教学案例库	肖　芳	2020
28	中南大学	卫生毒理学专业研究生课程思政教学改革的初步探索与实践.	肖　芳	2020
29	中南大学	基于问题导向理论的卫生毒理学实验教学模式改革的探索	肖　芳	2020
30	中南大学	生物安全虚拟实验室在预防医学生物安全实验教学中的应用研究	冯湘玲	2020
31	中南大学	留学生公共卫生硕士（MPH）培养质量影响因素及保障体系建设研究	肖　芳	2021
32	中南大学	中国共产党疫病防治工作方针在研究生课程思政中的实践研究	任国峰	2021
33	中南大学	基于"双线式"产学研合作的高层次应用型公共卫生检验人才培养机制研究与实践	丁　萍	2021
34	中南大学	预防医学研究生实践培养中实验室安全案列库的建设研究	冯湘玲	2021

2.1.5 教材建设

见表2-13。

（列出国家规划教材主编、副主编、编委；其他教材/专著主编、副主编）

表2-13 教材/专著编写人员名单

姓名	国家规划教材/其他教材/专著	教材/专著名称	出版社	主编/副主编/编委	时间
李蕴珍	专著	《人体测量的技术和方法》（译）（第1版）	人民卫生出版社	主编	1958
王翔朴	专著	《职业性神经中毒症》（译）（第1版）	人民卫生出版社	主编	1964
王翔朴	专著	《卫生毒理实验方法》（第1版）	人民卫生出版社	主编	1979
王翔朴	国家规划教材	《卫生学》（第1版）	人民卫生出版社	主编	1979
黄镇南	专著	医用多因素分析（第1版）	湖南科技出版社	主编	1980
王翔朴	专著	《卫生学词典》（第1版）	人民卫生出版社	主编	1985
黄镇南	专著	《医用多因素分析》（第2版）	湖南科技出版社	主编	1986
孙振球	专著	《艾滋病——获得性免疫缺陷症》（第1版）	湖南科技出版社	主编	1986
王翔朴	国家规划教材	《卫生学》（第2版）	人民卫生出版社	主编	1986
王翔朴	专著	基础医学多选题《预防医学分册》（第1版）	湖南科技出版社	主编	1987
刘树仁	专著	《育婴手册》（第1版）	湖南少儿出版社	主编	1988
陈金华	教材	《实用卫生经济学》（第1版）	湖南人民出版社	副主编	1988
王翔朴	国家规划教材	《卫生学》（第3版）	人民卫生出版社	主编	1990
王翔朴	专著	《实用毒理学手册》（第1版）	中国环境科学出版社	主编	1991

续表2-13

姓名	国家规划教材/其他教材/专著	教材/专著名称	出版社	主编/副主编/编委	时间
陈金华	专著	《实用医院经济管理》（第1版）	湖南师大出版社	副主编	1992
谭红专	专著	《疾病暴发紧急行动指南（译）》（第1版）	湖南科技出版社	主译	1993
王小万	专著	《初级卫生保健学》（第1版）	新疆人民出版社	副主编	1993
孙振球		《医用综合评价方法》（第1版）	中国科学技术出版社	主编	1994
黄镇南	专著	《医用多因素分析》（第3版）	湖南科技出版社	主编	1995
王翔朴	教材	《卫生毒理学》（第1版）	湖南教育出版社	主编	1995
王 安	其他教材	《卫生毒理学》	湖南教育出版社	编委	1995
王翔朴	国家规划教材	《卫生学》（第4版）	人民卫生出版社	主编	1996
杨土保	专著	国家执业医师/助理医师资格考试应试参考丛书《公共科目分册》	湖南科技出版社	副主编	1999
杨土保	专著	国家执业医师/助理医师资格考试应试参考丛书《公共卫生学专业分册》	湖南科技出版社	主编	1999
杨土保	专著	基础医学多选题《预防医学》	湖南科技出版社	副主编	1999
胡曼玲	国家规划教材	《卫生化学》（第4版）	人民卫生出版社	主编	2000
孙振球	专著	《社区医学》	人民卫生出版社	主编：孙振球/副主编：杨土保	2001
谭红专	专著	现代流行病学（第1版）	人民卫生出版社	主编：谭红专/编委：杨土保	2001
钟才高	国家规划教材	《预防医学》	人民卫生出版社	编委	2001
钟才高	国家规划教材	《社区医学》	人民卫生出版社	编委	2001

续表2-13

姓名	国家规划教材/其他教材/专著	教材/专著名称	出版社	主编/副主编/编委	时间
孙振球	国家规划教材	《医学统计学》(第1版)	人民卫生出版社	主编：孙振球	2002
杨土保	国家规划教材	《临床流行病学》(第1版)	人民卫生出版社	编委	2002
杨土保	专著	基础医学多选题《预防医学(修订本)》	湖南科技出版社	副主编	2002
胡曼玲	国家规划教材	《卫生化学》(第5版)	人民卫生出版社	主编：胡曼玲/编委：章满	2003
孙振球	国家规划教材	《卫生统计学》(第5版)	人民卫生出版社	副主编	2003
杨土保	国家规划教材	《卫生统计学》(第5版)	人民卫生出版社	编委	2003
孙振球	教材	《医学科学研究与设计》(第1版)	人民卫生出版社	主编：孙振球/副主编：曾小敏	2003
冯湘玲	专著	《实用分子生物学操作指南》	人民卫生出版社	编委	2003
任国峰	教材	《护理营养学》	湖南科学技术出版社	编委	2003
熊敏如	国家规划教材	《职业卫生与职业医学》(第5版)	人民卫生出版社	编委	2003
钟才高	国家规划教材	《预防医学》	高等教育出版社	主编	2003
曾 明	其他教材	《预防医学》	高等教育出版社	编委	2003
任国峰	专著	《乡村医生手册》(第6版)	人民卫生出版社	编委	2004
王翔朴	专著	《肾脏毒理学》	湖南科学技术出版社	主编	2004
曾 明	专著	《肾脏毒理学》	湖南科学技术出版社	编委	2004
王 安	专著	《肾脏毒理学》	湖南科技出版社	编委	2004
赵淑英	国家规划教材	《儿童青少年卫生学》(第5版)	人民卫生出版社	编委	2004

续表2-13

姓名	国家规划教材/其他教材/专著	教材/专著名称	出版社	主编/副主编/编委	时间
孙振球	国家规划教材	《医学统计学》（第2版）	人民卫生出版社	主编：孙振球/编委：颜艳、王乐三，杨土保	2005
孙振球	国家规划教材	《卫生统计学》（第6版）	人民卫生出版社	副主编	2006
谭红专	国家规划教材	《流行病学》（第6版）	人民卫生出版社	副主编	2006
杨土保	国家规划教材	《临床流行病学》（第2版）	人民卫生出版社	编委	2006
杨土保	专著	《现代卫生管理学》（第1版）	化学工业出版社	主编：杨土保/编委：曾小敏	2006
胡平成	国家规划教材	《医药统计学》	中国医药科技出版社	编委	2006
黄民主	国家规划教材	《临床流行病学》（第1版）	高等教育出版社	主编	2007
王乐三	专著	《SPSS在医学科研中的应用》	化学工业出版社	主编：王乐三/副主编：曾小敏，胡平成	2007
胡平成	国家规划教材	《预防医学实习指导》	世界图书出版公司	编委	2007
熊敏如	国家规划教材	《职业卫生与职业医学》（第6版）	人民卫生出版社	编委	2007
杨新文	国家规划教材	《环境卫生学》（第6版）	人民卫生出版社	编委	2007
钟才高	国家规划教材	《毒理学基础》	人民卫生出版社	编委	2007
钟才高	国家规划教材	《毒理学实验方法与技术》	人民卫生出版社	编委	2007
钟才高	国家规划教材	《大学生安全文化》	机械工业出版社	主审	2007
曾明	国家规划教材	《预防医学实验指导》	世界图书出版公司	编委	2007

续表2-13

姓名	国家规划教材/其他教材/专著	教材/专著名称	出版社	主编/副主编/编委	时间
孙振球	国家规划教材	《医学统计学》(第3版)	人民卫生出版社	主编：孙振球/编委：王乐三，史静琤，杨土保，颜艳，虞仁和，杨芳，胡明，胡国清	2008
谭红专	专著	《现代流行病学》(第2版)	人民卫生出版社	主编：谭红专/编委：杨土保	2008
曾小敏	规划教材	《卫生统计学》(第6版)	人民卫生出版社	编委	2008
曾小敏	规划教材	《卫生统计学学习指导》	人民卫生出版社	编委	2008
胡建安	国家规划教材	《预防医学实验教程》	湖北科技出版社	编委	2008
王安	其他教材	《临床护理药物手册》	人民卫生出版社	编委	2008
王安	其他教材	《青春期医学》	世界图书出版公司	编委	2008
赵淑英	国家规划教材	《儿童青少年卫生学》(第6版)	人民卫生出版社	编委	2008
钟才高	其他教材	《预防医学》	北京大学医学出版社	主编	2009
曾明	其他教材	《预防医学》	北京大学医学出版社	编委	2009
杨土保	国家规划教材	《临床流行病学》(第3版)	人民卫生出版社	编委	2010
颜艳	国家级研究生规划教材配套教材	《医学统计学习题解答》(第3版)	人民卫生出版社	编委	2010
胡平成	国家规划教材	《社区健康教育与健康促进学》	人民卫生出版社	编委	2010
杨丽娜	专著	《微量元素锌与糖尿病》	科学出版社	编委	2010
冯湘玲	国家规划教材	《现代肿瘤学基础》	科学出版社	编委	2011
胡平成	国家规划教材	《灾害卫生学》	世界图书出版公司	编委	2011

续表2-13

姓名	国家规划教材/其他教材/专著	教材/专著名称	出版社	主编/副主编/编委	时间
罗家有	专著	《妇幼卫生保健学概论》	人民卫生出版社	主编	2011
杨土保	国家规划教材	《卫生统计学》（第7版）	人民卫生出版社	编委	2012
杨土保	国家规划教材	《卫生经济学》（第3版）	人民卫生出版社	编委	2012
虞仁和	专著	《SPSS18及其医学应用》	中南大学出版社	主编：虞仁和/编委：曾小敏	2012
曾小敏		《医学统计学习题解答》（第3版）	人民卫生出版社	编委	2012
曾小敏		《医学统计学习题解答》（第4版）	人民卫生出版社	编委	2012
胡平成	国家规划教材	《医学统计学习题解答》（第1版）	人民卫生出版社	编委	2012
林茜	其他教材	《中小学健康教育教师教学指导用书（水平一）分册》	人民教育出版社	主编	2012
任国峰	教材	《临床营养学》（第2版）	湖南科学技术出版社	编委	2012
胡建安	国家规划教材	《职业卫生与职业医学》（第7版）	人民卫生出版社	编委	2012
杨新文	国家规划教材	《环境卫生学》（第7版）	人民卫生出版社	编委	2012
曾明	其他教材	《毒理学基础》	人民卫生出版社	编委	2012
曾明	其他教材	《医学科研入门》	人民卫生出版社	编委	2012
黄民主	国家规划教材	《临床流行病学》（第2版）	高等教育出版社	主编	2013
谭红专	国家规划教材	《流行病学》（第7版）	人民卫生出版社	副主编	2013
杨土保	国家规划教材	《医学统计学》（第3版）	人民卫生出版社	副主编	2013

续表2-13

姓名	国家规划教材/其他教材/专著	教材/专著名称	出版社	主编/副主编/编委	时间
杨土保	国家规划教材	《医学统计学》（第6版）	人民卫生出版社	副主编	2013
杨土保	教材	《医学科学研究与设计》（第2版）	人民卫生出版社	主编：杨土保/主审：孙振球/副主编：曾小敏/编委：史静琤，许林勇，胡明，胡国清	2013
王建武	国家规划教材	《卫生学》（第8版）	人民卫生出版社	编委	2013
曾小敏	教材	《卫生管理统计及软件应用》	人民卫生出版社	副主编	2013
胡敏予	专著	《食品安全与人体健康》	化学工业出版社	主编：胡敏予/编委：秦虹，任国峰，杨丽娜	2013
杨新文	国家规划教材	《卫生学》（第8版）	人民卫生出版社	编委	2013
罗家有	国家规划教材	《儿童青少年卫生学》（第7版）	人民卫生出版社	编委	2013
孙振球	国家规划教材	《医学统计学》（第4版）	人民卫生出版社	主编：孙振球/编委：王乐三，史静琤，杨土保，颜艳，虞仁和，杨芳，胡明，胡国清，胡建中，许林勇	2014
罗家有	国家规划教材	《妇幼健康教育学》	人民卫生出版社	主编	2014
杨土保	国家规划教材	《医学统计学》（第3版）	高等教育出版社	编委	2014
杨土保	国家规划教材	《临床流行病学》（第4版）	人民卫生出版社	编委	2014

续表2-13

姓名	国家规划教材/其他教材/专著	教材/专著名称	出版社	主编/副主编/编委	时间
杨土保	国家规划教材	《管理流行病学》（第1版）	人民卫生出版社	编委	2014
颜艳	高等学校面向21世纪课程教材	《医学统计学》（第3版）	高等教育出版社	编委	2014
颜艳	规划教材	《卫生管理统计学》	中国统计出版社	编委	2014
颜艳	全国高等教育医学数字化规划教材（国家医学电子书包）	《医学统计学》	人民卫生出版社	编委	2014
孙振球	专著	《综合评价方法及其医学应用》	人民卫生出版社	主编：孙振球，王乐三/编委：曾小敏	2014
王安	其他教材	《青春期医学》	世界图书出版社	编委	2014
胡平成	国家规划教材	《医学统计学习题解答》（第2版）	人民卫生出版社	编委	2015
肖水源	国家规划教材	全球精神健康（第1版）	人民卫生出版社	主编	2016
胡建安	国家规划教材	《预防医学实验教程》	湖北科技出版社	编委	2016
曾明	其他教材	《临床毒理学》	人民卫生出版社	编委	2016
谭红专	国家规划教材	《流行病学》（第8版）	人民卫生出版社	副主编	2017
杨土保	国家规划教材	《卫生统计学》（第8版）	人民卫生出版社	编委	2017
杨土保	国家规划教材	《卫生经济学》（第4版）	人民卫生出版社	编委	2017
丁萍	国家规划教材	《卫生化学实验》（第2版）	人民卫生出版社	编委	2017
史静珺	教材	《预防医学》（第4版）	人民卫生出版社	编委	2017
任国峰	专著	《中国应急教育与校园安全发展报告》	科学出版社	编委	2017

续表2-13

姓名	国家规划教材/其他教材/专著	教材/专著名称	出版社	主编/副主编/编委	时间
胡建安	国家规划教材	《职业卫生与职业医学》(第8版)	人民卫生出版社	编委	2017
胡建安	国家规划教材（研究生用）	《分子毒理学》(第1版)	人民卫生出版社	编委	2017
曾 明	国家规划教材	《分子毒理学》	人民卫生出版社	编委	2017
曾 明	其他教材	《毒理学》	人民卫生出版社	编委	2017
罗家有	国家规划教材	《学校卫生监督学》	人民卫生出版社	编委	2017
杨土保	国家规划教材	《医学统计学》(第7版)	人民卫生出版社	副主编	2018
史静琤		《临床流行病学》(第3版)	高等教育出版社	编委	2018
史静琤	专著	《公共卫生实践中的流行病学》	人民卫生出版社	编委	2018
胡国清	"十三五"英文版规划教材	Medical Statistics	人民卫生出版社	编委	2018
任国峰	专著	《食品经营单位食品安全管理人员培训教材》	中国建筑工业出版社	编委	2018
任国峰	专著	《营养与食品卫生学学习指导与习题集》(第3版)	人民卫生出版社	编委	2018
罗家有	国家规划教材	《儿童青少年卫生学》(第8版)	人民卫生出版社	编委	2018
谭红专	专著	《现代流行病学》(第3版)	人民卫生出版社	主编：谭红专/编委：杨土保，胡国清	2019
杨丽娜 任国峰	专著	《中国营养科学全书》(第2版)	人民卫生出版社	编委：杨丽娜，任国峰	2019

续表2-13

姓名	国家规划教材/其他教材/专著	教材/专著名称	出版社	主编/副主编/编委	时间
颜艳	国家规划教材	《医学统计学》（第5版）	人民卫生出版社	主编：颜艳/主审：孙振球/编委：王乐三，史静琤，杨土保，胡明，胡国清，李广迪	2020
刘爱忠	国家规划教材	《临床流行病学》（第5版）	人民卫生出版社	副主编	2020
杨土保	国家规划教材	《医学科研方法学》（第3版）	人民卫生出版社	副主编	2020
杨土保	国家规划教材	《医学科研课题设计、项目申报与实施》（第3版）	人民卫生出版社	编委	2020
杨土保 胡国清	教材	《医学科学研究与设计》（第3版）	人民卫生出版社	主编：杨土保，胡国清/主审：孙振球/副主编：曾小敏，秦家碧/编委：王乐三，史静琤，胡明，胡平成，许林勇	2020
秦家碧	国家级规划教材	《SAS统计软件应用》（第4版）	人民卫生出版社	编委	2020
胡敏予	专著	《食尚蓝皮书》	中南大学出版社	编委：秦虹，杨丽娜，陈继华，林茜	2020
肖芳	高等学校教材	《生活中的毒物》	人民卫生出版社	副主编	2020
肖芳	大学科类创新创业教育课程规划教材	《创新创业导论》	中南大学出版社	副主编	2020

续表2-13

姓名	国家规划教材/其他教材/专著	教材/专著名称	出版社	主编/副主编/编委	时间
丁 萍	国家规划教材	《现代卫生化学》（第3版）	人民卫生出版社	编委	2021
冯湘玲	其他教材	《实验免疫学和病原生物学》	人民卫生出版社	编委	2021
李广迪		*Encyclopedia of Virology, Fourth Edition*	Academic Press	编委	2021
胡国清	本科生规划教材	《健康医疗大数据建模方法与应用》	人民卫生出版社	副主编	2021
胡国清	规划教材	《医学统计学》（第4版）	高等教育出版社	副主编	2021
任国峰	专著	《实验室生物安全》（第3版）	人民卫生出版社	编委	2021
任国峰	专著	《创新创业导论》	中南大学出版社	主编：任国峰，黄瑞雪/副主编：丁萍，肖芳/编委：杨丽娜，王建武，秦虹	2021
任国峰	专著	《天工开物》	长江出版社	编委	2021
任国峰	专著	《营养学》	武汉大学出版社	编委	2021
史静琤	规划教材	《综合评价方法及其医学应用》（第2版）	人民卫生出版社	主编：史静琤，胡明	2021

2.1.6 教学论文

[1] 林修寿.从23所医学院校教学计划的聚类分析,看当前医学教育改革的动向[J].医学教育研究,1986,3(1).

[2] 王翔朴,何善元.医学专业卫生学教学必须结合以医院为中心的保健工作[J].医学教育,1986,39(9):42.

[3] 杨土保.谈高校排课制度的改革[J].医学教育研究,1987(2).

[4] 高求仙.对当前卫生统计学教育法的几点浅见[J].高等医学教育与管理,1988,3.

[5] 杨世鞭,徐慧兰,罗家有.现行高等医学院校预防医学专业教学计划研究[J].中国卫生事业管理,1988,4(6).

[6] 黄民主.流行病学教学方法改革的尝试[J].高等医学教育与管理,1989(3).

[7] 文师吾,肖分元,谭红专.现场多专题卫生专业流行病学生产实习改革的探讨[J].高等医学教育与管理,1989(3).

[8] 赵淑英,黄丽兰.改革教具与教学方法加强学生智能培养[J].高等医学教育与管理,1989,(3).

[9] 凌之琰,胡建安,李佩珊.用形象法课堂教学,努力提高教学效果[J].高等医学教育与管理,1989,3:72.

[10] 吴彭年,黄民主,林修寿.流行病学教学改革[J].高等医学教育与管理,1989(2).

[11] 杨世鞭,罗家有,徐慧兰.我校预防医学专业毕业生对在校教学的反馈意见[J].中国高等医学教育,1990(1).

[12] 谢梅芝.试论新医学模式与护理教育[J].高等医学教育与管理,1990(1).

[13] 罗建清.从医学教育的特点,论高校招生制度的改革[J].医学教育,1990(7):13-18.

[14] 钟才高,王宝琼,龚爱云.评价自由应答题质量方法的讨论[J].医学教育,1990(9):16-20.

[15] 陈金华,唐海波.湖南医科大学业务科主任心理状况调查[J].高等医学教育与管理,1991,10.

[16] 黄民主,谭红专,刘晔.卫生系流行病学教学方法与效果初探[J].中华流行病学,1991,12.

[17] 谭红专,杨土保,林修寿.医疗系流行病学教学改革初探[J].中华流行病学,1991,12.

[18] 李佩珊.对建立良好师生关系的再认识[J].高等医学教育与管理,1992,3.

[19] 罗家友.开展社会医学专题实习的体会[J].医学教育,1992(5):35-37.

[20] 陈立章,文万青,孙振球.医学研究生应该重视卫生统计学的学习与掌握[J].湖南研究生教育,1993(3).

[21] 文万青,陈立章.医学研究生应该掌握流行病学研究方法[J].湖南研究生教育,1993(4).

[22] 赵淑英,罗传华,郭桂平.开展专题调查全面提高教学质量[J].中国基础医学教育,1994(3).

[23] 罗建清.国家高考制度改革模式探讨[J].医学教育,1994(12).

[24] 杨土保.浅谈医学专业社区卫生保健实践活动的几个重要问题[J].高等医学教育与

管理, 1994, 3: 105.

[25] 杨土保. 常见流行病学科学研究方法中的伦理学问题[J]. 高等医学教育与管理, 1995, (2): 16-18.

[26] 罗建清. 从统计学考试成绩分析, 探讨高等函授教育考试改革[J]. 医学教育, 1995(9): 10-13.

[27] 杨土保. 论预防医学专业毕业生的职业道德观[J]. 中国现代医学杂志(增刊), 1995(5): 69.

[28] 杨世鞭. 高等公共卫生教育面向社会卫生工作——介绍美国明尼苏达公共卫生学院[J]. 中国卫生事业管理, 1996(1).

[29] 杨土保, 张继海. 流行病学研究方法中的伦理学研究[J]. 实用预防医学, 2002, 9(10): 669-671.

[30] 杨土保, 张继海. 预防医学专业实习技能评价指标体系研究[J]. 中国医师杂志, 2003, 5(3): 426-428.

[31] 王安, 安飞云, 钟才高, 等. 提高卫生毒理学实验教学质量的方法探讨[J]. 山西医科大学学报(基础医学教育版), 2005, 3(7): 300-301.

[32] 周邵英, 杨土保. 长沙市小学基础教育课程改革中健康教育实施效果评价[J]. 中国学校卫生, 2005, 26(10): 826-827.

[33] 林茜. 研究性学习在营养学教学中的应用[J]. 中国医学工程, 2006(4): 439-440.

[34] 丁萍, 杨桦. 信息化时代视角下的高校卫生化学教学改革研究[J]. 广东化工, 2009, 36(195): 282-283.

[35] 杨丽娜, 胡敏予. 临床营养学课程教学的思考[J]. 考试周刊, 2011.

[36] 杨丽娜, 胡敏予. 现代膳食与人体健康课程的教学体会[J]. 科技信息, 2011, 11: 116-117.

[37] 杨丽娜, 胡敏予, 林茜, 李明志, 秦虹. 预防医学本科生生产实习带教体会[J]. 科技创新导报, 2011, 24: 224.

[38] 秦虹. 预防医学专业教学与科研互动策略的思考与实践[J]. 当代教育论坛, 2011(29): 80-81.

[39] 杨土保, 孔繁晶, 魏捷, 等. 突发公共卫生事件应急人才现状及培养模式[J]. 实用预防医学. 2012, 19(2): 304-309.

[40] 王一任, 曾小敏, 祝继明, 等. 动态综合评价在《卫生统计学》课堂教学评价中的应用[J]. 中国卫生统计, 2013, 30(3): 453-454, 457.

[41] 秦虹, 金小蕾. 当代预防医学教学评价体系及多元化教学评价机制的构建[J]. 科教导刊, 2013(12): 57, 74.

[42] 秦虹, 金小蕾. 论预防医学教育考试现状及改革[J]. 科教导刊, 2013(16): 160-161.

[43] 秦虹,彭贵娟,胡敏予.高等院校考试命题的相关问题探析[J].湖南第一师范学院学报,2014,14(05):85-87.

[44] 林茜."现代膳食与人体健康"素质教育课的实践与体会[J].求知导刊,2014(7):49.

[45] 秦虹,彭贵娟,胡敏予.论高等院校考试命题的改革思路[J].求知导刊,2014(9):22-22.

[46] 曾小敏,彭扬琴,杜蕾,等.医学统计学成绩影响因素的有序Logistic回归分析[J].中国现代医学杂志,2014,24(29):106-112.

[47] 黄瑞雪,王紫微,任国峰.高等医学院校创新创业教育的困境与破解途径探索[J].创新与创业教育,2017,8(3):77-79.

[48] 任国峰,杨土保,罗伟,等.以基本公共卫生服务为导向的预防医学毕业实习改革实践[C].中南大学教学改革论文集,2018.

[49] 丁萍.基于翻转课堂教学模式的卫生化学实验教学改革[J].长沙大学学报,2019,33(2):115-118.

2.1.7 本科生毕业名单和照片

1. 公共卫生班 1952 级（96 人），学员名单见表 2-14，同学合影见图 2-2。

表 2-14　1952 级公共仔生班学员名单

杨世鞭	唐松生	廖复苏	罗壁光	袁肇孟	冯棣朝
谢馨悦	李琳	李莲姑	刘映霞	余坤衡	周仁
江曼励	彭玉英	张壁姿	曾昭忠	何善元	林玉梅
王绮文	赵佩玲	肖汉屏	刘伟士	袁格物	高秉玑
侯玲玲	区梦兰	朱定冲	徐福如	朱传玢	郑重
房荣祉	朱若兰	朱保乾	何婉君	韩建华	李兆明
猶学筠	李枢	姚永仁	屠爱丽	叶光洁	姚霭珍
邬锦文	蒋合平	林锡萍	曾庆光	吴传习	秦东日
韦景英	赵安琪	詹益铭	张福强	马美松	陈郁琦
钟展鸿	乐尚侃	高剑娴	陈国榴	何佩鸣	吴唯华
张服全	程琼光	苏玥	周天生	李加俐	李邵基
何志杨	熊柔欣	温汉强	唐爱基	李俊芹	陈启泉
王文力	孙守正	谭昌荣	张煌保	方蕴玉	汪发椒
贵立鳌	曾艾青	陈铁坤	林觉英	古德香	麻成福
孔繁萍	李陸贤	罗艳芳	刘辉光	杨林	刘祖安
莫楚霞	邓明达	林冕檀	赵培粤	何家高	任务勋

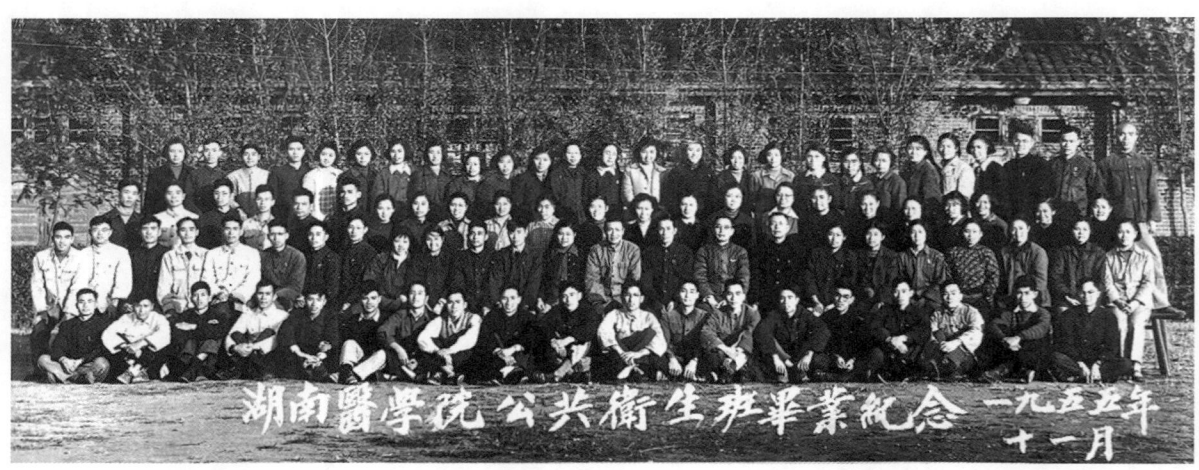

图 2-2　1952 级公共卫生班同学合影

2. 卫生专业 1975 级(50 人), 学生名单见表 2-5, 师生合影见图 2-3。

表 2-15　1975 级卫生专业学生名单

刘志晖	吴传业	谢云山	曹庆云	彭爱辉	鲁秋高
钟才高	赵士坤	胡怡秀	伍参荣	石金泉	李铁明
王寅钧	廖福元	张复和	朱建清	濮　健	严红兵
田春球	刘欢喜	向　群	马朝勇	黄思齐	邓纪芳
李汉平	谈正东	廖忠伟	昌训良	郝长利	付显亮
朱春保	王维凤	余建华	马卫国	刘和平	张冬贵
李祥社	胡建安	李树民	李春江	康玉唐	邱仁祖
杨辉球	晏贤球	陈利纯	徐武罕	张建中	李家明
彭培杰	刘荣跃				

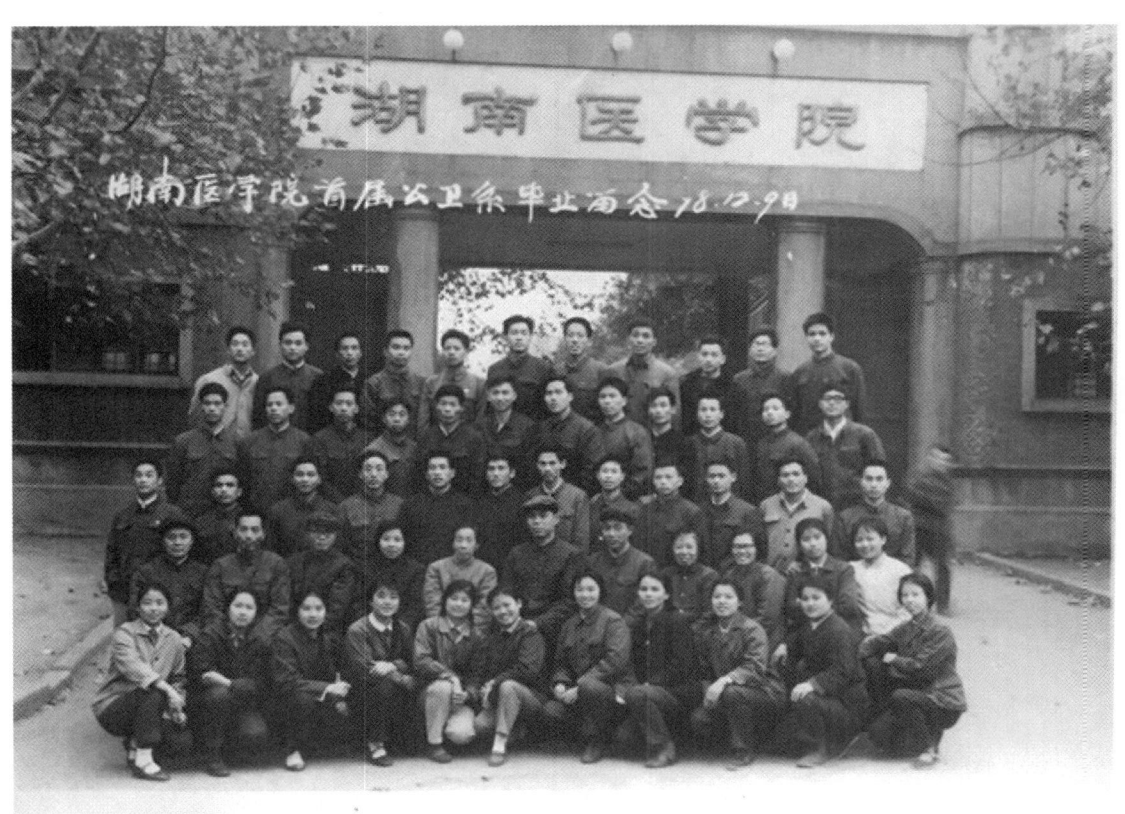

图 2-3　1975 级卫生专业师生合影

3. 卫生专业1976级(44人)，学生名单见表2-16，师生合影见图2-4。

表2-16　1976级卫生专业学生名单

熊启东	李桂云	兰支旺	林天福	周晓娟	何树森
谭解罗	王业军	彭明军	盛　雄	邹放云	马　洁
李厚珍	李春田	何惠云	陈冬洲	倪国钧	张庚成
于　滨	周德贵	钟磊石	李锡金	张正安	张见伟
谭初明	雷永华	杨成凯	肖以连	段吉福	谢正明
李宇文	雷柏阳	彭祖仁	杨金满	王恒龙	付建塘
熊跃富	邱新国	陈阳生	刘　野	王焕美	谢　军
罗健生	王军华				

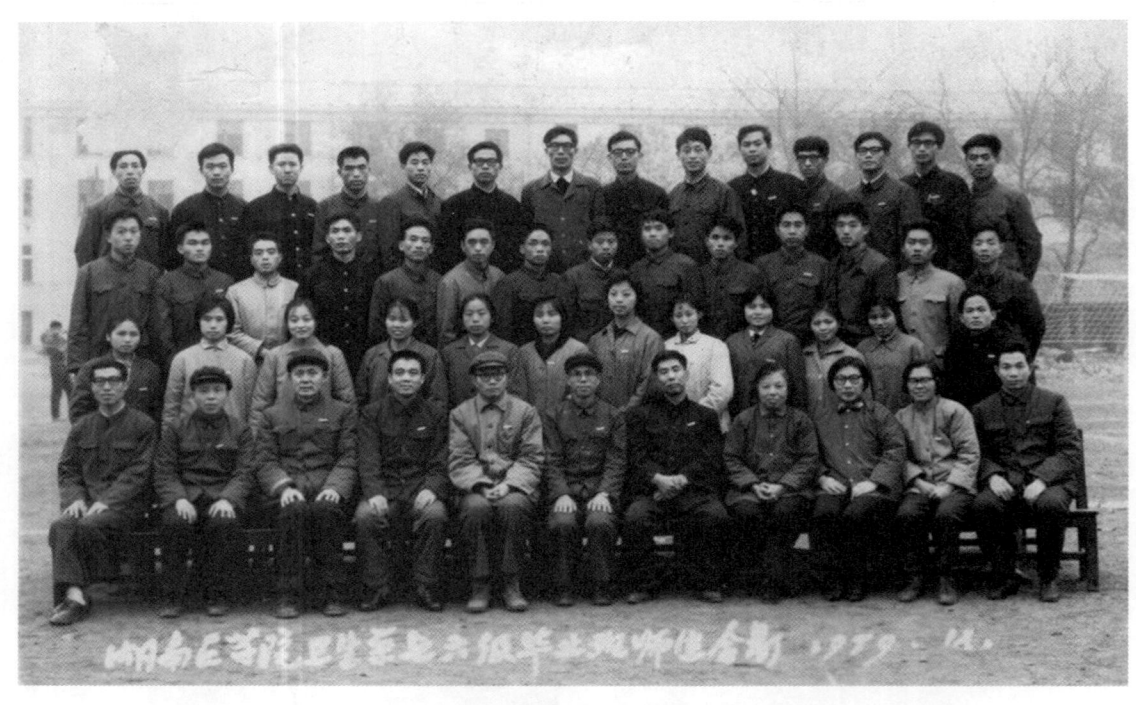

图2-4　1976级卫生专业师生合影

4. 卫生专业 1977 级(62 人)，学生名单见表 2-17，同学合影见图 2-5。

表 2-17　1977 级卫生专业学生名单

别剑子	戴继森	黄觉之	柳　强	王中华	周一平
宾晓农	戴菊芳	黄万琪	聂　国	魏善波	朱明元
蔡亚平	邓学良	康　诚	欧新民	邬国框	朱效之
曹捷频	丁　愈	康志敏	宋建荣	肖分元	左武元
曾小莉	郭卫星	李硕颀	孙新华	杨卫星	安飞云
陈伯良	郭永乐	李晓惠	谭红专	杨新文	刘一凡
陈建龙	贺性鹏	李晓明	汤平涛	易　萍	朱迎建
陈培厚	胡步根	梁维君	陶炼晖	岳玉平	周桂凤
陈佩琪	胡其明	廖文科	王天宝	张晓湘	王玉昕
陈有芳	胡小红	廖雍玲	王卫星	周敦金	刘　健
陈毓玲	华伟湘				

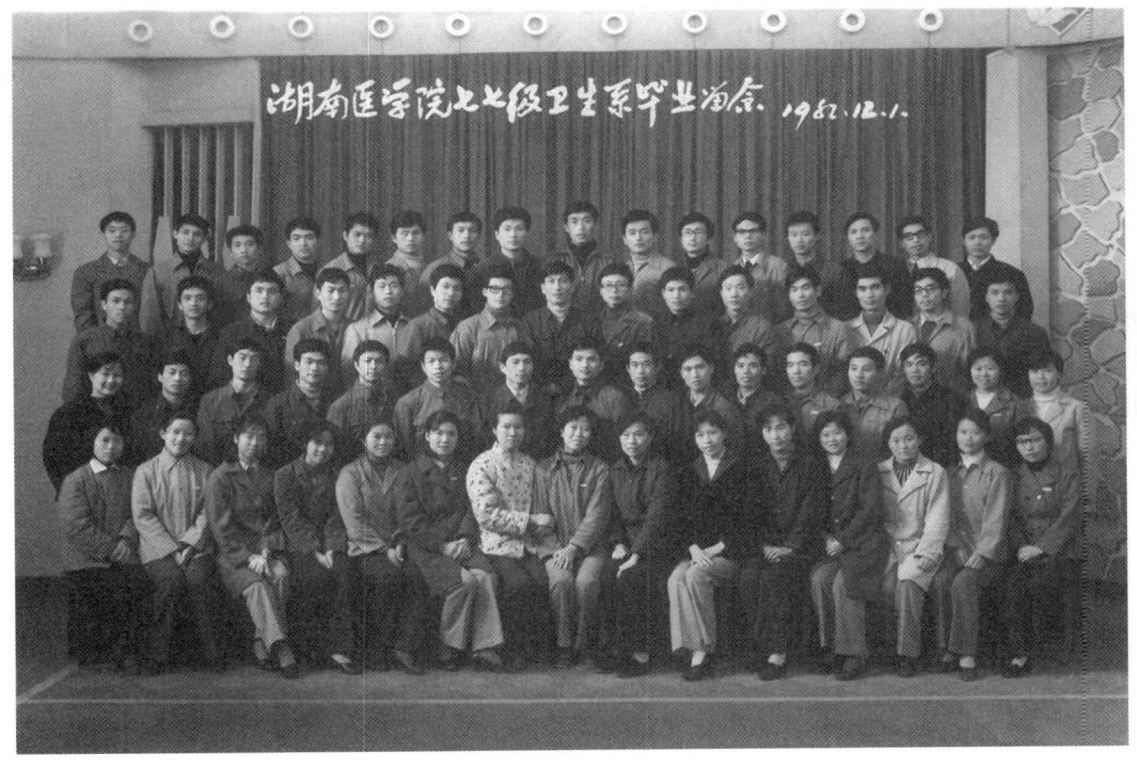

图 2-5　1977 级卫生专业同学合影

5. 卫生专业1978级(66人)，学生名单见表2-18，同学合影见图2-6。

表2-18 1978级卫生专业学生名单

蔡艳兰	胡慧灵	刘俏春	石新时	杨小玲	赵伟民
陈广湘	胡源浩	刘小兵	谭小红	姚梅农	郑曼莹
陈小虎	黄跃建	卢楚良	陶 践	易辅民	钟光明
陈永光	江 帆	陆 丹	万向阳	于传龙	周进平
陈裕旭	蒋大芸	罗大华	王 媛	喻自强	周少平
程小跃	李 军	罗光湘	王继杰	袁 霞	周益众
丘 丰	李国宏	马少武	王乐群	张经伟	赵申武
邓益芝	李昆阳	马重发	肖策群	张国清	杨明毅
丁 力	李平非	梅 华	寻常青	张贻瑞	彭再之
方向华	梁剑平	彭兴平	杨慧民	赵 林	刘达新
何建平	林 敏	彭益生	杨乐华	赵衡文	贺 雄

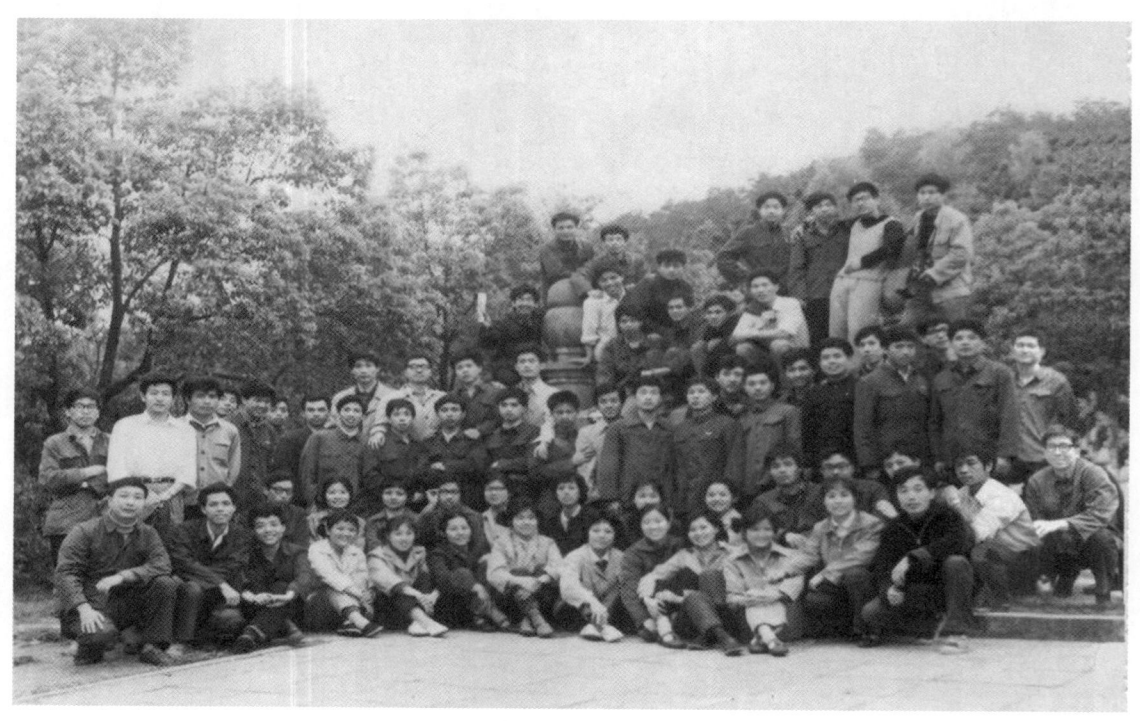

图2-6 1978级卫生专业同学合影

6. 卫生专业1979级(55人),学生名单见表2-19,同学合影见图2-7。

表2-19　1979级卫生专业学生名单

肖云龙	舒为群	邓晓娟	曾智勇	吴秋华	胡少华
杨再兴	彭巧玲	李俊华	王利群	张慧敏	刘乔保
黄开基	苏可珍	于凤江	曹贵华	颜丹红	杨土保
唐建荣	李康宁	朱晓明	李金保	贺中汉	谭终意
雷元才	肖奎林	盛兴旺	陶柏文	赵正元	王舒依
刘光玉	刘　敏	刘小兵	郭先驰	胡赤怡	邹义洲
倪星群	梁　翔	黄　俊	刘　刚	姜国民	李立军
李天舒	魏高文	李放军	宾映初	刘移民	周丽君
毛振民	文万青	唐小翠	彭逢乐	肖友立	魏志华
肖小恒					

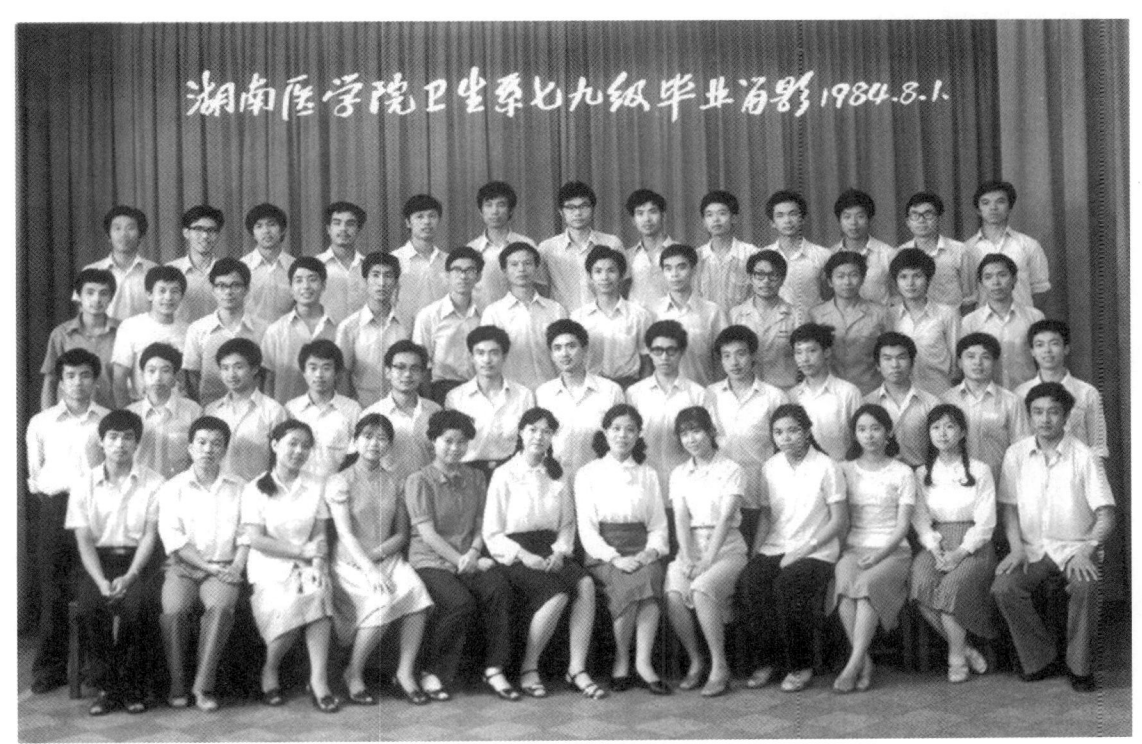

图2-7　1979级卫生专业同学合影

7. 卫生专业1980级(41人)，学生名单见表2-20，师生合影见图2-8。

表2-20 1980级卫生专业学生名单

银 涛	贺超帝	刘 晔	万康林	汪文慧	贺青华
于普林	黄跃龙	吴 玲	梅 节	袁秀琴	金兰军
王巧智	雷嗣安	唐细良	丁克宏	徐有荣	颜 艳
涂 俊	陈雄新	胡邵华	周 诚	郭均安	李六亿
赵亦辉	聂俊雄	吴胜其	王宏骏	张建平	卢四清
黎学锋	陈和年	唐冬生	李正祥	徐 明	孙 康
肖时清	尹午山	何兴轩	刘庆武	何来英	

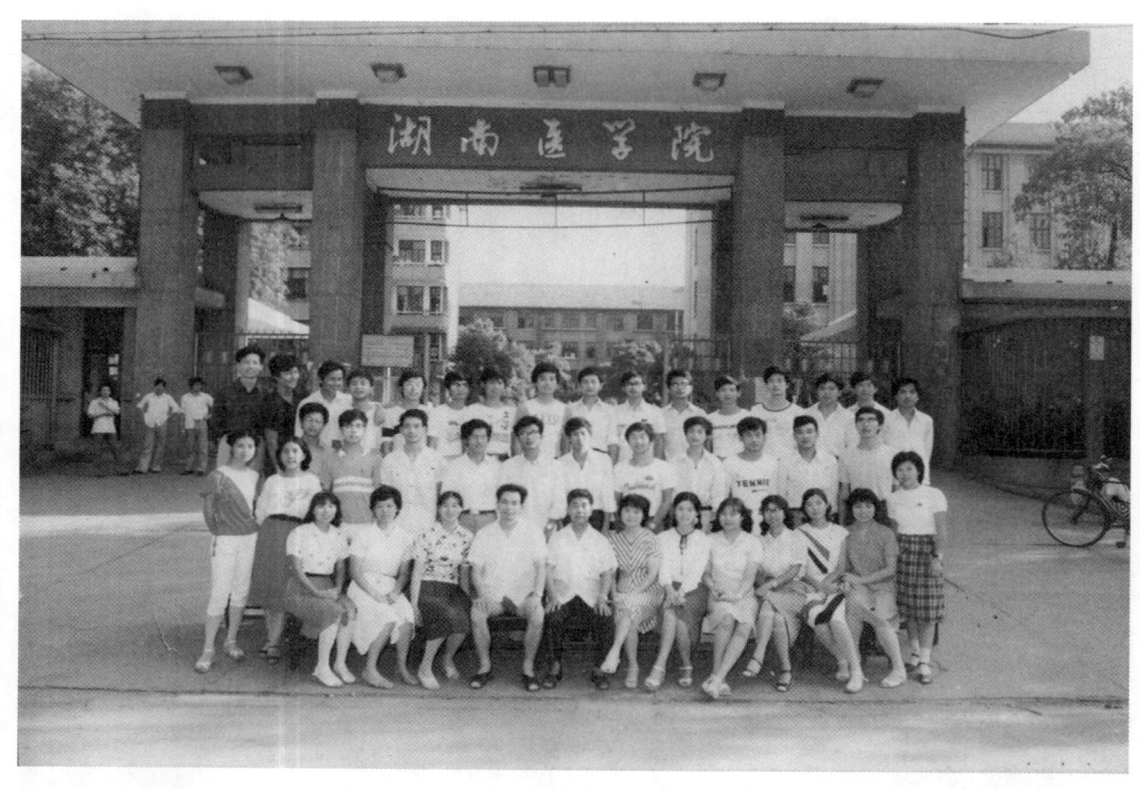

图2-8 1980级卫生专业师生合影

8. 卫生专业1981级（38人），学生名单见表2-21，同学合影见图2-9。

表 2-21　1981级卫生专业学生名单

董建民	周常喜	陈云生	赵丽云	罗家有	郑明忠
张　宇	谭芬俅	刘起展	张　园	孙群露	吴敏泉
曾　明	胡龙飞	周　价	陆　春	钟毓娜	唐伟峰
林爱华	伍卫平	朱志良	王　毅	官亚宜	颜昌喜
梁启荣	李雄伟	高劲洋	王世清	戴富友	涂建清
王乐三	潘赛贻	夏放群	李明伏	朱新波	欧阳思
阳如生	王　雷				

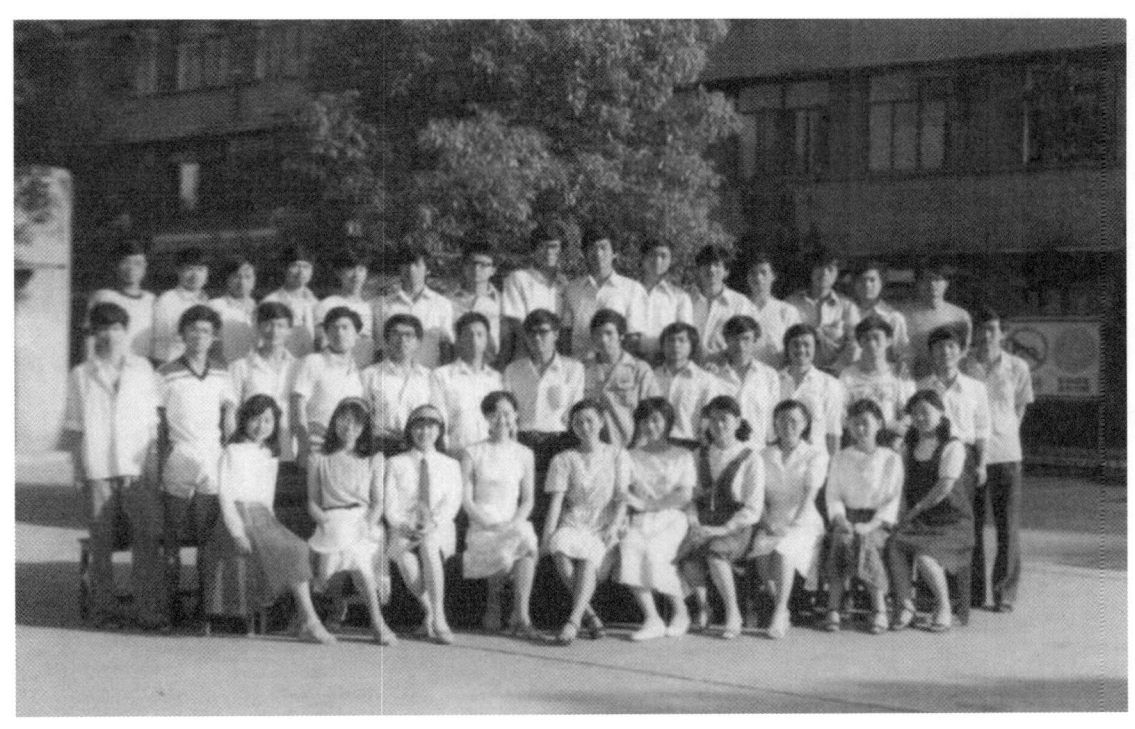

图 2-9　1981级卫生专业同学合影

9. 卫生专业1982级(39人)，学生名单见表2-22，同学合影见图2-10。

表2-22 1982级卫生专业学生名单

肖家连	黄利文	梁惠琦	邱学农	苏亚萍	黄　武
付本燕	谢　彪	黄兆胜	李爱斌	周月婵	黄德海
张一青	游志颖	黎屈江	罗　荣	冯　莉	杜效锋
徐慧兰	万毅飞	吴成秋	尹效华	黄　江	彭仁和
戴　瑛	候国强	朱昌淇	李少波	蔡　玟	樊哲江
肖善良	蒋永兵	李仙芝	刘爱忠	林阮群	王爱国
王宪涛	钟燕华	陈立章			

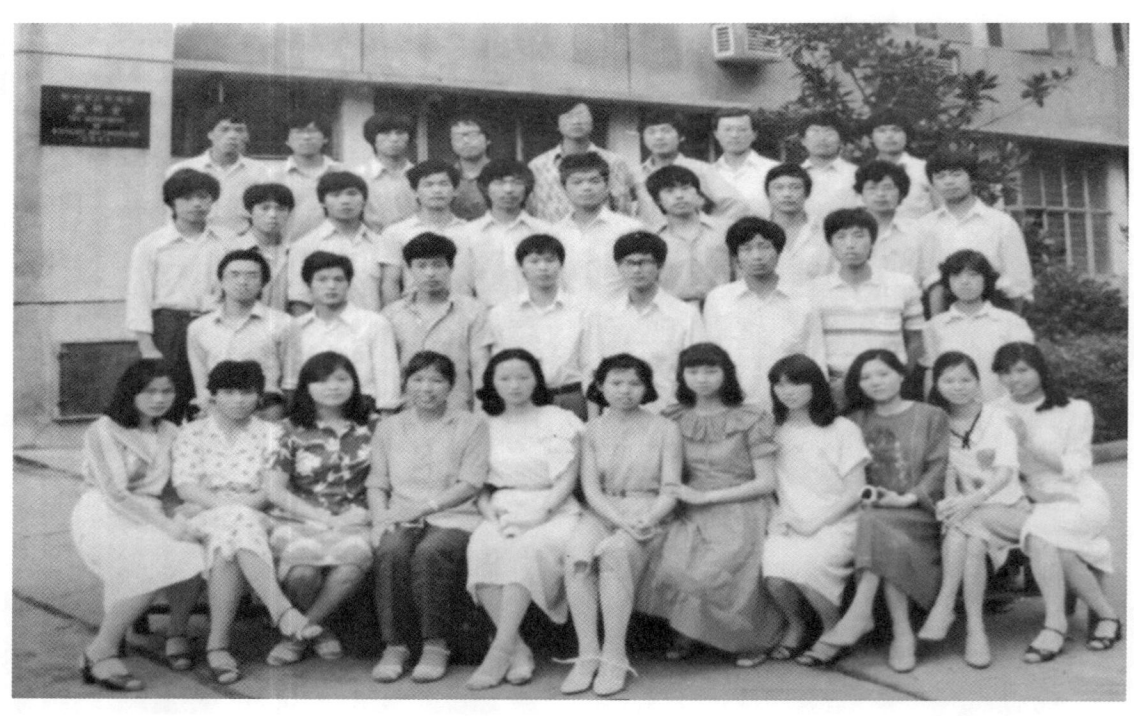

图2-10 1982级卫生专业同学合影

10. 卫生专业1983级(42人)，学生名单见表2-23，同学合影见图2-11。

表2-23 1983级卫生专业学生名单

张春玲	方奎明	邹享玉	冯科民	王战修	刘双喜
匡平平	周清德	徐小生	吴文贵	李建华	文连波
高学红	曹春梅	钟贵良	龚开锦	蒋敏	王大立
周军	肖琳琳	肖吕武	贺全仁	向辉勇	宋交才
秦小君	丁诚	徐顺清	刘建明	谢爱珠	王小英
黄文模	徐文斌	林希建	肖和勇	谢文菊	单俊
卿培运	易宇翔	李书和	龙建勋	任岳兰	陈裕明

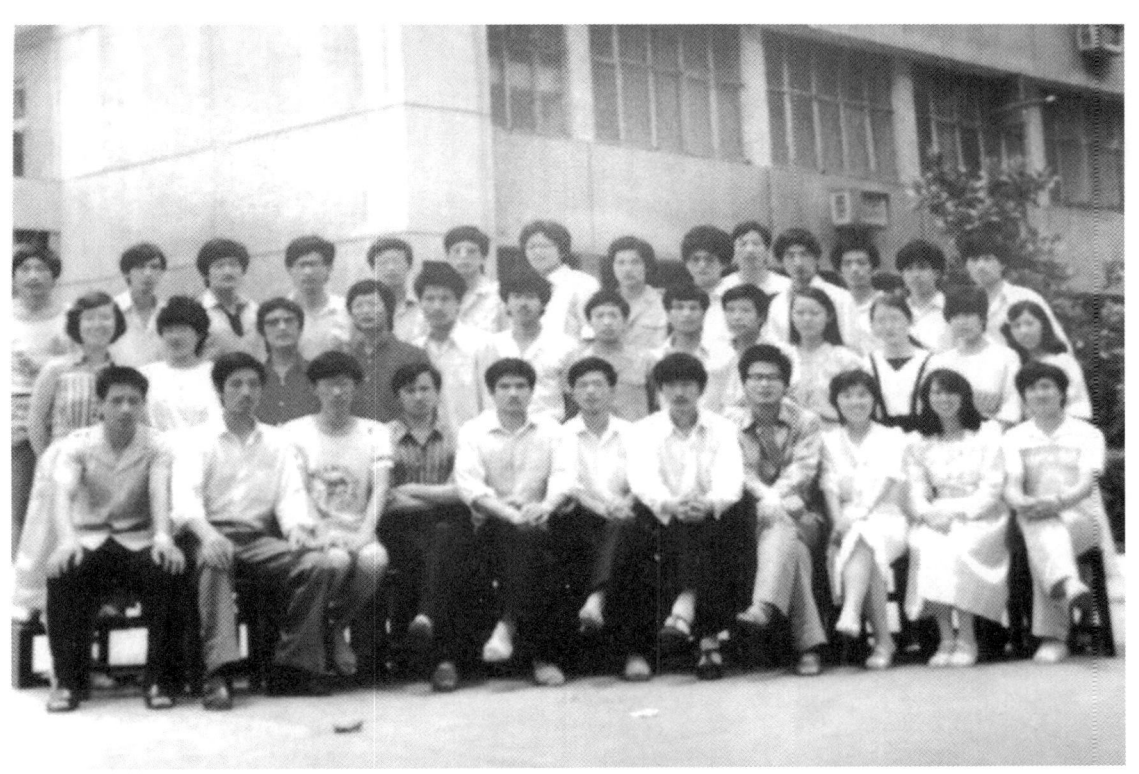

图2-11 1983级卫生专业同学合影

11. 预防医学专业1984级(41人)，学生名单见表2-24，师生合影见图2-12。

表2-24 1984级预防医学专业学生名单

刘 亮	袁丽霞	王 伟	陶学永	朱双喜	张中平
杨延安	马金辉	瞿宾雁	方建龙	吴明哲	蒋美云
阳智华	王爱莉	祖术球	杨光凡	孙忠贤	邓金刚
何永频	余 伍	何 丽	康 艾	石 磊	邓洪钦
张锡兴	王 飞	岳 萍	彭飞丹	邓胜平	刘奇生
刘文正	黄亮云	周 嘉	陈凯奋	苏向军	谢红卫
陈 文	罗 凯	陈昭升	白丽琼	张淑君	

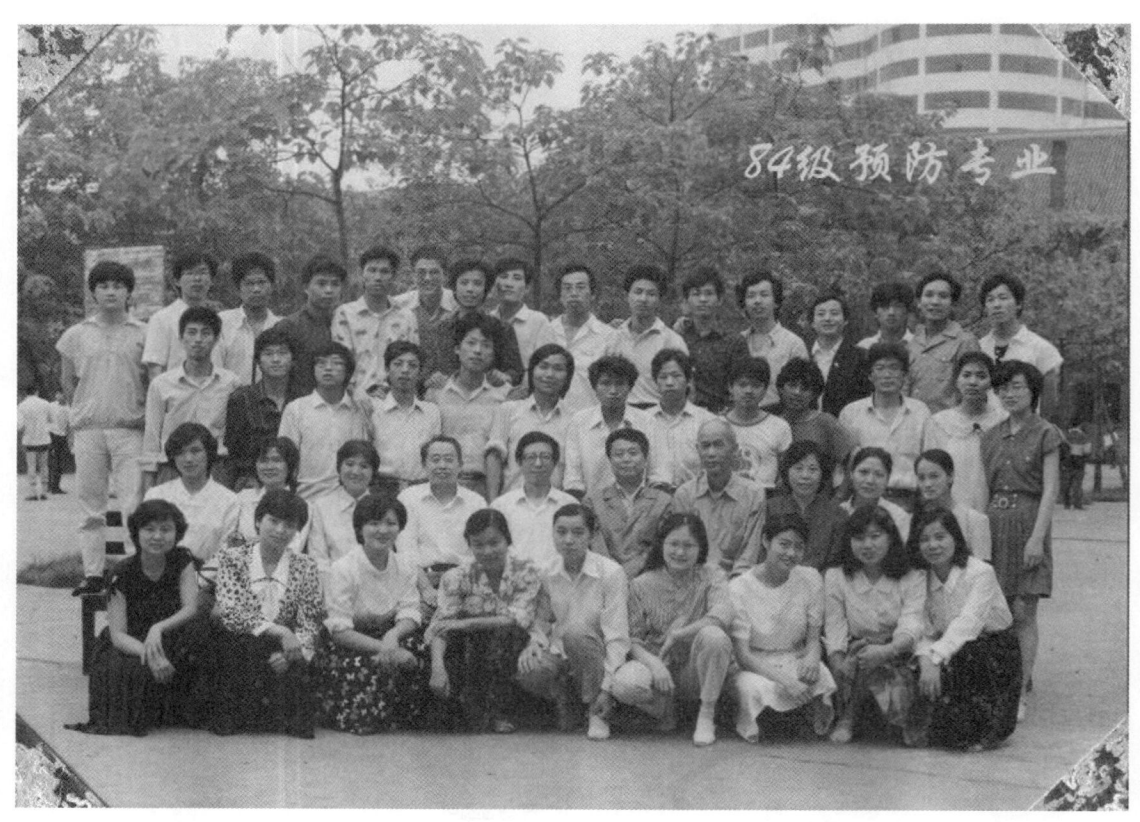

图2-12 1984级预防医学专业师生合影

12. 预防医学专业 1985 级(57 人)，学生名单见表 2-25，师生合影见图 2-13。

表 2-25　1985 级预防医学专业学生名单

张　毅	陈　律	陈利军	吴宇华	胡　毅	杨仁贵
黄禄兰	覃卫红	杨光耀	张　翔	袁　月	任　南
徐　剑	李万军	曾小敏	苏卫红	陈　光	赵四清
张　洁	邓振钦	邓卫明	黄　鄞	崔红艳	马文洁
黎　劲	刘　宏	管仕保	周　伟	黎　悦	孟小军
张　璐	张　伟	刘品星	邵继平	刘　杰	肖艳娟
王　莉	曹　阳	杨井岗	傅　涛	程新海	杜理国
王运香	王洁如	夏　伟	杨志湘	朱维明	曲　弘
刘晓明	聂红春	董晓红	郑海三	彭裕连	阳世华
唐扩军	赵松梅	吴正东			

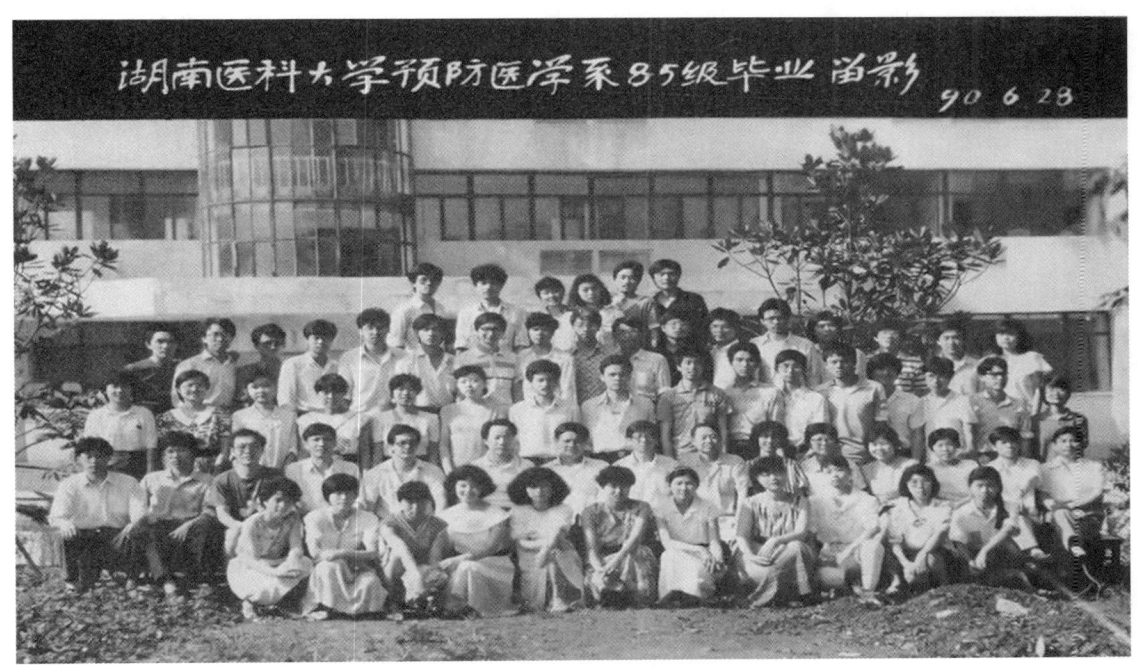

图 2-13　1985 级预防医学专业师生合影

13. 预防医学专业1986级(48人)，学生名单见表2-26，师生合影见图2-14。

表2-26 1986级预防医学专业学生名单

曾新宇	马庆庆	刘 堃	张 熳	李秋阳	严秋凤
徐述湘	宋 飞	赵树海	欧阳冬生	龚环宇	魏远驯
何剑钰	刘东进	洪晓忠	邓溪文	黄竹林	李 辉
邬开基	沙 玉	粟云友	屈永红	李宝明	张 玲
丁文军	郑蔚波	方华骏	李金福	李伟刚	许东旭
王 锋	宫 俊	潘玲云	陈广德	舒燕子	杨依群
易尚辉	刘德山	赵立文	丁胜非	蒋连花	李继猛
戴 瑛	罗亮成	廉 旭	兰世灯	胡小惠	李国军

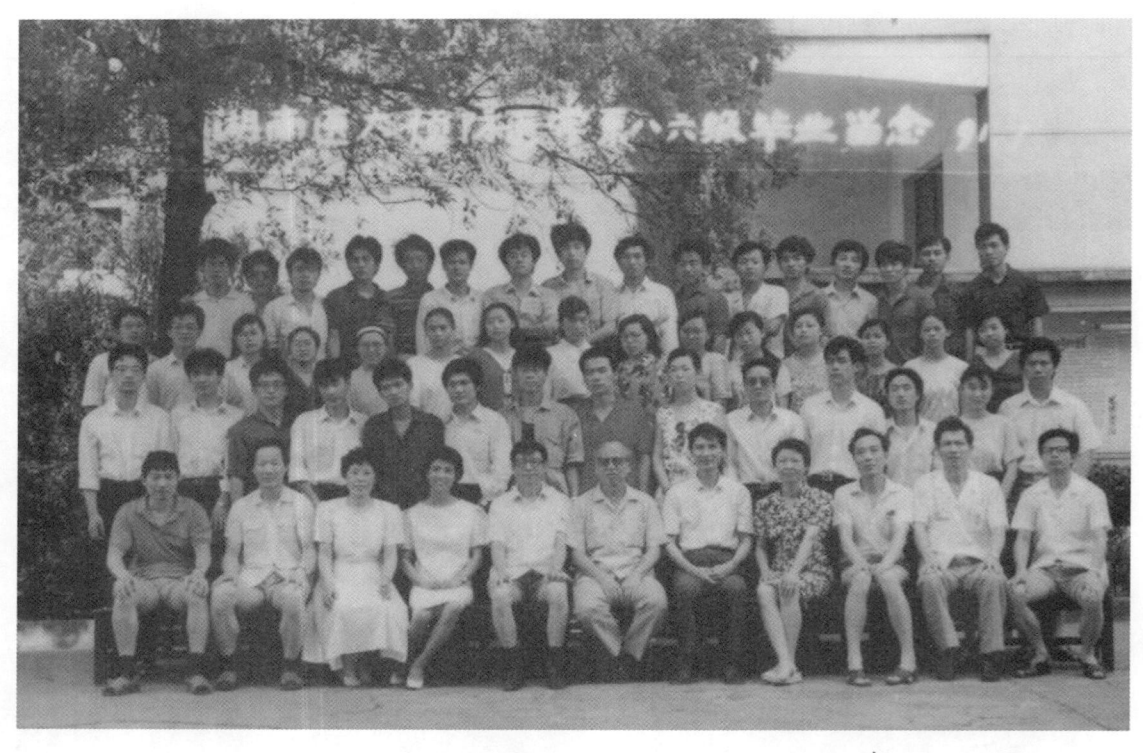

图2-14 1986级预防医学专业师生合影

14. 预防医学专业 1987 级(59 人),学生名单见表 2-27,师生合影见图 2-15。

表 2-27　1987 级预防医学专业学生名单

周柳萍	薛维军	黄　曦	李俊峰	周启发	冯宪国
罗琼湘	曹　晖	耿务民	许文平	谢　琼	钟旭朝
周党华	肖耀成	唐勇军	张　峥	刘　力	余少华
张小清	汪小华	陈兆善	曹国荣	陈茂生	彭拥军
王忠诚	吴必军	孙亦彤	王林静	赵亚平	商谦(商宸铭)
邝　瑜	吴建兰	李　伟	蒋志武	陈　瑾	徐郁(徐维泽)
张探宇	梁坚忠	马小彩	潘海英	张　伟	王　轶
张永阳	刘腻臻	李志武	杨积军	王遇春	刘炎斌
李　茜	蔡健峰	赵华硕	陈学东	庄承宇	朱　玲
向　承	李玉宇	孙玉欣	车亚芬	吉　喆	

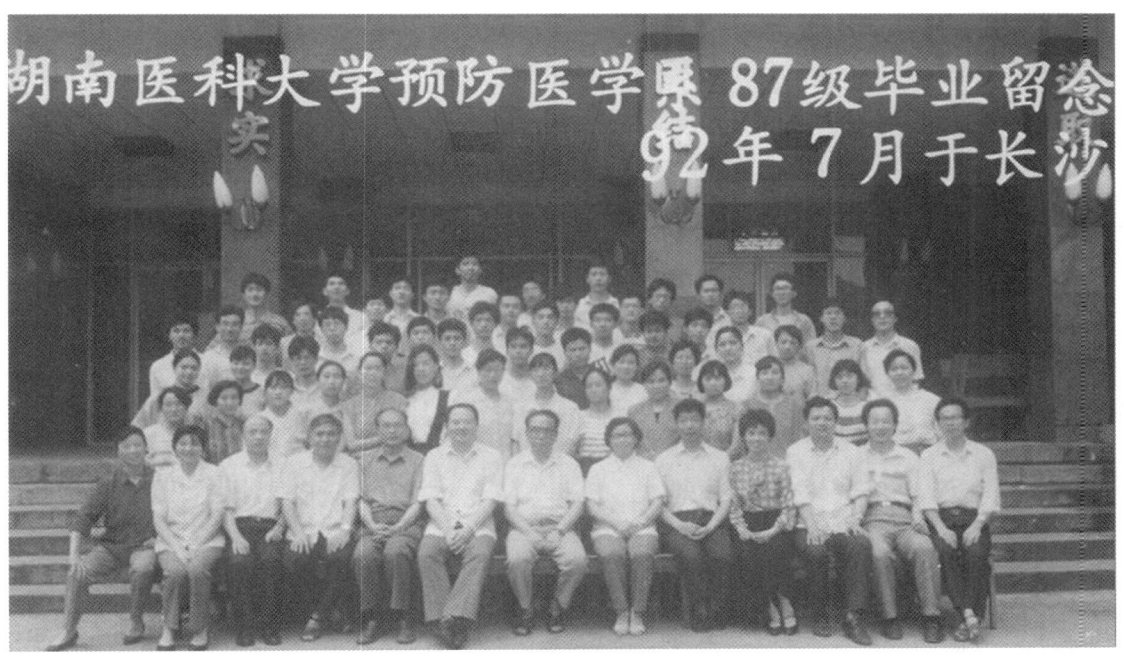

图 2-15　1987 级预防医学专业师生合影

15. 预防医学专业1988级(58人)，学生名单见表2-28，师生合影见图2-16。

表2-28　1988级预防医学专业学生名单

闭新平	袁海军	黄爱东	孙常翔	田建新	陈　立
余文周	马万里	涂承宁	王谦可	叶　旺	莫永强
高立冬	姜　峰	曾传萍	刘永泉	赵善彬	王江桥
唐小雨	赖天然	陈泽建	俞国伟	周建波	陈黔妹
蒋建华	李　明	许晓君	陈旭先	卢宏杰	舒小兰
刘为国	周颂航	叶　红	周洁梅	秦　艳	戴德芳
侯　哲	吴好全	刘日凤	卢爱华	沈　靓	黄利群
伍梅兰	章琴芳	郑延芳	柯　江	周爱武	吴红宇
王　赞	瞿伟军	刘　坚	梁　浩	鲁　英	李文辉
梁　军	刘仲满	钟吉波	喻道军		

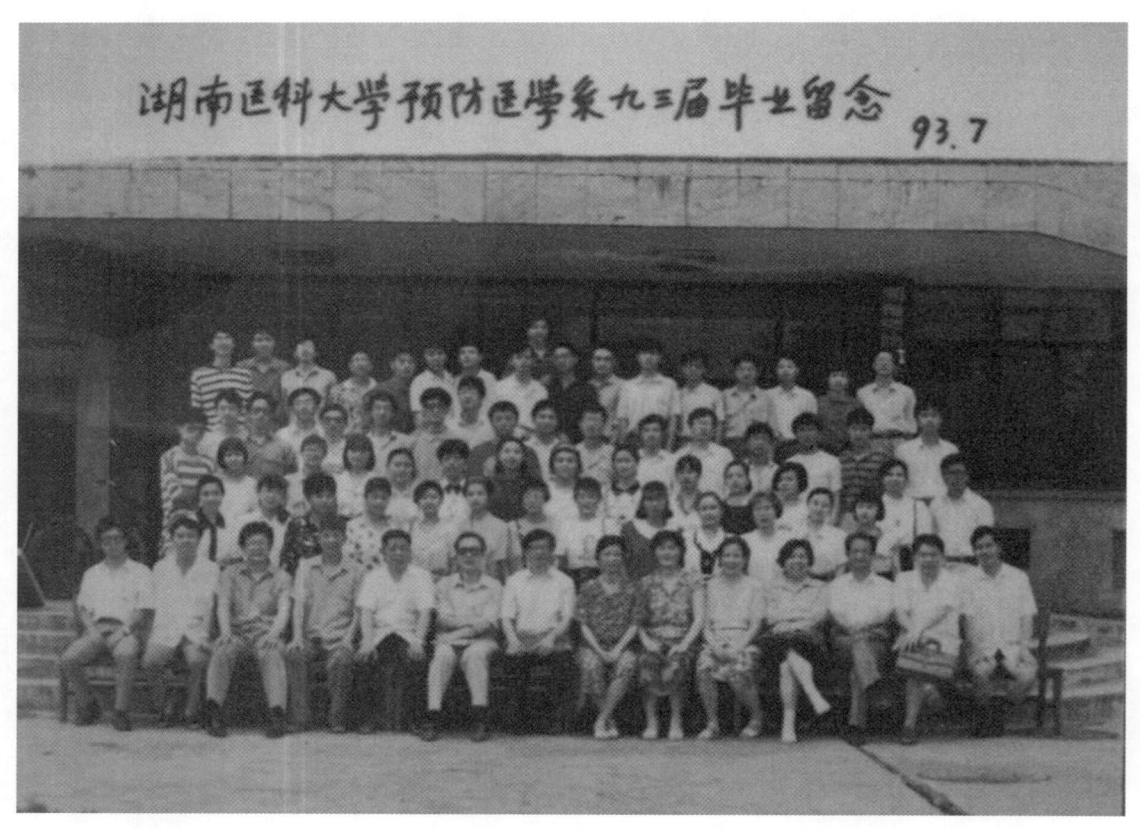

图2-16　1988级预防医学专业师生合影

16. 预防医学专业1989级(53人)，学生名单见表2-29，师生合影见图2-17。

表2-29　1989级预防医学专业学生名单

苏从旭	彭　靖	陈国林	程国强	肖　辉	陆　爽
邹立新	陈　斌	翟德胜	杨进东	田　芳	郑公寿
郑朝军	黎志勇	李　婷	石学文	李　蓉	胡世云
杨爱莲	卿　伟	李忠民	黄求生	朱　宏	邓志红
赵绮华	罗　彦	黄英芬	何　飞	王代榕	刘淑卿
徐小红	伍　平	罗　斌	何晓琦	叶　健	吴志强
施　界	周为民	李轶男	杨建明	杨雪莲	朱国富
殷铭俊	唐永强	曹立珍	孙德文	夏黎明	邝继琰
赵　地	程新康	石　健	黄志平	王瑞宏	

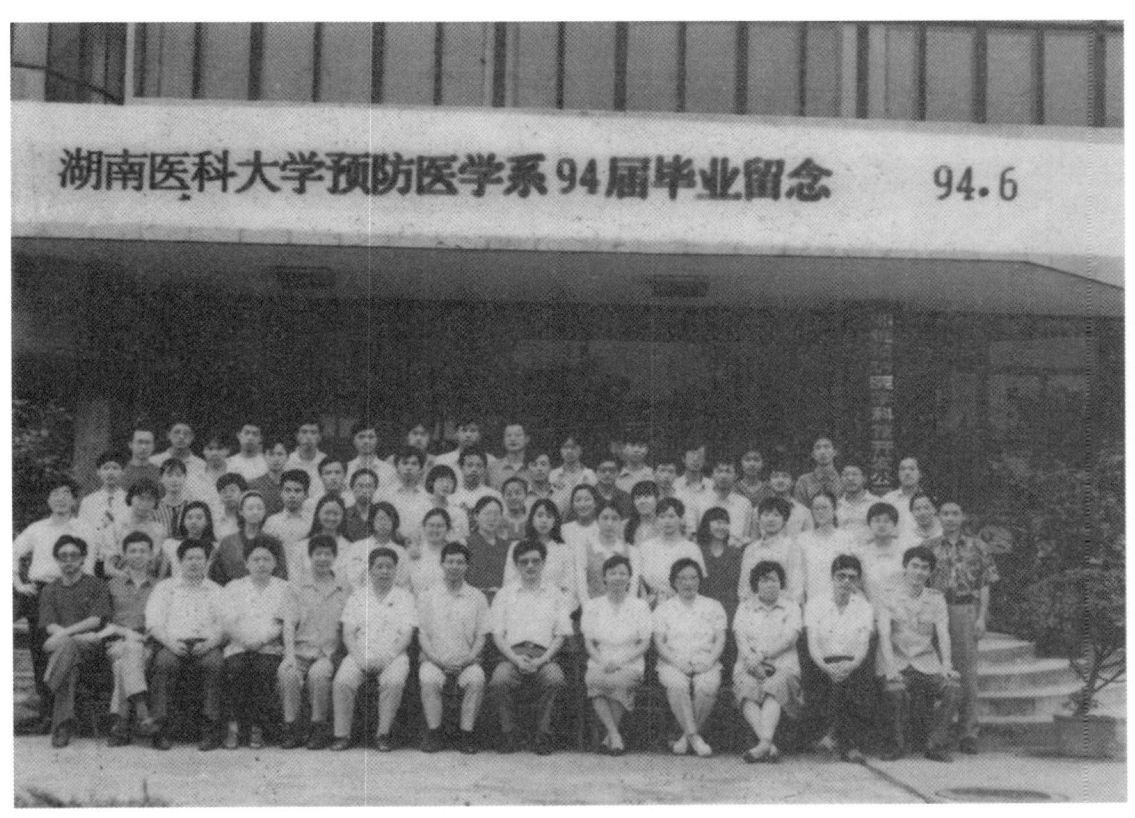

图2-17　1989级预防医学专业师生合影

17. 预防医学专业1990级(57人)，学生名单见表2-30，师生合影见图2-18。

表2-30 1990级预防医学专业学生名单

马　健	马维峰	于四景	张勇扬	雷建华	杨银娥
李小仙	徐碧妹	练雪梅	汤建海	郑　萱	周清平
任国锋	何　庆	张　峰	马卫平	张艳辉	陈　莉
童德军	岑小莉	钱　云	刘秀英	田维兵	龚宗跃
侯　震	戴文龙	覃华东	刘鲜萍	吕成志	曹爱良
寸凌云	赵　耀	李佩芝	程志勇	文　红	季洪岩
田　娇	郑文建	邱兴庆	袁　涛	姜　江	李红娟
陈继超	谢海彬	张凤有	刘芳梅	范晶华	刘富强
邹海林	王　凯	郑　军	昝汝杰	陈主平	裴红胜
刘　玲	邓　静	黄　颖			

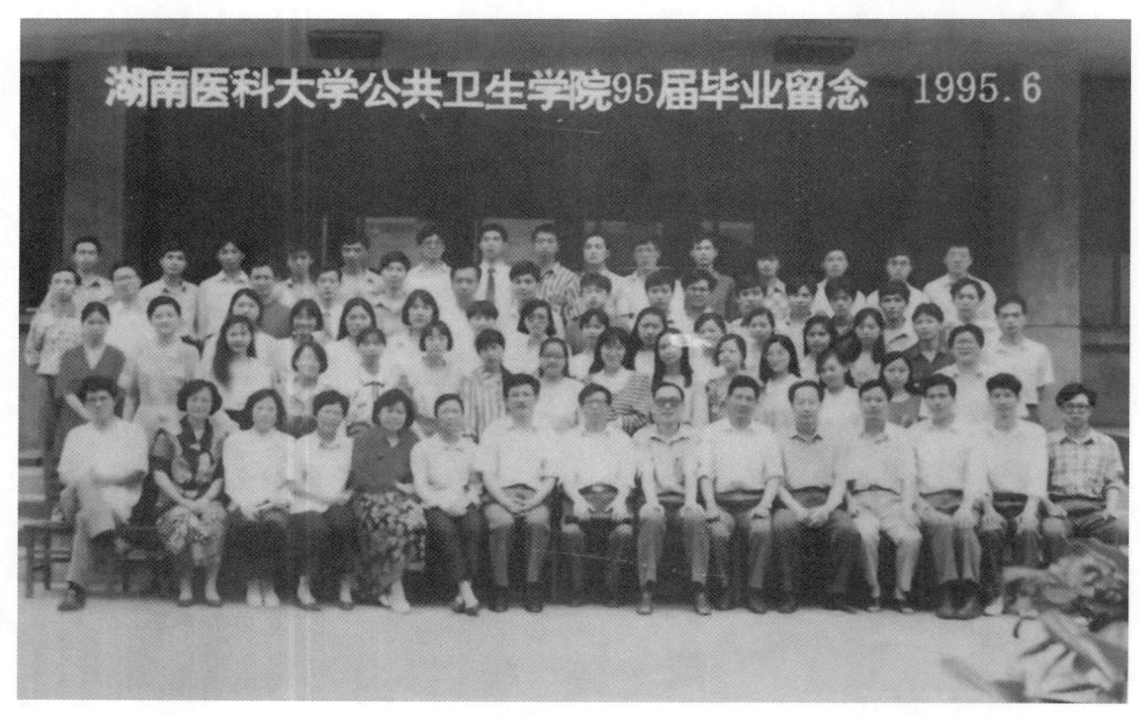

图2-18 1990级预防医学专业师生合影

18. 预防医学专业1991级(40人)，学生名单见表2-31，师生合影见图2-19。

表2-31 1991级预防医学专业学生名单

冯善文	刘 冉	刘勇鹰	郑端端	张 靖	成 琳
张官柏	赵长江	张建伟	陈文梅	龙鼎新	陈国清
李琦军	陈 琼	尹逊强	顾善兰	杨林胜	俞学群
王培忠	苏 海	张 磐	狄晓康	胡 臻	钟立业
段 勇	郭 静	李小玲	刘金旭	陈 君	彭俊平
阮 峰	胡志艳	文卫华	潘良宏	李会云	刘 浩
陈 慧	王静凯	许景强	黄 涛		

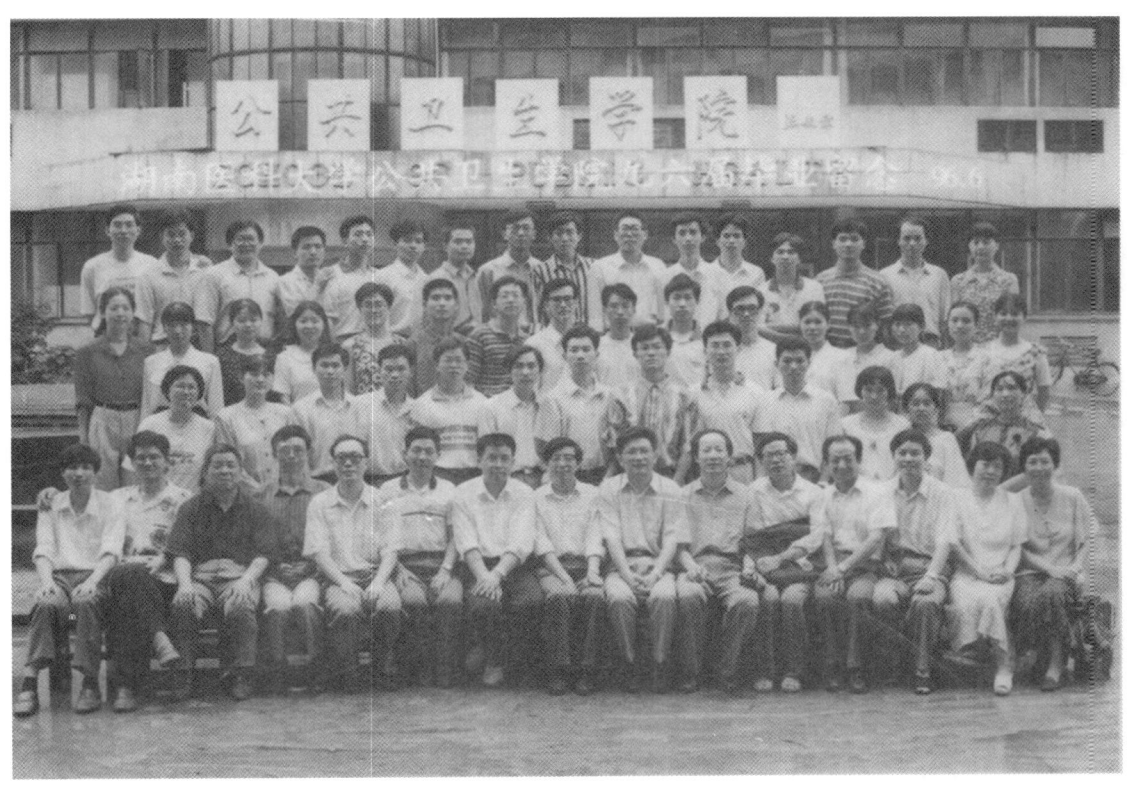

图2-19 1991级预防医学专业师生合影

19. 预防医学专业1992级(40人),学生名单见表2-32,师生合影见图2-20。

表2-32 1992级预防医学专业学生名单

胡忠良	钟 萍	黄 良	贺宏丽	李世洁	杨正雄
张晓杰	邓玲萍	孙智慕	朱光明	周 燕	李宗海
张祖萍	李 强	张秋红	彭 芳	孙 珞	于海涛
骆 磊	陈超群	黎新宇	赵 英	柴程良	周世蓉
魏 霞	黄茂梁	丘永兰	罗 军	林建海	赵建军
周可雄	谢春雨	付俊杰	鲁纯平	魏宏根	朱秋映
章保新	徐 健	殷朝阳	马 涛		

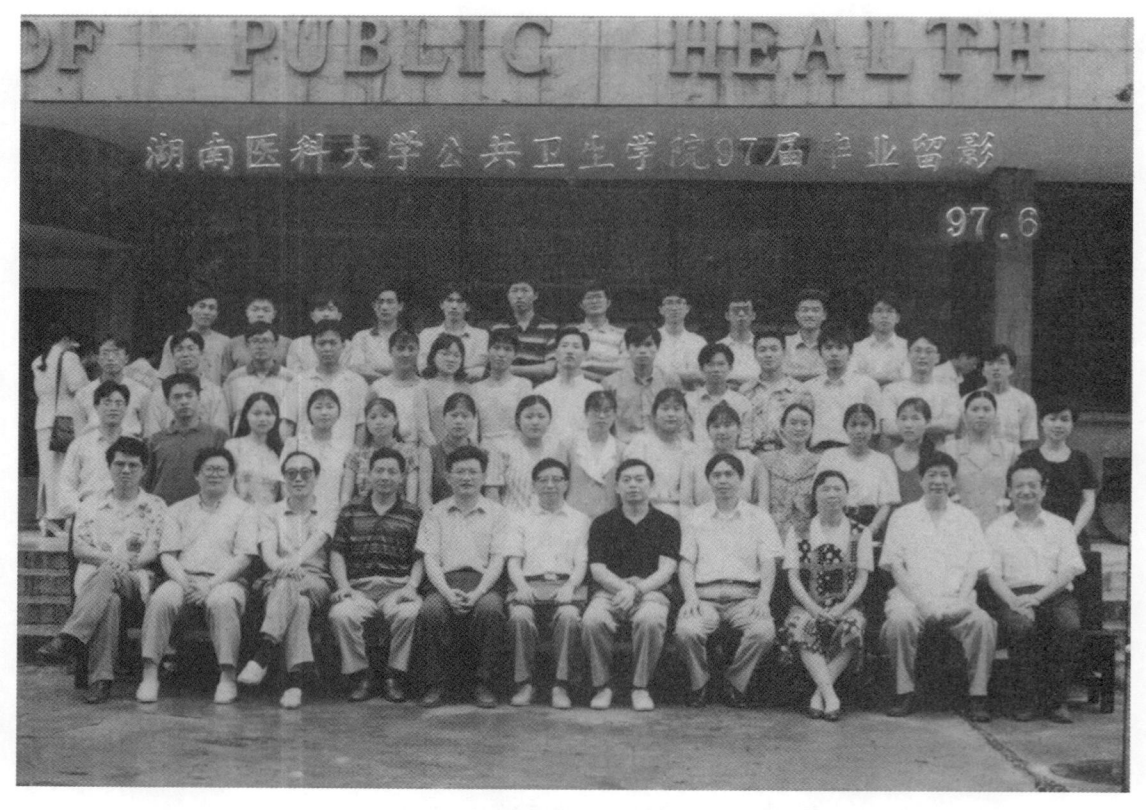

图2-20 1992级预防医学专业师生合影

20. 预防医学专业1993级(40人),学生名单见表2-33,师生合影见图2-21。

表2-33　1993级预防医学专业学生名单

周明坚	岳建华	祝淑珍	郑建英	罗庚求	李建坡
潘应祥	杨万龄	易定武	邹晨双	温伟华	钱青俊
黄 云	宋艳艳	陈 军	姚坚贞	田 静	周艳宏
姚晓园	莫宁燕	王德慧	杨 舟	林启良	袁鲜艳
王跃进	刘德坚	古 熙	莫显昆	洪 衡	张少军
赵希伟	丁礼仁	史静琤	王海芸	楼 俊	时 黎
吴水新	王林峰	李明志	毛羽丰		

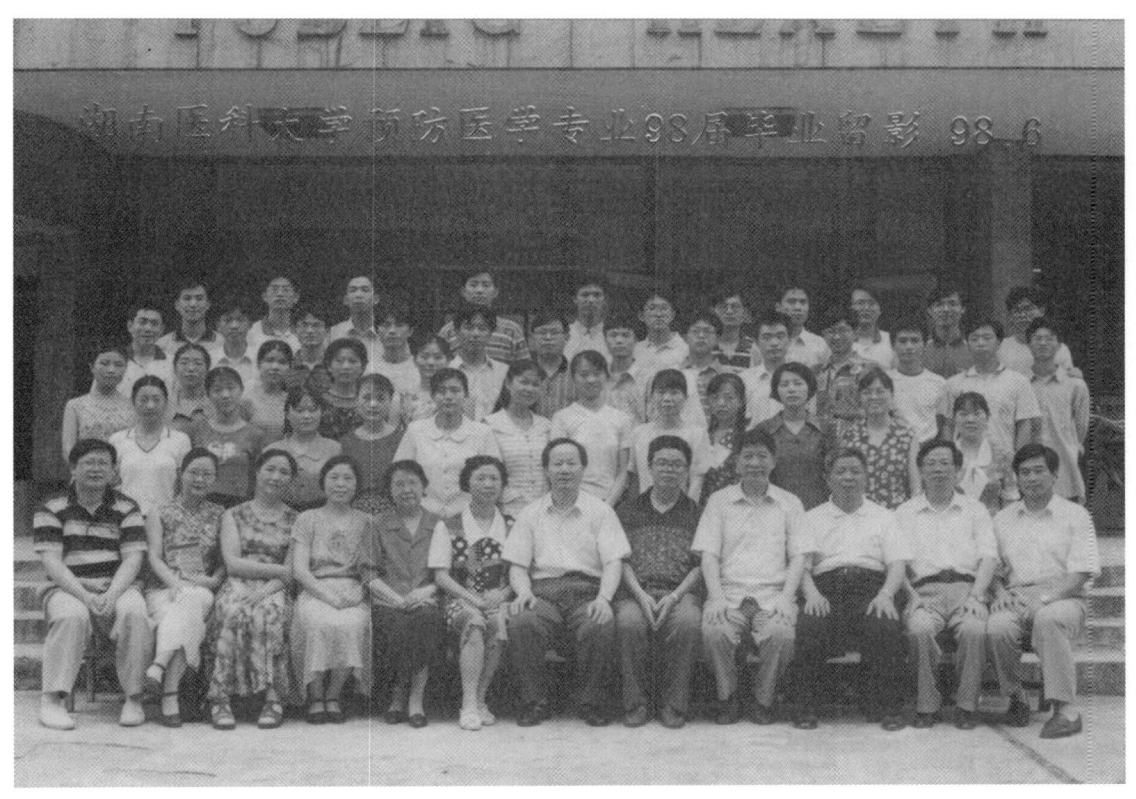

图2-21　1993级预防医学专业师生合影

21. 预防医学专业1994级(39人)，学生名单见表2-34，师生合影见图2-22。

表2-34　1994级预防医学专业学生名单

母昌荣	陈 炯	宋花玲	郭 健	曾 妍	唐 莹
符振旺	张松建	李杏莉	胡国清	陈晓敏	曾燃云
候常春	王天生	罗亦娟	郭世成	毕文桃	李 志
戚柳彬	顾 辉	李坤南	成连春	张 帆	谭 宜
许俐颖	谢 颖	初 令	蓝建国	李小松	梁晓雷
申向群	疏 俊	冯锡均	钟 玲	周玲凤	沈红芳
段欲军	韦 持	郭 英			

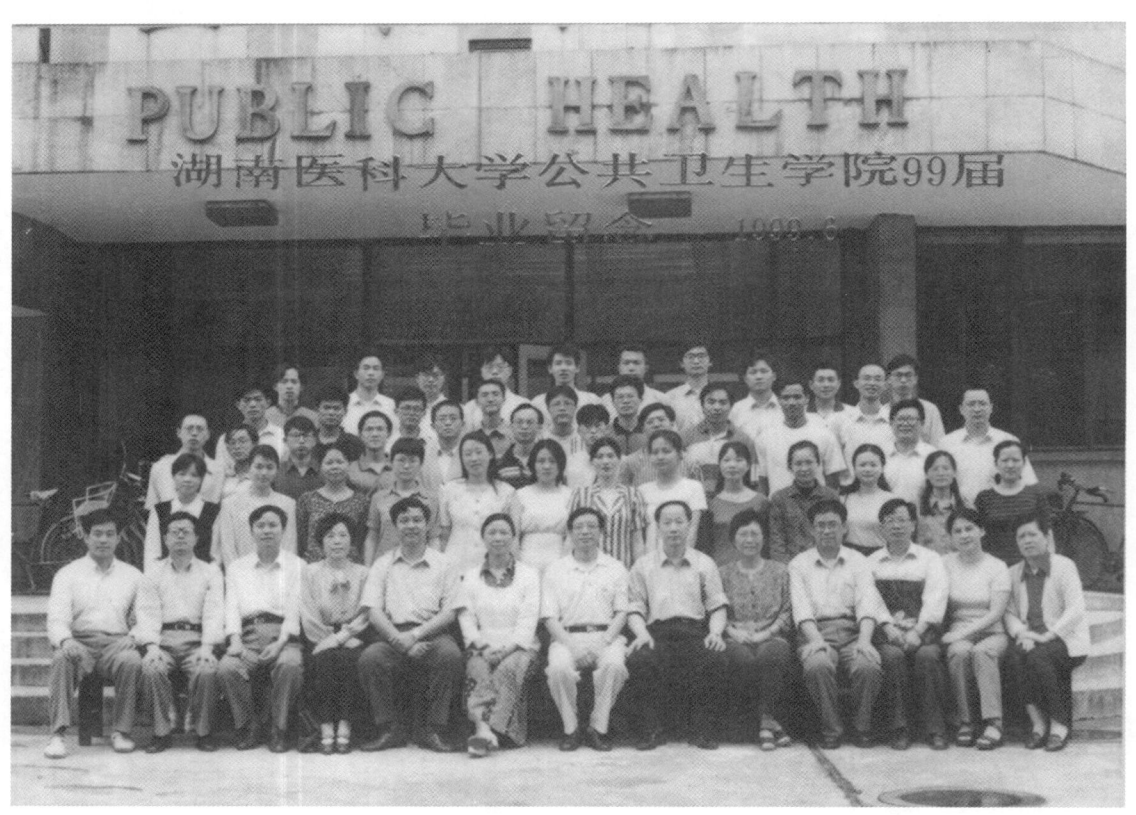

图2-22　1994级预防医学专业师生合影

22. 预防医学专业1995级(30人)，学生名单见表2-35，师生合影见图2-23。

表2-35 1995级预防医学专业学生名单

何 燕	吴 军	张 琰	孙继丽	肖 骞	林羡屏
刘海周	王安阳	李爱莲	杨琳代	任莉莉	石向辉
刘 瑛	林 武	卢飞豹	柳 洋	谭亚军	陈丽丽
潘建波	孙晓云	王 伟	陈日暖	程 慧	唐 明
朱建林	张永召	罗建辉	杨桂莲	李升炉	张 雨

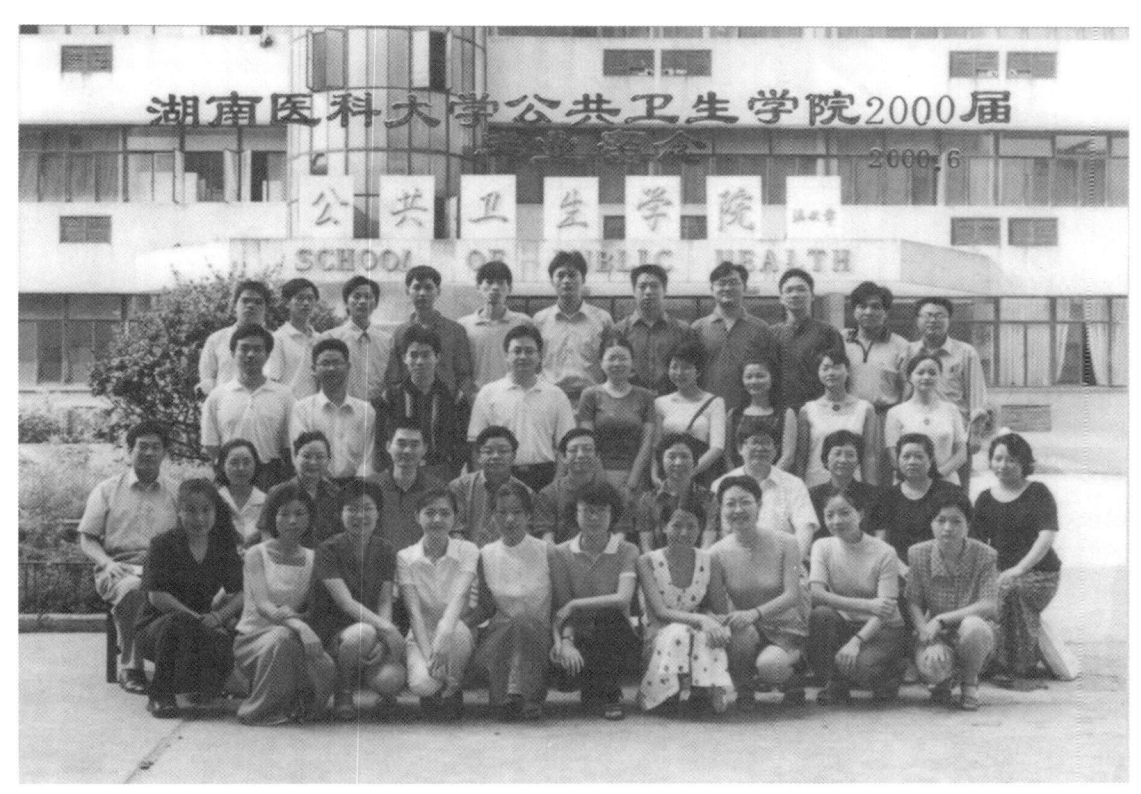

图2-23 1995级预防医学专业师生合影

23. 预防医学专业1996级(28人)，学生名单见表2-36，师生合影见图2-24。

表2-36　1996级预防医学专业学生名单

耿文茂	廖兵荣	武　越	傅建国	王乾蕾	王多多
曾　理	张洪霞	杨兵厂	胡　梅	肖本熙	修进军
龚勇珍	石玉环	魏　桐	肖洁华	陈　征	任　森
何扬利	杨国民	丘梓华	方团育	边国林	肖　奎
周　勇	高　猛	朱　引	张继海		

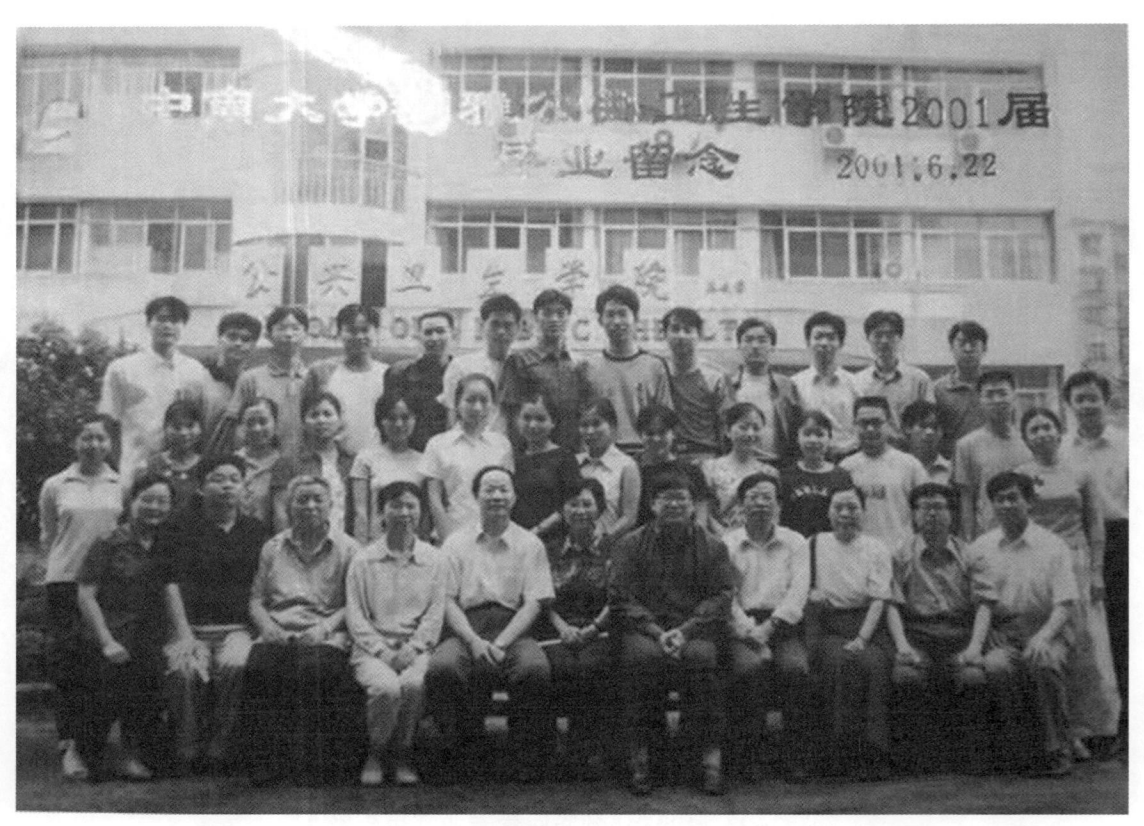

图2-24　1996级预防医学专业师生合影

24. 预防医学专业1997级(31人)，学生名单见表2-37，师生合影见图2-25。

表2-37 1997级预防医学专业学生名单

岑超群	张 潇	夏延平	陈慧敏	赵丽庆	胡宇峰
吴强恩	邓 晶	李壮杰	朱 冰	程 敏	杭 惠
白江龙	傅小玲	张志峰	迟少云	杨 光	罗 莉
曹 璺	潘新娟	张劲夫	肖经纬	莫民帅	谢朝晖
刘建辉	王 浩	方 继	陈 静	赵建林	郑永征
徐祖辉					

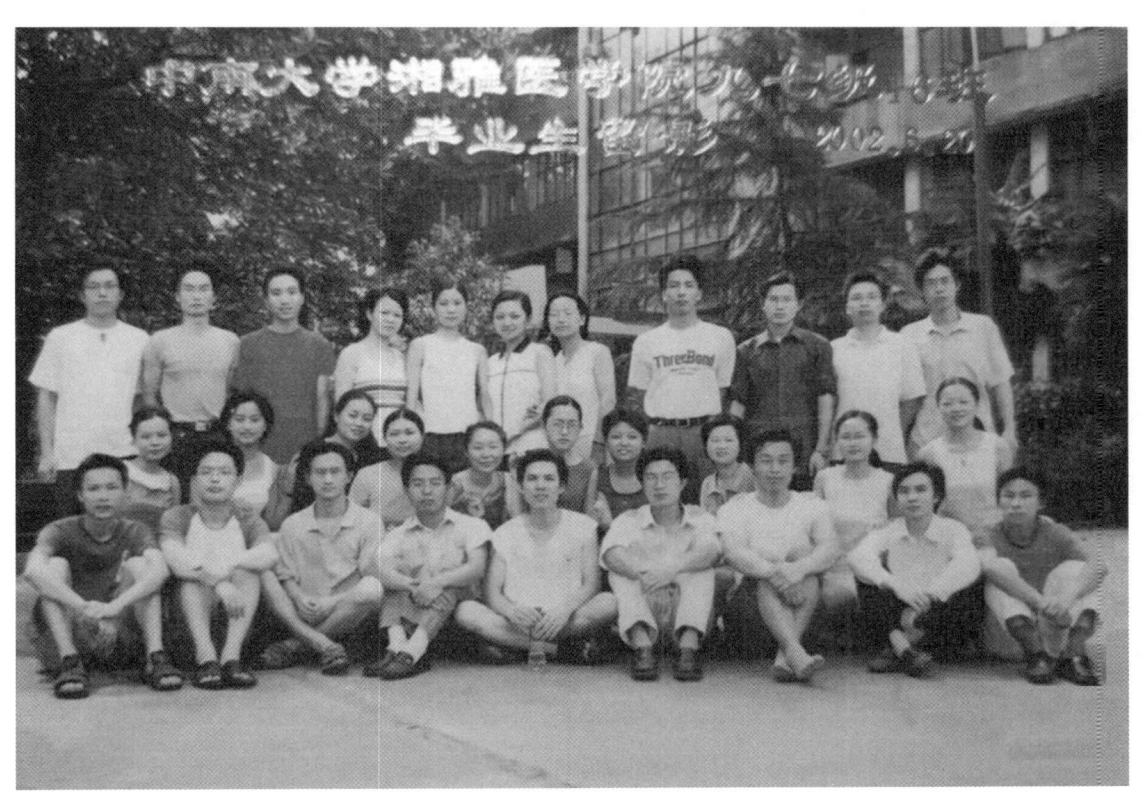

图2-25 1997级预防医学专业同学合影

25. 预防医学专业1998级(30人),学生名单见表2-38,师生合影见图2-26。

表2-38　1998级预防医学专业学生名单

韦玉华	李智红	刘一平	陈东方	徐　娟	蒋兰华
李保站	刘丽娟	李贤冠	汤国强	边寰锋	兰德增
石　斌	李　颖	周绍英	李毅琳	廖春华	谢忠杭
陈　剑	尹德卢	钟文洲	郑一坷	戴　伟	杨建斌
张　磊	马丽萍	张　静	许　丹	阳旭明	饶永华

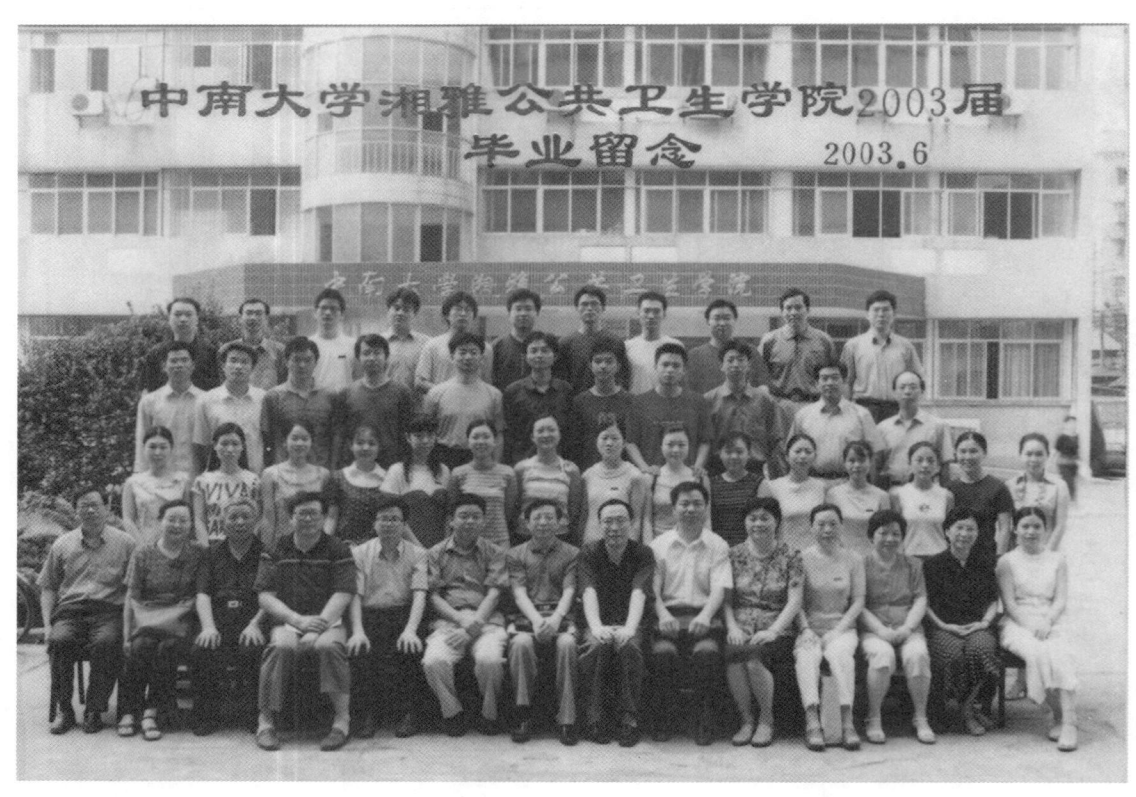

图2-26　1998级预防医学专业师生合影

26. 预防医学专业1999级(38人)，学生名单见表2-39，师生合影见图2-27。

表2-39　1999级预防医学专业学生名单

周洁	陈少明	逯建华	江莉	陈伟	王彦梅
温春森	任辉	蔡源源	张才云	李凌	刘薇
聂雪琼	谭庆平	郭小芳	张强	左志华	路嘉宏
郑磊	李世宏	王韶华	胡强	张洪荣	宋新
莫毅	张华兴	汪菊影	夏强	肖林	郭晓倩
陈波	周泽宇	王中战	张黎丽	付俊	王松梅
李娟萍	吴晓川				

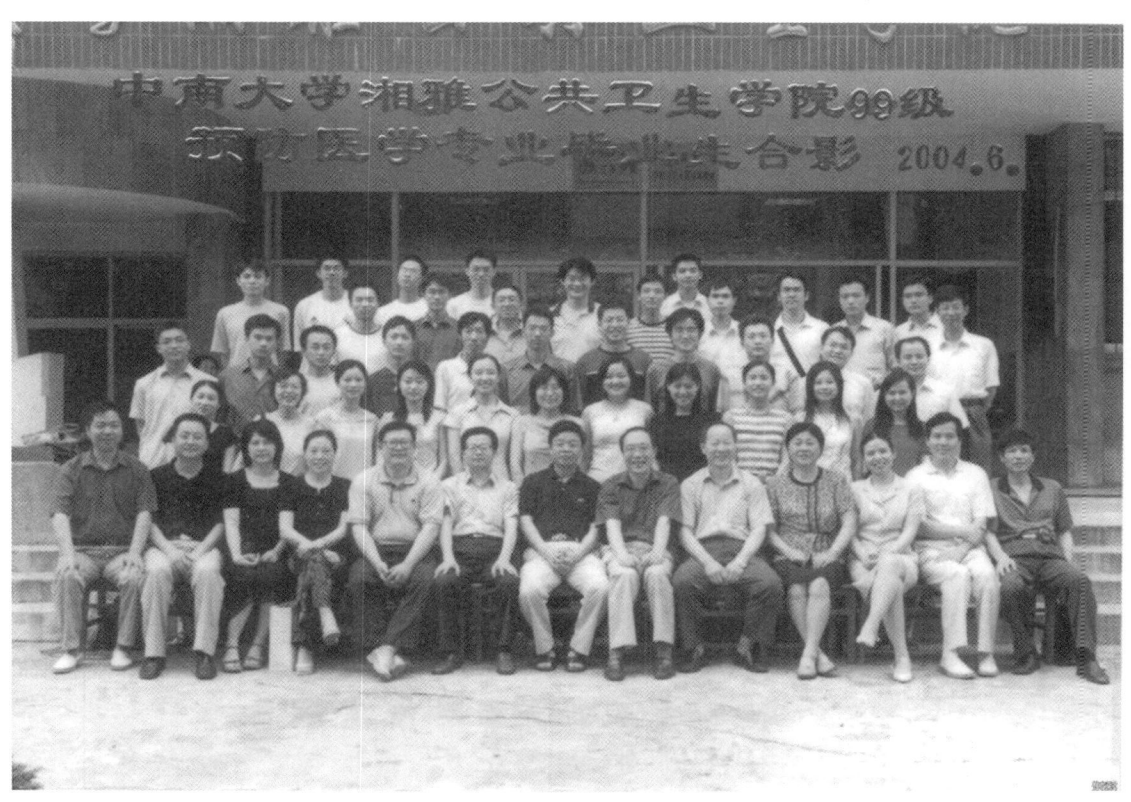

图2-27　1999级预防医学专业师生合影

27. 预防医学专业 2000 级（60 人），学生名单见表 2-40，师生合影见图 2-28。

表 2-40　2000 级预防医学专业学生名单

杨广彬	唐　娟	陈晓辉	黄　昕	贺洪旗	魏　虹
王祥珪	罗泳桃	廖　敏	陈　颖	刁　薇	杨金星
马　莉	罗　炜	滕高松	段丽芳	王明良	莫苗芳
孙丽平	王　禹	殷慧明	曹　玮	文　丽	赵俊仕
李　莹	胡雅飞	黄　妍	刘蕾梅	何晓燕	王　非
申丽娟	蒋喜霞	戴理文	黎春霞	郭楚英	曹俊烨
刘　颖	李陈波	谭楚生	于　浩	陈　喆	黄　鑫
陶功华	林　滨	张廷涛	王　健	吴　曦	王黎明
刘小贤	王　利	周婷婷	何章飞	彭丽霞	胡　嘉
陈仕学	师小径	张　云	李祖勇	王笑笑	付小强

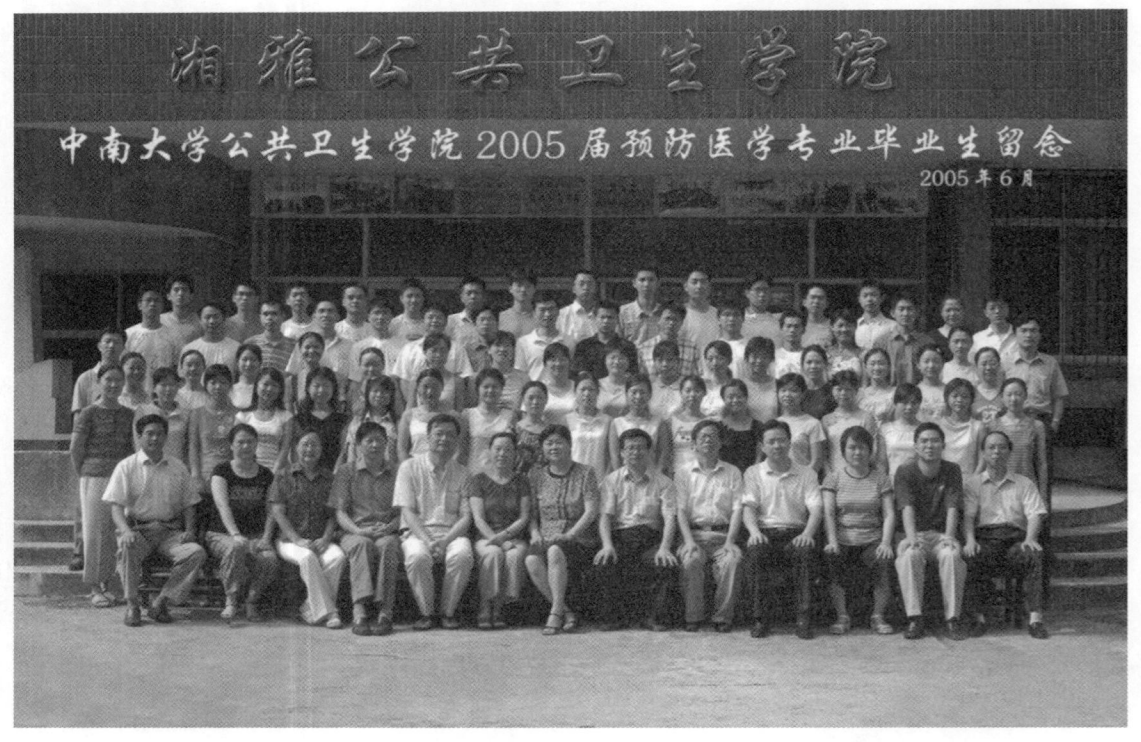

图 2-28　2000 级预防医学专业师生合影

28. 预防医学专业2001级(53人)，学生名单见表2-41，师生合影见图2-29。

表2-41 2001级预防医学专业学生名单

肖 芳	傅 石	唐 嘉	李 慧	邓玉娟	赵永鲜
洪正亮	庄梅珠	胡婧璇	熊 馥	余美春	李彦国
吴心音	彭 旻	杨 凤	李叶兰	罗垲炜	尹晓晨
罗 平	晏 强	陈 朔	陈 涛	李晋江	陈梦施
王淑慧	肖 韬	王 浩	潘欢弘	朱海林	李 慧
严 路	任娟娟	罗雅凌	郑 勇	王玉忠	夏云磊
陆 琴	甘 霖	刘惠芳	江月华	赵文静	王丙国
陈文斐	王瑞燕	孔祥威	张 杰	李军召	刘超霞
李 君	李恒民	张 媛	欧金文	杨 芳	

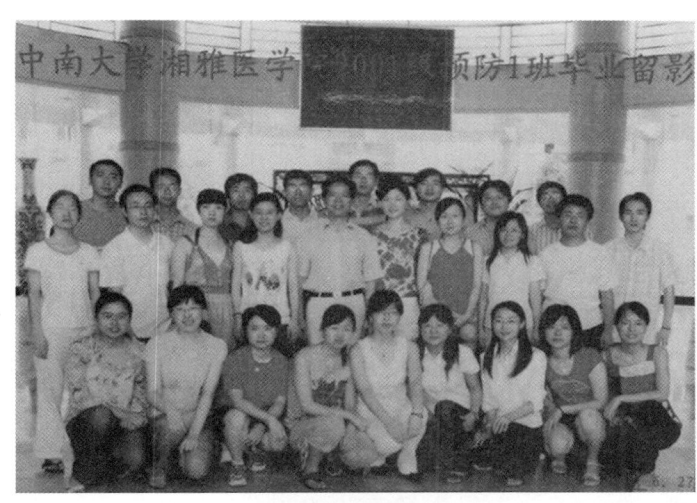

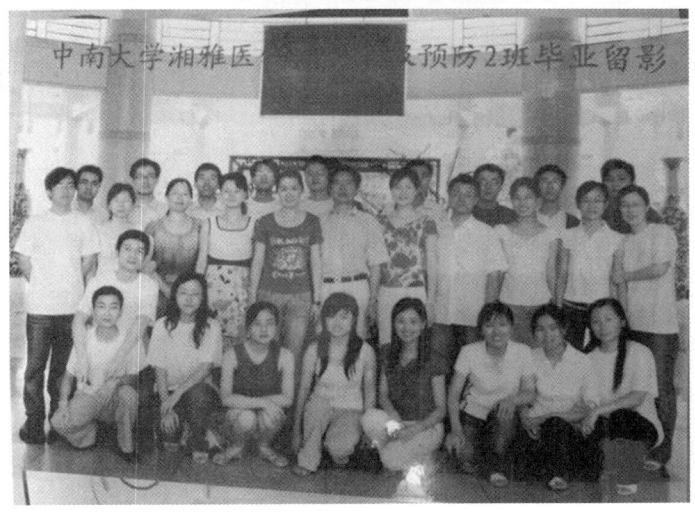

图2-29 2001级预防医学专业师生合影

29. 预防医学专业2002级(87人),学生名单见表2-42,师生合影见图2-30。

表2-42 2002级预防医学专业学生名单

卢培佩	贺小卫	傅晶晶	李 芬	蒋琴琴	杨 丹
郭晋敏	段丹辉	叶碧莉	谢 钢	杨 静	凌 轶
吴铭宇	张国勇	边 超	陈秋萍	赵 杰	何集篇
陈 凯	桂响玲	刘 姝	林 倩	胡青青	杨学文
郑 莉	付家胜	黄益德	庞慧敏	董 航	李亚曼
王成俊	陈秀兵	邓媛媛	王成莲	蒋莉翔	许小燕
陈 婷	梁丹玉	欧阳斌发	和 秀	陈田木	陈昌可
许晓丽	陈家诚	陈 晶	王 静	查文婷	黄 英
王 磊	黄 睿	张芳芳	刘 瑞	王金龙	尹 婷
王 洁	陈 静	郭灿烂	梁雪枫	梁翠敏	沈苗苗
陈 鹏	郭 卉	张 如	王 瑾	刘 玲	王 蕾
刘 刚	赵 鑫	王晨亮	田 栋	侯清波	李雯婧
张德杏	朱 涛	李颖波	李林香	张开城	邹鹏飞
章梦然	石晓娟	龚 瑜	杨瑞玲	张斯钰	冉茂林
刘 炫	广清青	孙晓健			

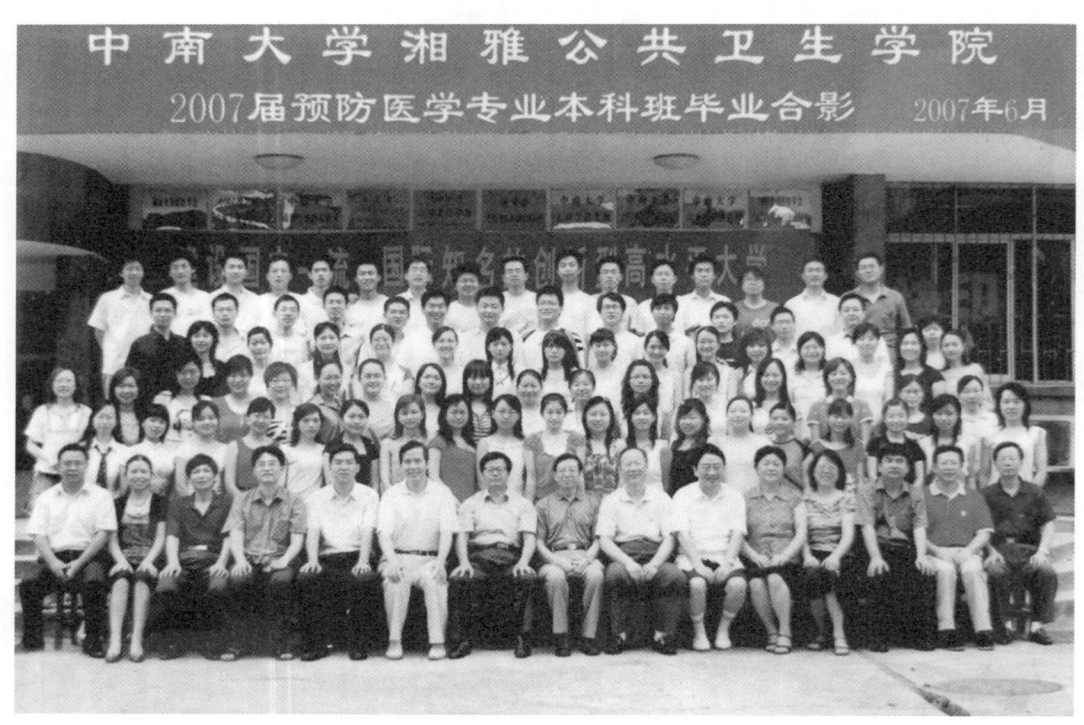

图2-30 2002级预防医学专业师生合影

30. 预防医学专业 2003 级(85 人),学生名单见表 2-43,师生合影见图 2-31。

表 2-43　2003 级预防医学专业学生名单

李飞凤	单　飞	华　蕾	卢　婧	黄　璐	阮晓颖
王春香	余　超	黄晓霞	李艳红	赵英俊	曹沛沛
谢冬华	周　瑜	胡　敏	陈振铎	刘圣洁	柳　絮
李文琪	黄　平	钟芳金	郭凤英	孙　峰	唐　瑭
徐振杰	陈　艳	娄　丹	王甲娜	刘兴旺	齐　上
张　静	张　艳	杨鹏娇	李文宇	李永恒	马　冬
王　斌	李志芳	金挺挺	刘军韬	何　俊	杨亚坤
张　双	鲁　金	何　琛	陶　韬	甘　亢	宣冬青
雍　凌	唐极宁	杨筱婷	曹　慧	朱　辉	林　婷
马雍颖	吴元东	叶冬仙	董翠灵	肖和卫	苏静文
郭　瑞	单旭征	宋　爽	张洪龙	李晶灿	邱艳霞
张金囡	赵雪琰	刘晶晶	秦晓栋	蔡　拓	谢　颖
卢　辉	刘江艺	李文杰	胡方祥	孙倩莱	胡宇轼
田　芳	张晗翀	樊　婧	谭冠述	黄　霜	王　微
张　昊					

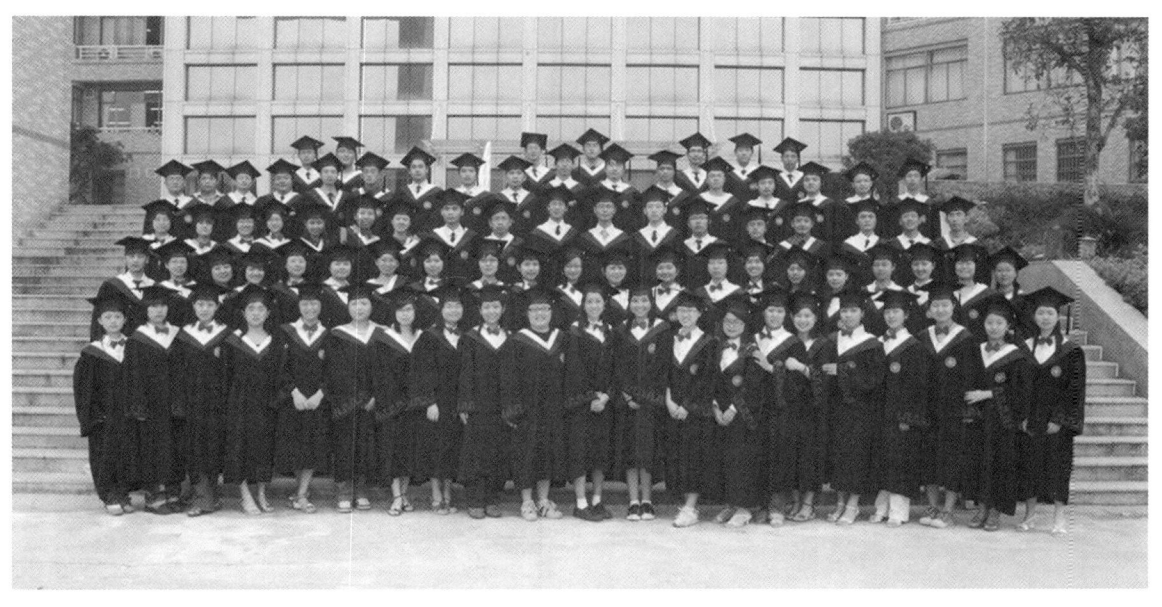

图 2-31　2003 级预防医学专业师生合影

31. 预防医学专业2004级(88人)，学生名单见表2-44，师生合影见图2-32。

表2-44 2004级预防医学专业学生名单

李　明	唐永祥	李亚其	王　磊	邹　悦	陈　琴
刘彬彬	罗　俊	董　晶	周新阳	魏　东	梁桂云
卢少巧	李辉霞	陈年年	金樱枝	王　静	王　雪
苏剑冰	钱　霞	葛振兴	李煌芝	杨　文	刘恒道
岑朝琛	朱春燕	谢富才	何　婷	卢　妮	王银雷
王　伶	孙彩虹	康海莹	江军仪	潘宏磊	陈　颖
吴　娜	李　想	陈　希	郭　颂	李　敏	张艳红
刘建峰	张锦辉	郭亚君	于学慧	文玉娜	汪　荣
杨婷婷	王　丹	李思遥	金　星	罗建军	张伟1
谭　俊	段园园	吴　涛	余杰情	李元君	卢　妮
彭米林	谢龙申	张庆虎	李　鹏	李小亮	张伟2
李耐萍	蒋洪欣	张弥兰	林　丹	颜江山	黄　敏
张　婷	杨　丹	张　帅	卢　懿	贺兴增	刘新元
贾如意	易华涛	楼　挺	任亚萍	徐蕾蕊	唐剑英
于　淼	朱小年	向　莹	吕　元		

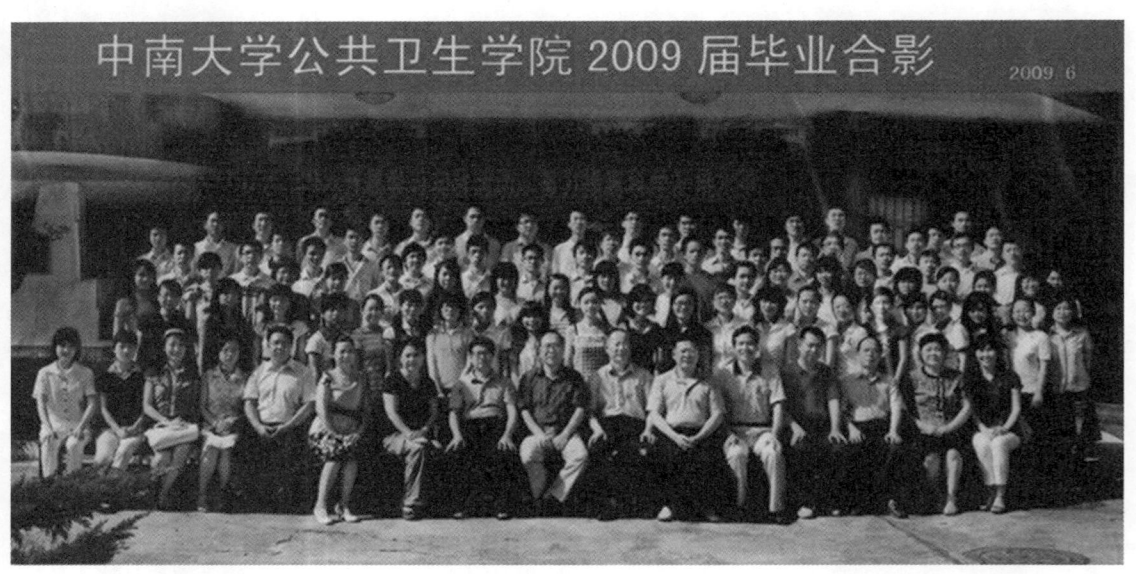

图2-32 2004级预防医学专业师生合影

32. 预防医学专业2005级(90人),学生名单见表2-45,师生合影见图2-33。

表2-45 2005级预防医学专业学生名单

耿 翔	何蛟龙	牛子儒	陈金发	林晨毅	任 真
任慧萍	李映霞	陈 亮	王 斌	陆夏瑜	廖伟伟
彭 毅	高荟乔	孙嘉慧	苏 新	韦宇宁	张竞丹
蔡裕通	张 睿	陈昊源	马 苑	薛 静	吴国伟
邱英鹏	陈 磊	赵胜男	郭 骞	李 娜	董延涛
潘英连	蔡学凡	柯 欣	张 圆	孔群钰	吴琳琳
袁凤花	王 萌	冯月华	杨 芳	王继龙	陈 飞
张星南	魏飞飞	王宇飞	申俊杰	叶正兴	王 文
许 巍	冯昱斌	林 灿	唐 铭	谭贤佩	方 亮
肖 笛	蔡 韵	杨 勇	刘俊辰	杨 森	张 喆
胡 杰	王静夷	胡兰英	徐晓刚	寻红花	肖婷婷
蔡 畅	孔繁晶	周芯蕾	范青昳	喻 潇	祝靓靓
周月明	毛振兴	杨 洋	胡 俊	王锦泓	王 芳
武海波	王兴州	徐 霜	张振超	侯明华	刘茂盛
高水超	高 银	高娉娉	袁 哲	薛子超	张启鹏

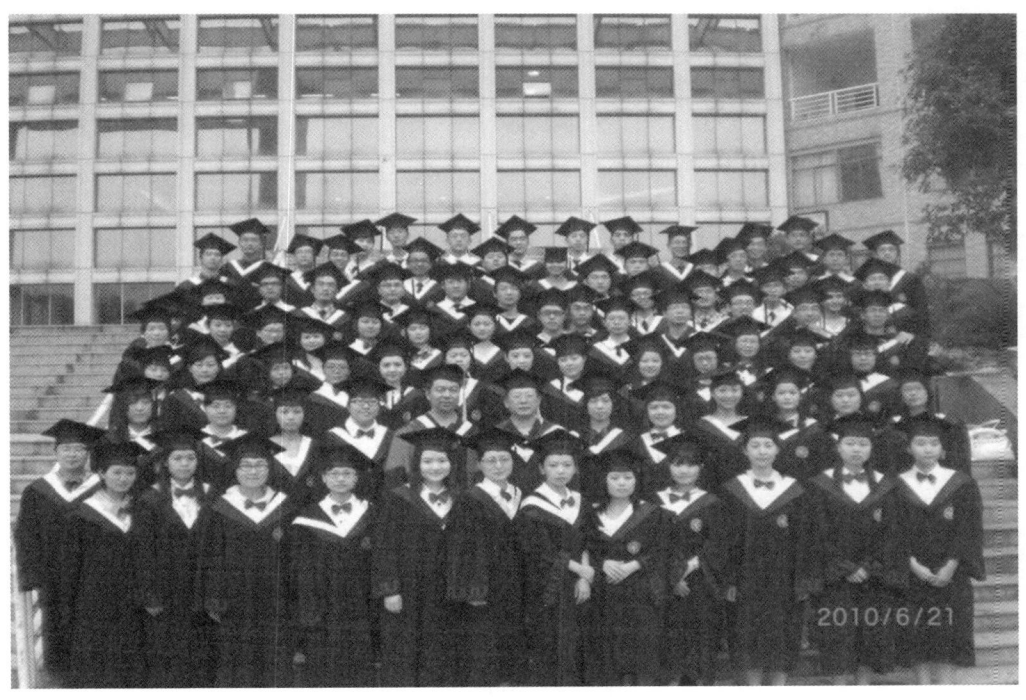

图2-33 2005级预防医学专业师生合影

33. 预防医学专业2006级(83人)，学生名单见表2-46，师生合影见图2-34。

表2-46　2006级预防医学专业学生名单

毛　毛	谢利霞	方清永	何勤华	李志凌	欧阳致威
刘曼云	高邦乔	吴志泉	黄黎峰	胡士敏	郭　洁
朱　晗	曾　伟	胡咏梅	沈敏学	陈　锐	吕厚辰
孙　铮	何　健	梁章琴	万方君	陈昕晖	金　丰
欧阳玉萍	焦顺鹏	黄婉媛	张　泽	郝青青	李　乐
晏瑞琳	严　斌	郭　彬	靳　娟	覃　璐	邵明杰
黄韵如	赵　锴	张美菊	姚慧卿	宋　静	李　亮
任　蕾	吴　松	姚文朋	沈雯茜	戚丽华	汪守成
王　希	袁　哲	余　钰	陈亦晨	吴忠卫	张　滢
魏　捷	张啟鹏	邹明向	余云春	许　轲	高　洁
秦露露	刘　祺	胡　丽	陈留名	舒　曼	聂晓璐
李福缘	雷晓岗	曹可珂	耿　全	刘　胤	阳　帆
罗艳佳	钱贵荣	黄　祎	邱燕燕	曾　超	谭樱花
苏　岑	田德强	刘慧颖	王　静	周瑛瑛	

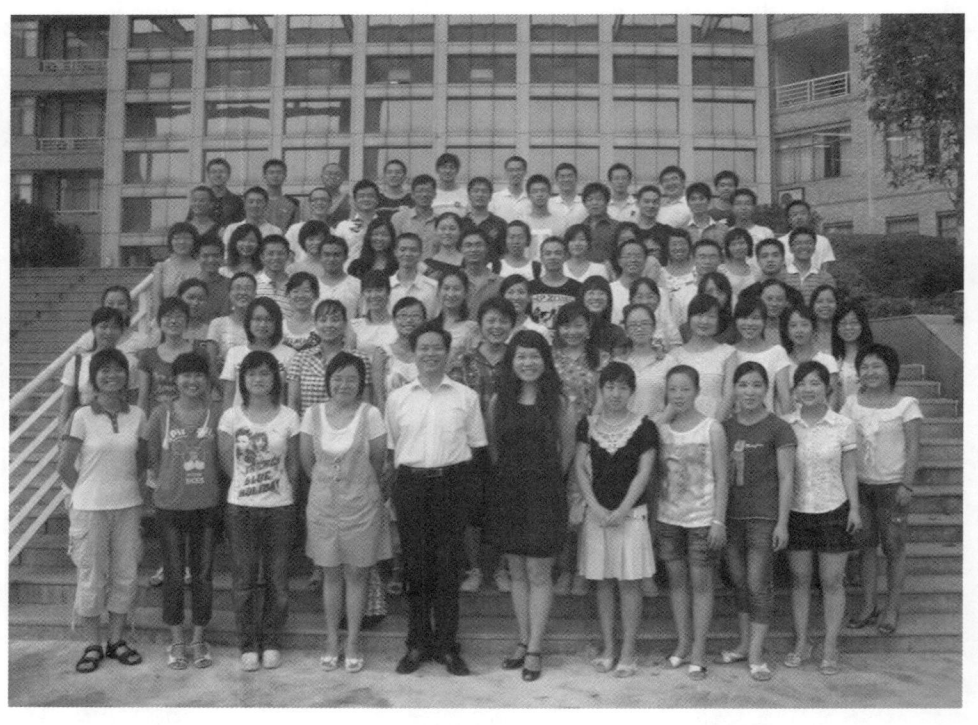

图2-34　2006级预防医学专业师生合影

34. 预防医学专业2007级(86人),学生名单见表2-47,师生合影见图2-35。

表2-47 2007级预防医学专业学生名单

李晓卉	林 慧	苗萌萌	杨 君	李志强	户建国
栗 达	刘福荣	杜 蕾	杨幼萌	赵 月	史翔宇
冯 伟	陈 龙	乌欣蔚	程 靳	张 喆	肖建涛
黄 维	鞠胜杰	张惺惺	王武浩	王 琛	顾良友
王春乐	魏 婷	金小蕾	陈凤磊	王姿欢	林 双
张黎峰	聂 欢	张轶西	黄 莉	李 晨	吴娜怡园
俞 超	王小娟	侯海光	魏珊珊	朱 垒	罗 桎
曾晓露	谢 祎	邓莹莹	王云芳	康文婧	高章峰
牛玉捷	杨 柳	王丛昀	段雨劼	戴 璐	肖 虹
张晓涛	倪 平	钱玉洁	张 莉	张 川	鲁丽霞
黎雅娟	孙 靓	郭宇星	王智宇	粘烨琦	陈 艳
陆静文	张月露	王 玥	彭贵娟	林燕惠	王颖慧
康 慧	谢可炜	郑林鹏	花森浩	聂 舒	皇甫超济
马传锐	杨 光	韦佳楠	陆林香	苏 婕	谢妮娜
刘 兮	侯 敏				

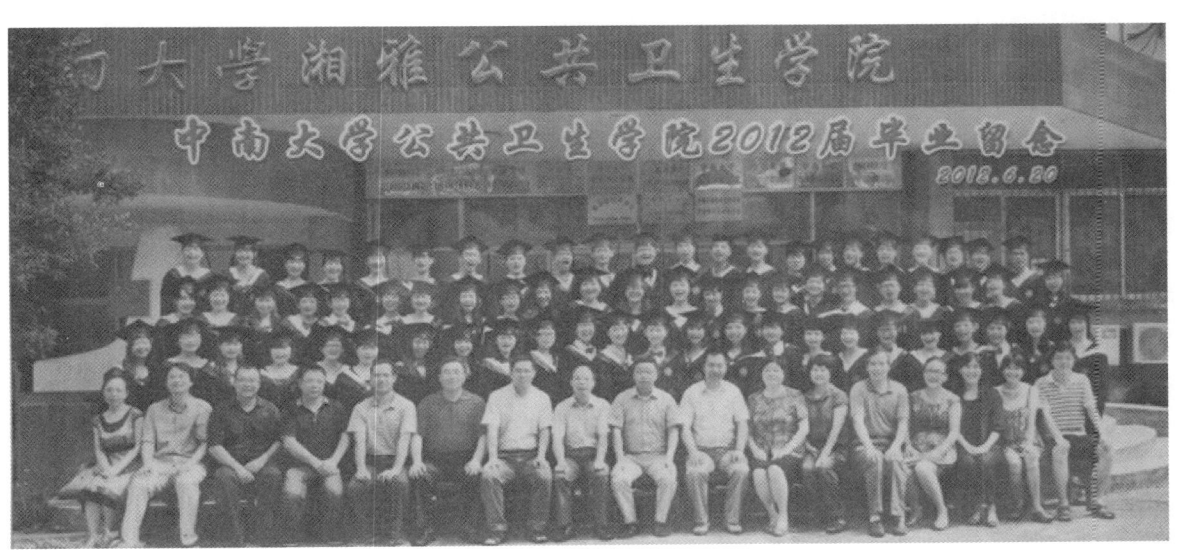

图2-35 2007级预防医学专业师生合影

35. 预防医学专业2008级(81人)，学生名单见表2-48，师生合影见图2-36。

表2-48　2008级预防医学专业学生名单

白雪飞	陶淑慧	戴欣翔	万雅利	陈　沛	忻　骥
蔡宗烨	湘　宁	郭前方	王超然	陈轶愔	许子敏
陈裔雄	肖　川	黄　璨	王梦萧	党学文	颜昌洲
陈妤煌	燕　晶	康　玫	王玉香	韩　超	杨梦月
董　浩	杨春龙	李继超	魏贤达	贺　慧	杨晓艳
贺维唯	杨仁东	李帅飞	文业斌	李　敏	尹馨怡
胡　静	张　超	林丹莉	杨　婷	李　谦	余　骦
胡彦磊	张雪梅	林瑜亮	曾　波	凌丹丹	章　涛
黎杨芬	张　月	马斯嘉	章娴倩	吕静婷	张诗传
李林林	郑东鸣	穆　聘	张天一	宁　欣	郑寒龙
李招玲	郑昆颖	邱　莉	赵　帅	乔　楠	周小英
刘希光	朱柳凤	权　柯	周莹华	任乐豪	周　雯
刘欣岚	朱曜宇	任晓华	陈　卉	史可梅	闫　焱
潘新赟	窦倩如	汤晓涵	陈健久	王方舟	魏　薇
彭　阳	白　衡	唐海涛			

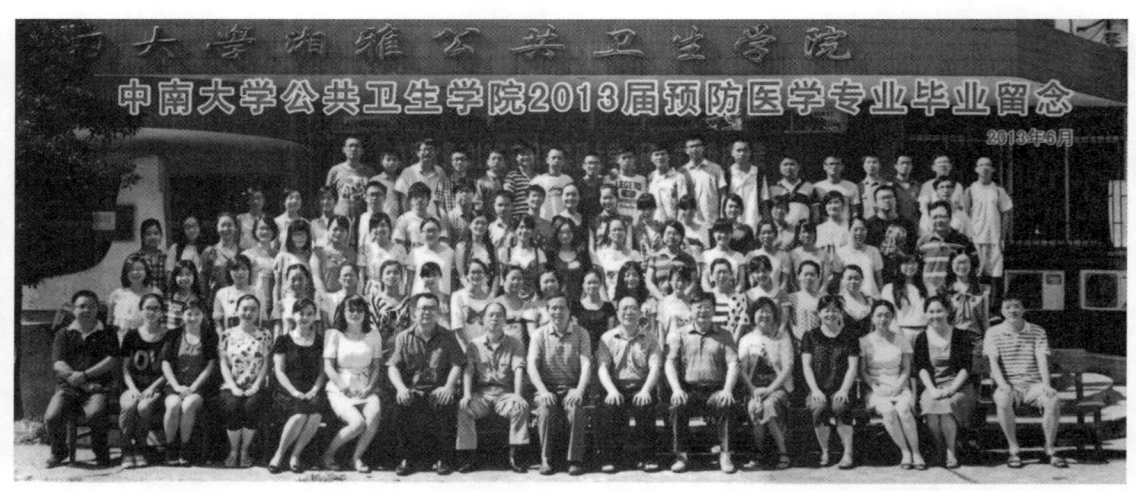

图2-36　2008级预防医学专业师生合影

36. 预防医学专业 2009 级(91 人),学生名单见表 2-49,师生合影见图 2-37。

表 2-49 2009 级预防医学专业学生名单

曾小娟	黄 思	莫 敏	金秀秀	宁 婷	尹运波
陈 洁	姜 帅	穆 聃	冷素安	任 毅	张 驰
陈琳琳	蒋盛威	宁佩珊	李浩泉	石国帅	张斐斐
陈佩佩	扎西卓玛	白玛央金	李树峰	史文佩	张 骥
程雅君	边巴央宗	谢赐福	李新超	唐 邓	张 群
崔林静	齐 潇	冯 凯	梁锐明	王 璐	张 蔚
巴·德娃	黎红旭	付翰林	刘芳仪	王 颖	张 卓
冯 果	王 傅	高 凡	刘铠桦	王泳仪	赵彦杰
翁国新	刘遵悦	高 晓	刘晓娜	吴 波	周文滔
徐文静	许艺博	格松卓玛	刘旭圆	翟羽佳	周 颖
施静怡	王潇潇	龚 欢	龙 雯	吴濛涵	周永芳
卢 雁	赵天宇	管明月	陆贻升	肖 琳	严丹丹
严冰清	时 韵	郭小茜	罗 旋	熊 岚	严 敏
吴晶晶	谢晓然	胡 甜	马 婧	闫亭亭	杨玮春
岳茜岚	钟永祺	甘彦祥	李若诗	郭 飞	吴静妮
次旦卓嘎					

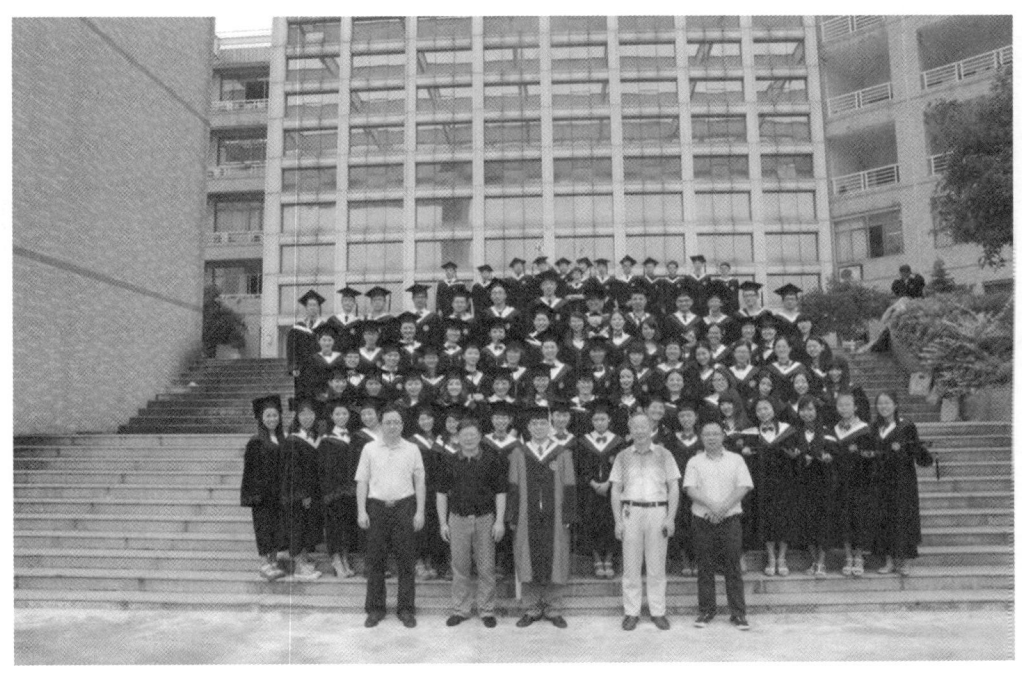

图 2-37 2009 级预防医学专业师生合影

37. 预防医学专业 2010 级（82 人），学生名单见表 2-50，师生合影见图 2-38。

表 2-50 2010 级预防医学专业学生名单

蒋　平	官丙杰	刘春容	屈凌霄	吴善锡	粘惠瑜
白　雪	何伟林	刘　茵	冉　昱	肖艳慧	张佳欣
蔡　洁	何一宁	刘黎香	申家莹	谢思蕾	张霄潇
曹芳芳	胡正飞	刘立煌	申子宜	徐玲燕	张　妍
陈颖怡	胡忠琴	刘凌霄	时　韵	许　敏	张译元
陈子洋	黄　琳	刘　双	孙晓艳	鄢　然	赵慧童
成佩霞	黄武雅威	柳恒卓	谭立衡	闫芳芳	赵赛赛
程　罂	计美美	柳怀湘	滕雪娇	杨宝霞	赵天使
春兰花	黎显杰	罗佛萱	田　亭	杨　庆	郑　皖
从　昭	李蓓茜	罗沛宜	童　瑾	杨甜甜	钟永祺
邓墨侃	李　芳	骆静方	王佳丽	叶慧敏	周凤鸣
方　玉	李　娇	马能能	王凌鸿	于雪莉	朱明珠
高海亮	李昀桥	马　强	王汝佳	余明洁	臧宇凡
葛　迪	梁慧玲	欧　悦	韦　湘		

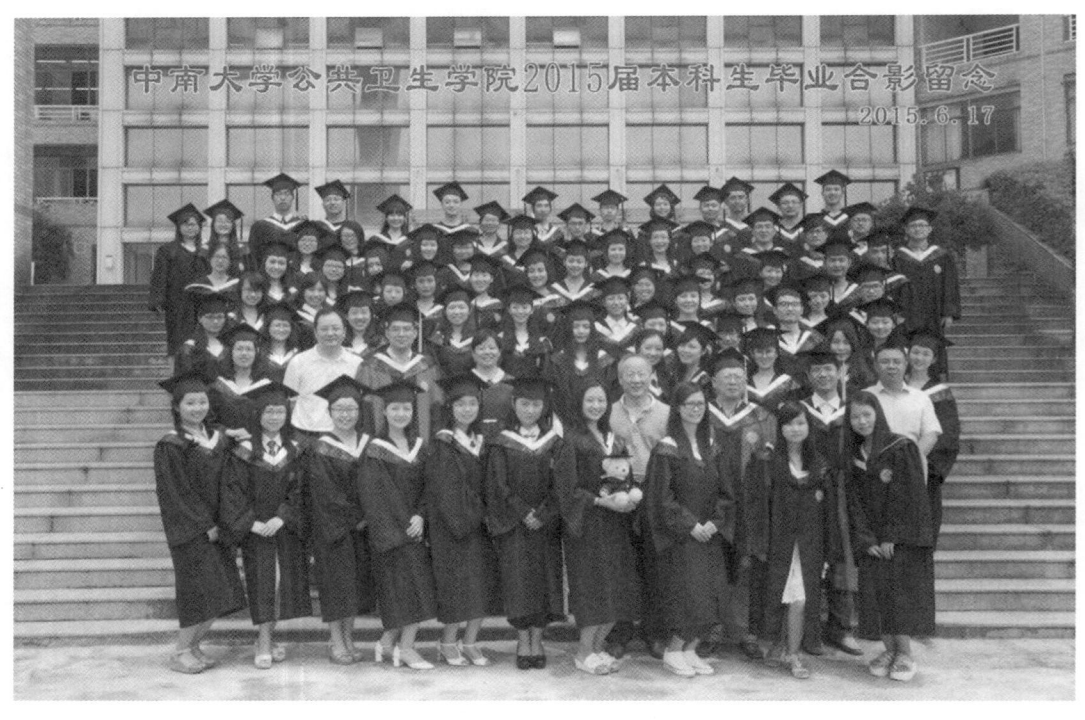

图 2-38 2010 级预防医学专业师生合影

38. 预防医学专业2011级(71人),学生名单见表2-51,师生合影见图2-39。

表2-51 2011级预防医学专业学生名单

陈凯乐	张 冬	王舒逸	栗 原	李 俊	邓利红
冒 洁	欧阳飞云	马天琳	孟 潞	王志鹏	林小勇
刘加海	王善蓉	何碧玉	解美秋	永新星	王 柯
李 冰	张 强	邓桂娟	郑倩倩	管权权	程玉兰
何依伶	廖 鑫	牟 菁	余 畅	杨 盈	范 晴
王贝子	李梓康	车兆馨	康 迅	郑共驰	朱 爽
张若雯	姚星妹	吴世超	黄培元	康 凯	百哈拉木·阿不都外力
何子康	刘丽丽	何鸿雁	陈宇眉	郭 健	余晓萱
张兴宇	陈 倩	聂 瑜	宁涵清	高语嫣	雷 楠
文媤贤	金 雨	祝楠波	吴小丽	郭翊炀	王而今
黄 哲	王 维	周 艺	赵雨薇	马中飞	莫禹诗
丁梦瑶	黄菁桃	石婉荧	李昱霁	周 彬	

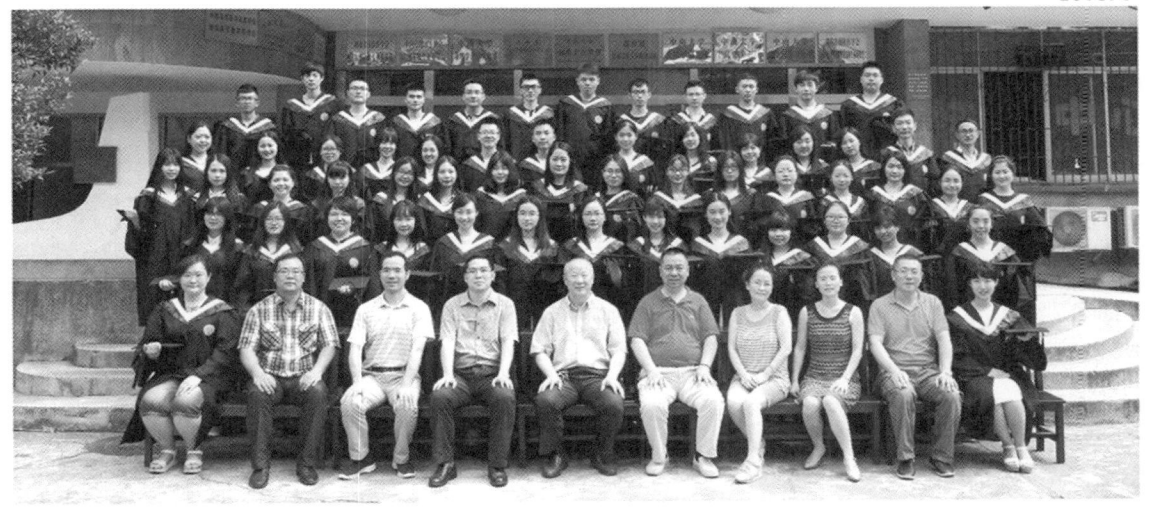

图2-39 2011级预防医学专业师生合影

39. 预防医学专业2012级（74人），学生名单见表2-52，师生合影见图2-40。

表2-52　2012级预防医学专业学生名单

罗丽	荀佳雨	范煜	李孟桐	曾婷	王少正
余涛霖	段银娟	马良吉	刘美杉	韦瑛桦	周杨雪
文秭靓	古亦斌	朱庭萍	张柯	孙玥	董晓
张叶苄	刘子祺	蒋碧清	赵东雪	连至炜	祝春素
何节义	袁浩文	胡珊珊	周艳芳	叶尔凡·居来提	钟晴炜
刘冬梅	云青萍	江龙	孔令仪	吴琪	杨澍源
张佳月	向密	罗薇	何亚菲	张圣伟	于珊
黎想	李瑞琪	皮宇奇	王孜宇	刘寒梅	刘晨
龙斯思	王玉婷	韩雨廷	宋蒙蒙	肖盼盼	王思逸
贾娜尔·阿轮拜	柳杰	吴小嫩	骆诗韵	王晴	王维
谢燕	蔡姝雅	闵开元	李琼	李延霞	赵丽娟
夏楠	欧阳玉丰	张唯娜	潘雄峰	黄才格	戴雅伦
亓蔚然	赵晓晓				

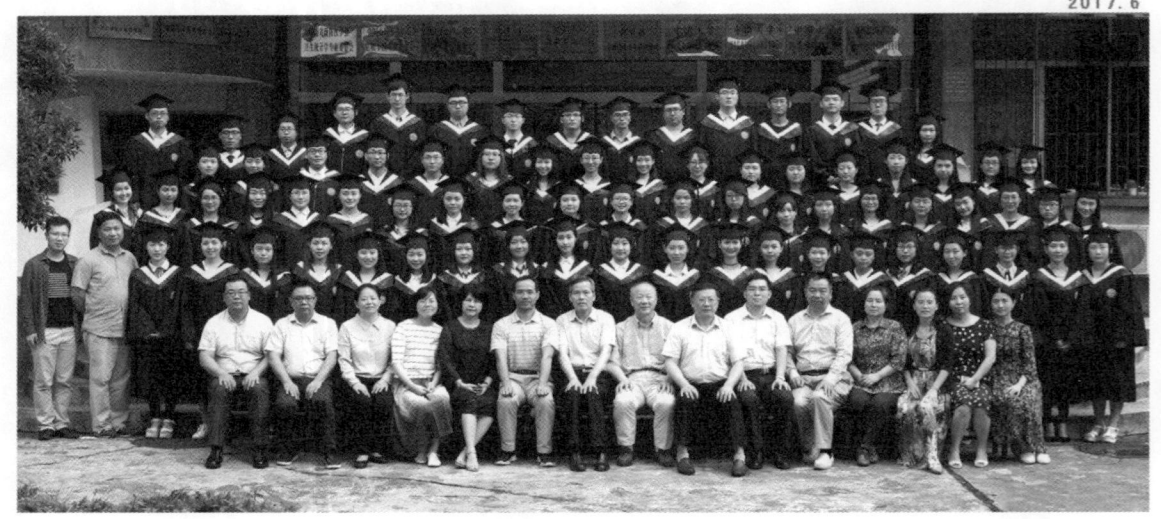

图2-40　2012级预防医学专业师生合影

40. 预防医学专业2013级(75人),学生名单见表2-53,师生合影见图2-41。

表2-53 2013级预防医学专业学生名单

孟繁鑫	岳 宁	何之洲	徐赛男	王皓人	骆文佳
罗 锐	何心馨	程 锦	刘 晔	刘芷希	高 悦
张世洁	刘茜玙	姜佳琦	王万慧	李 婕	董墨染
籍 第	纪佳君	李 萌	秦 婧	刘 静	李静芝
旦增玉珍	杨嘉辉	祖力比亚·亚力洪	王焕倩	杨 斌	邢德秀
张行易	胡一祯	马于茹	朱天娇	周 茜	何 江
吴夕红	张 璐	骆会欢	金 欣	董艾媛	经嘉俊
诸心蕾	李玉湾	闫婷婷	杨 梦	董雅楠	蔺 芸
周 彤	马 羽	周子雯	丁文祺	薛文庆	安 鑫
全晓乐	潘梦雪	李童心	陈 玥	王紫微	周芯俪
周 瑶	姚婧文	李若疃	韩知妍	黄倩颖	褚鑫鹏
杨凯冰	张 洁	马小迪	林瑾禹	郭 瑞	索朗单增
马 晗	蔡君豪	王 展			

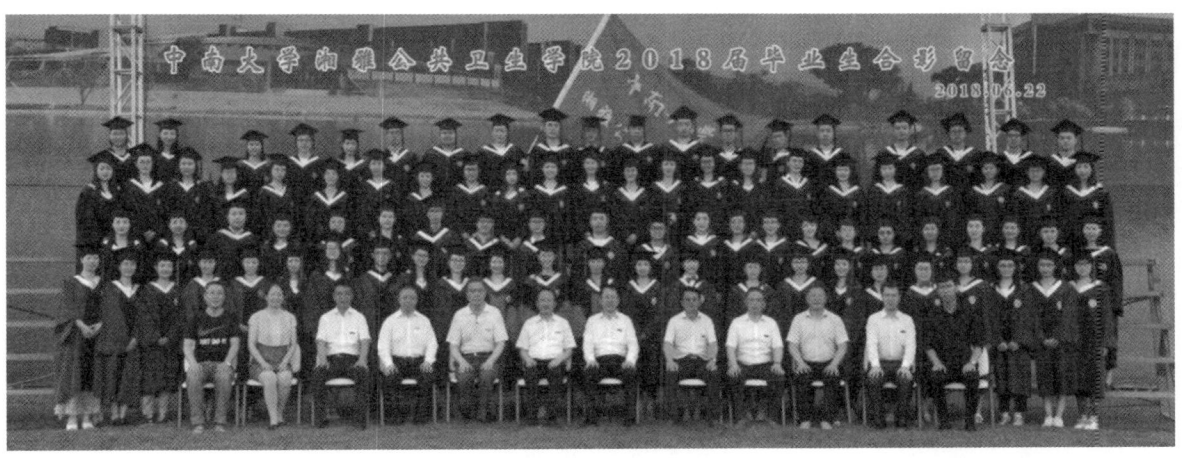

图2-41 2013级预防医学专业师生合影

41. 预防医学专业2014级(85人)，学生名单见表2-54，师生合影见图2-42。

表2-54　2008级预防医学专业学生名单

李东	高建雯	江文	舒忆	王娅丽	李佳颖
李沐霖	刁静怡	朱凤	陈禹明	刘小玲	程梓敉
戎伟仁	耿学妤	龚慧	宋子羽	相珊	吴文婷
姜中石	郭庆	苏莹	陈祺	蒋晓红	张蜜
吉永昌	杜英玺	王花婷	刘波	王新民	朱琪琪
李子业	蒋紫燕	李巧	李玉佩	马中慧	罗丹
魏馨远	冯瑞华	李超	陈铎	臧帝凡	黄子逸
王洁	王文秀	王晓芸	史源	郑铭	单洋洋
闫昳儒	阿斯帕提·努尔泰	隆连英	叶心语	朱新瑞	黄咏昕
唐思璇	叶萍	梁盼	阿迪拉·阿不来提	陈思琪	王璟
楚歆	宋娟	席玥	李彤	李欢	窦秋芬
袁淑娟	宋嘉宁	陈显辉	李旭洁	吴奕君	孙明希
刘璐	朱曦	杨卓煜	王雪威	崔靖	马宁
赵子璇	刘心连	谷林涛	张先桃	谢小雪	布帕太姆·霍加木尼亚孜
张盈坤					

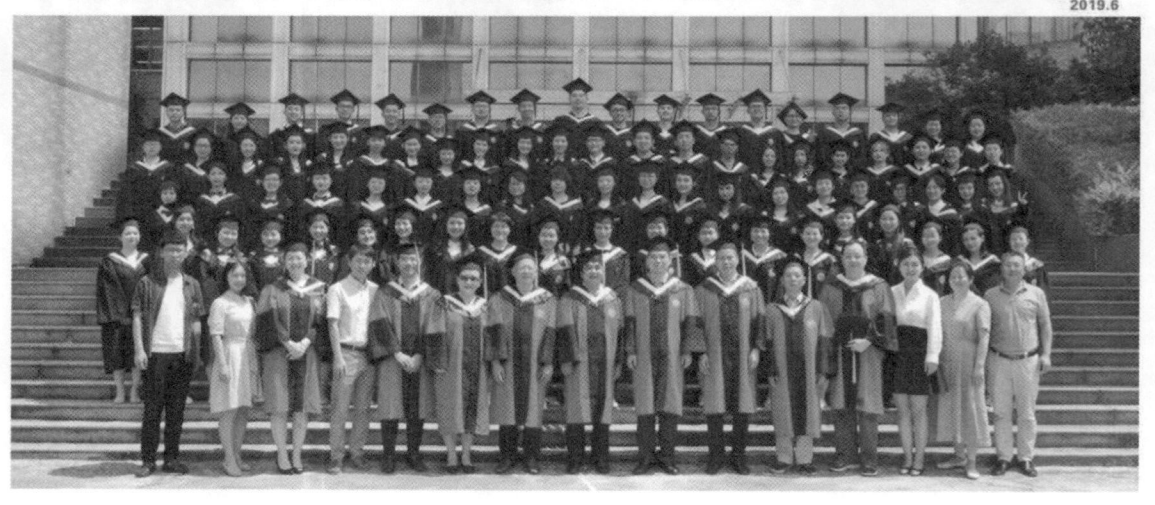

图2-42　2014级预防医学专业师生合影

42. 预防医学专业2015级(79人)，学生名单见表2-55，师生合影见图2-43。

表2-55 2015级预防医学专业学生名单

潘远琳	冯春梅	龙欢欢	陈筱昀	张浩栋	刘 香
陈斯岚	罗顺德	张成成	陈德钟	麻 丽	林雅粒
张 和	韦 佳	杨 蕾	闫润楠	纳继根	李金哲
陈 靓	刘玉洁	李 成	张艺倩	杨 琨	杜雨濛
崔春子	陆 斌	张佳佳	开比努尔·再比布力	马传光	巴音塔娜
郭 蓉	苟忠林	张慕阳	杨 帆	刘洪颖	颜穆丹
钟龙潇	劳靖雅	马丽红	俞彬涛	张文倩	韩璐择
孙亚培	蔺子晗	姜 楠	黄子桐	郑立武	邹雨萱
徐 思	萧 阳	宋静文	冉文昌	贾思艳	吴 黄
郭 真	李 值	何昌桂	布音代丽格	张诗雅	冯宇歌
黄晓君	肖 琦	彭爱宇	杨永胜	徐春辰	刘 瞒
谢 鹏	宋欣俐	胡欣怡	何星宇	郭怡聪	魏廷雪
任柳盈盈	徐驰雨	李静雅	曹博文	邹寒霜	方莹静
张立旸					

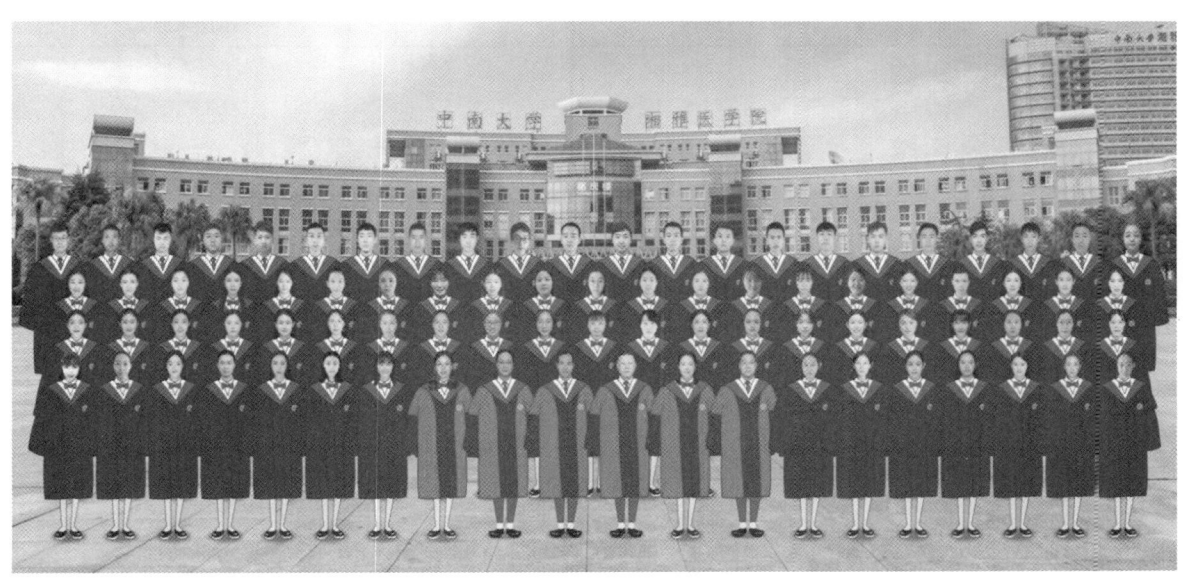

图2-43 2015级预防医学专业师生合影

43. 预防医学专业2016级(79人),学生名单见表2-56,师生合影见图2-44。

表2-56 2016级预防医学专业学生名单

麦尔蔓·木哈太	次仁拉宗	彭 卉	韦杰桦	韩同芮	谢 娴
丁 铭	龙若水	黄佳欣	金子轩	王艺潼	吴可盈
李怡哲	宋金璐	谭秀英	何兴侯	李 源	刘民歆
宋咏烨	徐俊田	张 娜	黄 浩	胡云轩	潘云凤
白呷拉珍	热汗姑丽·买买提吐尔逊	文碧涵	扎西边巴	张 勇	丁银圻
王春蕾	王佳梨	韦元旦	杜泽宇	彭悦景	王宇奇
薛承宇	彭家乐	田 原	姚雨欣	陈开颜	李晓曼
刘 岩	曲 凯	孙睿佳	于孟洁	黄轶钊	李小宇
曹 技	张雅茜	何中漩	涂 颖	次吉卓嘎	何坤铧
李 娜	张韵秋	阿依奴尔买买提依不拉音	郭名呈	崔臻妍	谢 玥
朱燕秋	邓 佩	郝 歆	田淇百	王铎菲	刘 颜
屈 灿	尹 嵘	陈少茹	李明恕	李旭平	普雪娅
唐必成	虞玮峰	林毅桐	汪新政	周煜心	陈彤彤
李继明					

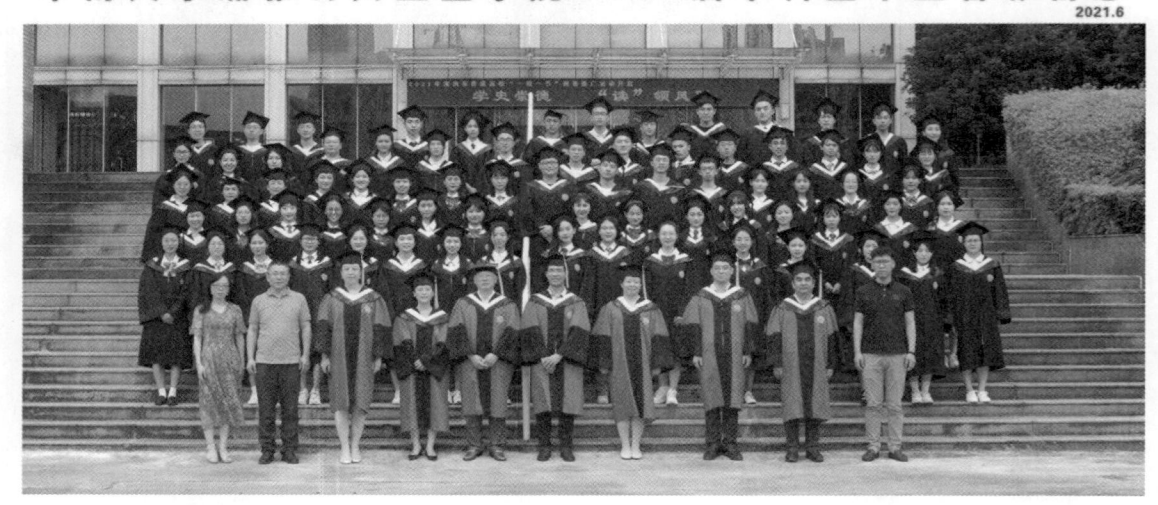

图2-44 2016级预防医学专业师生合影

44. 预防医学专业2017级(73人)，学生名单见表2-57。

表2-57 2017级预防医学专业学生名单

曾亚东	黎佩佩	马合帕力·谢力扎提	王婷苇	刘中一	向玲慧
熊鑫	郑可	李奕宁	晋晨曦	欧阳婕	王英雯
杜仟仟	杨攸	辛頔	崔禹	徐筱黄	陈颖昕
张芸萌	周了然	袁月晗	梁祖金	梅菁兰	赵盟生
彭文瑶	梁鑫涛	拉来·孜科拉	玛依萨·哈纳哈提	徐晨韵	刘洵锐
龙文成	陈昊章	周一湘	廖振欣	贺楚宁	孙鼎奎
向琳	陈瀚镞	康一凡	彭瑞莎	宋红升	格桑德吉
王添翼	方鹏	赵倩	付彩云	许卓娅	曹家丽
刘师齐	孙博文	白芸凡	比力努热·亚库普	李亚超	杨颖
王佩文	张银	林艺娟	谭佩珊	李可人	王瑞喆
蔡金晏	李沐函	王凤娇	王寅	格桑多吉	田雨鑫
柴鑫	何子洋	尹祯	陈鑫月	马晓雪	周景涛
玛丽旦·吐逊					

45. 预防医学专业2018级(83人)，学生名单见表2-58。

表2-58 2018级预防医学专业学生名单

李依桐	罗舒	徐小迪	张华凌	巴音赛斯克	陈瑜烨
古丽皮艳.巴拉江	黄安帝	先依达.肉孜	于露	左热姆.米尔艾合麦提	谭诺培
蔡亦清	袁方迪	石德权	顿珠次仁	索朗曲珍	永珠卓玛
张远哲	牟联明	冉爽	瑞纳德·毛拉优夫	王涛	乌其尔加苇·才媲丽玛
武小夏	叶斯泰·木黑牙提	李可欣	郑超然	张婷会	甘治民
苏日娜	姚美晨	张文晏	李舳旗	苏阳	赵睿馨
杜俏云	雷慧琼	李东禾	袁洋	张溶	胡婉婷
陆亭丹	马青龙	陈泓睿	张云	李佩玲	郝怡菲
张鑫	岳兆威	康曦	林宇豪	阮霄睿	徐博雅
倪梓健	张桐菲	黄丹琪	邹琪	李梓萌	时顺一
尹思宇	黄佳怡	姜涛	李肖阳	王梓懿	詹咏斯
何雨洁	罗涵	赵春雨	戴银煌	柯嘉雯	刘祎
徐伟嘉	王乐雯	夏凡	刘希	谢关情	仲博雅
叶升晖	度皓元	袁若晨	马钰	艾雷	

46. 预防医学专业2019级(85人),学生名单见表2-59。

表2-59 2019级预防医学专业学生名单

崔宇豪	黄淑岚	霍文雯	娜孜买·吐尔逊	苏比努尔·麦麦提	西仁娜依·阿不都热西提
周东杰布	周晓雪	廖宇	凤芊芊	申雨凡	恩卡尔·也尔森
克丽木比·哈力力	张子扬	达娃普尺	古桑卓玛	尼玛卓嘎	张艺严
张孟薇	吴佳兴	朱湘郡	蒋清影	张琬珩	李梦婷
刘美琳	蔡昊	贺诗雨	秦李希	李可昕	陈可彬
黄幸垚	李佩璇	范仁义	何佳宁	林晔欣	唐雪童
宦晓丽	李林海	欧婧	王晨潞	庄克亚	曾华莲
周心怡	靖凯夫	李佳洋	蒋文昕	陈晨	戚婷
白云山	李吉玉	牟思博	臧鹏程	朱沫晗	王哲
燕斯爻	崔淼	覃朗	曾筱雅	吕晨	谭涛
顾永俊	苏柯文	蔡志雄	单池群	况嘉炜	赵璟洋
王君畅	匡倚莹	吴梅华	郑婉姝	华健	邱紫璇
谢彬	郑婉婷	詹思静	王正钢	武弘毅	崔议丹
姜茹	邓翔宇	李之晟	刘睿思	江诗瑶	刘仕州
黄慧嘉					

47. 预防医学专业2020级(120人),学生名单见表2-60。

表2-60 2020级预防医学专业学生名单

艾丽皮努尔·艾尼瓦尔	艾思米拉·阿布都拉	陈飘	俄斯汗·阿勒玛斯	毛莹莹	王元泽
依木然·阿不力提甫	张添程	祖白达·阿帕尔	曾峥	黎铭轩	王小珲
云俊龙	张元超	陈珊	李思漪	邱承昊	张欣睿
莫晓蕊	高一	吴倍骏	加依沙尼·马合沙提	马欣	马英萍
田雪莹	田子悦	席登锋	扎珍	包欣鑫	谈梦琪
葛广旭	刘潇晗	明立鑫	张倩倩	邓逸轩	吴子豪
石佳璇	俞晓菲	陈上燕	胡蕊寒	刘丹蕊	欧闯

续表2-60

吴舒涵	周瑾妮	唐怡琳	王楚欣	高博月	李源奇
邱雅玲	夏蓝芯	张旖珈	孙田悦	赵止云	陈彦舟
乔柏珏	张 驰	马 翔	张 楠	廖嘉璐	罗梦竹
万雨迪	王梦瑶	杜芊桦	秦艺璇	赖若若	李坷蔓
王 达	于砚泽	张亚珍	蒋志豪	雷谨诚	李明玥
牛李婷	麻金玲	杨雅兰	宋维静	游先笛	赵志义
金硕韬	路芳逸	唐连志	勾美秀	李嘉欣	罗伊宁
万雨欣	姚诺言	黄 欣	邹文烨	林蔚然	田城旭
张若冰	陈佳音	李梦婷	刘诗怡	黄艺舒	汤佳萱
邹 珂	苗正楠	李睿涵	刘耀星	秦天嵘	吴逸宸
张若琳	段文韬	谭雁宁	纪宇飞	隋欣怡	张睿兮
李 程	刘睿思	石奔逸	熊文静	张 敏	周 敏
唐志豪	周 婷	郭张雄	林慧行	沈祥郲	何晴悦

2.2 研究生培养

2.2.1 研究生导师

(一) 硕士生导师

1. 院内硕士生导师：文万青、吴彭年、吴建民、肖亦璟、陆宗孟、黄民主、林修寿、谭红专、李硕颀、文师吾、丁力、孙振球、刘树仁、熊国强、刘健、杜养志、黄镇南、杨土保、陈立章、胡国清、颜艳、胡平成、许林勇、曾小敏、王乐三、史静琤、杨芳、胡明、刘爱忠、李杏莉、王洁如、秦家碧、吴心音、严俊霞、李广迪、陈梦施、王翔朴、安飞云、李佩珊、吴维生、凌之琰、高泽宣、熊敏如、唐明德、胡建安、孔杏云、杨新文、陈律、段燕英、杨飞、黄瑞雪、张宪、路婵、张文敏、黄忆明、黄思齐、胡敏予、朱明元、任国峰、林茜、杨丽娜、陈继华、秦虹、钟才高、安飞云、曾明、王安、何兴轩、肖芳；赵淑英、罗家有、龚雯洁、胡曼玲、丁萍、王建武、冯湘玲、肖水源、陈金华、王小万、罗丹、徐慧兰、周亮、赵衡文、胡宓。

2. 院外聘硕士生导师：任引津、田勇泉、陶立坚、尹帮良、孙虹、邬力祥、孙维佳、范学工、罗爱静、卢捷湘、刘平、武志刚、黄志平、刘新春、薛娟、严谨、李丽、张江林、李映兰、涂秋云、朱建华、周建大、雷先阳、周阳、毛萍、钟竹青、丁四清。

(二)博士生导师

1. 院内博士生导师：孙振球、黄忆明、肖水源、谭红专、文师吾、胡建安、钟才高、陈立章、杨土保、徐慧兰、刘爱忠、罗家有、周亮、胡国清、颜艳、王洁如、丁萍、杨飞、肖芳、龚雯洁、李广迪、黄瑞雪、吴心音。

2. 院外聘博士生导师：甘霖、田勇泉、陶立坚、尹帮良、孙虹、邬力祥、孙维佳、范学工、刘家望、庄志雄、周平坤、罗爱静、卢捷湘。

2.2.2 公共卫生学院研究生教育专业介绍

(一)公共卫生与预防医学(一级学科)

现代公共卫生和预防医学是在一个宏大的研究领域里蓬勃发展的对人类健康至关重要的学科，迄今已取得辉煌的理论和实践成就。随着世界范围社会经济形势的快速发展和激烈变动，以及由此引起的人们生活方式改变、气候变暖、病原微生物改变、化学品大量使用、食品工业化生产、环境污染加剧、人口流动、电子途径人际连接、传染病全球传播加速，以及人口老龄化和公共卫生突发事件频发等新老公共卫生问题，人类健康面临着新的巨大挑战。公共卫生和预防医学已经呈现出更宽广的视野、更多的学科和技术融合、更深入的微观探索和更大尺度信息整合的发展趋势。我院设置的主要二级学科如下。

1. 流行病与卫生统计学：流行病学是研究人群中疾病与健康的分布及其影响因素，并研究防治疾病及促进健康的策略和措施的科学；卫生统计学是运用概率论和数理统计的原理与方法，研究人群健康状况，搜集、整理分析卫生服务领域中的数据，并进行统计推断的学科。流行病与卫生统计学不仅是公共卫生与预防医学中的理论与应用性学科，也是现代医学的基础与骨干学科。

2. 劳动卫生与环境卫生学：劳动卫生与环境卫生学是研究劳动条件、自然环境和生活环境对健康影响的规律和预防其健康损害的学科。劳动卫生与环境卫生学的主要任务是识别、评价、预测和控制职业和环境有害因素，研究健康损害的作用机制，寻找预防干预的靶点，制定预防对策，创造良好的劳动条件和生活环境，以保护和促进人群健康并促进国民经济的可持续发展。

3. 营养与食品卫生学：包括两门有密切联系的学科，即营养学和食品卫生学。营养学是研究食物中的营养素及其他生物活性物质对人体健康的生理作用和有益影响；而食品卫生学则是研究食物中可能存在的各种有害因素对人体健康的安全危害及其预防措施的科学。营养学与食品卫生学研究是疾病控制与卫生监督工作的重要内容之一，对保证社会人群健康、增强民众体质、提高机体对疾病和外界有害因素的抵抗力、提高劳动效率、降低人群发病率和死亡率及延长人的寿命均有重大意义。

4. 儿少卫生与妇幼保健学：儿童青少年卫生与妇幼保健学是保护和促进妇女、儿童、青少年身心健康的科学。随着医学模式向生物—心理—社会模式的转变，儿少卫生学形成了以促进儿童青少年生长发育、心理健康，防治学生常见病，矫治青少年危险行为，早期预防成年期疾病为重点内容的学科；妇幼保健学以妇女常见病防治、婴幼儿保健、促进生命早期健康为主要研究领域。

5. 卫生毒理学：卫生毒理学是研究所有外源因素（如化学、物理和生物因素）对生物系统的损害作用、生物学机制、安全性评价/危险性分析的科学，其目的和任务就是研究各种外源化学物、生物毒素及物理因素对机体产生毒性或损害作用的条件和性质，阐明其剂量—效应（反应）关系及中毒机理，为制定卫生标准及防治措施提供理论依据。卫生毒理学是预防医学的基础学科，为其他学科的研究提供方法和手段；同时它又具有自己独立的理论体系和研究方法，也是应用学科。

6. 卫生检验与检疫学：卫生检验与检疫学是以预防医学、分析化学、微生物学为基础，采用现代分离、分析手段，研究检验方法的理论和技术，检验和监测公共卫生领域中与人群健康相关因素的种类、水平及其变化规律的一门应用性学科。卫生检验为公共卫生事业的正确决策提供可靠的数据，为疾病预防和应对突发公共卫生事件提供技术支撑，是公共卫生与预防医学的重要组成部分。卫生检验与检疫学所涉及的行业领域包括疾病预防控制、卫生监督、商品检验、出入境卫生检疫、食品药品监督检验、医院和环境监测等。

7. 社会医学：主要研究社会性的医学问题及医学的社会问题，通过研究社会因素与个体及群体健康和疾病之间相互作用及其规律，以及社会卫生状况及其变化规律，为制定和完善社会卫生策略和卫生服务制度提供依据。通过介入公益事业管理，提供及时、有效、适宜的卫生服务，改善社会卫生状况和公民健康水平，在有限的医疗卫生资源条件下创造出最大的健康效率和经济社会效益。

（二）社会医学与卫生事业管理（二级学科）

社会医学与卫生事业管理是一级学科公共管理的二级学科，是医学与管理学之间的交叉学科，主要研究社会性的医学问题及医学的社会问题，并从管理角度提出解决问题的策略和办法。社会医学与卫生事业管理通过研究社会因素与个体及群体健康和疾病之间的相互作用及其规律，以及社会卫生状况及其变化规律，制定和完善社会卫生策略和卫生服务制度。通过介入公益事业管理，提供及时、有效、适宜的卫生服务，改善社会卫生状况和公民健康水平，在有限的医疗卫生资源条件下创造出最大的健康效率和经济社会效益。主要研究方向包括：

1. 社会行为与健康：主要研究社会、行为因素对健康的影响，主要包括两个方面。第一个方面是社会、文化因素如社会阶层、社会心理应激、社会支持、社会歧视等的评估及其对健康的影响；第二个方面是社会病态行为如自杀行为、成瘾行为、冒险行为、不安全性行为等对健康的影响；以社区为研究基地，研究综合防治慢性疾病、促进个体和群体健康的方法与社会措施。

2. 卫生事业管理：主要研究当前卫生事业发展过程中存在的主要问题及解决方法。如医疗保障制度、区域卫生规划与卫生资源配置、城市和农村社区医疗、卫生政策评估；研究我国卫生人力资源的需求和供给的发展变化规律，研究卫生事业机构的人力资源配置，员工激励机制，分配制度改革，团队建设；妇幼卫生管理研究等。

3. 医学教育管理：研究世界各国医学教育的发展规律，提出促进我国医学教育事业发展的对策和措施，并在本校进行力所能及的实践。

4. 医院管理：主要研究现代医院管理中面临的新形势和新挑战，如医院的发展和规划，医院形象的设计和建立，医院经济管理如医院的成本—效益分析，医疗市场研究，医疗纠纷处理等。

5. 公共精神卫生：主要研究内容包括群体精神卫生健康状况，社区精神疾病流行病学调查，精神卫生政策评估等。

(三) 生物统计学(二级学科)

生物统计学是一级学科生物学的二级学科。生物统计学是运用数理统计的原理与方法来分析和解释生物界各种现象和试验资料的一门科学。生物统计学已在农学、生物学、医学等领域中得到广泛应用。生命科学和现代医学、数学与统计学的相互结合与渗透，极大地推动了生物统计学的实际应用，尤其是分子生物学、基因研究的迅猛发展，给生物统计学研究带来宽阔的应用前景。我国目前有少数高等学校设置了本科、硕士和博士层次的生物统计专业，毕业生就业领域涉及医学科学研究、生物信息、生物医学工程、新药创制、药物试验统计与评价以及其他生物统计行业。我院生物统计学的主要研究方向包括：

1. 生物统计学方法及其医学应用：运用概率论和数理统计的原理与方法，研究生物、医学数据的搜集、整理、分析与表达的方法，将生物统计分析方法与医学、公共卫生与预防医学的实际问题相结合，探索生物或人群生命现象及疾病发生与发展规律。

2. 环境毒物生物损害综合评价：其主要任务是研究各种外源化学物、生物毒素及物理因素对机体产生毒性或损害作用的条件和性质，阐明其剂量—效应(反应)关系及中毒机理，识别、评价、预测和控制环境有害因素，研究其健康损害的作用机制，寻找预防干预的靶点，为制定预防对策提供理论依据。

3. 生物信息统计分析方法学研究：主要任务是研究生物数据的发布特征；分析探求海量生物信息的统计方法；探索生物统计方法在医学研究中的应用。

2.2.3 我院目前研究生学位授予权情况

1. 公共卫生与预防医学：具有一级学科博士、硕士学位授予权，一级学科硕士专业学位授予权；

2. 社会医学与卫生事业管理：具有二级学科博士、硕士学位授予权；

3. 生物统计学：具有二级学科博士、硕士学位授予权。

2.2.4 公共卫生与预防医学硕士研究生培养方案

授予学位类别：医学硕士学位

一级学科(专业类别)代码名称：

  1004 公共卫生与预防医学

二级学科(专业领域)代码名称：

  100401 流行病与卫生统计学

  100402 劳动卫生与环境卫生学

  100403 营养与食品卫生学

  100404 儿少卫生与妇幼保健学

  100405 卫生毒理学

  1004Z1 卫生检验检疫学

  1004J5 医药信息管理

制订单位：湘雅公共卫生学院(牵头)生命科学学院(参与)

培养方案版本号：2020 版

(一)学科概况

公共卫生与预防医学是以人群为主要研究对象，从预防为主的视角，探讨生物、遗传因素，物理与化学等环境自然因素以及心理、行为、社会等因素对人群健康的影响规律，研究健康促进与疾病防治策略与技术的学科。预防医学是医学的一个领域与范畴，主要关注人群的健康、疾病发生及其影响因素，通过干预措施进行疾病预防与健康促进。本学科主要研究方向包括：流行病与卫生统计学、劳动卫生与环境卫生学、营养与食品卫生学、儿少卫生与妇幼保健学、卫生毒理学、卫生检验与检疫学、社会医学、医药信息管理等。

中南大学湘雅公共卫生学院现有博士生导师 19 人，硕士生导师 44 人。拥有公共卫生与预防医学一级学科博士和硕士学位授予权，一级学科博士后流动站和公共卫生硕士(MPH)专业学位授予权。"综合评价方法及其医学应用"与"社会精神病学"研究方向分别列为国家重点学科"概率论与数理统计""精神病与精神卫生学"的重要研究方向，公共卫生与预防医学一级学科为湖南省重点学科。"卫生(医学)统计学""流行病学"与"文献信息检索"均被评为国家级精品课程，目前均为国家资源共享课建设课程，"疾病预防与健康促进"为国家级精品视频公开课，"现代膳食与人体健康"为国家级大学素质教育优秀通选课。"食物营养与食品安全"被评为国家级精品在线开放课程(MOOC)，并入选"学习强国"平台。预防医学本科专业被列为湖南省重点建设专业和特色专业。2006 年在学位与研究生教育评估中我校公共卫生与预防医学一级学科名列全国第七位，其中流行病与卫生统计学二级学科名列全国第四。目前，本学科拥有一批在国内甚至在国际上享有较高学术地位的二级学科带头人与学术骨干。

(二)研究方向

1. 流行病与卫生统计学(epidemiology and health statistics):流行病学是研究人群中疾病与健康的分布及其影响因素,并研究防治疾病及促进健康的策略和措施的科学;卫生统计学是运用概率论和数理统计的原理与方法,研究人群健康状况,搜集、整理、分析卫生服务领域中的数据,并进行统计推断的学科。流行病与卫生统计学不仅是公共卫生与预防医学中的理论与应用性学科,也是现代医学的基础与骨干学科。

2. 劳动卫生与环境卫生学(occupational and environmental health):劳动卫生与环境卫生学是研究劳动条件、自然环境和生活环境对健康影响的规律和预防其健康损害的学科。劳动卫生与环境卫生学的主要任务是识别、评价、预测和控制职业和环境有害因素,研究健康损害的作用机制,寻找预防干预的靶点,制定预防对策,创造良好的劳动条件和生活环境,以保护和促进人群健康并促进国民经济的可持续发展。

3. 营养与食品卫生学(nutrition and food hygiene):包括两门有密切联系的学科,即营养学和食品卫生学。营养学是研究食物中的营养素及其他生物活性物质对人体健康的生理作用和有益影响;而食品卫生学则是研究食物中可能存在的各种有害因素对人体健康的安全危害及其预防措施的科学。营养学与食品卫生学研究是疾病控制与卫生监督工作的重要内容之一,对保证社会人群健康、增强民众体质、提高机体对疾病和外界有害因素的抵抗力、提高劳动效率、降低人群发病率和死亡率及延长人的寿命均有重大意义。

4. 儿少卫生与妇幼保健学(maternal, child and adolescent health):儿童青少年卫生与妇幼保健学是保护和促进妇女、儿童、青少年身心健康的科学。随着医学模式向生物—心理—社会模式的转变,儿少卫生学形成了以促进儿童青少年生长发育、心理健康,防治学生常见病,矫治青少年危险行为,早期预防成年期疾病等为重点内容的学科;妇幼保健学以妇女常见病防治、婴幼儿保健、促进生命早期健康为主要研究领域。

5. 卫生毒理学(hygiene toxicology):卫生毒理学是研究所有外源因素(如化学、物理和生物因素)对生物系统的损害作用、生物学机制、安全性评价/危险性分析的科学,其目的和任务就是研究各种外源化学物、生物毒素及物理因素对机体产生毒性或损害作用的条件和性质,阐明其剂量—效应(反应)关系及中毒机理,为制定卫生标准及防治措施提供理论依据。卫生毒理学是预防医学的基础学科,为其他学科的研究提供方法和手段;同时它又具有自己独立的理论体系和研究方法,也是应用学科。

6. 卫生检验与检疫学(health inspection and quarantine):卫生检验学是以预防医学、分析化学、微生物学为基础,采用现代分离、分析手段,研究检验方法的理论和技术,检验和监测公共卫生领域中与人群健康相关因素的种类、水平及其变化规律的一门应用性学科。卫生检验为公共卫生事业的正确决策提供可靠的数据,为疾病预防和应对突发公共卫生事件提供技术支撑,是公共卫生与预防医学的重要组成部分。卫生检验学所涉及的行业领域包括疾病预防控制、卫生监督、商品检验、出入境卫生检疫、食品药品监督检验、医院和环境监测等。

7. 社会医学(social medicine)：是医学与管理学之间的交叉学科，主要研究社会性的医学问题及医学的社会问题，并从管理角度提出解决问题的策略和办法。社会医学与卫生事业管理通过研究社会因素与个体及群体健康和疾病之间的相互作用及其规律，以及社会卫生状况及其变化规律，制定和完善社会卫生策略和卫生服务制度。通过介入公益事业管理，提供及时、有效、适宜的卫生服务，改善社会卫生状况和公民健康水平，在有限的医疗卫生资源条件下创造出最大的健康效率和经济社会效益。

8. 医药信息管理(medical information management)：医药信息管理是医学、信息科学、管理科学等学科交叉融合而成的一门新兴前沿学科，主要涉及医学信息学、生物信息学、医学大数据、医学人工智能、医学影像信息学等领域。它以公共卫生、医疗、医药科研教育活动中产生的医药信息为研究对象，利用信息科学、管理科学、图书情报等理论方法，对医药卫生信息进行收集、加工、存取、利用和研究，为卫生决策、医疗活动、医院管理、医药教育科研活动提供决策参考，现广泛应用于卫生信息管理、医院信息管理、生物信息管理、医学教育科研信息管理等领域。

(三) 培养目标

培养具有"实干担当精神、社会精英素养和行业领军能力"的德智体美劳全面发展的社会主义建设者和接班人。

严格遵守国家法律、法规，严谨治学，探求真理，维护科学诚信。在掌握一般医学理论知识与技能的基础上，系统掌握公共卫生与预防医学专业的基础知识和基本技能，了解所学专业的前沿理论知识，系统了解科学研究工作过程，并具有开展科学研究的能力。具有为人类健康服务的意识，具备不断学习、探索和解决公共卫生实际问题的能力。能与他人配合协作，具有团队协作精神。通过研究生综述报告及学术论文交流等形式能够较准确、科学、严谨地表达与交流自己的研究成果。

(四) 学制和学习年限

硕士研究生学制和学习年限按照《中南大学研究生学籍管理规定》执行。超年限研究生学籍管理按《中南大学超年限研究生学籍管理实施细则》(中大研字〔2015〕1号)文件执行。

(五) 培养方式

1. 实行指导教师负责的指导小组培养工作制，导师个别指导与指导小组集体指导相结合的培养方式，指导小组成员应协助导师把好各个培养环节质量关。

2. 导师指导研究生制订个人培养计划、选学课程、查阅文献、参加学术交流和社会实践、确定研究课题、指导科学研究等。

3. 导师对研究生的业务指导应和思想教育、学风教育有机结合起来，全面培养提高研究生的综合素质。

4. 实行培养过程淘汰机制，通过培养环节的考核，按照《中南大学研究生培养环节工作管理办法》，不合格者予以重新考核或淘汰。

（六）课程设置与学分要求

见表 2-61，表 2-62。

表 2-61　公共卫生与预防医学研究生课程设置及学分要求

课程类别	学分要求	课程类别	学分要求
公共学位课	3	学科基础课	12.5
专业课	7.5	选修课	4
学术交流与研讨	2	培养环节	3
补修课	12		
总学分	32		
学分说明	学分要求：研究生课程教学 16 学时计 1 学分，实验教学 32 学时计 1 学分。本专业硕士研究生在学位论文答辩前必须修满 32 学分，其中公共学位课学分 3 分，学科基础课 12.5 学分，专业课 7.5 学分，选修课不少于 4 学分，学术研讨与学术交流 2 学分，培养环节 3 学分。课程设置：根据国务院学位办、教指委有关文件要求和学校研究生院要求，课程设置包括公共学位课、学科基础课、专业课和选修课。跨学科或以同等学力考取者需补修卫生统计学、流行病学、卫生学、公共卫生与预防医学概论，不记入总学分，但需有考试成绩。课程免修免试：对于研究生在国外留学期间所修的专业课程，如果与本专业硕士生要求的相关课程相同或近似，由本人提供学习成绩证明原件和课程考试有关资料，由学院主管院长审核并认定后，到研究生院培养与管理办登记成绩。本专业硕士的学位课程及培养环节安排见表 2-62。		

表 2-62 公共卫生与预防医学研究生学位课程表

类别	课程编号	课程(环节)名称	学时	学分	开课学期	说明
公共学位课	01030502A01	中国特色社会主义理论与实践研究	32	2	春秋季	
	01030502A03	自然辩证法概论	16	1	春秋季	
学科基础课	25000003B01	学术诚信与论文写作	32	2	秋季	
	69100402B02	现代流行病学	48	3	秋季	
	69100402B13	医学统计学 A	48	3	秋季	
	69100402B52	毒理学实验技术与方法	24	1.5	春季	
	69100402B91	公共卫生方法学	24	1.5	春季	
	69100402B75	医学社会科学研究方法 A	24	1.5	秋季	
	25100402B01	医药信息管理学	32	2	秋季	医药信息管理专业必选
	25100402B02	知识组织研究	32	2	秋季	
	25100402B03	医学信息检索理论与方法(全英文)	32	2	秋季	
专业课	69100402C21	现代环境卫生学	24	1.5	春季	
	69100402C22	现代职业卫生与职业病学	24	1.5	春季	
	69100402C31	现代食品安全学 A	24	1.5	春季	
	69100402C42	现代健康教育与健康促进	16	1	春季	
	69100402C78	卫生事业管理学	16	1	春季	
	69100402C64	公共卫生检验技术	16	1	秋季	
	25100402C01	医院信息技术进展	32	2	春季	医药信息管理专业必选
	25100402C02	生物信息学原理与方法	32	2	春季	
	25100402D01	病案信息学	16	1	春季	

续表 2-62

类别	课程编号	课程(环节)名称	学时	学分	开课学期	说明
选修课	69100402D20	SPSS 及其医学应用	24	1.5	春季	不少于 2 门，不少于 4 学分
	69100402D03	管理流行病学	16	1	秋季	
	69100402D06	循证医学	16	1	秋季	
	69100402D10	现代统计方法及其应用	16	1	春季	
	69100402D34	营养与非传染性疾病研究进展	32	2	秋季	
	69100402D33	现代营养学	24	1.5	秋季	
	69100402D81	公共卫生伦理学	16	1	春季	
	69100402D43	现代妇幼保健学	16	1	春季	
	69100402D53	现代毒理学 A	32	2	春季	
	69100403D92	室内环境与健康(英文)	16	1	秋季	
	69100402D65	公共卫生实用生物技术	16	1	春季	
	69100402D79	管理心理学	32	2	春季	
	69100402D62	现代卫生检验学	16	1	秋季	
	69100402D05	临床流行病学	32	2	秋季	
	69100402D19	综合评价方法及其医学应用	16	1	春季	
	25100402D02	健康传播专题研究	16	1	春季	
	25100402D03	医学图书馆管理	16	1	春季	
学术交流与研讨	99000003F03	学术交流与研讨(学术学位硕士生)		2	春秋季	
培养环节	99000003F06	学位论文开题报告		1	春秋季	第三学期
	99000003F08	社会实践		1	春秋季	
	99000003F09	科研训练		1	春秋季	
补修课	260202Z10	卫生统计学	80	4	秋季	
	260201Z10	流行病学	96	4.5	秋季	
	260102Z10	公共卫生与预防医学概论	16	1	秋季	
	260303Z10	卫生学	48	2.5	春季	

(七)学术研讨与学术交流

"学术交流与研讨"是所有硕士生(含在职)的必修环节。硕士生在校期间必须完成一定数量的学术报告以获得相应的学分，累计应完成 2 学分。

1. 在读期间在学院/学科组织的学术会议上做学术报告不少于1次,记0.5学分/次。

2. 每年参加本学科及相关学科的各级各类学术交流与学术报告会议累计不少于6次,在学年考核时由导师认定签字,交学院研究生管理部门审核,合格者记0.5学分/年。

(八) 博士生资格考试

无

(九) 学位论文选题报告

硕士研究生必须进行学位论文开题报告,根据《中南大学研究生培养环节工作管理办法》执行。

研究生在导师的指导下,应在第一学年内确定学位论文研究方向,在查阅大量文献资料的基础上在开题报告前完成一篇综述,由开题报告评审小组对阅读文献的数量、质量和学术水平进行综合评价,纳入开题报告评审。

(十) 中期考核

无

(十一) 科研训练、专业实践和社会实践

"科研训练"是学术学位硕士研究生的必修环节,要求至少主持或参加1项科研项目,通过掌握正确的科研方法,培养能独立从事科学研究或担负专门技术工作的能力,经导师审核达到要求者给予相应学分。

社会实践是所有全日制研究生的必修环节。根据《中南大学研究生社会实践学分管理办法》执行。

(十二) 学年总结与考核

在每年10月31日前,由学院组织研究生对上一学年内的政治思想表现、课程学习、培养环节、科研和实践业绩等方面进行总结,由导师签字,学院审核,鉴定结果作为评优和筛选依据之一。

(十三) 学位论文工作

1. 成果要求:严格按照《中南大学公共卫生与预防医学一级学科博士、硕士学位授予标准》及学位管理相关文件的要求执行。

2. 学位论文要求:严格按照《中南大学学位授予工作条例》《中南大学公共卫生与预防医学一级学科博士、硕士学位授予标准》《中南大学研究生学位论文撰写规范》《中南大学研究生学位论文学术不端检测管理办法》的要求执行。

3. 论文评审、答辩与学位授予:严格按照《中南大学学位授予工作条例》《中南大学答辩管理办法》《中南大学研究生学位论文评审管理办法》的要求执行。

(十四) 毕业论文工作

根据《中南大学研究生毕业与学位授予分离实施办法》(中大研字〔2020〕62号),对未达到学位授予要求的,可申请毕业论文答辩。毕业论文要求如下:

1. 毕业论文要求

1)一般要求：毕业论文实行"双盲"评审。由2名具有本学科、专业的高级专业技术职务的专家或研究生指导教师作为评阅人对硕士生毕业论文进行评审，所有评审意见均为同意毕业答辩者，方可进行毕业答辩。

2)选题与综述的要求：论文选题应符合科学发展和社会需要，对公共卫生事业的发展具有理论意义或实用价值，并需要进行充分的论证。综述应体现作者对本课题领域内的国内外发展动态有充分的掌握，对重要文献资料应有全面的了解和评述，具有文献审读、总结、归纳的能力，能够反映出作者在本课题领域掌握了较为坚实的基础理论和系统深入的专门知识。综述全文不少于4000字。

3)规范性要求：遵守学术规范，学位论文撰写须严格按照《中南大学研究生学位论文撰写规范》文件要求执行，应符合一般的格式和顺序，全文字数不少于2万字（不含中英文摘要、参考文献、附录和致谢部分），参考文献不少于50篇。要求硕士研究生的研究成果公开发表，且其毕业论文研究的相关原始资料与数据应完整保存，以便备查。

论文经"学术不端文献检测系统"检测去除本人复制比和首次校内互检均不超过20%。

4)论文质量要求：学位论文应科学求实，文字简洁，条理清晰、分析严谨，理论推导和计算准确无误。研究内容与方法介绍全面，研究结果表述正确，分析方法合理，图表规范，讨论充分，结论明确。论文撰写语句通顺，条理清楚，重点突出，具有一定的新见解。

2. 毕业论文答辩要求：毕业论文答辩程序参照学位论文答辩程序执行；其他事宜遵照《中南大学研究生毕业与学位授予分离实施办法》（中大研字〔2020〕62号）、《中南大学公共卫生与预防医学一级学科硕士研究生毕业标准》执行。

附：修订专家名单

肖芳执笔，杨土保、胡国清、陈律、任国峰校审，湘雅公共卫生学院学位评定分委员会讨论通过。

2.2.5　公共卫生与预防医学博士研究生培养方案

授予学位类别：医学博士学位

一级学科(专业类别)代码名称：

　　　　1004 公共卫生与预防医学

二级学科(专业领域)代码名称：

　　　　100401 流行病与卫生统计学

　　　　100402 劳动卫生与环境卫生学

　　　　100403 营养与食品卫生学

　　　　100404 儿少卫生与妇幼保健学

　　　　100405 卫生毒理学

　　　　1004Z1 卫生检验检疫学

　　　　1004J5 医药信息管理

制订单位：湘雅公共卫生学院(牵头)生命科学学院(参与)

培养方案版本号：2020 版

(一)学科概况

公共卫生与预防医学是以人群为主要研究对象，从预防为主的视角，探讨生物、遗传因素，物理与化学等环境自然因素以及心理、行为、社会等因素对人群健康的影响规律，研究健康促进与疾病防治策略与技术的学科。预防医学是医学的一个领域与范畴，重点关注人群的健康、疾病发生及其影响因素，通过干预措施进行疾病预防与健康促进。本学科主要研究方向包括：流行病与卫生统计学、劳动卫生与环境卫生学、营养与食品卫生学、儿少卫生与妇幼保健学、卫生毒理学、卫生检验与检疫学、社会医学、医药信息管理等。

中南大学湘雅公共卫生学院现有博士生导师19人，硕士生导师44人。拥有公共卫生与预防医学一级学科博士和硕士学位授予权，一级学科博士后流动站和公共卫生硕士(MPH)专业学位授予权。"综合评价方法及其医学应用"与"社会精神病学"研究方向分别被列为国家重点学科"概率论与数理统计""精神病与精神卫生"的重要研究方向，公共卫生与预防医学一级学科为湖南省重点学科。"卫生(医学)统计学""流行病学"与"文献信息检索"均被评为国家级精品课程，目前均为国家资源共享课建设课程，"疾病预防与健康促进"为国家级精品视频公开课，"现代膳食与人体健康"为国家级大学素质教育优秀通选课。"食物营养与食品安全"被评为国家级精品在线开放课程(MOOC)，并入选"学习强国"平台。预防医学本科专业被列为湖南省重点建设专业和特色专业。2006年在学位与研究生教育评估中我校公共卫生与预防医学一级学科名列全国第七位，其中流行病与卫生统计学二级学科名列全国第四。目前，本学科拥有一批在国内甚至在国际上享有较高学术地位的二级学科带头人与学术骨干。

(二)研究方向

1. 流行病与卫生统计学(epidemiology and health statistics):流行病学是研究人群中疾病与健康的分布及其影响因素,并研究防治疾病及促进健康的策略和措施的科学;卫生统计学是运用概率论和数理统计的原理与方法,研究人群健康状况,搜集、整理分析卫生服务领域中的数据,并进行统计推断的学科。流行病与卫生统计学不仅是公共卫生与预防医学中的理论与应用性学科,也是现代医学的基础与骨干学科。

2. 劳动卫生与环境卫生学(occupational and environmental health):劳动卫生与环境卫生学是研究劳动条件、自然环境和生活环境对健康影响的规律和预防其健康损害的学科。劳动卫生与环境卫生学的主要任务是识别、评价、预测和控制职业和环境有害因素,研究健康损害的作用机制,寻找预防干预的靶点,制定预防对策,创造良好的劳动条件和生活环境,以保护和促进人群健康并促进国民经济的可持续发展。

3. 营养与食品卫生学(nutrition and food hygiene):包括两门有密切联系的学科,即营养学和食品卫生学。营养学是研究食物中的营养素及其他生物活性物质对人体健康的生理作用和有益影响;而食品卫生学则是研究食物中可能存在的各种有害因素对人体健康安全危害及其预防措施的科学。营养学与食品卫生学研究是疾病控制与卫生监督工作的重要内容之一,对保证社会人群健康、增强民众体质、提高机体对疾病和外界有害因素的抵抗力、提高劳动效率、降低人群发病率和死亡率及延长人的寿命均有重大意义。

4. 儿少卫生与妇幼保健学(maternal, child and adolescent health):儿童青少年卫生与妇幼保健学是保护和促进妇女、儿童、青少年身心健康的科学。随着医学模式向生物—心理—社会模式的转变,儿少卫生学形成以促进生长发育、心理健康,防治学生常见病,矫治青少年危险行为,早期预防成年期疾病等为重点内容的学科;妇幼保健学以妇女常见病防治、婴幼儿保健、促进生命早期健康为主要研究领域。

5. 卫生毒理学(hygiene toxicology):卫生毒理学是研究所有外源因素(如化学、物理和生物因素)对生物系统的损害作用、生物学机制、安全性评价/危险性分析的科学,其目的和任务就是研究各种外源化学物、生物毒素及物理因素对机体产生毒性或损害作用的条件和性质,阐明其剂量—效应(反应)关系及中毒机理,为制定卫生标准及防治措施提供理论依据。卫生毒理学是预防医学的基础学科,为其他学科的研究提供方法和手段;同时它又具有自己独立的理论体系和研究方法,也是应用学科。

6. 卫生检验与检疫学(health inspection and quarantine):卫生检验学是以预防医学、分析化学、微生物学为基础,采用现代分离、分析手段,研究检验方法的理论和技术,检验和监测公共卫生领域中与人群健康相关因素的种类、水平及其变化规律的一门应用性学科。卫生检验为公共卫生事业的正确决策提供可靠的数据,为疾病预防和应对突发公共卫生事件提供技术支撑,是公共卫生与预防医学的重要组成部分。卫生检验学所涉及的行业领域包括疾病预防控制、卫生监督、商品检验、出入境卫生检疫、食品药品监督检验、医院和环境监测等。

7. 社会医学(social medicine)：是医学与管理学之间的交叉学科，主要研究社会性的医学问题及医学的社会问题，并从管理角度提出解决问题的策略和办法。社会医学与卫生事业管理通过研究社会因素与个体及群体健康和疾病之间的相互作用及其规律，以及社会卫生状况及其变化规律，制定和完善社会卫生策略和卫生服务制度。通过介入公益事业管理，提供及时、有效、适宜的卫生服务，改善社会卫生状况和公民健康水平，在有限的医疗卫生资源条件下创造出最大的健康效率和经济社会效益。

8. 医药信息管理(medical information management)医药信息管理是医学、信息科学、管理科学等学科交叉融合而成的一门新兴前沿学科，主要涉及医学信息学、生物信息学、医学大数据、医学人工智能、医学影像信息学等领域。它以公共卫生、医疗、医药科研教育活动中产生的医药信息为研究对象，利用信息科学、管理科学、图书情报等理论方法，对医药卫生信息进行收集、加工、存取、利用和研究，为卫生决策、医疗活动、医院管理、医药教育科研活动提供决策参考，现广泛应用于卫生信息管理、医院信息管理、生物信息管理、医学教育科研信息管理等领域。

(三) 培养目标

培养具有"实干担当精神、社会精英素养和行业领军能力"的德智体美劳全面发展的社会主义建设者和接班人。

严格遵守国家法律、法规，严谨治学，探求真理，维护科学诚信。培养具有国际视野、熟悉公共卫生与预防医学理论、知识与技能，并具有良好的人文精神和管理才能的公共卫生人才。在掌握医学理论知识与技能的基础上，系统地掌握公共卫生与预防医学专业的基础理论、基本知识和基本技能，具备深入探索科学问题与学术创新的精神，具备运用专业知识开展创新研究的综合素质，具备科学、规范地撰写学术论文的能力、同时应具备在专题学术研讨会、国际和国内学术会议等场合熟练地进行学术交流、表达学术思想和学术成果的能力。

(四) 学制和学习年限

博士研究生学制和学习年限按照《中南大学研究生学籍管理规定》执行。超年限研究生学籍管理按《中南大学超年限研究生学籍管理实施细则》(中大研字〔2015〕1号)文件执行。

(五) 培养方式

1. 实行指导教师负责的指导小组培养工作制，导师个别指导与指导小组集体指导相结合的培养方式，指导小组成员应协助导师把好各个培养环节质量关。跨学科培养博士生，需从相关学科聘请副导师。

2. 导师指导研究生制订个人培养计划、选学课程、查阅文献、参加学术交流和社会实践、确定研究课题、指导科学研究等。

3.导师对博士研究生的业务指导应和思想教育、学风教育有机结合起来,全面培养提高研究生的综合素质。

4.实行培养过程淘汰机制,通过培养环节的考核,按照《中南大学研究生培养环节工作管理办法》,不合格者予以重新考核或淘汰。

(六)课程设置与学分要求

见表2-63,2-64。

表2-63 公共卫生与预防医学博士研究生课程设置和学分要求

课程类别	学分要求	课程类别	学分要求
公共学位课	2	学科基础课	5
专业课	3	选修课	2
学术交流与研讨	4	培养环节	4
补修课	6		
总学分	20		
学分说明	\multicolumn{3}{l	}{1.学分要求:研究生课程教学16学时计1学分,实验教学32学时计1学分。本专业博士研究生实行学分制,在学位论文答辩前必须修满20学分,其中公共学位课2学分,学科基础课5学分,专业课3学分,选修课不少于2学分,学术研讨与学术交流4学分,培养环节学分4分。研究生根据个人培养计划按学期选修课程,博士生课程学习应在资格考试前完成。 2.课程设置:根据国务院学位办、教指委有关文件要求和学校研究生院要求,课程设置包括公共学位课、学科基础课、专业课和选修课。跨学科或以同等学力考取者需补修医学统计学和现代流行病学,不记入总学分,但需有考试成绩。 3.课程免修免试:对于研究生在国外留学期间所修的专业课程,如果与本专业博士生要求的相关课程相同或近似,由本人提供学习成绩证明原件和课程考试有关资料,由学院主管院长审核并认定后,到研究生院培养与管理办登记成绩。}

表 2-64 公共卫生预防医学博士研究生学位课程表

类别	课程编号	课程(环节)名称	学时	学分	开课学期	说明
公共学位课	01030501A01	中国马克思主义与当代	32	2	秋季	
学科基础课	69100401B01	高级流行病学	32	2	秋季	
	69100401B11	高级生物统计学	24	1.5	秋季	
	69100401B71	社会流行病学	24	1.5	秋季	
	25100401B01	医药信息管理理论与方法	32	2	秋季	医药信息管理专业必选
	25100401C01	知识检索理论与方法(全英文)	32	2	秋季	
专业课	69100401C72	卫生政策与管理	16	1	秋季	
	69100401C51	毒理学研究进展	16	1	秋季	
	69100401C61	高级卫生检验检疫学	16	1	秋季	
	25100401C02	医学大数据开发与利用	32	2	秋季	医药信息管理专业必选
	25071003C02	应用生物信息学	32	2	秋季	
选修课	25000003B01	学术诚信与论文写作*	32	2	秋季	*硕士阶段未修此门课程的学生必选
	69100401D12	SAS统计软件及其医学应用	32	2	秋季	
	69100401D74	现代医学社会科学研究方法	24	1.5	秋季	
	69100403D92	室内环境与健康(全英文)	16	1	秋季	
	69100401D73	全球精神卫生	16	1	秋季	
	25100401D01	生物信息计量学研究	32	2	秋季	
	65085403D01	医学图像处理新技术	32	2	春季	
学术交流与研讨	99000003F02	学术交流与研讨(博士生)		4	春秋季	
培养环节	99000003F05	博士生资格考试		1	春秋季	第三学期
	99000003F06	学位论文开题报告		1	春秋季	第四学期
	99000003F07	中期考核		1	春秋季	第五学期
	99000003F08	社会实践		1	春秋季	

续表2-64

类别	课程编号	课程(环节)名称	学时	学分	开课学期	说明
补修课	69100402B13	医学统计学A	48	3	秋季	
	69100402B02	现代流行病学	48	3	秋季	
	25100402B01	医药信息管理学	32	2	秋季	医药信息管理专业补修课
	25100402B02	知识组织研究	32	2	秋季	
	25100402B03	医学信息检索理论与方法（英文）	32	2	秋季	

（七）学术研讨与学术交流

"学术交流与研讨"是所有博士生（含在职）的必修环节。博士生在校期间必须完成一定数量的学术报告或论文展示获得相应的学分，学分总分博士生应达到4分。

1. 在读期间至少参加1次本学科及相关学科的国际性或全国性高水平（国家一级学会主办）学术会议，并做报告或提供参会证明（论文集或墙报），记1学分/次。

2. 在学院/学科组织的学术会议上做学术报告不少于1次，记1学分/次。

3. 每年参加本学科及相关学科的各级各类学术交流与学术报告会议累计不少于6次，在学年考核时由导师认定签字，交学院研究生管理部门审核，合格者记1学分/年。

（八）博士生资格考试

博士生应在规定时间进行博士生资格考试，根据《中南大学研究生培养环节工作管理办法》执行。

（九）学位论文开题报告

博士研究生必须进行学位论文开题报告，根据《中南大学研究生培养环节工作管理办法》执行。

研究生在导师的指导下，应在第一学年内确定学位论文研究方向，在查阅大量文献资料的基础上在开题报告前完成一篇综述，由开题报告评审小组对阅读文献的数量、质量和学术水平进行综合评价，纳入开题报告评审。

（十）中期考核

中期考核是博士生的必修环节，具体按《中南大学研究生培养环节工作管理办法》执行。

（十一）科研训练、专业实践和社会实践

社会实践是所有全日制研究生的必修环节。根据《中南大学研究生社会实践学分管理办法》执行。

(十二) 学年总结与考核

在每年 10 月 31 日前,由学院组织研究生对上一学年内的政治思想表现、课程学习、培养环节、科研和实践业绩等方面进行总结,由导师签字,学院审核,鉴定结果作为评优和筛选依据之一。

(十三) 学位论文工作

1. 成果要求:严格按照《中南大学公共卫生与预防医学一级学科博士、硕士学位授予标准》及学位管理相关文件的要求执行。

2. 学位论文要求:严格按照《中南大学学位授予工作条例》《中南大学公共卫生与预防医学一级学科博士、硕士学位授予标准》《中南大学研究生学位论文撰写规范》《中南大学研究生学位论文学术不端检测管理办法》的要求执行。

3. 论文评审、答辩与学位授予:严格按照《中南大学学位授予工作条例》《中南大学答辩管理办法》《中南大学研究生学位论文评审管理办法》的要求执行。

(十四) 毕业论文工作

根据《中南大学研究生毕业与学位授予分离实施办法》(中大研字〔2020〕62 号),对未达到学位授予要求的,可申请毕业论文答辩。毕业论文要求如下:

1. 毕业论文要求

1)一般要求:毕业论文实行"双盲"评审。由 3 名本学科的教授或具有相当职称的专家作为评阅人对博士生毕业论文进行评审,所有评审意见均为同意毕业答辩者,方可进行毕业答辩。

2)选题与综述的要求:论文选题应符合科学发展和社会需要,对公共卫生事业的发展具有理论意义或实用价值,并需要进行充分的论证。研究综述是进行选题论证的一种重要方式。综述应体现作者对本课题领域内的国内外发展动态有充分的掌握,对重要文献资料应有全面的了解和评述,具有文献审读、总结、归纳的能力,能够反映出作者在本课题领域掌握了较为坚实的基础理论和系统深入的专门知识。综述全文不少于 5000 字。

3)规范性要求:遵守学术规范,学位论文撰写须严格按照《中南大学研究生学位论文撰写规范》文件要求执行,应符合一般的格式和顺序,全文字数不少于 5 万字(不含中英文摘要、参考文献、附录和致谢部分),参考文献不少于 80 篇。要求硕士研究生的研究成果公开发表,且其学位毕业论文研究的相关原始资料与数据应完整保存,以便备查。

论文经"学术不端文献检测系统"检测,去除本人复制比和首次校内互检均不超过 20%。

4)论文质量要求:学位论文应科学求实,文字简洁,条理清晰、分析严谨,理论推导和计算准确无误。研究内容与方法介绍全面,研究结果表述正确,分析方法合理,图表规范,讨论充分,结论明确。论文撰写语句通顺,条理清楚,重点突出,具有一定的新见解。

5)创新性要求:论文在立题、研究内容和研究方法等方面应具有创新性,研究成果能够达到本学科学术前沿水平，或有助于解决公共卫生实际问题。

2. 毕业论文答辩要求

毕业论文答辩程序参照学位论文答辩程序执行；其他事宜遵照《中南大学研究生毕业与学位授予分离实施办法》（中大研字〔2020〕62号）执行。

附：修订专家名单

肖芳执笔，杨土保、胡国清、陈律、任国峰校审，湘雅公共卫生学院学位评定分委员会讨论通过。

2.2.6 公共卫生与预防医学博士国际研究生培养方案

授予学位类别：医学博士学位

一级学科（专业类别）代码名称：

　　1004 公共卫生与预防医学

二级学科（专业领域）代码名称：

　　100401 流行病与卫生统计学

　　100402 劳动卫生与环境卫生学

　　100403 营养与食品卫生学

　　100404 儿少卫生与妇幼保健学

　　100405 卫生毒理学

　　1004Z1 卫生检验检疫学

制订单位：湘雅公共卫生学院（牵头）

　　培养方案版本号：2020版

一、学科概况

公共卫生与预防医学是以人群为主要研究对象，从预防为主的视角，探讨生物、遗传因素，物理与化学等环境自然因素以及心理、行为、社会等因素对人群健康的影响规律，研究健康促进与疾病防制策略与技术的学科。预防医学是医学的一个领域与范畴，重点关注人群的健康、疾病发生及其影响因素，通过干预措施进行疾病预防与健康促进。本学科主要学科方向包括：流行病与卫生统计学、劳动卫生与环境卫生学、营养与食品卫生学、儿少卫生与妇幼保健学、卫生毒理学、卫生检验与检疫学、社会医学、医药信息管理等。

中南大学湘雅公共卫生学院现有博士生导师19人，硕士生导师44人。拥有公共卫生与预防医学一级学科博士和硕士学位授予权，一级学科博士后流动站和公共卫生硕士（MPH）专业学位授予权。"综合评价方法及其医学应用"与"社会精神病学"研究方向分别被列为国家重点学科"概率论与数理统计""精神病与精神卫生学"的重要研究方向，公共卫生与预防医学一级学科为湖南省重点学科。"卫生（医学）统计学""流行病学"与"文献信息检索"均被评为国家级精品课程，目前均为国家资源共享课建设课程，"疾病预防与健康促进"为国家级精品视频公开课,"现代膳食与人体健康"为国家级大学素质教育优秀通选课。"食物营养与食品安全"被评为国家级精品在线开放课程(MOOC),并入选"学习强国"平台。预防医学本科专业被列为湖南省重点建设专业和特色专业。2006年在学位与研究生教育评估中我校公共卫生与预防医学一级学科名列全国第七位,其中流行病与卫生统计学二级学科名列全国第四。目前,本学科拥有一批在国内甚至在国际上享有较高学术地位的二级学科带头人与学术骨干。

二、研究方向

1. 流行病与卫生统计学(epidemiology and health statistics):流行病学是研究人群中疾病与健康的分布及其影响因素,并研究防治疾病及促进健康的策略和措施的科学;卫生统计学是运用概率论和数理统计的原理与方法,研究人群健康状况,搜集、整理分析卫生服务领域中的数据,并进行统计推断的学科。流行病与卫生统计学不仅是公共卫生与预防医学中的理论与应用性学科,也是现代医学的基础与骨干学科。

2. 劳动卫生与环境卫生学(occupational and environmental health):劳动卫生与环境卫生学是研究劳动条件、自然环境和生活环境对健康影响的规律和预防其健康损害的学科。劳动卫生与环境卫生学的主要任务是识别、评价、预测和控制职业和环境有害因素,研究健康损害的作用机制,寻找预防干预的靶点,制定预防对策,创造良好的劳动条件和生活环境,以保护和促进人群健康并促进国民经济的可持续发展。

3. 营养与食品卫生学(nutrition and food hygiene):包括两门有密切联系的学科,即营养学和食品卫生学。营养学是研究食物中的营养素及其他生物活性物质对人体健康的生理作用和有益影响;而食品卫生学则是研究食物中可能存在的各种有害因素对人体健康安全危害及其预防措施的科学。营养学与食品卫生学研究是疾病控制与卫生监督工作的重要内容之一,对保证社会人群健康、增强民众体质、提高机体对疾病和外界有害因素的抵抗力、提高劳动效率、降低人群发病率和死亡率及延长人的寿命均有重大意义。

4. 儿少卫生与妇幼保健学(maternal, child and adolescent health):儿童青少年卫生与妇幼保健学是保护和促进妇女、儿童、青少年身心健康的科学。随着医学模式向生物—心理—社会模式的转变,儿少卫生学形成以促进儿童青少年生长发育、心理健康,防治学生常见病,矫治青少年危险行为,早期预防成年期疾病等为重点内容的学科;妇幼保健学以妇女常见病防治、婴幼儿保健、促进生命早期健康为主要研究领域。

5. 卫生毒理学(hygiene toxicology):卫生毒理学是研究所有外源因素(如化学、物理和生物因素)对生物系统的损害作用、生物学机制、安全性评价/危险性分析的科学,其目的和任务就是研究各种外源化学物、生物毒素及物理因素对机体产生毒性或损害作用的条件和性质,阐明其剂量—效应(反应)关系及中毒机理,为制定卫生标准及防治措施提供理论依据。卫生毒理学是预防医学的基础学科,为其他学科的研究提供方法和手段;同时它又具有自己独立的理论体系和研究方法,也是应用学科。

6. 卫生检验与检疫学（health inspection and quarantine）：卫生检验学是以预防医学、分析化学、微生物学为基础，采用现代分离、分析手段，研究检验方法的理论和技术，检验和监测公共卫生领域中与人群健康相关因素的种类、水平及其变化规律的一门应用性学科。卫生检验为公共卫生事业的正确决策提供可靠的数据，为疾病预防和应对突发公共卫生事件提供技术支撑，是公共卫生与预防医学的重要组成部分。卫生检验学所涉及的行业领域包括疾病预防控制、卫生监督、商品检验、出入境卫生检疫、食品药品监督检验、医院和环境监测等。

7. 社会医学（social medicine）：是医学与管理学之间的交叉学科，主要研究社会性的医学问题及医学的社会问题，并从管理角度提出解决问题的策略和办法。社会医学与卫生事业管理通过研究社会因素与个体及群体健康和疾病之间的相互作用及其规律，以及社会卫生状况及其变化规律，制定和完善社会卫生策略和卫生服务制度。通过介入公益事业管理，提供及时、有效、适宜的卫生服务，改善社会卫生状况和公民健康水平，在有限的医疗卫生资源条件下创造出最大的健康效率和经济社会效益。

三、培养目标

严格遵守中国法律、法规，严谨治学，探求真理，维护科学诚信。在掌握医学理论知识与技能的基础上，系统地掌握公共卫生与预防医学专业的基础理论、基本知识和基本技能，具备深入探索科学问题与学术创新的精神，了解中国国情与文化，具备运用专业知识开展创新研究的综合素质，具备科学、规范地撰写学术论文的能力、同时应具备在专题学术研讨会、国际和国内学术会议等场合熟练地进行学术交流、表达学术思想和学术成果的能力。

四、学制和学习年限

博士研究生学制和学习年限按照《中南大学研究生学籍管理规定》执行。超年限研究生学籍管理按《中南大学超年限研究生学籍管理实施细则》（中大研字〔2015〕1号）文件执行。

五、培养方式

1. 实行指导教师负责的指导小组培养工作制，导师个别指导与指导小组集体指导相结合的培养方式，指导小组成员应协助导师把好各个培养环节质量关。跨学科培养博士生，需从相关学科聘请副导师。

2. 导师指导研究生制订个人培养计划、选学课程、查阅文献、参加学术交流和社会实践、确定研究课题、指导科学研究等。

3. 导师对研究生的业务指导应和思想教育、学风教育有机结合起来，全面培养提高研究生的综合素质。

4. 实行培养过程淘汰机制，通过培养环节的考核，按照《中南大学研究生培养环节工作管理办法》，不合格者予以重新考核或淘汰。

六、课程设置与学分要求

见表 2-65, 2-66。

表 2-65　博士国际研究生课程设置与学分要求

课程类别	学分要求	课程类别	学分要求
公共学位课	5	学科基础课	5
专业课	2	选修课	2
学术交流与研讨	4	培养环节	4
补修课	6		
总学分	22		
学分说明			

表 2-66　博士国际研究生学位课程表

类别	课程编号	课程(环节)名称	学时	学分	开课学期	说明
公共学位课	11000003A01	汉语	64	3	秋季	
	10000003A01	中国概论	32	2	春秋季	
学科基础课	69100401B01	高级流行病学	32	2	秋季	
	69100401B11	高级生物统计学	24	1.5	秋季	
	69100401B71	社会流行病学	24	1.5	秋季	
专业课	69100401C51	毒理学研究进展	16	1	秋季	必修2门以上
	69100401C61	高级卫生检验检疫学	16	1	秋季	
	69100401C72	卫生政策与管理	16	1	秋季	
选修课	25000003B01	学术诚信与论文写作*	32	2	秋季	*硕士阶段未修此门课程的学生必选
	69100401D73	全球精神卫生	16	1	秋季	
	69100401D12	SAS统计软件及其医学应用	32	2	秋季	
	69100401D74	现代医学社会科学研究方法	24	1.5	秋季	
	25071003B01	生物化学(全英文)	32	2	秋季	
	69100403D92	室内环境与健康(全英文)	16	1	秋季	
	69100404B07	医学流行病学(全英文)	32	2	秋季	

续表2-66

类别	课程编号	课程（环节）名称	学时	学分	开课学期	说明
学术交流与研讨	99000003F02	学术交流与研讨（博士生）		4	春秋季	
培养环节	99000003F05	博士生资格考试		1	春秋季	第三学期
	99000003F06	学位论文开题报告		1	春秋季	第四学期
	99000003F07	中期考核		1	春秋季	第五学期
	99000003F08	社会实践		1	春秋季	
补修课	69100402B13	医学统计学A	48	3	秋季	
	69100402B02	现代流行病学	48	3	秋季	

七、学术研讨与学术交流

"学术交流与研讨"是所有博士生的必修环节。博士生在校期间必须完成一定数量的学术报告或论文展示获得相应的学分，学分总分博士生应达到4分：

1. 在读期间至少参加1次本学科及相关学科的国际性或全国性高水平（国家一级学会主办）学术会议，并做报告或提供参会证明（论文集或墙报），记1学分/次。

2. 在学院/学科组织的学术会议上做学术报告不少于1次，记1学分/次。

3. 每年参加本学科及相关学科的各级各类学术交流与学术报告会议累计不少于6次，在学年考核时由导师认定签字，交学院研究生管理部门审核，合格者记1学分/年。

八、博士生资格考试

博士生应在规定时间进行博士生资格考试，根据《中南大学研究生培养环节工作管理办法》执行。

九、学位论文选题报告

博士研究生必须进行学位论文开题报告，根据《中南大学研究生培养环节工作管理办法》执行。

研究生在导师的指导下，应在第一学年内确定学位论文研究方向，在查阅大量文献资料的基础上在开题报告前完成一篇综述，由开题报告评审小组对阅读文献的数量、质量和学术水平进行综合评价，纳入开题报告评审。

十、中期考核

中期考核是博士生的必修环节，具体按《中南大学研究生培养环节工作管理办法》执行。

十一、科研训练、专业实践和社会实践

社会实践是所有全日制研究生的必修环节。根据《中南大学研究生社会实践学分管理办法》执行。

十二、学年总结与考核

在每年10月31日前,由学院组织研究生对上一学年内的政治思想表现、课程学习、培养环节、科研和实践业绩等方面进行总结,由导师签字,学院审核,鉴定结果作为评优和筛选依据之一。

十三、学位论文工作

(一)成果要求

严格按照《中南大学公共卫生与预防医学一级学科博士、硕士学位授予标准》及学位管理相关文件的要求执行。

(二)学位论文要求

严格按照《中南大学学位授予工作条例》《中南大学公共卫生与预防医学一级学科博士、硕士学位授予标准》《中南大学研究生学位论文撰写规范》《中南大学研究生学位论文学术不端检测管理办法》的要求执行。

(三)论文评审、答辩与学位授予

严格按照《中南大学学位授予工作条例》《中南大学答辩管理办法》《中南大学研究生学位论文评审管理办法》的要求执行。

十四、毕业论文工作

根据《中南大学研究生毕业与学位授予分离实施办法》(中大研字〔2020〕62号),对未达到学位授予要求的,可申请毕业论文答辩。毕业论文要求如下:

(一)毕业论文要求

1. 一般要求:毕业论文实行"双盲"评审。由3名本学科的教授或具有相当职称的专家作为评阅人对博士生毕业论文进行评审,所有评审意见均为同意毕业答辩者,方可进行毕业答辩。

2. 选题与综述的要求:论文选题应符合科学发展和社会需要,对公共卫生事业的发展具有理论意义或实用价值,并需要进行充分的论证。研究综述是进行选题论证的一种重要方式。综述应体现作者对本课题领域内的国内外发展动态有充分的掌握,对重要文献资料应有全面的了解和评述,具有文献审读、总结、归纳的能力,能够反映出作者在本课题领域掌握了较为坚实的基础理论和系统深入的专门知识。综述全文不少于5000字。

3. 规范性要求:遵守学术规范,学位论文撰写须严格按照《中南大学研究生学位论文撰写规范》文件要求执行,应符合一般的格式和顺序,全文字数不少于5万字(不含中英文摘要、参考文献、附录和致谢部分),参考文献不少于80篇。要求毕业论文研究的相关原始资料与数据应完整保存,以便备查。

论文经"学术不端文献检测系统"检测,去除本人复制比和首次校内互检均不超过20%。

4. 论文质量要求：学位论文应科学求实，文字简洁，条理清晰、分析严谨，理论推导和计算准确无误。研究内容与方法介绍全面，研究结果表述正确，分析方法合理，图表规范，讨论充分，结论明确。论文撰写语句通顺，条理清楚，重点突出，具有一定的新见解。

5. 创新性要求：论文在立题、研究内容和研究方法等方面应具有创新性，研究成果能够达到本学科学术前沿水平，或有助于解决公共卫生实际问题。

(二)毕业论文答辩要求

毕业论文答辩程序参照学位论文答辩程序执行；其他事宜遵照《中南大学研究生毕业与学位授予分离实施办法》(中大研字〔2020〕62号)执行。

附：修订专家名单

肖芳执笔，杨土保、胡国清、陈律、任国峰校审，湘雅公共卫生学院学位评定分委员会讨论通过。

2.2.7 公共卫生与预防医学本科直博研究生培养方案

授予学位类别：医学博士学位

一级学科(专业类别)代码名称：

1004 公共卫生与预防医学

二级学科(专业领域)代码名称：

100401 流行病与卫生统计学

100402 劳动卫生与环境卫生学

100403 营养与食品卫生学

100404 儿少卫生与妇幼保健学

100405 卫生毒理学

1004Z1 卫生检验检疫学

制订单位：湘雅公共卫生学院(牵头)

培养方案版本号：2020版

(一)学科概况

公共卫生与预防医学是以人群为主要研究对象，从预防为主的视角，探讨生物、遗传因素，物理与化学等环境自然因素以及心理、行为、社会等因素对人群健康的影响规律，研究健康促进与疾病防治策略与技术的学科。预防医学是医学的一个领域与范畴，重点关注人群的健康、疾病发生及其影响因素，通过干预措施进行疾病预防与健康促进。本学科主要学科方向包括：流行病与卫生统计学、劳动卫生与环境卫生学、营养与食品卫生学、儿少卫生与妇幼保健学、卫生毒理学、卫生检验与检疫学、社会医学、医药信息管理等。

中南大学湘雅公共卫生学院现有博士生导师19人，硕士生导师44人。拥有公共卫生与预防医学一级学科博士和硕士学位授予权，一级学科博士后流动站和公共卫生硕士

(MPH)专业学位授予权。"综合评价方法及其医学应用"与"社会精神病学"研究方向分别列为国家重点学科"概率论与数理统计""精神病与精神卫生"的重要研究方向，公共卫生与预防医学一级学科为湖南省重点学科。《卫生（医学）统计学》《流行病学》与《文献信息检索》均被评为国家级精品课程，目前均为国家资源共享课建设课程，《疾病预防与健康促进》为国家级精品视频公开课，《现代膳食与人体健康》为国家级大学素质教育优秀通选课。《食物营养与食品安全》被评为国家级精品在线开放课程（MOOC），并入选"学习强国"平台。预防医学本科专业被列为湖南省重点建设专业和特色专业。2006年在学位与研究生教育评估中我校公共卫生与预防医学一级学科名列全国第七位，其中流行病与卫生统计学二级学科名列全国第四。目前，本学科拥有一批在国内甚至在国际上享有较高学术地位的二级学科带头人与学术骨干。

（二）研究方向

1. 流行病与卫生统计学（epidemiology and health statistics）：流行病学是研究人群中疾病与健康的分布及其影响因素，并研究防治疾病及促进健康的策略和措施的科学；卫生统计学是运用概率论和数理统计的原理与方法，研究人群健康状况，搜集、整理分析卫生服务领域中的数据，并进行统计推断的学科。流行病与卫生统计学不仅是公共卫生与预防医学中的理论与应用性学科，也是现代医学的基础与骨干学科。

2. 劳动卫生与环境卫生学（occupational and environmental health）：劳动卫生与环境卫生学是研究劳动条件、自然环境和生活环境对健康影响的规律和预防其健康损害的学科。劳动卫生与环境卫生学的主要任务是识别、评价、预测和控制职业和环境有害因素，研究健康损害的作用机制，寻找预防干预的靶点，制定预防对策，创造良好的劳动条件和生活环境，以保护和促进人群健康并促进国民经济的可持续发展。

3. 营养与食品卫生学（nutrition and food hygiene）：包括两门有密切联系的学科，即营养学和食品卫生学。营养学是研究食物中的营养素及其他生物活性物质对人体健康的生理作用和有益影响；而食品卫生学则是研究食物中可能存在的各种有害因素对人体健康安全危害及其预防措施的科学。营养学与食品卫生学研究是疾病控制与卫生监督工作的重要内容之一，对保证社会人群健康、增强民众体质、提高机体对疾病和外界有害因素的抵抗力、提高劳动效率、降低人群发病率和死亡率及延长人的寿命均有重大意义。

4. 儿少卫生与妇幼保健学（maternal, child and adolescent health）：儿童青少年卫生与妇幼保健学是保护和促进妇女、儿童、青少年身心健康的科学。随着医学模式向生物—心理—社会模式的转变，儿少卫生学形成以促进儿童青少年生长发育、心理健康，防治学生常见病，矫治青少年危险行为，早期预防成年期疾病等为重点内容的学科；妇幼保健学以妇女常见病防治、婴幼儿保健、促进生命早期健康为主要研究领域。

5. 卫生毒理学（hygiene toxicology）：卫生毒理学是研究所有外源因素（如化学、物理和生物因素）对生物系统的损害作用、生物学机制、安全性评价/危险性分析的科学，其目的和任务就是研究各种外源化学物、生物毒素及物理因素对机体产生毒性或损害作用的条件和性质，阐明其剂量—效应（反应）关系及中毒机理，为制定卫生标准及防治措施提供理论依据。卫生毒理学是预防医学的基础学科，为其他学科的研究提供方法和手段；同时它又具有自己独立的理论体系和研究方法，也是应用学科。

6. 卫生检验与检疫学（health inspection and quarantine）：卫生检验学是以预防医学、分析化学、微生物学为基础，采用现代分离、分析手段，研究检验方法的理论和技术，检验和监测公共卫生领域中与人群健康相关因素的种类、水平及其变化规律的一门应用性学科。卫生检验为公共卫生事业的正确决策提供可靠的数据，为疾病预防和应对突发公共卫生事件提供技术支撑，是公共卫生与预防医学的重要组成部分。卫生检验学所涉及的行业领域包括疾病预防控制、卫生监督、商品检验、出入境卫生检疫、食品药品监督检验、医院和环境监测等。

7. 社会医学（social medicine）：是医学与管理学之间的交叉学科，主要研究社会性的医学问题及医学的社会问题，并从管理角度提出解决问题的策略和办法。社会医学与卫生事业管理通过研究社会因素与个体及群体健康和疾病之间相互作用及其规律，以及社会卫生状况及其变动规律，制定和完善社会卫生策略和卫生服务制度。通过介入公益事业管理，提供及时、有效、适宜的卫生服务，改善社会卫生状况和公民健康水平，在有限的医疗卫生资源条件下创造出最大的健康效率和经济社会效益。

（三）培养目标

培养具有"实干担当精神、社会精英素养和行业领军能力"的德智体美劳全面发展的社会主义建设者和接班人。

严格遵守国家法律、法规，严谨治学，探求真理，维护科学诚信。在掌握医学理论知识与技能的基础上，系统地掌握公共卫生与预防医学专业的基础理论、基本知识和基本技能，具备深入探索科学问题与学术创新的精神，具备运用专业知识开展创新研究的综合素质，具备科学、规范地撰写学术论文的能力、同时应具备在专题学术研讨会、国际和国内学术会议等场合熟练地进行学术交流、表达学术思想和学术成果的能力。

（四）学制和学习年限

博士研究生学制和学习年限按照《中南大学研究生学籍管理规定》执行。超年限研究生学籍管理按《中南大学超年限研究生学籍管理实施细则》（中大研字〔2015〕1号）文件执行。

（五）培养方式

1. 实行指导教师负责的指导小组培养工作制，导师个别指导与指导小组集体指导相结合的培养方式，指导小组成员应协助导师把好各个培养环节质量关。跨学科培养博士生，需从相关学科聘请副导师。

2. 导师指导研究生制订个人培养计划、选学课程、查阅文献、参加学术交流和社会实践、确定研究课题、指导科学研究等。

3. 导师对研究生的业务指导应和思想教育、学风教育有机结合起来，全面培养提高研究生的综合素质。

4. 实行培养过程淘汰机制，通过培养环节的考核，按照《中南大学研究生培养环节工作管理办法》，不合格者予以重新考核或淘汰。

(六) 课程设置与学分要求

见表 2-67，2-68。

表 2-67　直博研究生课程设置与学分要求

课程类别	学分要求	课程类别	学分要求
公共学位课	5	学科基础课	16
专业课	8.5	选修课	4
学术交流与研讨	6	培养环节	4
补修课	12		
总学分	43.5		
学分说明	1. 学分要求：研究生课程教学 16 学时计 1 学分，实验教学 32 学时计 1 学分。本专业博士研究生实行学分制，在学位论文答辩前必须修满 43.5 学分，其中公共学位课 5 学分，学科基础课 16 学分，专业课 10.5 学分，选修课不少于 4 学分，学术研讨与学术交流 6 学分，培养环节学分 4 分。研究生根据个人培养计划按学期选修课程，博士生课程学习应在资格考试前完成。 2. 课程设置：根据国务院学位办、教指委有关文件要求和学校研究生院要求，课程设置包括公共学位课、学科基础课、专业课和选修课。跨学科或以同等学力考取者需补修卫生统计学、流行病学、公共卫生与预防医学概论和卫生学，不记入总学分，但需有考试成绩。 3. 课程免修免试：对于研究生在国外留学期间所修的专业课程，如果与本专业博士生要求的相关课程相同或近似，由本人提供学习成绩证明原件和课程考试有关资料，由学院主管院长审核并认定后，到研究生院培养与管理办登记成绩。 本专业博士的学位课程及培养环节安排见表 2-68。		

表 2-68　直博研究生学位课程表

类别	课程编号	课程(环节)名称	学时	学分	开课学期	说明
公共学位课	01030502A01	中国特色社会主义理论与实践研究	32	2	春秋季	
	01030502A03	自然辩证法概论	16	1	春秋季	
	01030501A01	中国马克思主义与当代	32	2	秋季	
学科基础课	25000003B01	学术诚信与论文写作	32	2	秋季	
	69100402B02	现代流行病学	48	3	秋季	
	69100402B13	医学统计学A	48	3	秋季	
	69100402B52	毒理学实验技术与方法	24	1.5	春季	
	69100402B91	公共卫生方法学	24	1.5	春季	
	69100401B01	高级流行病学	32	2	秋季	
	69100401B11	高级生物统计学	24	1.5	秋季	
	69100401B71	社会流行病学	24	1.5	秋季	
专业课	69100402C64	公共卫生检验技术	16	1	秋季	
	69100402C21	现代环境卫生学	24	1.5	春季	
	69100402C22	现代职业卫生与职业病学	24	1.5	春季	
	69100402C31	现代食品安全学A	24	1.5	春季	
	69100402C42	现代健康教育与健康促进	16	1	春季	
	69100401C72	卫生政策与管理	16	1	秋季	
	69100401C51	毒理学研究进展	16	1	秋季	
选修课	69100401D74	现代医学社会科学研究方法	24	1.5	秋季	至少必选2门；不少于4学分
	69100401D73	全球精神卫生	16	1	秋季	
	69100402D20	SPSS及其医学应用	24	1.5	春季	
	69100402D03	管理流行病学	16	1	秋季	
	69100401D12	SAS统计软件及其医学应用	32	2	秋季	
	69100402D43	现代妇幼保健学	16	1	春季	
	69100402D53	现代毒理学A	32	2	春季	
	69100402D65	公共卫生实用生物技术	16	1	春季	
	69100402D79	管理心理学	32	2	春季	
	69100402D62	现代卫生检验学	16	1	秋季	
	69100402D19	综合评价方法及其医学应用	16	1	春季	
	69100402D34	营养与非传染性疾病研究进展	32	2	秋季	
	69100402D06	循证医学	16	1	秋季	
	69100402D10	现代统计方法及其应用	16	1	春季	
	69100403D92	室内环境与健康(全英文)	16	1	秋季	
	69100402D33	现代营养学	24	1.5	秋季	

续表2-68

类别	课程编号	课程(环节)名称	学时	学分	开课学期	说明
学术交流与研讨	99000003F01	学术交流与研讨(直博生)		6	春秋季	
培养环节	99000003F05	博士生资格考试		1	春秋季	第五学期
	99000003F06	学位论文开题报告		1	春秋季	第六学期
	99000003F07	中期考核		1	春秋季	第七学期
	99000003F08	社会实践		1	春秋季	
补修课	260202Z10	卫生统计学	80	4	秋季	
	260201Z10	流行病学	96	4.5	秋季	
	260102Z10	公共卫生与预防医学概论	16	1	秋季	
	260303Z10	卫生学	48	2.5	春季	

(七)学术研讨与学术交流

"学术交流与研讨"是所有博士生(含在职)的必修环节。博士生在校期间必须完成一定数量的学术报告或论文展示获得相应的学分,学分总分博士生应达到6分。

1. 在读期间至少参加1次本学科及相关学科的国际性或全国性高水平(国家一级学会主办)学术会议,并做报告或提供参会证明(论文集或墙报),记1学分/次。

2. 在学院/学科组织的学术会议上做学术报告不少于1次,记1学分/次。

3. 每年参加本学科及相关学科的各级各类学术交流与学术报告会议累计不少于6次,在学年考核时由导师认定签字,交学院研究生管理部门审核,合格者记1学分/年。

(八)博士生资格考试

严格按照《中南大学研究生培养环节工作管理办法》执行。

(九)学位论文开题报告

博士研究生必须进行学位论文开题报告,根据《中南大学研究生培养环节工作管理办法》执行。

研究生在导师的指导下,应在第一学年内确定学位论文研究方向,在查阅大量文献资料的基础上在开题报告前完成一篇综述,由开题报告评审小组对阅读文献的数量、质量和学术水平进行综合评价,纳入开题报告评审。

(十)中期考核

中期考核是博士生的必修环节,具体按《中南大学研究生培养环节工作管理办法》执行。

(十一)科研训练、专业实践和社会实践

"科研训练"是学术学位硕士研究生的必修环节,要求至少主持或参加1项科研项目,通过掌握正确的科研方法，培养独立从事科学研究或担负专门技术工作的能力，经导师审核达到要求者给予相应学分。

社会实践是所有全日制研究生的必修环节。根据《中南大学研究生社会实践学分管理办法》执行。

（十二）学年总结与考核

在每年10月31日前，由学院组织研究生对上一学年内的政治思想表现、课程学习、培养环节、科研和实践业绩等方面进行总结，由导师签字，学院审核，鉴定结果作为评优和筛选依据之一。

（十三）学位论文工作

1. 成果要求

严格按照《中南大学公共卫生与预防医学一级学科博士、硕士学位授予标准》及学位管理相关文件的要求执行。

2. 学位论文要求

严格按照《中南大学学位授予工作条例》《中南大学公共卫生与预防医学一级学科博士、硕士学位授予标准》《中南大学研究生学位论文撰写规范》《中南大学研究生学位论文学术不端检测管理办法》的要求执行。

3. 论文评审、答辩与学位授予

严格按照《中南大学学位授予工作条例》《中南大学答辩管理办法》《中南大学研究生学位论文评审管理办法》的要求执行。

（十四）毕业论文工作

根据《中南大学研究生毕业与学位授予分离实施办法》（中大研字〔2020〕62号），对未达到学位授予要求的，可申请毕业论文答辩。毕业论文要求如下：

1. 毕业论文要求

1）一般要求：毕业论文实行"双盲"评审。由3名本学科的教授或具有相当职称的专家作为评阅人对博士生毕业论文进行评审，所有评审意见均为同意毕业答辩者，方可进行毕业答辩。

2）选题与综述的要求：论文选题应符合科学发展和社会需要，对公共卫生事业的发展具有理论意义或实用价值，并需要进行充分的论证。研究综述是进行选题论证的一种重要方式。综述应体现作者对本课题领域内的国内外发展动态有充分的掌握，对重要文献资料应有全面的了解和评述，具有文献审读、总结、归纳的能力，能够反映出作者在本课题领域掌握了较为坚实的基础理论和系统深入的专门知识。综述全文不少于5000字。

3）规范性要求：遵守学术规范，学位论文撰写须严格按照《中南大学研究生学位论文撰写规范》文件要求执行，应符合一般的格式和顺序，正文字数不少于5万字（不含中英文摘要、参考文献、附录和致谢部分），参考文献不少于80篇。要求毕业论文研究的相关原始资料与数据应完整保存，以便备查。

论文经"学术不端文献检测系统"检测，去除本人复制比和首次校内互检均不超过20%。

4）论文质量要求：学位论文应科学求实，文字简洁，条理清晰、分析严谨，理论推导和计算准确无误。研究内容与方法介绍全面，研究结果表述正确，分析方法合理，图表规范，讨论充分，结论明确。论文撰写语句通顺，条理清楚，重点突出，具有一定的新见解。

5）创新性要求：论文从立题、研究内容和研究方法等方面应具有创新性，研究成果能够达到本学科学术前沿水平，或有助于解决公共卫生实际问题。

2. 毕业论文答辩要求

毕业论文答辩程序参照学位论文答辩程序执行；其他事宜遵照《中南大学研究生毕业与学位授予分离实施办法》（中大研字〔2020〕62号）执行。

附：修订专家名单

肖芳执笔，杨土保、胡国清、陈律、任国峰校审，湘雅公共卫生学院学位评定分委员会讨论通过。

2.2.8 公共卫生与预防医学一级学科博士、硕士学位授予标准

一级学科代码：1004
一级学科名称：公共卫生与预防医学
制订单位：湘雅公共卫生学院（牵头）
学位授予标准版本号：2020版

第一部分 学科定位与发展目标

公共卫生与预防医学是以人群为主要研究对象，从预防为主的视角，探讨生物、遗传因素，物理与化学等环境自然因素以及心理、行为、社会等因素对人群健康的影响规律，研究健康促进与疾病防制策略与技术的学科。预防医学是医学的一个领域与范畴，重点关注人群的健康、疾病发生及其影响因素，通过干预措施进行疾病预防与健康促进。本学科主要学科方向包括：流行病与卫生统计学、劳动卫生与环境卫生学、营养与食品卫生学、儿少卫生与妇幼保健学、卫生毒理学、卫生检验与检疫学、社会医学等。

中南大学湘雅公共卫生学院1982年开始招收公共卫生与预防医学硕士研究生，2001年开始招收博士研究生。2003年获得流行病与卫生统计学博士学位授予权；2010年获得公共卫生与预防医学一级学科博士、硕士学位授予权；2012年获准设立公共卫生与预防医学一级学科博士后流动站。学院充分利用综合性大学多学科的优势，通过与理工科、人文社科的交叉融合，已形成综合评价方法及其医学应用研究、慢性病的分子流行病学研究、社会行为与健康、化学毒物诱导肝损伤分子机制、职业和环境因素的健康损害与防治、特殊人群的营养与健康研究等6个稳定科研方向，同时也是今后重点发展的学科方向。目前

学科优势主要体现在专业课程建设、国际科研协作与学术交流以及社会服务能力等方面。中南大学湘雅公共卫生学院现有博士生导师19人，硕士生导师44人。拥有公共卫生与预防医学一级学科博士和硕士学位授予权，一级学科博士后流动站和公共卫生硕士（MPH）专业学位授予权。"综合评价方法及其医学应用"与"社会精神病学"研究方向分别被列为国家重点学科"概率论与数理统计""精神病与精神卫生"的重要研究方向，公共卫生与预防医学一级学科为湖南省重点学科。《卫生（医学）统计学》与《流行病学》均被评为国家级精品课程，目前均为国家资源共享课建设课程，《疾病预防与健康促进》为国家级精品视频公开课，《现代膳食与人体健康》为国家级大学素质教育优秀通选课。《食物营养与食品安全》被评为国家级精品在线开放课程（MOOC），并入选"学习强国"平台。预防医学本科专业被列为湖南省重点建设专业和特色专业。2006年在学位与研究生教育评估中我校公共卫生与预防医学一级学科名列全国第七位，其中流行病与卫生统计学二级学科名列全国第四。目前，本学科拥有一批在国内甚至在国际上享有较高学术地位的二级学科带头人与学术骨干。

学科的发展目标是培养具有国际视野，熟悉公共卫生与预防医学理论、知识与技能，并具有良好的人文精神和管理才能的公共卫生人才；基于人群健康需求，研究影响人群健康的疾病、影响因素、防控措施及政策等，为社会提供科学、有效的疾病预防控制以及健康教育与管理等方面的服务，为实现健康中国战略目标做出应有贡献。在今后较长时期内，通过高水平人才引进、高质量人才培养、创新性科学研究、高效并具标志性的科研产出，力争使我校公共卫生与预防医学学科成为在国际上有一定影响，国内处于先进水平的一流学科。

第二部分　博士学位授予标准

一、获本学科博士学位应掌握的基本知识

博士生应在掌握医学理论知识与技能的基础上，系统地掌握公共卫生与预防医学专业的基础理论、基本知识和基本技能，能深入掌握所学专业的前沿理论与知识，并能开展专题科学研究。

1. 基础知识及技能

博士生通过学习基础医学及临床医学知识，了解人体的健康与疾病的本质及其规律，提高对疾病尤其是流行病的病因的诊治水平和防控能力；掌握公共卫生与预防医学基础知识，主要包括流行病学、卫生统计学、社会医学、卫生事业管理等。

2. 专业知识及相关知识和技能

博士生应掌握公共卫生与预防医学专业知识和技能，主要包括营养与食品卫生学、儿童青少年卫生学、妇幼卫生学、职业卫生学、环境卫生学、健康教育与健康促进、卫生毒理学、卫生检验学等；学习和了解其他相关学科知识，如实验分析、生物技术、计算机应用、统计分析技术等前沿知识和技能，为开展公共卫生与预防医学研究提供必要的方法和技术支撑，具备创新性科学研究的基础。

二、获本学科博士学位应具备的基本素质

1. 学术素养

掌握本学科相关的知识，具备开展学术研究所必需的能力。具有从事本学科工作的才智与涵养，具有批判性思维，具备深入探索科学问题与学术创新精神，具备运用专业知识开展创新研究的综合素质。

扎实的公共卫生与预防医学及相关学科的理论基础和创新性研究能力也是博士生学术素养的重要构成要素。本学科与相关学科具有交叉性，如环境科学、生物学、人文科学、经济学等，博士生应掌握相关学科知识，尤其是对与自己主攻方向密切联系的学科知识应有较深入的了解；具备科学研究计划的制订能力，人群调查和实验分析、综合评价能力，博士生应具备良好的团队精神及组织协作能力。

2. 学术道德

博士生应严格遵守国家法律、法规，保护知识产权，严谨治学，探求真理，维护科学诚信，尊重他人的劳动成果和技术权益；严格遵守学术研究和学术活动的基本规范，认真执行学术刊物引文规范，杜绝弄虚作假、抄袭剽窃；正确对待学术研究和学术活动中的名利与收益，严禁沽名钓誉、损人利己行为，反对急功近利、粗制滥造，积极维护优良的学术氛围。

三、获本学科博士学位应具备的基本学术能力

1. 获取知识能力

博士生在具备本学科相关专业宽广而扎实的理论基础和系统深入的专门知识的基础上，应具有从各种文献资料中获取公共卫生与预防医学相关学术前沿动态的能力，掌握快速有效获取所需的相关知识和研究方法，并能够正确理解与运用，探究知识的来源，进行研究方法的推导。能够深入了解相应学科的现状、发展方向及国际学术研究前沿，了解相关学科的重大进展。

2. 学术鉴别能力

博士生应具有较强的学术鉴别能力，包括对已有研究成果科学性的判断能力；对公共卫生与预防医学已有问题力求能更简洁地描述和概括，能判别已有的研究成果及可能出现的公共卫生与人群健康问题在公共卫生与预防医学学科中的地位，对社会经济发展的影响。博士生应具有相应的科学批判性思维，对涉及本学科的研究课题、研究过程以及研究成果，具有良好的学术鉴别力，并能对其做出正确评价。

3. 科学研究能力

公共卫生与预防医学的科学研究能力包括提出问题和解决问题的能力。提出问题应包括对已有研究的评判，了解学科发展的内在要求和社会经济发展的实际需要和问题解决的可能性。博士生应具有独立从事科学研究的能力，具备较强的信息检索与文献阅读能

力，能够发现有价值的研究问题。解决问题的能力包括研究技术路线的确定，研究方法选择，现场及实验研究的质量控制、数据获取，分析和综合得出研究结论等，博士生应熟练运用学科的基本知识和技能对各种疾病和健康相关问题进行项目选题、设计、组织协调、实施管理，熟悉基本的现场调查技术和实验室操作技术，能较熟练地运用计算机软件工具进行数据统计分析，对研究结果进行科学的解读、总结与学术交流。

4. 学术创新能力

创新能力指能够在所从事的研究领域提出独到见解，开展创新性思考、创新性科学研究和取得创新性成果的能力。公共卫生与预防医学研究的创新性主要体现在：发现新的健康问题及促进健康途径；获取有价值的数据和掌握获取数据的新方法；发现新的影响因素及其新的作用途径；建立新的疾病预防控制模型以及对已有模型进行改进；建立新的理论以及对已有理论进行修正完善；解决社会问题做出的具有价值的研究等。博士生应具有在以上几个方面或其他创新性研究的能力。

5. 学术交流能力

博士生应具备科学和规范地撰写学术论文、学术报告的能力，能够在专业期刊或会议上展示学术成果；同时应具备在专题学术研讨会、国际和国内学术会议等场合熟练地进行学术交流、表达学术思想和学术成果的能力。博士生在读期间须至少参加 1 次国际学术会议或本学科国内顶级学术会议并作学术交流。

6. 其他能力

博士生应具备较强的人际沟通和团队协作能力；具备良好的心理素质；具备较强的自主学习和终身学习的能力。熟练掌握一门以上外语，具有较强的外语应用与学术交流能力。

四、学位论文基本要求

1. 选题与综述的要求

论文选题应符合科学发展和社会需要，对公共卫生事业的发展具有理论意义或实用价值，并需要进行充分的论证。研究综述是进行选题论证的一种重要方式。综述应体现作者对本课题领域内的国内外发展动态有充分的掌握，对重要文献资料应有全面的了解和评述，具有文献审读、总结、归纳的能力，能够反映出作者在本课题领域掌握了较为坚实的基础理论和系统深入的专门知识。综述全文不少于 5000 字。

2. 规范性要求

遵守学术规范，学位论文撰写须严格按照《中南大学研究生学位论文撰写规范》文件要求执行，应符合一般的格式和顺序，正文字数不少于 5 万字（不含中英文摘要、参考文献、附录和致谢部分），参考文献不少于 80 篇。要求学位论文研究的相关原始资料与数据应完整保存，以便备查。

论文经"学术不端文献检测系统"检测，去除本人复制比和首次校内互检均不超过20%。

3. 论文质量要求

学位论文应科学求实，文字简洁，条理清晰、分析严谨，理论推导和计算准确无误。研究内容与方法介绍全面，研究结果表述正确，分析方法合理，图表规范，讨论充分，结论明确。论文撰写语句通顺，条理清楚，重点突出，具有一定的新见解。

4. 创新性要求

论文在立题、研究内容和研究方法等方面应具有创新性，研究成果能够达到本学科学术前沿水平，或能明显促进医学成果转化，或有助于解决重大公共卫生实际问题。

5. 学术成果要求

至少满足下列条件之一：

①在读期间须在本学科领域SCI收录期刊或《中南大学一级学科重要期刊目录》认定的期刊上发表(含online)论文，且累计分值不低于3分。

计分方法：SCI论文按照汤森路透JCR分区，Ⅰ区计6分、Ⅱ区计3分、Ⅲ区计1分、Ⅳ区及以下不计分；期刊影响因子超过10分的论文可按影响因子计分。在中文类重要期刊上发表论文按期刊等级与汤森路透分区的对应关系计分，具体办法遵照中南大学有关中文类重要期刊分类管理的相关规定执行。

作者认定：原则上要求研究生为第一作者。以并列第一作者发表的SCI论文分值折算方法如下：发表论文JCR分区分值(或超过10分论文期刊影响因子值)/N，N为并列作者数；在中文类重要期刊上发表论文须为独立第一作者方可计分。

发表的论文应与学位论文高度相关，类型要求是学术论文，并且应以中南大学为第一署名单位，关于国(境)外联合培养研究生在联合培养单位从事研究所发表的论文，研究生本人必须为第一作者，单位署名中必须包含中南大学，并提供联合培养相关证明材料。

②获国家自然科学奖、国家科学进步奖或国家技术发明奖(不限排名)；获省部级自然科学奖、科学进步奖或技术发明奖一等奖排名前五、二等奖排名前三或三等奖排名第一。

③作为发明人(本人排名第一)获国家发明专利(不含实用新型专利)1项及以上，发明专利内容应与学位论文高度相关。

研究生在学期间发表的论文确认以正式发表的论文为准，送审和答辩时允许论文为录用通知(须导师签字认可)，但必须正式发表以后方可申请学位。如研究生在学期间成果形式是专利，以获批证书为准。

第三部分 硕士学位授予标准

一、获本学科硕士学位应掌握的基本知识

硕士生应在掌握一般医学理论知识与技能的基础上，系统掌握公共卫生与预防医学专业的基础知识和基本技能，了解所学专业的前沿理论知识，系统了解科学研究工作过程，并具有一定的开展科学研究的基本能力。掌握的基本知识应包括医学相关知识、公共卫生

与预防医学基本知识、公共卫生与预防医学专业知识和相关交叉学科知识。

公共卫生与预防医学基础知识课程为本学科硕士生必修课程，包括流行病学、卫生统计学、社会医学与卫生事业管理、健康教育学与健康促进等。公共卫生与预防医学专业知识课程包括营养与食品卫生学、环境卫生学、职业卫生学、儿少卫生与妇幼卫生学、卫生检验学、卫生毒理学等。相关交叉学科知识课程包括高等数学、统计方法应用、生物学技术、心理学等。硕士生还应具备文献检索、资料查询、现场调查和资料收集的知识和技能。掌握一门外国语，具有较好的外语阅读、写作与交流基础。

二、获本学科硕士学位应具备的基本素质

1. 学术素养

掌握开展公共卫生与预防医学工作的基本知识和技能；具有为人类健康服务的意识，具备不断学习、探索和解决实际问题的能力。

硕士生应具有较好的才智、涵养和创新精神，较强的理论研究兴趣、学术悟性和语言表达能力，具备一定的学习和实践能力。能够将公共卫生与预防医学的理论研究与人群健康问题结合起来思考问题，具备一定的学术洞察力、较好的学术潜力和创新意识。此外，应熟知并尊重与本学科相关的知识产权，在研究过程中，要对本领域相关成果的获得者、相关观点的提出者进行明确而又准确的表述。遵循学术研究伦理，具有高度的社会责任感，借助学科知识服务于社会发展和人类健康事业。

2. 学术道德

严格遵守国家法律、法规，具有严谨求实的学风和良好的学术道德与行为规范。能尊重他人的劳动成果和技术权益，严格遵守学术研究和学术活动的基本规范。维护优良的学术氛围，杜绝剽窃、篡改、假造、选择性使用实验和观测数据。

三、获本学科硕士学位应具备的基本学术能力

1. 获取知识的能力

硕士生应在导师指导下，有效地获取所需的知识，了解本学科发展的历史背景、现状及进展。通过动态分析研究、生产实践调查、科研活动和学术交流等方式和渠道了解学科学术研究前沿问题，避免盲目选题，并通过系统的课程学习有效获取研究所需知识和方法。

充分了解本学科的发展趋势，在公共卫生与预防医学实践中打下良好的基础；认真研读相关的研究成果，在科学研究、逻辑推理等方面锻炼自己的研究能力。

2. 科学研究能力

硕士生应在导师的指导下学习、实践和掌握开展科学研究的一般过程和基本技能，具备一定的提出问题和解决问题的能力。硕士生应具备从事科学研究的基本能力，包括信息检索与文献阅读能力，发现或提出研究问题的能力；解决问题的能力包括针对科学问题，提出研究思路、设计技术路线及研究过程，开展现场调查和实验室分析，较熟练地运用计

算机软件工具进行数据统计分析，并在获取第一手数据资料的基础上进行科学严谨的分析和推理，通过清晰的语言表达和逻辑严谨的归纳总结论证科学问题的解决过程。硕士生通过学习和实践，能运用学科的基本知识和技能开展疾病、健康及其相关因素的调查研究，了解或基本掌握科研及项目的选题、设计、组织协调、实施管理，结果总结与学术交流等的方法和技能。

3. 实践能力

硕士生应具有较强的实践能力，在开展学术研究或应用技术探索方面具有较强的本领。在学术研究方面能独立完成文献综述，具有运用已有知识、技能去发现、了解和解决实际问题的实践能力；主要包括现场调查研究和实验研究能力。研究生应具备相关专业方向的实验设计、实验准备等实验技能，能较为独立地应用仪器设备开展实验研究。能认真细致地参加现场调查，熟悉现场调查的流程、具备解决公共卫生实际问题的能力和组织管理能力；并能与他人良好配合，具有团队协作精神。

4. 学术交流能力

硕士生应具备良好的学术表达和交流能力，善于表达学术思想、阐述研究思路和技术手段、展示自己的学术成果。学术思想的表达主要体现在运用特定的语言进行准确、清晰而富有层次的口头表达和文字表达。鼓励研究生积极参加各种校内外、国内外学术活动，了解本领域的前沿动态，拓宽学术视野；通过研究生综述报告及学术论文交流会，能够较准确、科学、严谨地表达与交流自己的研究成果。

5. 其他能力

硕士生应具有将理论与实践相结合的能力，善于运用自己的知识和技能解决现场调查和社会经济发展的实际问题和技术需求；积极参与公共卫生与预防医学领域的科研活动或生产实践活动，并熟悉科研工作的一般流程和规范。具备良好的心理素质；具备较强的自主学习和终身学习的能力。掌握一门外语，有较好的外语应用、交流能力。

四、学位论文要求

1. 一般要求

学位论文实行"双盲"评审。由 2 名具有本学科、专业的高级专业技术职务的专家或研究生指导教师作为评阅人对硕士生学位论文进行评审，所有评审意见均为同意答辩者，方可进行学位论文答辩。

2. 选题与综述的要求

论文选题应符合科学发展和社会需要，对公共卫生事业的发展具有理论意义或实用价值，并需要进行充分的论证。综述应体现作者对本课题领域内的国内外发展状态有充分的掌握，对重要文献资料应有全面的了解和评述，具有文献审读、总结、归纳的能力，能够反映出作者在本课题领域掌握了较为坚实的基础理论和系统深入的专门知识。综述全文不少于 4000 字。

3. 规范性要求

遵守学术规范，学位论文撰写须严格按照《中南大学研究生学位论文撰写规范》文件要求执行，应符合一般的格式和顺序，全文字数不少于3万字（不含中英文摘要、参考文献、附录和致谢部分），参考文献不少于50篇。要求硕士研究生的研究成果公开发表，且其学位论文研究的相关原始资料与数据应完整保存，以便备查。

论文经"学术不端文献检测系统"检测，去除本人复制比和首次校内互检均不超过20%。

4. 论文质量要求

学位论文应科学求实，文字简洁，条理清晰、分析严谨，理论推导和计算准确无误。研究内容与方法介绍全面，研究结果表述正确，分析方法合理，图表规范，讨论充分，结论明确。论文撰写语句通顺，条理清楚，重点突出，具有一定的新见解。

5. 学术水平要求

至少满足下列条件之一：

①在读期间须在本学科领域SCI收录期刊或《中南大学一级学科重要期刊目录》认定的期刊上发表（含online）论文，且累计分值不低于1分。

计分方法：SCI论文按照汤森路透JCR分区，Ⅰ区计6分、Ⅱ区计3分、Ⅲ区及以下计1分；期刊影响因子超过10分的论文可按影响因子计分。在中文类重要期刊上发表论文按期刊等级与汤森路透分区的对应关系计分，具体办法遵照中南大学有关中文类重要期刊分类管理的相关规定执行。

作者认定：原则上要求研究生为第一作者；以并列第一作者发表的SCI论文分值折算方法如下：发表论文JCR分区分值（或超过10分论文期刊影响因子值）/N，N为并列作者数；在中文类重要期刊上发表论文须为独立第一作者方可计分。

发表的论文应与学位论文高度相关，类型要求是学术论文，并且应以中南大学为第一署名单位，关于国（境）外联合培养研究生在联合培养单位从事研究所发表的论文，研究生本人必须为第一作者，单位署名中必须包含中南大学，并提供联合培养相关证明材料。

②获国家自然科学奖、国家科学进步奖或国家技术发明奖（不限排名）；获省部级自然科学奖、科学进步奖或技术发明奖一等奖排名前六、二等奖排名前五或三等奖排名前三。

③作为发明人（排名第一或者导师排名第一，学生排名第二）获国家发明专利（不含实用新型专利）1项及以上，发明专利内容应与学位论文高度相关。

研究生在学期间发表的论文确认以正式发表的论文为准，送审和答辩时允许论文为录用通知（须导师签字认可），但必须正式发表以后方可申请学位。如研究生在学期间成果形式是专利，以获批证书为准。

第四部分 编写成员

胡国清、谭红专、杨土保、肖水源、肖芳、林茜、丁萍、李杏莉、尹逊强、李敏。

2.2.9　全日制公共卫生学硕士专业学位(MPH)研究生培养方案

授予学位类别：公共卫生学硕士专业学位
一级学科(专业类别)代码名称：1053　公共卫生学
二级学科(专业领域)代码名称：无
制订单位：湘雅公共卫生学院(牵头)
培养方案版本号：2020 版

一、学科概况

为了培养适应我国社会经济发展、医疗卫生体制改革和发展需要的高素质、高层次的公共卫生专业应用型人才，并且与国际公共卫生教育及人才培养接轨，教育部大力推进公共卫生硕士(master of public health，MPH)的学位建设。公共卫生的目标旨在通过公共政策的形成，法律、法规的保证，创造一个促进和维护人群健康的环境，以达到保护与改善人群健康，提高生命质量的目的。

中南大学湘雅公共卫生学院现有博士生导师 19 人，硕士生导师 44 人。拥有公共卫生与预防医学一级学科博士和硕士学位授予权，一级学科博士后流动站和公共卫生硕士(MPH)专业学位授予权。"综合评价方法及其医学应用"与"社会精神病学"研究方向分别被列为国家重点学科"概率论与数理统计""精神病与精神卫生学"的重要研究方向，公共卫生与预防医学一级学科为湖南省重点学科。《卫生(医学)统计学》《流行病学》与《文献信息检索》均被评为国家级精品课程，目前均为国家资源共享课建设课程，《疾病预防与健康促进》为国家级精品视频公开课，《现代膳食与人体健康》为国家级大学素质教育优秀通选课。《食物营养与食品安全》被评为国家级精品在线开放课程(MOOC)，并入选"学习强国"平台。预防医学本科专业被列为湖南省重点建设专业和特色专业。2006 年在学位与研究生教育评估中我校公共卫生与预防医学一级学科名列全国第七位，其中流行病与卫生统计学二级学科名列全国第四。目前，本学科拥有一批在国内甚至在国际上享有较高学术地位的二级学科带头人与学术骨干。

二、研究方向

1. 流行病与卫生统计学(epidemiology and health statistics)：流行病学是研究人群中疾病与健康的分布及其影响因素，并研究防治疾病及促进健康的策略和措施的科学；卫生统计学是运用概率论和数理统计的原理与方法，研究人群健康状况以及搜集、整理分析卫生服务领域中的数据，并进行统计推断的学科。流行病与卫生统计学不仅是公共卫生与预防医学中的理论与应用性学科，也是现代医学的基础与骨干学科。

2. 劳动卫生与环境卫生学(occupational and environmental health)：劳动卫生与环境卫生学是研究劳动条件、自然环境和生活环境对健康影响的规律和预防其健康损害的学科。劳动卫生与环境卫生学的主要任务是识别、评价、预测和控制职业和环境有害因素，研究健康损害的作用机制，寻找预防干预的靶点，制定预防对策，创造良好的劳动条件和生活环境，以保护和促进人群健康并促进国民经济的可持续发展。

3. 营养与食品卫生学（nutrition and food hygiene）：包括两门有密切联系的学科，即营养学和食品卫生学。营养学是研究食物中的营养素及其他生物活性物质对人体健康的生理作用和有益影响；而食品卫生学则是研究食物中可能存在的各种有害因素对人体健康安全危害及其预防措施的科学。营养学与食品卫生学研究是疾病控制与卫生监督工作的重要内容之一，对保证社会人群健康、增强民众体质、提高机体对疾病和外界有害因素的抵抗力、提高劳动效率、降低人群发病率和死亡率及延长人的寿命均有重大意义。

4. 儿少卫生与妇幼保健学（maternal, child and adolescent health）：儿童青少年卫生与妇幼保健学是保护和促进妇女、儿童、青少年身心健康的科学。随着医学模式向生物—心理—社会模式的转变，儿少卫生学形成以促进儿童青少年生长发育、心理健康，防治学生常见病，矫治青少年危险行为，早期预防成年期疾病等为重点内容学科；妇幼保健学以妇女常见病防治、婴幼儿保健、促进生命早期健康为主要研究领域。

5. 卫生毒理学（hygiene toxicology）：卫生毒理学是研究所有外源因素（如化学、物理和生物因素）对生物系统的损害作用、生物学机制、安全性评价/危险性分析的科学，其目的和任务就是研究各种外源化学物、生物毒素及物理因素对机体产生毒性或损害作用的条件和性质，阐明其剂量—效应（反应）关系及中毒机理，为制订卫生标准及防治措施提供理论依据。卫生毒理学是预防医学的基础学科，为其他学科的研究提供方法和手段；同时它又具有自己独立的理论体系和研究方法，也是应用学科。

6. 卫生检验与检疫学（health inspection and quarantine）：卫生检验学是以预防医学、分析化学、微生物学为基础，采用现代分离、分析手段，研究检验方法的理论和技术，检验和监测公共卫生领域中与人群健康相关因素的种类、水平及其变化规律的一门应用性学科。卫生检验为公共卫生事业的正确决策提供可靠的数据，为疾病预防和应对突发公共卫生事件提供技术支撑，是公共卫生与预防医学的重要组成部分。卫生检验学所涉及的行业领域包括疾病预防控制、卫生监督、商品检验、出入境卫生检疫、食品药品监督检验、医院和环境监测等。

7. 社会医学（social medicine）：是医学与管理学之间的交叉学科，主要研究社会性的医学问题及医学的社会问题，并从管理角度提出解决问题的策略和办法。社会医学与卫生事业管理通过研究社会因素与个体及群体健康和疾病之间的相互作用及其规律，以及社会卫生状况及其变动规律，制定和完善社会卫生策略和卫生服务制度。通过介入公益事业管理，提供及时、有效、适宜的卫生服务，改善社会卫生状况和公民健康水平，在有限的医疗卫生资源条件下创造出最大的健康效率和经济社会效益。

三、培养目标

培养具有"实干担当精神、社会精英素养和行业领军能力"的德智体美劳全面发展的社会主义建设者和接班人。

MPH研究生应严格遵守国家法律、法规，严谨治学，探求真理，维护科学诚信，具有坚实的理论基础和宽广的专业知识。以"提升职业能力"为导向，以各行业准入条件为基准，针对公共卫生不同领域（如疾病预防与控制、卫生管理、卫生监督执法等）的专业能力和职业素养要求，培养能够创造性地从事公共卫生实际工作的复合型、应用型、高层次专门人才。

四、学制和学习年限

全日制MPH研究生学制和学习年限按照《中南大学研究生学籍管理规定》执行。超年限研究生学籍管理按《中南大学超年限研究生学籍管理实施细则》（中大研字〔2015〕1号）文件执行。最长学习年限计算截止日期为当年8月31日。

五、培养方式

1.实行指导教师负责的指导小组培养工作制，导师个别指导与指导小组集体指导相结合的培养方式，指导小组成员应协助导师把好各个培养环节质量关。

2.导师指导研究生制订个人培养计划、选学课程、查阅文献、参加学术交流和社会实践、确定研究课题、指导科学研究等。

3.导师对研究生的业务指导应和思想教育、学风教育有机结合起来，全面培养提高研究生的综合素质。

4.实行培养过程淘汰机制，通过培养环节考核，按照《中南大学研究生培养环节工作管理办法》，不合格者予以重新考核或淘汰。

六、课程设置与学分要求

见表2-69，2-70。

表2-69 公共卫生专业研究生课程设置与学分要求

课程类别	学分要求	课程类别	学分要求
公共学位课	5	学科基础课	9.5
专业课	7	选修课	4
学术交流与研讨	2	培养环节	6
补修课	12		
总学分	33.5		

续表2-69

课程类别	学分要求
学分说明	1.学分要求：研究生课程教学16学时计1学分，实验教学32学时计1学分。本专业硕士研究生在学位论文答辩前必须修满33.5学分，其中公共学位课学分5分，学科基础课9.5学分，专业课7学分，选修课不少于4学分，学术研讨与学术交流2学分，培养环节6学分。 2.课程设置：根据国务院学位办、教指委有关文件要求和学校研究生院要求，课程设置包括公共学位课、学科基础课、专业课和选修课。跨学科或以同等学力考取者需补修卫生统计学、流行病学、卫生学、公共卫生与预防医学概论，不记入总学分，但需有考试成绩。MPH全日制研究生课程学习一般为2个学期，专业学位硕士生综合英语课安排在秋季。 3.课程免修免试：（1）硕士生英语水平达到《中南大学关于非英语专业研究生英语课程免修免试的规定》要求者，凭考试成绩单原件申请免修免试。研究生在学期间连续在国外学习或工作一年以上的，由本人申请，经导师和学院主管院长审核，凭护照签证原件和复印件到研究生院培养与管理办办理免修免试留学国外语；（2）对于研究生在国外留学期间所修的专业课程，如果与本专业硕士生要求的相关课程相同或近似，由本人提供学习成绩证明原件和课程考试有关资料，由学院主管院长审核并认定后，到研究生院培养与管理办登记。

表2-70 公共卫生专业硕士研究生学位课程表

类别	课程编号	课程（环节）名称	学时	学分	开课学期	说明
公共学位课	01030502A01	中国特色社会主义理论与实践研究	32	2	春秋季	
	01030502A03	自然辩证法概论	16	1	春秋季	
	11050202A01	学术交流英语Ⅰ	48	3	春秋季	

续表2-70

类别	课程编号	课程(环节)名称	学时	学分	开课学期	说明
学科基础课	25000003B01	学术诚信与论文写作	32	2	秋季	
	69100402B14	医学统计学B	32	2	秋季	
	69100402B04	现场流行病学	32	2	秋季	
	69100402B76	医学社会科学研究方法B	16	1	秋季	
	69100402B41	实用健康教育理论与实践	16	1	春季	
	69100402B91	公共卫生方法学	24	1.5	春季	
专业课	69100402C24	实用职业卫生与职业病学	24	1.5	春季	
	69100402C23	实用环境卫生学	24	1.5	春季	
	69100402C32	现代食品安全学B	24	1.5	春季	
	69100402C56	现代毒理学B	24	1.5	春季	
	69100402C64	公共卫生检验技术	16	1	秋季	
选修课	69100402D20	SPSS及其医学应用	24	1.5	春季	不少于2门，不少于4学分
	69100402D62	现代卫生检验学	16	1	秋季	
	69100402C78	卫生事业管理学	16	1	春季	
	69100402D54	药物毒性与安全性评价	32	2	春季	
	69100403D92	室内环境与健康(全英文)	16	1	秋季	
	69100402D44	妇幼卫生保健理论与实践	16	1	春季	
	69100402D19	综合评价方法及其医学应用	16	1	春季	
	69100402D03	管理流行病学	16	1	秋季	
	69100402D06	循证医学	16	1	秋季	
	69100402D10	现代统计方法及其应用	16	1	春季	
	69100402D79	管理心理学	32	2	春季	
	69100402D05	临床流行病学	32	2	秋季	
	69100402D34	营养与非传染性疾病研究进展	32	2	秋季	
	69100402D33	现代营养学	24	1.5	秋季	
	69100402D65	公共卫生实用生物技术	16	1	春季	
	69100402D81	公共卫生伦理学	16	1	春季	
学术交流与研讨	99000003F04	学术交流与研讨(专业学位硕士生)		2	春秋季	

续表2-70

类别	课程编号	课程(环节)名称	学时	学分	开课学期	说明
培养环节	99000003F06	学位论文开题报告		1	春秋季	第三学期
	99000003F10	专业实践		4	春秋季	第二学年
	99000003F08	社会实践		1	春秋季	
补修课	260202Z10	卫生统计学	80	4	秋季	
	260201Z10	流行病学	96	4.5	秋季	
	260102Z10	公共卫生与预防医学概论	16	1	秋季	
	260303Z10	卫生学	48	2.5	春季	

七、学术研讨与学术交流

"学术交流与研讨"是所有硕士生的必修环节。硕士生在校期间必须完成一定数量的学术报告以获得相应的学分，累计应完成2学分。

1. 在读期间在学院/学科组织的学术会议上做学术报告不少于1次，记0.5学分/次。

2. 每年参加本学科及相关学科的各级各类学术交流与学术报告会议累计不少于6次，在学年考核时由导师认定签字，交学院研究生管理部门审核，合格者记0.5学分/年。

八、博士生资格考试

无

九、学位论文开题报告

硕士研究生必须进行学位论文开题报告，根据《中南大学研究生培养环节工作管理办法》执行。

研究生在导师的指导下，应在第一学年内确定学位论文研究方向，在查阅大量文献资料的基础上在开题报告前完成一篇综述，由开题报告评审小组对阅读文献的数量、质量和学术水平进行综合评价，纳入开题报告评审。

十、中期考核

无

十一、科研训练、专业实践和社会实践

专业实践是专业学位硕士研究生的必修环节，要求在学期间必须保证不少于一年的专业实践。根据《中南大学硕士专业学位研究生专业实践管理规定》执行。

专业实践领域主要包括：传染病控制、慢性病控制、环境与职业卫生、卫生监督、卫生事业管理等。学员通过实地见习，了解我国公共卫生机构职责范畴、工作任务、管理形式、卫生服务需求等现状；同时结合现场实践，就亟待解决的公共卫生问题进行调查、分析和研讨，并撰写一份现场实践报告(不少于3000字，内容可与学位毕业论文有关)。研究生

的专业实践由现场指导老师进行考核，考核合格计4学分。

社会实践是所有全日制研究生的必修环节。根据《中南大学研究生社会实践学分管理办法》执行。

十二、学年总结与考核

在每年10月31日前，由学院组织研究生对上一学年内的政治思想表现、课程学习、培养环节、科研和实践业绩等方面进行总结，由导师签字，学院审核，鉴定结果作为评优和筛选依据之一。

十三、学位论文工作

（一）在学期间成果要求

严格按照《中南大学公共卫生一级学科硕士专业学位授予标准》及学位管理相关文件的要求执行。

（二）学位论文要求

严格按照《中南大学学位授予工作条例》《中南大学公共卫生一级学科硕士专业学位授予标准》《中南大学研究生学位论文撰写规范》《中南大学研究生学位论文学术不端检测管理办法》的要求执行。

（三）论文评审、答辩与学位授予

严格按照《中南大学学位授予工作条例》《中南大学答辩管理办法》《中南大学研究生学位论文评审管理办法》的要求执行。

十四、毕业论文工作

根据《中南大学研究生毕业与学位授予分离实施办法》（中大研字〔2020〕62号），对未达到学位授予要求的，可申请毕业论文答辩。毕业论文要求如下：

（一）毕业论文要求

1. 一般要求：毕业论文实行"双盲"评审。由2名具有本学科、专业的高级专业技术职务的专家或研究生指导教师作为评阅人对硕士生毕业论文进行评审，所有评审意见均为同意毕业答辩者，方可进行毕业答辩。

2. 选题与综述的要求：论文选题应符合科学发展和社会需要，对公共卫生事业的发展具有理论意义或实用价值，并需要进行充分的论证。综述应体现作者对本课题领域内的国内外发展动态有充分的掌握，对重要文献资料应有全面的了解和评述，具有文献审读、总结、归纳的能力，能够反映出作者在本课题领域掌握了较为坚实的基础理论和系统深入的专门知识。综述全文不少于4000字。

3. 规范性要求：遵守学术规范，学位论文撰写须严格按照《中南大学研究生学位论文撰写规范》文件要求执行，应符合一般的格式和顺序，全文字数不少于2万字（不含中英文摘要、参考文献、附录和致谢部分），参考文献不少于50篇。要求硕士研究生的研究成果公开发表，且其毕业论文研究的相关原始资料与数据应完整保存，以便备查。

论文经"学术不端文献检测系统"检测,去除本人复制比和首次校内互检均不超过20%。

4. 论文质量要求:学位论文应科学求实,文字简洁,条理清晰、分析严谨,理论推导和计算准确无误。研究内容与方法介绍全面,研究结果表述正确,分析方法合理,图表规范,讨论充分,结论明确。论文撰写语句通顺,条理清楚,重点突出,具有一定的新见解。

(二)毕业论文答辩要求

毕业论文答辩程序参照学位论文答辩程序执行,其他事宜遵照《中南大学研究生毕业与学位授予分离实施办法》(中大研字〔2020〕62号)及《中南大学公共卫生一级学科硕士研究生毕业标准》执行。

附:修订专家名单

肖芳执笔,杨土保、胡国清、陈律、任国峰校审,湘雅公共卫生学院学位评定分委员会讨论通过。

2.2.10 全日制公共卫生学硕士专业学位(MPH)国际研究生培养方案

授予学位类别:公共卫生学硕士专业学位

一级学科(专业类别)代码名称:1053　公共卫生学

二级学科(专业领域)代码名称:无

制订单位:湘雅公共卫生学院(牵头)

培养方案版本号:2020版

一、学科概况

为了培养适应我国社会经济发展、医疗卫生体制改革和发展需要的高素质、高层次的公共卫生专业应用型人才,并且与国际公共卫生教育及人才培养接轨,教育部大力推进公共卫生硕士(master of public health,MPH)的学位建设。公共卫生的目标旨在通过公共政策的形成,法律、法规的保证,创造一个促进和维护人群健康的环境,以达到保护与改善人群健康,提高生命质量的目的。

中南大学湘雅公共卫生学院现有博士生导师19人,硕士生导师44人。拥有公共卫生与预防医学一级学科博士和硕士学位授予权,一级学科博士后流动站和公共卫生硕士(MPH)专业学位授予权。"综合评价方法及其医学应用"与"社会精神病学"研究方向分别被列为国家重点学科"概率论与数理统计""精神病与精神卫生"的重要研究方向,公共卫生与预防医学一级学科为湖南省重点学科。《卫生(医学)统计学》《流行病学》与《文献信息检索》均被评为国家级精品课程,目前均为国家资源共享课建设课程,《疾病预防与健康促进》为国家级精品视频公开课,《现代膳食与人体健康》为国家级大学素质教育优秀通选课。《食物营养与食品安全》被评为国家级精品在线开放课程(MOOC),并入选"学习强国"平台。预防医学本科专业被列为湖南省重点建设专业和特色专业。2006年在学位与研究生教育评估中我校公共卫生与预防医学一级学科名列全国第七位,其中流行病与卫生统计学二级学科名列全国第四。目前,本学科拥有一批在国内甚至在国际上享有较高学术地位的二级学科带头人与学术骨干。

二、研究方向

1. 流行病与卫生统计学(epidemiology and health statistics):流行病学是研究人群中疾病与健康的分布及其影响因素,并研究防治疾病及促进健康的策略和措施的科学;卫生统计学是运用概率论和数理统计的原理与方法,研究人群健康状况以及搜集、整理分析卫生服务领域中的数据,并进行统计推断的学科。流行病与卫生统计学不仅是公共卫生与预防医学中的理论与应用性学科,也是现代医学的基础与骨干学科。

2. 劳动卫生与环境卫生学(occupational and environmental health):劳动卫生与环境卫生学是研究劳动条件、自然环境和生活环境对健康影响的规律和预防其健康损害的学科。劳动卫生与环境卫生学的主要任务是识别、评价、预测和控制职业和环境有害因素,研究健康损害的作用机制,寻找预防干预的靶点,制定预防对策,创造良好的劳动条件和生活环境,以保护和促进人群健康并促进国民经济的可持续发展。

3. 营养与食品卫生学(nutrition and food hygiene):包括两门有密切联系的学科,即营养学和食品卫生学。营养学是研究食物中的营养素及其他生物活性物质对人体健康的生理作用和有益影响;而食品卫生学则是研究食物中可能存在的各种有害因素对人体健康安全危害及其预防措施的科学。营养学与食品卫生学研究是疾病控制与卫生监督工作的重要内容之一,对保证社会人群健康、增强民众体质、提高机体对疾病和外界有害因素的抵抗力、提高劳动效率、降低人群发病率和死亡率及延长人的寿命均有重大意义。

4. 儿少卫生与妇幼保健学(maternal, child and adolescent health):儿童青少年卫生与妇幼保健学是保护和促进妇女、儿童、青少年身心健康的科学。随着医学模式向生物—心理—社会模式转变,儿少卫生学形成以促进儿童青少年生长发育、心理健康,防治学生常见病,矫治青少年危险行为,早期预防成年期疾病等为重点内容的学科;妇幼保健学以妇女常见病防治、婴幼儿保健、促进生命早期健康为主要研究领域。

5. 卫生毒理学(hygiene toxicology):卫生毒理学是研究所有外源因素(如化学、物理和生物因素)对生物系统的损害作用、生物学机制、安全性评价/危险性分析的科学,其目的和任务就是研究各种外源化学物、生物毒素及物理因素对机体产生毒性或损害作用的条件和性质,阐明其剂量—效应(反应)关系及中毒机理,为制定卫生标准及防治措施提供理论依据。卫生毒理学是预防医学的基础学科,为其他学科的研究提供方法和手段;同时它又具有自己独立的理论体系和研究方法,也是应用学科。

6. 卫生检验与检疫学(health inspection and quarantine):卫生检验学是以预防医学、分析化学、微生物学为基础,采用现代分离、分析手段,研究检验方法的理论和技术,检验和监测公共卫生领域中与人群健康相关因素的种类、水平及其变化规律的一门应用性学科。

卫生检验为公共卫生事业的正确决策提供可靠的数据，为疾病预防和应对突发公共卫生事件提供技术支撑，是公共卫生与预防医学的重要组成部分。卫生检验学所涉及的行业领域包括疾病预防控制、卫生监督、商品检验、出入境卫生检疫、食品药品监督检验、医院和环境监测等。

7. 社会医学（social medicine）：是医学与管理学之间的交叉学科，主要研究社会性的医学问题及医学的社会问题，并从管理角度提出解决问题的策略和办法。社会医学与卫生事业管理通过研究社会因素与个体及群体健康和疾病之间的相互作用及其规律，以及社会卫生状况及其变动规律，制定和完善社会卫生策略和卫生服务制度。通过介入公益事业管理，提供及时、有效、适宜的卫生服务，改善社会卫生状况和公民健康水平，在有限的医疗卫生资源条件下创造出最大的健康效率和经济社会效益。

三、培养目标

国际 MPH 研究生应严格遵守中国法律、法规，严谨治学，探求真理，维护科学诚信，具有坚实的理论基础和宽广的专业知识，了解中国国情与文化。以"提升职业能力"为导向，以各行业准入条件为基准，针对公共卫生不同领域（如疾病预防与控制、卫生管理、卫生监督执法等）的专业能力和职业素养要求，培养能够创造性地从事公共卫生实际工作的复合型、应用型、高层次专门人才。

四、学制和学习年限

全日制 MPH 研究生学制和学习年限按照《中南大学研究生学籍管理规定》执行。超年限研究生学籍管理按《中南大学超年限研究生学籍管理实施细则》（中大研字〔2015〕1 号）文件执行。最长学习年限计算截止日期为当年 8 月 31 日。

五、培养方式

1. 实行指导教师负责的指导小组培养工作制，导师个别指导与指导小组集体指导相结合的培养方式，指导小组成员应协助导师把好各个培养环节质量关。

2. 导师指导研究生制订个人培养计划、选学课程、查阅文献、参加学术交流和社会实践、确定研究课题、指导科学研究等。

3. 导师对研究生的业务指导应和思想教育、学风教育有机结合起来，全面培养提高研究生的综合素质。

4. 实行培养过程淘汰机制，通过培养环节考核，按照《中南大学研究生培养环节工作管理办法》，不合格者予以重新考核或淘汰。

六、课程设置与学分要求

见表 2-71，2-72。

表 2-71　公共卫生硕士专业学位国际研究生课程设置与学分要求

课程类别	学分要求	课程类别	学分要求
公共学位课	5	学科基础课	13
专业课	4.5	选修课	4
学术交流与研讨	2	培养环节	6
补修课	0		
总学分	34.5		
学分说明			

表 2-72　公共卫生硕士专业学位国际研究生学位课程表

类别	课程编号	课程（环节）名称	学时	学分	开课学期	说明
公共学位课	11000003A01	汉语	64	3	秋季	
	10000003A01	中国概况	32	2	春秋季	
学科基础课	25000003B01	学术诚信与论文写作	32	2	秋季	
	69100404B15	医学统计学 C（全英文）	32	2	秋季	
	69100404B07	医学流行病学（全英文）	32	2	秋季	
	25000004B02	医学科技信息检索	32	2	春季	
	69100404B77	医学社会科学研究方法 C（全英文）	24	1.5	秋季	
	69100404B45	健康教育理论与实践（全英文）	32	2	春季	
	69100404B55	现代毒理学 C（全英文）	24	1.5	春季	
专业课	69100404C25	实用环境卫生学 C（全英文）	24	1.5	春季	
	69100404C35	现代营养学 C（全英文）	24	1.5	春季	
	69100404C26	实用职业卫生与职业病学 C（全英文）	24	1.5	春季	
选修课	25071004B01	生物化学（全英文）	32	2	秋季	必选2门以上，不少于4学分
	69100403D92	室内环境与健康（全英文）	16	1	秋季	
	69100404D70	公共精神卫生（全英文）	16	1	春季	
	69100404D63	卫生检验检疫学（全英文）	16	1	秋季	
	69100404D46	现代妇幼保健学 C（全英文）	32	2	春季	
	69100404D18	SPSS 及其医学应用 C（全英文）	16	1	春季	

续表2-72

类别	课程编号	课程(环节)名称	学时	学分	开课学期	说明
学术交流与研讨	99000003F04	学术交流与研讨(专业学位硕士生)		2	春秋季	
培养环节	99000003F06	学位论文开题报告		1	春秋季	第三学期
	99000003F10	专业实践		4	春秋季	第二学年
	99000003F08	社会实践		1	春秋季	

注：全日制公共卫生硕士专业学位(MPH)国际研究生授课方式为全英文授课。

七、学术研讨与学术交流

"学术交流与研讨"是所有硕士生的必修环节。硕士生在校期间必须完成一定数量的学术报告以获得相应的学分，累计应完成2学分。

1. 在读期间在学院/学科组织的学术会议上做学术报告不少于1次，记0.5学分/次。

2. 每年参加本学科及相关学科的各级各类学术交流与学术报告会议累计不少于6次，在学年考核时由导师认定签字，交学院研究生管理部门审核，合格者记0.5学分/年。

八、博士生资格考试

无

九、学位论文开题报告

国际硕士研究生必须进行学位论文开题报告，根据《中南大学研究生培养环节工作管理办法》执行。

研究生在导师的指导下，应在第一学年内确定学位论文研究方向，在查阅大量文献资料的基础上在开题报告前完成一篇综述，由开题报告评审小组对阅读文献的数量、质量和学术水平进行综合评价，纳入开题报告评审。

十、中期考核

无

十一、科研训练、专业实践和社会实践

专业实践是专业学位硕士研究生的必修环节，要求国际硕士研究生在学期间必须保证不少于半年的专业实践。严格按照《中南大学硕士专业学位研究生专业实践管理规定》执行。

专业实践领域主要包括：传染病控制、慢性病控制、环境与职业卫生、卫生监督、卫生事业管理等。学员通过实地见习，了解我国公共卫生机构职责范畴、工作任务、管理形式、卫生服务需求等现状；同时结合现场实践，就亟待解决的公共卫生问题进行调查、分析和研讨，并撰写一份现场实践报告(不少于3000字，内容可与学位毕业论文有关)。研究生的专业实践由现场指导老师进行考核，考核合格计4学分。

社会实践是所有全日制研究生的必修环节。根据《中南大学研究生社会实践学分管理办法》执行。

十二、学年总结与考核

在每年10月31日前，由学院组织研究生对上一学年内的政治思想表现、课程学习、培养环节、科研和实践业绩等方面进行总结，由导师签字，学院审核，鉴定结果作为评优和筛选依据之一。

十三、学位论文工作

（一）在学期间成果要求

严格按照《中南大学公共卫生一级学科硕士专业学位授予标准》及学位管理相关文件的要求执行。

（二）学位论文要求

严格按照《中南大学学位授予工作条例》《中南大学公共卫生一级学科硕士专业学位授予标准》《中南大学研究生学位论文撰写规范》《中南大学研究生学位论文学术不端检测管理办法》的要求执行。

（三）论文评审、答辩与学位授予

严格按照《中南大学学位授予工作条例》《中南大学答辩管理办法》《中南大学研究生学位论文评审管理办法》的要求执行。

十四、毕业论文工作

根据《中南大学研究生毕业与学位授予分离实施办法》（中大研字〔2020〕62号），对未达到学位授予要求的，可申请毕业论文答辩。毕业论文要求如下：

（一）毕业论文要求

1. 一般要求：毕业论文实行"双盲"评审。由2名具有本学科、专业的高级专业技术职务的专家或研究生指导教师作为评阅人对硕士生毕业论文进行评审，所有评审意见均为同意毕业答辩者，方可进行毕业答辩。

2. 选题与综述的要求：论文选题应符合科学发展和社会需要，对公共卫生事业的发展具有理论意义或实用价值，并需要进行充分的论证。综述应体现作者对本课题领域内的国内外发展动态有充分的掌握，对重要文献资料应有全面的了解和评述，具有文献审读、总结、归纳的能力，能够反映出作者在本课题领域掌握了较为坚实的基础理论和系统深入的专门知识。综述全文不少于4000字。

3. 规范性要求：遵守学术规范，学位论文撰写须严格按照《中南大学研究生学位论文撰写规范》文件要求执行，应符合一般的格式和顺序，全文字数不少于2万字（不含中英文摘要、参考文献、附录和致谢部分），参考文献不少于50篇。要求硕士研究生的研究成果公开发表，且其毕业论文研究的相关原始资料与数据应完整保存，以便备查。

论文经"学术不端文献检测系统"检测，去除本人复制比和首次校内互检均不超过20%。

4.论文质量要求：学位论文应科学求实，文字简洁，条理清晰、分析严谨，理论推导和计算准确无误。研究内容与方法介绍全面，研究结果表述正确，分析方法合理，图表规范，讨论充分，结论明确。论文撰写语句通顺，条理清楚，重点突出，具有一定的新见解。

(二)毕业论文答辩要求

毕业论文答辩程序参照学位论文答辩程序执行，其他事宜遵照《中南大学研究生毕业与学位授予分离实施办法》(中大研字〔2020〕62号)及《中南大学公共卫生一级学科硕士研究生毕业标准》执行。

附：修订专家名单

肖芳执笔，杨土保、胡国清、陈律、任国峰校审，湘雅公共卫生学院学位评定分委员会讨论通过。

2.2.11　公共卫生学硕士专业学位授予标准

专业学位代码：1053

专业学位名称：公共卫生学

制订单位：湘雅公共卫生学院(牵头)

学位授予标准版本号：2020版

第一部分　专业定位与发展目标

随着社会的发展，人类健康面临许多新的问题和挑战，如环境污染的加剧、人口老龄化、社会经济变化、人们生活方式改变等，这些变化给人类健康带来新的问题。环境变化和生物病源变异使得已控制的传染病复燃，新的传染性疾病不断出现；生活水平、方式改变和环境的变化使慢性非传染性疾病发生率逐年升高，精神性疾病、伤害等人群健康问题不断增多，公共卫生安全管理及健康服务制度，以及卫生政策和措施需要进一步完善等。为了培养适应我国社会经济发展、医疗卫生体制改革和发展需要的高素质、高层次的公共卫生专业应用型人才，并且与国际公共卫生教育及人才培养接轨，教育部大力推进公共卫生硕士(master of public health, MPH)的学位建设。公共卫生的目标旨在通过公共政策的形成，法律、法规的保证，创造一个促进和维护人群健康的环境，以达到保护与改善人群健康，提高生命质量的目的。本学科主要研究方向包括流行病与卫生统计学、劳动卫生与环境卫生学、营养与食品卫生学、儿少卫生与妇幼保健学、卫生毒理学、卫生检验与检疫学、社会医学。

中南大学湘雅公共卫生学院2001年成为国家首批22所非全日制公共卫生硕士专业学位(MPH)培养试点单位之一，2009年又获得全日制公共卫生硕士专业学位授予权。2006年在学位与研究生教育评估中我校公共卫生与预防医学一级学科名列全国第七位，其中流行病与卫生统计学二级学科名列全国第四。学院充分利用综合性大学优势，通过与理工科、人文社科的交叉融合，已形成综合评价方法及其医学应用研究、慢性病的分子流行病学研究、社会行为与健康、化学毒物诱导肝损伤分子机制、职业和环境因素的健康损害与防治、特殊人群的营养与健康研究等6个稳定科研方向，同时也是今后重点发展学科方向。"综合评价方法及其医学应用"与"社会精神病学"研究方向分别被列为国家重点学科"概率论与数理统计""精神病与精神卫生"的重要研究方向，公共卫生与预防医学一级学科为湖南省重点学科。《卫生(医学)统计学》与《流行病学》均被评为国家级精品课程，目前均为国家资源共享课建设课程，《疾病预防与健康促进》为国家级精品视频公开课，《现代膳食与人体健康》为国家级大学素质教育优秀通选课。《食物营养与食品安全》被评为国家级精品在线开放课程(MOOC)，并入选"学习强国"平台。目前学科优势主要体现在专业课程建设、国际科研协作与学术交流以及社会服务能力等方面。

学科的发展目标是培养具有良好的一线公共卫生实践和职业胜任能力，同时具备一定科研潜能、能够在公共卫生、预防医学、卫生行政管理、医疗保健管理等相关领域独当一面的高素质、高层次的公共卫生应用型专门人才，为社会提供科学、有效的疾病预防控制以及健康教育与管理等方面的服务，为实现健康中国战略目标做出应有贡献。

第二部分 硕士专业学位授予标准

一、获本专业硕士学位应具备的基本素质

1. 职业精神：拥护中国共产党领导，热爱祖国和人民，遵守国家宪法和法律，具有良好的职业品德，具有高度的社会责任感，热爱公共卫生事业。

2. 学术道德：严格遵守国家法律、法规，具有严谨求实的学风和良好的学术道德与行为规范。能尊重他人的劳动成果和技术权益，严格遵守学术研究和学术活动的基本规范。维护优良的学术氛围，严禁以任何方式漠视、淡化、曲解乃至剽窃他人成果，杜绝篡改、假造、选择性使用实验和观测数据。

3. 学术素养：掌握开展公共卫生与预防医学工作的基本知识和技能；具有为人类健康服务的意识，具有不断学习、不断创新、不断努力的精神，具有能发现问题、分析问题和解决问题的实际工作能力。

二、获本专业硕士学位应掌握的基本知识

MPH应在掌握一般医学理论知识与技能的基础上，系统掌握公共卫生与预防医学专业的基础知识和基本技能，了解所学专业的前沿理论知识，系统了解科学研究工作过程，并具有一定的开展科学研究的基本能力。掌握的基本知识应包括医学相关知识、公共卫生与预防医学基本知识、公共卫生与预防医学专业知识和相关交叉学科知识。

公共卫生与预防医学专业基础知识核心课程包括流行病学、卫生统计学、营养与食品卫生学、环境卫生学、职业病与职业医学、儿少卫生与妇幼卫生学、毒理学基础、卫生化学、卫生法与卫生监督学、卫生检验与检疫学、社会医学与卫生事业管理、健康教育学与健康促进等课程。

相关交叉学科知识课程包括高等化学、统计软件应用、环境保护、行政管理、心理学等；以及文献检索、资料查询、现场调查和资料收集的知识和技能。

掌握一门外国语，具有较好的外语阅读、写作与交流基础。

三、获本专业硕士学位应接受的实践训练

MPH 研究生在校期间必须参加不少于一年的专业实践。原则上应在完成全部课程学习后方可进入专业实践阶段。专业实践领域主要包括传染病控制、慢性病控制、环境与职业卫生、卫生监督、卫生事业管理等。学员通过实地见习，了解我国公共卫生机构职责范畴、工作任务、管理形式、卫生服务需求等现状；要求 MPH 学员结合现场实践，就亟待解决的公共卫生问题进行调查、分析和研讨，并撰写一份现场实践报告。

四、获本专业硕士学位应具备的基本能力

1. 获取知识能力：MPH 应在导师指导下，有效地获取所需的知识，了解本学科发展的历史背景、现状及进展。通过动态分析研究、生产实践调查、科研活动和学术交流等方式和渠道了解学科学术研究前沿问题，并通过系统的课程学习有效获取研究所需知识和方法。

2. 科学研究能力：MPH 应在导师的指导下学习、实践和掌握开展科学研究的一般过程和基本技能，具备一定的提出问题和解决问题的能力。包括信息检索与文献阅读能力，针对科学问题提出研究思路、设计技术路线及研究过程的能力，开展现场调查和实验室分析的能力，运用统计软件进行数据分析和科学推理能力，以及归纳总结和专业语言表达能力等。

3. 实践能力：MPH 应具有较强的实践能力，在开展学术研究或应用技术探索方面具有较强的本领。在学术研究方面能独立完成文献综述，具有运用已有知识、技能去发现、了解和解决实际问题的实践能力。不仅具备相关专业方向的实验设计、实验准备等实验技能，能独立地应用仪器设备开展实验研究，还能认真细致地参加现场调查，熟悉现场调查的流程、具备解决公共卫生实际问题的能力和组织管理能力；并能与他人良好配合，具有团队协作精神。

4. 学术交流能力：MPH 应具备良好的学术表达和交流能力，善于表达学术思想、阐述研究思路和技术手段、展示自己的学术成果。能积极参加各种校内外、国内外学术活动，了解本领域的前沿动态，拓宽学术视野，能够较准确、科学、严谨地表达与交流自己的研究成果。

5. 其他能力：MPH 还应当具有将理论与实践相结合的能力，善于运用自己的知识和技能解决公共卫生与预防医学、环境与健康安全等实际问题；积极参与公共卫生与预防医学领域的科研活动或生产实践活动，并熟悉科研工作的一般流程和规范。具备良好的心理素质；具备较强的自主学习和终身学习的能力。掌握一门外语，有一定的外语应用、交流能力。

五、学位论文基本要求

1. 一般要求

学位论文实行"双盲"评审。由 2 名具有本学科高级专业技术职务的专家或研究生指导教师作为评阅人对硕士生学位论文进行评审,所有评审意见均为同意答辩者,方可进行学位论文答辩。

2. 选题与综述的要求

论文选题应符合科学发展和社会需要,对公共卫生事业的发展具有理论意义或实用价值,并需要进行充分的论证,学位论文应与专业实践紧密结合。综述应体现作者对本课题领域内的国内外发展动态有充分的掌握,对重要文献资料应有全面的了解和评述,具有文献审读、总结、归纳的能力,能够反映出作者在本课题领域掌握了较为坚实的基础理论和系统深入的专门知识。综述全文不少于 4000 字。

3. 规范性要求

遵守学术规范,学位论文撰写须严格按照《中南大学研究生学位论文撰写规范》文件要求执行,应符合一般的格式和顺序,全文字数不少于 2 万字(不含中英文摘要、参考文献、附录和致谢部分),参考文献不少于 50 篇。要求硕士研究生的研究成果公开发表,且其学位论文研究的相关原始资料与数据应完整保存,以便备查。

论文经"学术不端文献检测系统"检测,去除本人复制比和首次校内互检均不超过 20%。

4. 论文质量要求

学位论文应科学求实,文字简洁,条理清晰、分析严谨,理论推导和计算准确无误。研究内容与方法介绍全面,研究结果表述正确,分析方法合理,图表规范,讨论充分,结论明确。论文撰写语句通顺,条理清楚,重点突出,具有一定的新见解。

5. 学术成果要求

至少满足下列条件之一:

①在读期间至少须在本学科领域的统计源及以上期刊正式发表论文 1 篇;发表的论文应与学位论文高度相关,类型要求是论著、病例报道及综述(包括 meta 分析),并且应以中南大学为第一署名单位,研究生为第一作者。

以并列第一作者发表 SCI 论文的,亦视为达到学位授予标准。

②获国家自然科学奖、国家科学进步奖或国家技术发明奖(不限排名);获省部级自然科学奖、科学进步奖或技术发明奖一等奖(不限排名)、二等奖排名前五或三等奖排名前三。

③作为发明人(排名第一或者导师排名第一,学生排名第二)获国家发明专利(含实用新型专利)1 项及以上。

研究生在学期间发表的论文确认以正式发表的论文为准,送审和答辩时允许论文为录用通知(须导师签字认可),但必须正式发表以后方可申请学位。如研究生在学期间成果形式是专利,以获批证书为准。

第三部分 编写成员

胡国清、谭红专、杨土保、肖水源、肖芳、林茜、丁萍、李杏莉、尹逊强、李敏。

2.2.12 研究生毕业名单

(一)硕士研究生名单

见表2-73。

表2-73 硕士研究生毕业名单

1982级(4人)						
聂 国		郭卫星		肖分元		薛松林
1983级(2人)						
张 宏				丁 力		
1984级(2人)						
文万青				黄 俊		
1985级(7人)						
安飞云	何兴轩	陶炼辉	谭红专	杨卫星	刘 健	李昆阳
1986级(5人)						
魏志华	张 弘		潘赛贻	唐茂云		彭巧玲
1987级(7人)						
朱建华	肖雄斌	汤平涛	刘光玉	曾晓波		吴 玲
张建国						
1988级(4人)						
周 价		郑明忠		王 雷		唐伟锋
1989级(3人)						
孙群露			刘爱忠			戴 龙
1990级(6人)						
贺全仁	陈立章	欧阳范献	雷毅雄	杨土保		陈广湘
1991级(3人)						
胡平成			王 伟			何英伟
1992级(3人)						
王 安			王洁如			曾小敏
1993级(3人)						
杜理国			胡建安			钟才高

续表2-73

1994级(5人)					
曾明	舒晓亮	刘劫	陈勇	颜艳	
1995级(5人)					
周东明	谢红	刘秀英	林茜	邓静	
1996级(6人)					
杨洁琦	王林静	李少波	李安乐	康如彤	何君
1997级(5人)					
荆春霞	胡大林	徐慧兰	黄瑞雪	夏旭	
1998级(6人)					
袁艺	刘连忠	刘富强	张辉	宋艳艳	张桂平
1999级(9人)					
杨美霞	谢颖	任国峰	吕林	罗亦娟	李杏莉
胡国清	毕文桃	姜峰			
2000级(14人)					
朱建林	王伟	史静琤	任莉莉	凌艺辉	关岚
白丽琼	高建明	卿伟	潘琼	刘兆春	陈勇
孟玮	黄铭华				
2001级(22人)					
张继海	张洪霞	平卫伟	莫显昆	傅建国	蒋德勇
杨林胜	刘浩	段云峰	许林勇	黄云	余黎
杨桂莲	肖洁华	陈希希	冯珊珊	傅卓华	齐佳
肖本熙	武越	李明志	胡明		
2002级(17人)					
肖经纬	王浩	庞力娟	莫民帅	罗莉	曹鋆
胡宇峰	张潇	杨光	黄结平	王新良	刘洋
刘敬伟	唐景霞	黄志平	罗爱静	朱冰	
2003级(19人)					
张磊	许丹	徐娟	武红叶	韦玉华(韦懿芸)	谭梅娟
孙晓花	饶永华	廖春华	廖兵荣	李毅琳	陈东方
周绍英	郭燕芳	张汾染	张华	谭晓冬	李慧平
吴希林					
2004级(22人)					
郑磊	张琰	易华云	夏强	王海清	刘智昱
刘薇	江莉	邓艳霞	陈伟	边寰锋	聂雪琼

续表2-73

曾文军	卿文静	谭庆平	刘 霞	李 茜	刘慧铭
肖 林	厉 洁	廖黎黎	马贞玉		
2005级(22人)					
王黎明	王 非	彭喜春	康菊芳	黄 昕	黄 鑫
杨金星	李贤冠	党 勇	彭丽霞	莫苗芳	赵俊仕
杨建洲	宋 滔	朱宏翔	殷 黎	李 蕾	何晓燕
李 迅	刘兆春	黄志平	陈少明		
2006级(23人)					
赵文静	尹晓晨	杨爱青	肖 芳	王 浩	汤 凌
卢巧艺	陈梦施	陈翠梅	曾瑶池	王映丹	谭夏优
黄阳梅	龚德华	王爱华	方俊群	张 恒	陈碧玉
万建成	吴心音	高 猛	方 丽	刘 靓	
2007级(44人)					
赵 鑫	张斯钰	张 娜	张德杏	张传芳	杨 凤
颜仕鹏	许晓丽	徐小琳	谢 知	席光湘	明 辉
罗珍胄	卢培佩	李 丽	李 芬	孔令岩	姜伟伟
黄益德	黄 婷	胡青青	龚 瑜	付中喜	段丹辉
董圣梅	邓媛媛	陈 晶	陈昌可	杨 静	姜晓曼
付陈超	段 勇	查文婷	阳赣萍	陈 婷	赖 娟
李飞跃	胡 冀	谭 彩	牟劲松	张伶俐	付楚慧
周明坚	邦 苏				
2008级(27人)					
朱 密	张 双	张 静	袁 泉	谢 颖	李振华
孙倩莱	苏 拉	李 燕	李 健	孔繁娟	卡塔里
吉 他	黄 霜	傅兴华	宋 爽	蔡 拓	朱凤梅
叶冬仙	谢冬华	赵 利	肖和卫	谢和宾	单旭征
李曼丽	李艳红	江 慧			
2009级(44人)					
左双燕	邹 悦	邹联洪	朱正东	朱松林	周 权
赵晓华	张 艳	伊雅德	杨俊峰	晏 强	颜 觅
徐 珍	文玉娜	王琦琦	王 静	王春梅	童 瑶
田 园	唐 琨	谭辉艳	秦家碧	钱 霞	欧阳娜
罗建军	卢 懿	刘彬彬	林 丹	李 鹏	李林艳
李 亮	李辉霞	黎 芝	赖祥文	金樱枝	董 晶

续表2-73

陈迎春	陈小丹	陈秋萍	陈年年	陈 玲	陈 浩
曾游哲	曾 芳				

2010级(47人)

朱 旭	张杏娥	张苹芳	杨 洋	杨洪春	薛 静
吴 琼	魏周阳	王莎亚	王锦泓	王 栋	王 玓
王 萌	李远艺	罗美玲	刘艳红	曾 彪	谭爱春
郭亚伟	胡莹云	胡婧璇	孔繁晶	李映霞	陈田木
蔡 畅	刘 姣	雷世岳	陈 隽	李晓翠	何 琼
申云帅	胡香英	李 奔	龙 晔	李 娉	罗邦安
程丽丽	邱英鹏	姜 芬	田 园	文玉娜	彭 毅
张 圆	王丹丹	刘艳芝	倪雪冰	张竞丹	

2011级(45人)

钟霞丽	张延婷	张秀敏	张 娟	张 欢	禹思安
余 钰	姚慧卿	晏瑞琳	熊明洲	谢文娟	吴雅芳
曾 娜	吴 迪	魏 捷	田丹平	石艳玲	沈敏学
沈 琳	秦露露	彭 真	彭敏兰	牛 璐	柳 祎
刘 奕	刘慧颖	李战战	李 方	金 丰	黄渊秀
黄邵玲	黄 汉	黄 志	胡婷秀	胡士敏	胡 丽
贺韩臻	贺 芬	何 玥	何 俊	郭思思	高 林
程 睿	陈武朝	陈 磊			

2012级(44人)

朱 娜	朱梦琳	周瑛瑛	张 莉	张晶晶	杨皓斌
严梦琴	徐雅菲	徐 新	谢 祎	王小娟	王 琪
王翠平	杨小仙	唐石树	谈 婷	史 鹤	施 姣
邱阳阳	彭扬琴	彭莎莎	彭丽爱	彭景舆	倪 平
罗明明	蔡晴晴	芦俊	刘禹辰	李 艳	李 黎
蒋 英	黄 维	黄 莉	胡佩武	贺晓烨	奉 琪
段雨劼	邓 欣	陈 霞	崔虹艳	陈 龙	陈 艳
方 亮	陈凤磊				

2013级(51人)

易吉平	欧阳艳昊	魏 薇	肖 稳	张 林	张 伟
周思园	张建芬	许雅丽	刘 姝	罗 希	戴文杰
黄 璨	熊 元	冯 娜	刘晓丽	窦倩如	赖智维
黎杨芬	肖 竹	黄国军	张天一	陈 卉	涂 娇

续表2-73

李洪艳	杨晓艳	黎 祺	龚倩怡	于振军	李潇骁
周晓昕	杨仁东	惠石生	谭 珊	刘 飞	刘志胜
李慕莲	任晓华	商秋萍	廖惠英	陈晓川	王云芳
彭碧华	陈 莹	赫才茜	蒋芳凡	刘希光	余 骦
张 婷	余 波	谷元野			

2014级（47人）

肖 婉	陈 明	刘鹤群	王婷婷	史文佩	刘 源
曾凡夫	宁佩珊	程勋杰	周超文	杨玮春	常 艳
刘四云	罗 芮	苑 通	吴 鑫	向 韧	李丫妹
周 旭	朱 云	周 颖	曾 祥	周文滔	吴欣锐
齐 潇	高 晓	马倩倩	付翰林	张 骥	刘铠桦
叶迪康	柳 英	王 辉	林美娟	高 凡	伍承炎
李 娟	夏光辉	杨 琳	杨艳芳	曾小娟	罗 旋
闫亭亭	朱秋芬	胡 召	向仕婷	李 楠	

2015级（50人）

戴志辉	刘娇凤	杨 书	姜顾礼	刘亮婷	邵 凯
程文炜	李曼莎	骆静方	粘惠瑜	臧宇凡	郑 皖
计美美	李 娇	冉 昱	李 芳	申子宜	张译元
范春丽	王 玲	成佩霞	殷 蕾	张静航	贺志敏
田征文	段鹭茜	曾广宇	丁玲玲	沙婷婷	梁惠玲
谭立衡	闫晓芳	张也夫	刘世平	喻 婷	柳恒卓
陈颖怡	杨安文	谢赐福	闫雅鑫	李沛霖	赵 美
陈雨媚	高海亮	童 爽	唐冰伟	杨子益	徐术容
余 阳	黄武雅威				

2016级（62人）

欧阳飞云	李梓康	何子康	文媳贤	廖 鑫	黄麟婷
王而今	郭 健	吴小丽	冒 洁	张 强	邓利红
伍 翃	付 金	何雅媛	吕 佳	刘子言	张慧慧
陈乐陶	邹佼佼	李 玲	赵新颖	杜 勇	刘晓芳
彭 畅	刘露露	曹世钰	吴诗蓝	林 虹	肖旺欣
郑 赞	王贝子	高语嫣	王 维	谭雅卿	陈 橙
王志鹏	莫禹诗	解美秋	李昱霁	牟 菁	王 慧
范 礼	王雅士	李 娜	刘树俊	贺思敏	杭远欣
桑培敏	韦 湘	王雅婷	郭 晶	聂 瑜	刘加海

续表2-73

张兴宇	柯 丹	戴 唯	邱 丹	唐 露	张欣旭
朱婷婷	黄云香				

2017级（99人）

周艳芳	张唯娜	杨 波	宁华诚	文 聪	何麒灿
易细平	李丙阳	高德悦	郭楚豪	王孜宇	田倩伶
陈 丹	张森茂	罗 茜	吴艳艳	杨子丹	龙斯思
程 港	吴 静	付艳红	潘雄峰	吴霞玲	陈生宝
何节义	张佳月	王玉婷	刘思思	肖元元	何亚菲
毛 筱	孙 玥	刘寒梅	欧阳玉丰	杨 翊	曹 媛
徐海燕	刘 威	李瑞琪	石佳鑫	黄敏媛	李依璐
祝浠迪	周文愫	蓝良梅	钟凯莉	钟宛艺	刘 星
赵铭茹	肖曼倩	郭晓艳	王纪川	刘 倩	郭 伟
毕凤英	陈 波	夏 楠	余涛霖	荀佳雨	赵丽娟
易洁灿	彭 骥	马永胜	余 敏	殷丽蓉	杨 帆
黄飞羽	杨其平	叶子薇	冯 海	吴杨博文	郁欢欢
李 泽	张雅卉	张玲玲	时秀全	刘 翔	李婷婷
段 琼	周 洁	张 超	胡 悦	胡 成	吴珊珊
李 跳	周俊海	熊家豪	童 瑾	胡晓庆	王 晶
覃 昇	卢一晗	唐 琼	尹诗林	李玮玲	罗 静
张妍薇	刘鸽群	冯彩霞			

2018级（77人）

胡黎明	郭 瑞	徐帅帅	韩知妍	杨嘉辉	邓 芳
林 翠	刘 文	郑宝华	唐 涛	成 平	庚韵涊
王小磊	朱澜澜	谢群辉	孙明慧	徐 洁	梁宁娓
张苏蕾	王瑞瑶	杨孟思	闫冬勤	金 欣	薛文庆
覃子汐	陈冰之	周 瑶	刘悦悦	何 丽	郑水林
李 婕	伍 蓉	王万慧	罗 柳	李若曈	吴夕红
邢德秀	周 茜	程 锦	唐 偲	杨 俊	王哲辉
刘杰锋	袁芝佩	田梦圆	刘 妙	刘 静	马 羽
张翔飞	梁月辉	鲁思宇	王珊琳	李宛洋	安 鑫
许菁菁	王新婷	王 丹	席仕君	罗 锐	李童心
杨义江	禹小燕	王皓人	申太华	蒋 娜	符艳霞
吴 威	吕 倩	陈 才	孙 强	李雨希	朱明玥
黎雅娟	黄美琴	胡丁彦	秦双建	李柏茹	

续表2-73

2019级(86人)

王 欢	刘雅丛	郑 铭	闵献英	刁静怡	张先桃
袁淑娟	蒋 妮	李金琦	林慧君	蔡逸舟	万姝倩
向京沙	李依寰	江 文	宋 娟	臧帝凡	王娅丽
朱 凤	彭婀敏	陈言聪	罗 纯	李梓豪	叶 静
刘文亚	邓苗苗	叶心语	陈少仪	胡闽闽	席 玥
向彩虹	阳玉珍	李吉娜	刘 璐	李 巧	刘倩雯
李玉佩	叶淑姿	张竞文	相 珊	程 琳	赵雨欣
杨 龙	李少杰	刘彦麟	陈禹明	雍翠婷	敬茜茜
杨先丹	陈春华	董 瑞	杜婉晴	吴 芳	张丙亮
李德成	陈 艳	李 超	唐思璇	王 璟	王 洁
叶 萍	刘小玲	宋子羽	黄生桃	肖佳妮	向 婧
阳 琳	李影子	何海婷	童卓雅	赖静敏	叶长翔
李美玲	李小玉	王 玲	贺人春	龚 鹏	吴继愈
何清源	刘梅芳	李 丹	石启炜	张 燕	李泽颖
张桂沙	姚 茜				

2020级(89人)

吴优优	马艺函	刘亦萍	林雅粒	杨 蕾	崔春子
宋欣俐	石 艳	姚 梦	孙梦婷	周 童	安榕婧
王仕文	肖赛兰	岳婷婷	安艳妮	陈熙琳	刘洪颖
吴秋彦	刘宗燕	李溪婷	刘佳惠	尹诗倩	杨雯慧
柏艳萍	张慕阳	张佳佳	金 静	向敏荣	张劝劝
邹寒霜	易静敏	李静雅	段亚梅	罗思嘉	郭 蓉
唐 蒙	张蔓蔓	龚芳洁	魏晓倩	周费翔	郭怡聪
程斯杰	陈丽丽	杜 灿	杨志慧	曾莉娟	廖宏森
刘紫荆	徐 铭	梁家静	史 瑞	程明慧	王烨萍
林 颖	郑美欣	赖 昕	潘惠及	朱佳鑫	李 蕊
张子宣	李欣菲	周 翠	彭爱宇	刘 瞩	霍佳琦
匡梦雅	周 旋	蒙丽君	谭杨朋	杨正敏	杨子琪
张贝思	苏 莹	唐紫璇	朱怡瑾	刘思越	段丽丹
舒 靖	吴春丽	宗慧莹	李雅琪	肖 湘	龚自强
周美玲	蔡 婷	肖桂真	赵 淇	魏剑晖	

(二) 博士研究生名单

名单见表 2-74。

表 2-74 博士研究生名单

2001 级(1 人)					
谭红专					
2002 级(5 人)					
刘爱忠	颜 艳	伍志刚	杨 昕	胡建安	
2003 级(11 人)					
林 茜	邓 静	杨土保	徐慧兰	胡国清	孙兆泉
薛志敏	胡德华	罗家有	李钢强	李后卿	
2004 级(23 人)					
杜方冬	许林勇	李忠民	黄刊迪	刘雁书	王乐三
白 毅	李新华	彭敏宁	刘 莉	李杏莉	史静琤
胡 明	罗永忠	薛志敏	胡平成	胡敏予	朱明元
任国峰	白丽琼	尹 桃	桂立辉	李映兰	
2005 级(21 人)					
曾 明	彭国庆	关 岚	张洪霞	李明志	郭时印
朱 雷	彭小丁	陈 律	宾晓农	胡 敏	廖文科
刘海霞	刘庆武	奉水东	刘富强	吴成秋	赵正元
黄 云	刘兆春	黄志平			
2006 级(18 人)					
黄 鹏	武 越	黄 波	郭燕芳	尹怀琼	李玉梅
王一任	李宝红	奉水东	周文琦	陈联英	黄志平
刘兆春	黄碧云	刘慧铭	刘敬伟	谢 芸	肖 宁
2007 级(19 人)					
胡宇峰	吴 楠	于普林	黄 昕	张 潇	肖亚洲
翟德胜	狄晓康	谭晓冬	庾 泳	涂秋云	张松荣
何卫宁	李亚平	杨春旭	陈伟华	党洪莉	黄晓玲
郭 垛					
2008 级(21 人)					
肖 芳	夏 波	莫显昆	龚雯洁	陈梦施	雷先阳
肖 宁	凌 茹	许 丹	吴公平	金阿宁	丁建农
廖 力	鲁 菁	李 凌	潘小炎	刘新春	曹 征
李 茜	李亚敏	曾建国			

续表2-74

2009级(23人)					
杨 渊	胡恭华	张艳辉	鲍宇刚	朱雅芝	夏真芳
胡 宓	谵永毅	何 翔	张志华	李 丽	谢 妮
刘飞跃	李忠魁	赵同领	罗汝珍	毕晓艳	刘秀兰
王爱华	黄会群	刘永泉	曾望军	刘 锋	

2010级(20人)					
陈 锋	刘立亚	史卉妍	尹逊强	梁 颖	王 冕
胡卫锋	胡 超	谢文照	尹 瑾	李见明	刘 堃
黄东红	于 勇	陈文贵	陈 艳	张胜军	滕朝宇
刘辉霞	吴健珍				

2011级(16人)					
罗 磊	秦家碧	谢 颖	郭连红	张 磊	石 婧
赵 利	李玉华	王辅之	阚 为	羊轶驹	鞠永和
何啸峰	王 芸	谭梅娟	洪秀琴		

2012级(27人)					
邹联洪	颜仕鹏	余 钰	陈翠梅	薛 静	童玲玲
李 逊	陈 浩	熊昌辉	李 敏	王新良	贾存波
李 丽	高新强	熊 军	钟竹青	毛 平	郭 华
刘 谦	曹艳林	文学斌	李 丹	周 蔚	赵 斌
罗碧华	刘宇翔	曹艳林			

2013级(25人)					
魏 捷	李战战	姜彩肖	罗蒲英	李辉霞	胡士敏
沈敏学	谭 伟	易 星	岳丽青	徐金燕	杨 杨
许泽华	冯芮华	戴 悦	徐培兰	武 平	林韶辉
周罗晶	李振华	刘玉娥	牛 璐	周 丽	秦露露
周建伟					

2014级(27人)					
谢冬华	许睿玮	刘子巍	张玉静	钟霞丽	李 亮
金 丰	唐小玲	王会庆	陈 哲	张 里	周国江
禹思安	王国君	肖李李	刘安元	刘卫平	王 蓉
雷 军	赵晓华	徐匡根	周 阳	刘人杰	唐 君
梁进军	旷亦乐	周启良			

2015级(24人)					
陈 玲	马淑娟	罗珍胄	戴文杰	谭爱春	龙 畅

续表2-74

殷志	周云芳	李琼轩	肖燕妮	曾卓颖	胡杨
江慧	文兰	郑万会	郭翔	温志国	方菁
彭伶丽	何琼	常维夫	丁宗烽	王栋	刘典

2016级（21人）

许武	张娜	高晓	付翰林	黄瑞雪	苏银花
刘高明	高红	刘晓英	裴芳	彭雄俊	杨梦卿
杨国莉	侯筱菲	成四香	郭生豫	宋爽	王丹
彭小青	王益兰	罗婷			

2017级（18人）

李丫妹	李明舒	王婷婷	成佩霞	程勋杰	宁佩珊
朱松林	沙婷婷	徐祖辉	曲艳吉	吴欣锐	罗邦安
刘娟	姚秉成	唐琨	王晓芬	成佩霞	沙婷婷

2018级（17人）

华俊杰	谭盛葵	王小娟	刘园园	陈乐陶	伍翩
何俊	欧阳飞云	李方	程港	肖旺欣	何节义
胡召	林旭辉	陈梓曦	王佳丽	刘哲峰	

2019级（11人）

潘雄峰	马羽	贺思敏	张森茂	邱丹	李玲
付艳红	李若瞳	杨越	谢晓炜	苗苗	

2020级（14人）

张成成	罗志成	祝浠迪	王丹琪	曾榛	王万慧
李婕	鞠昭	张盼	孙雪梅	李思文	李依璐
田刚	韦佳				

（三）留学硕士生名单

2006级（1人）：克瓦库

2007级（1人）：邦苏

2008级（3人）：卡塔里、吉他、苏拉

2009级（1人）：伊雅德

2010级（1人）：伊赛克

2011级（6人）：科比、马鹏、朱力斯、欧瑞莉、保罗、欧玛

2012级（2人）：安其、罗宾

2013级（1人）：杰克

2014级（2人）：贝克尔、凯文

2015级(3人)：娜娜、哈兹米、马赛

2016级(1人)：罗伯特

2017级(5人)：达呼巴雅尔、辛迪、西米、卡木、汪悦心

2018级(12人)：皮杰、马迪、何娜、宝琳娜、瓦斯卡、克劳德、维多利亚、莫西、萨薇娅、朱历柯、福斯汀、李纳德

2019级(16人)：科勒、坎特、路飞、莎班、方希、约翰逊、瑞秋、夏洛克、法里亚、阿迪尔、沙怡、尼康、萨马、希尔万、格雷丝、马格瑞

2020级(9人)：张古、贝娜、亨利、林娜、贾马尔、乌曼、乔杜里、波塞冬、石牧

(四)留学博士生名单

2011级(1人)：吉他

2013级(1人)：伊雅德

2015级(1人)：万达

2016级(1人)：万思卡

2017级(4人)：敖云额尔敦、奥斯马、舒斌、乔安

2018级(5人)：夸贝纳、马赛、赵旸、约瑟夫、贡贝

2019级(4人)：费罗、幂幂、萨米乌、霍大

2020级(4人)：乐迪、修文、艾琳娜、阿菲亚

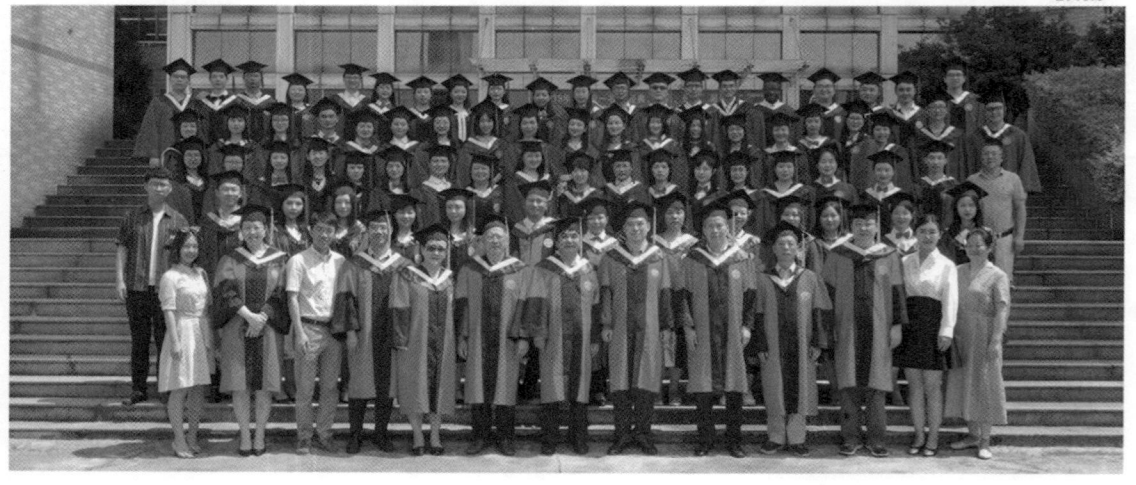

中南大学湘雅公共卫生学院2017届研究生毕业合影留念

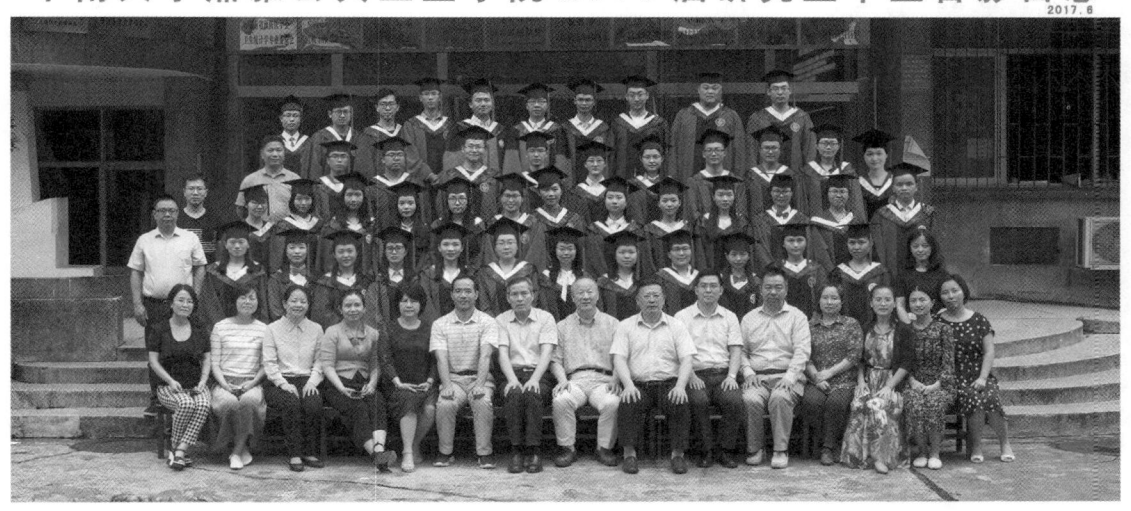

中南大学湘雅公共卫生学院2018届研究生毕业合影留念

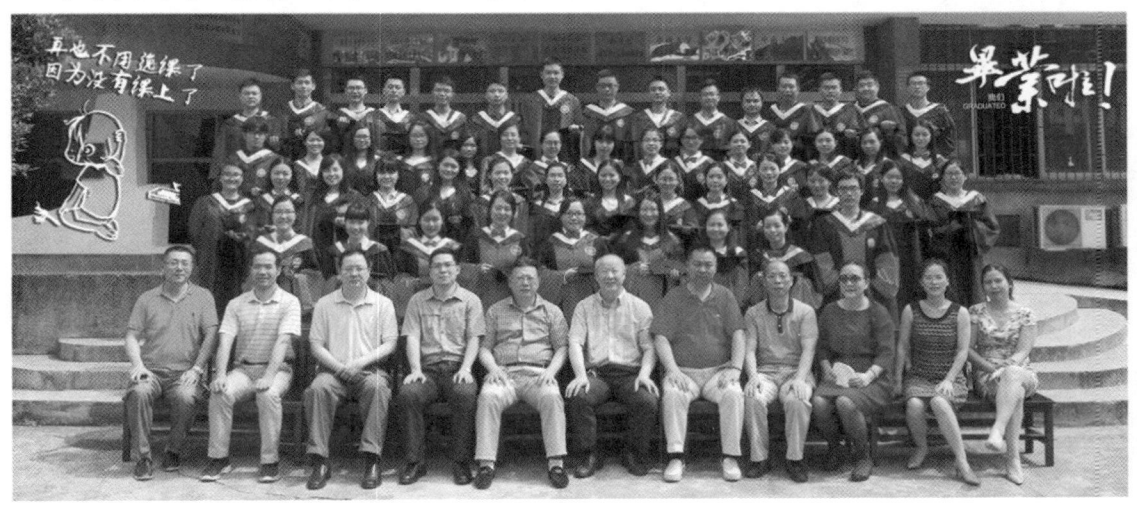

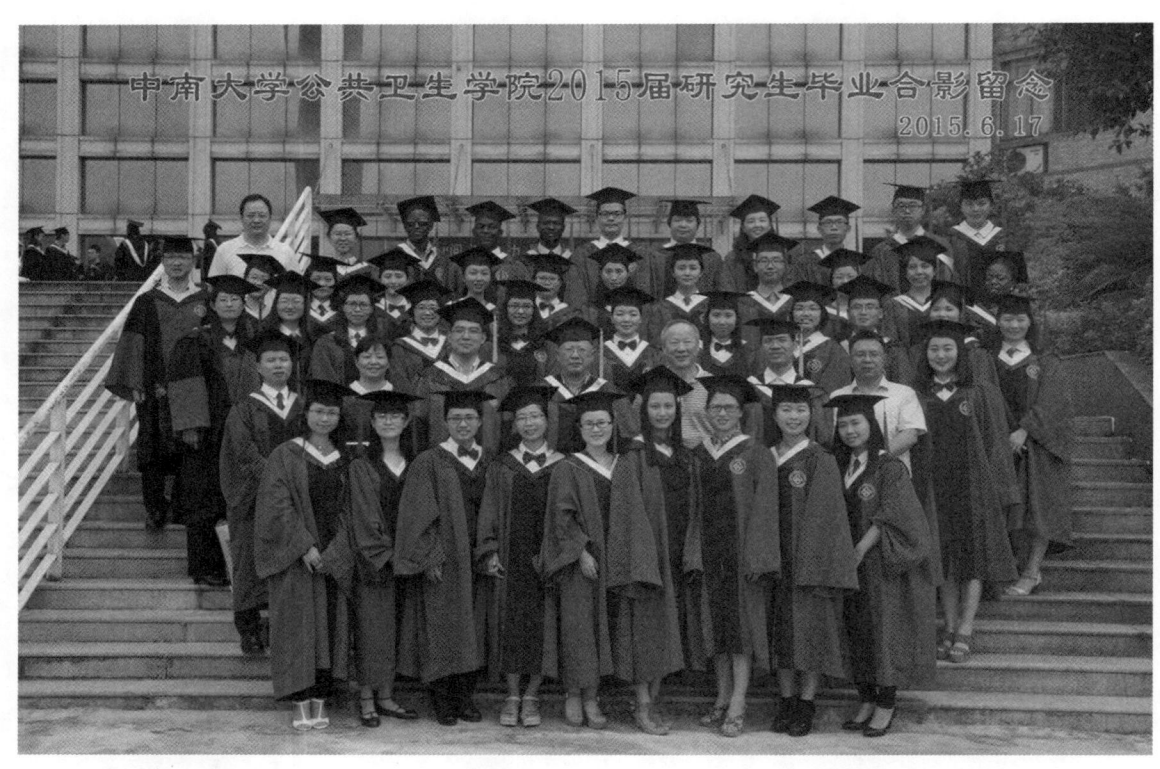

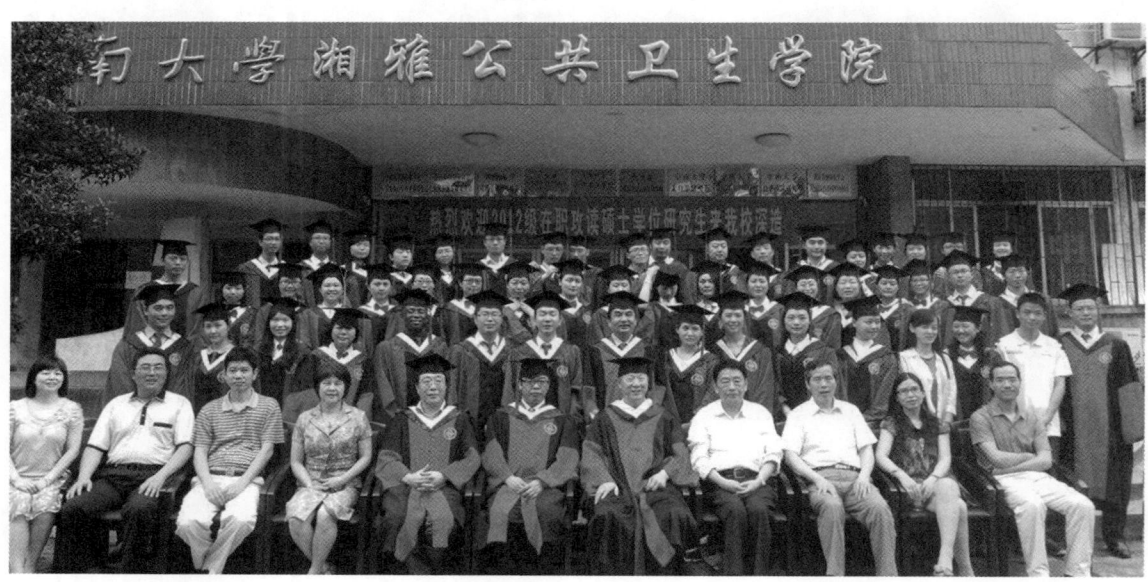

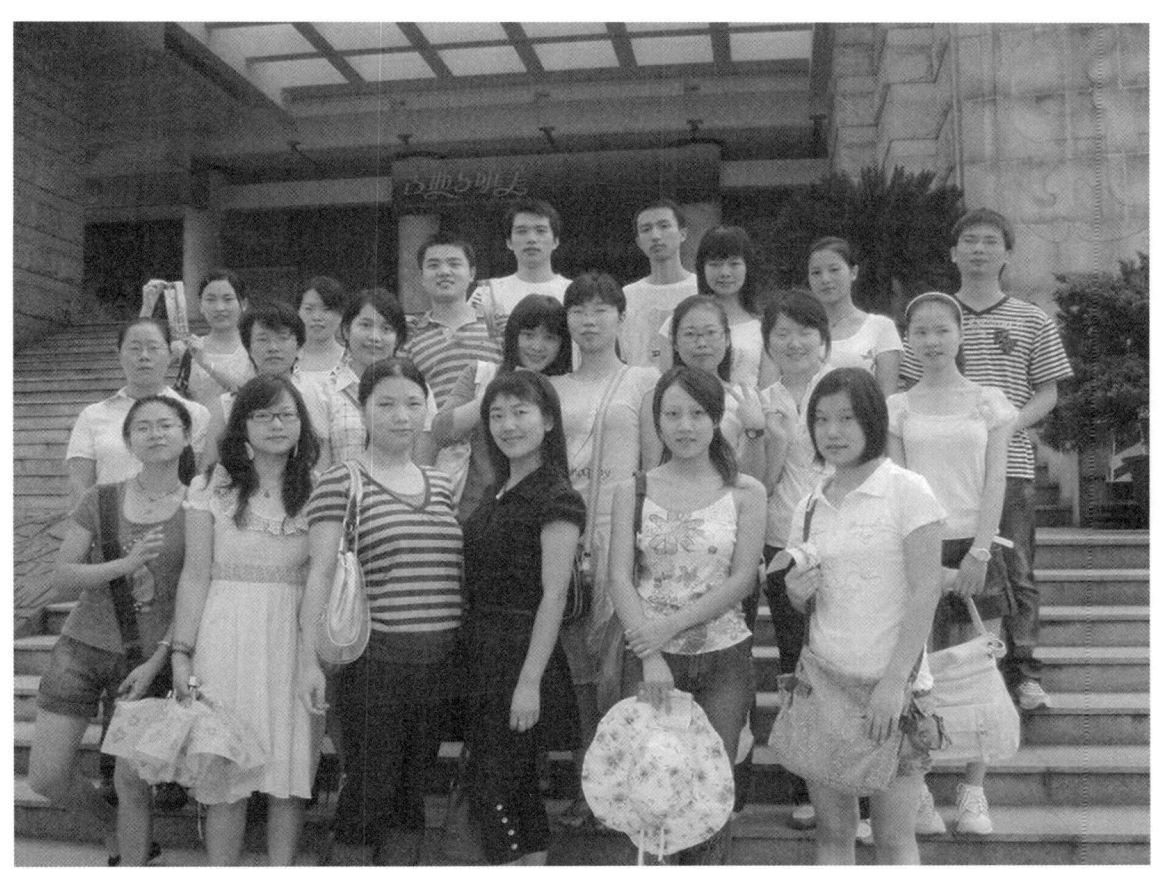

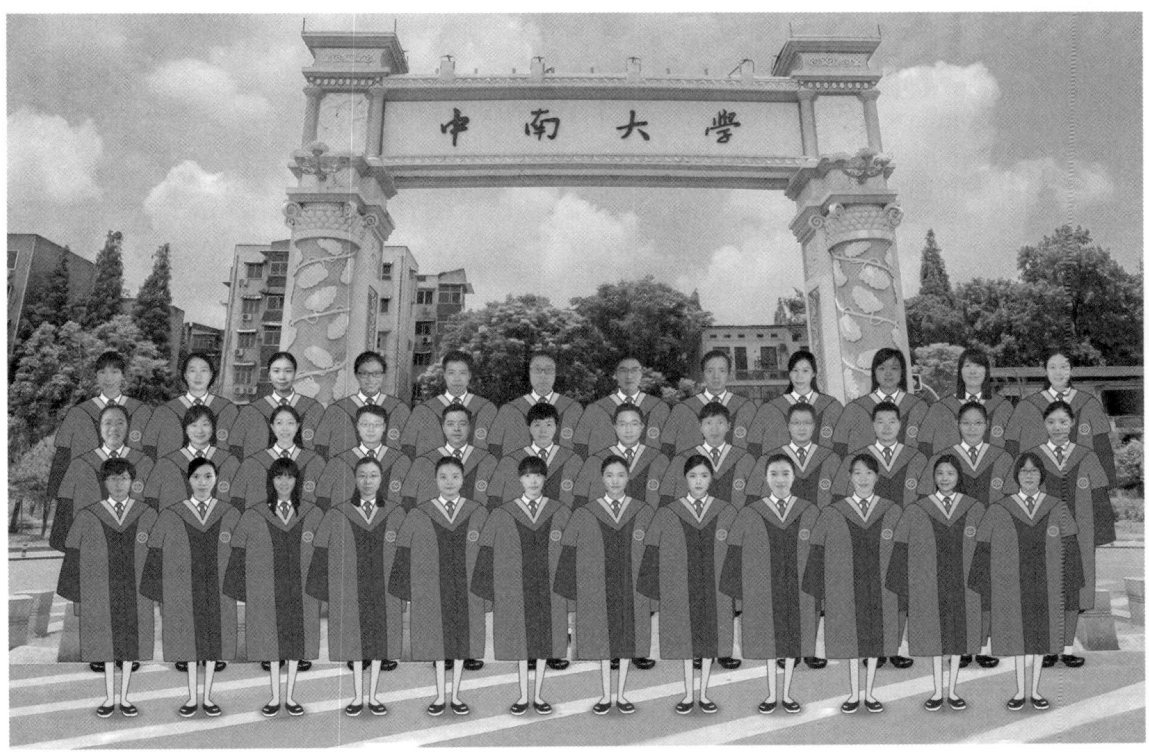

中南大学湘雅公共卫生学院2010届硕士研究生合影

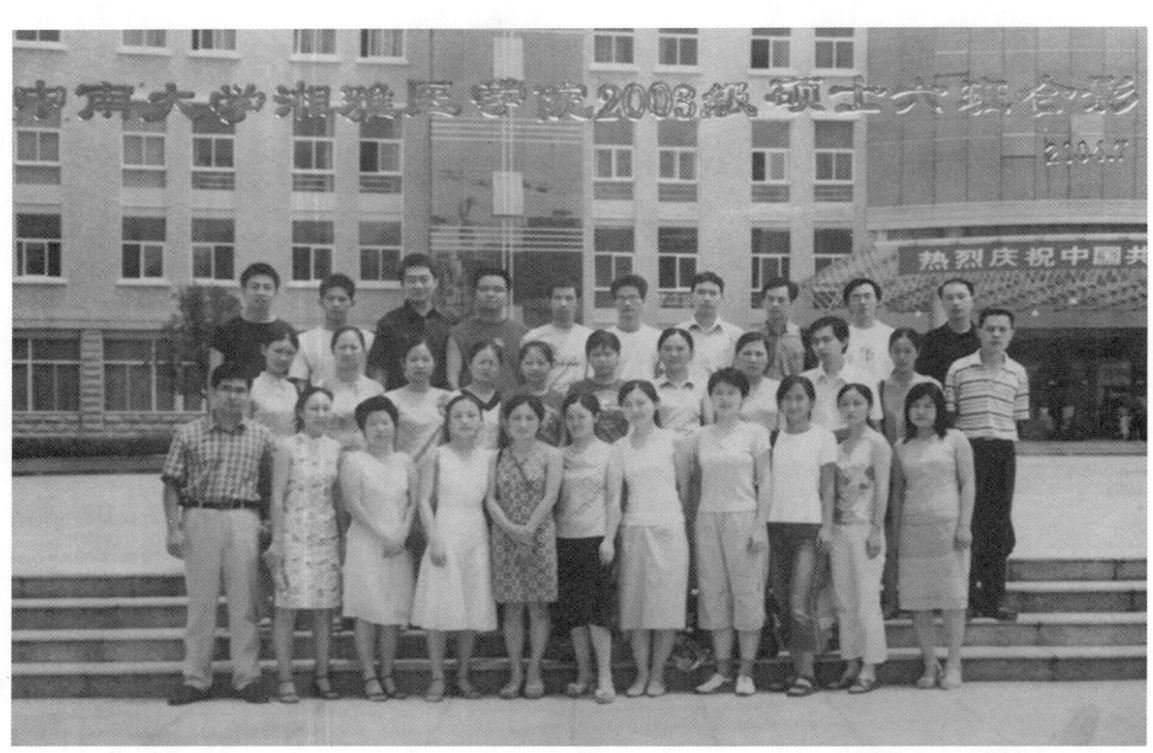

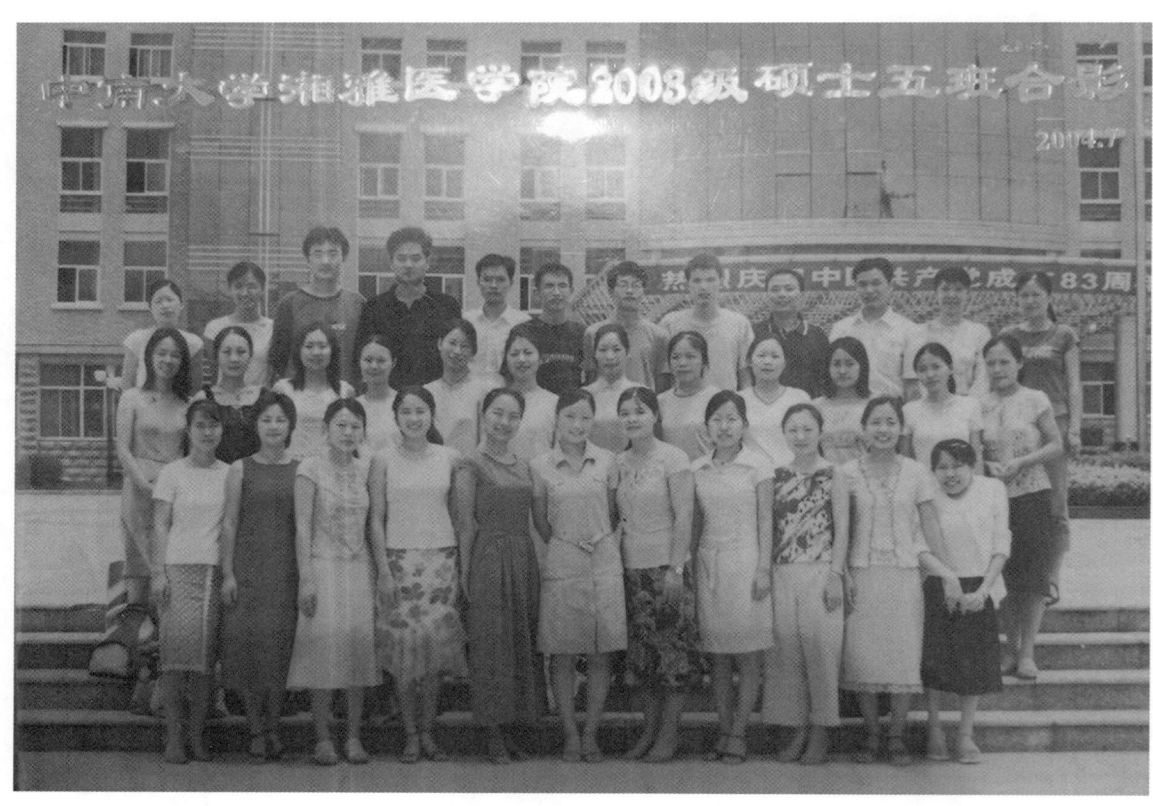

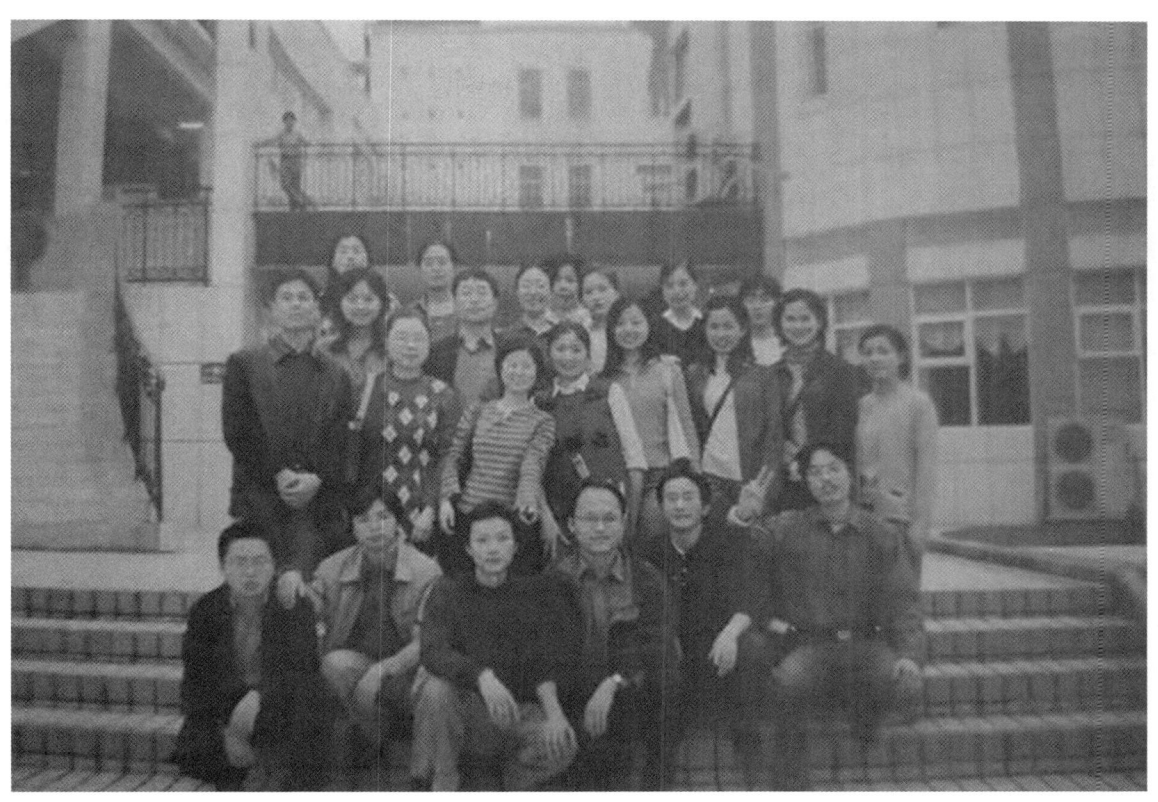

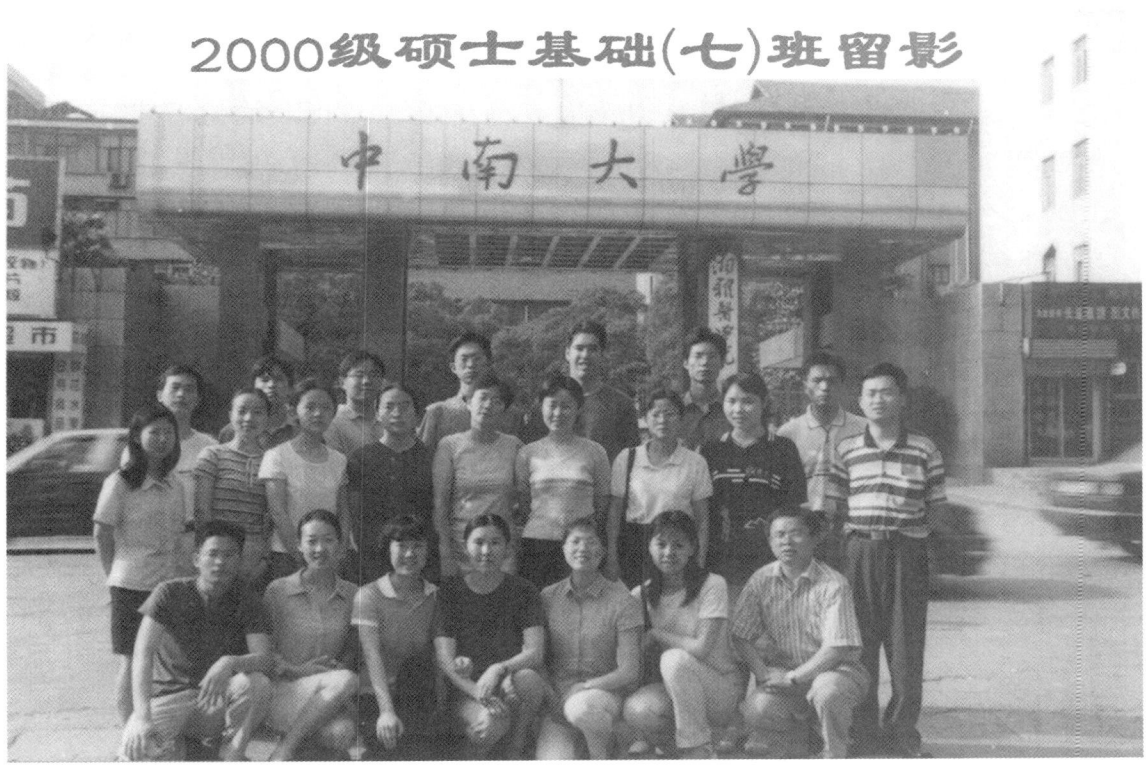

2000级硕士基础(七)班留影

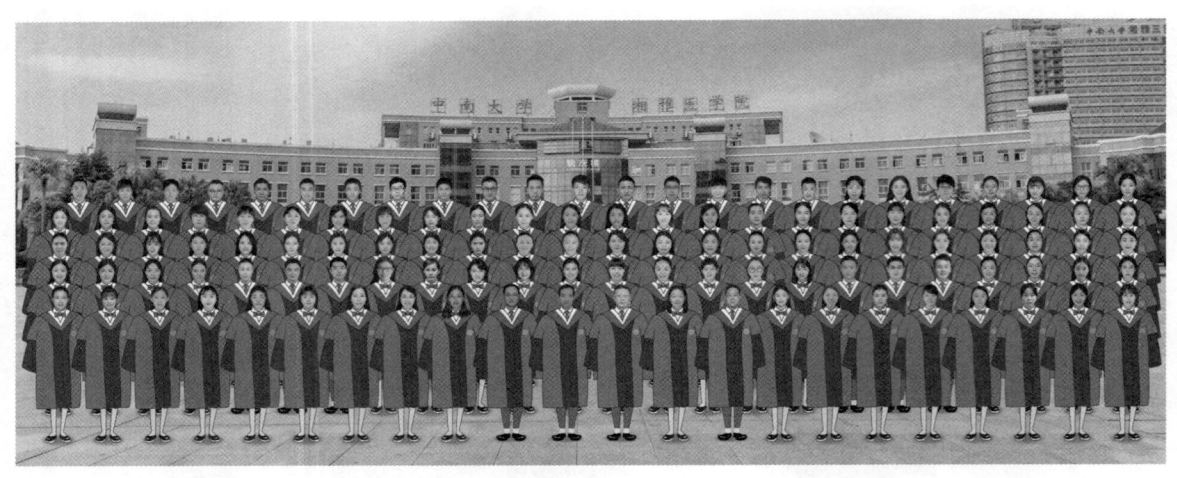

（五）MPH 学员名单

2002 级（31 人）

朱世鸣	代 萌	姜 苇	李晓峰	郭均安	陈 律	龙 飞
丁建农	李洪富	湛 进	谭浪浪	郭 华	佘莉莎	刘芳宇
朱 毅	郭亚璋	刘 喜	李国安	张劲强	王 伟	刘 虹
欧阳彬	瞿伟军	肖 容	钟贵良	杭一平	陈晋东	龚颖萍
梁进军	张 红	彭颗红				

2003 级（35 人）

杨智勇	蒋新华	王书初	徐志泉	杨红波	王岐本	周聪发
刘 芬	陈素娟	厉 浩	汪小华	曾向阳	申卫国	郭桂平
彭惠芳	陈亚梅	唐 进	曹 晖	方小年	张 劲	王良辉
王团美	冯早成	蒋小剑	殷朝阳	龙大为	彭彦辉	张少军
易跃能	饶 敏	蒋小平	杨 岚	胡致学	王玉林	吕 媛

2004 级（43 人）

孙忠贤	何军山	刘红晖	肖剑峰	樊小兰	曾华庆	刘 莉
余 丹	傅 胜	韩 笑	刘新民	李亚敏	周 庆	王多多
李寿森	袁 军	周 勇	沈 静	张中平	谭 雄	李小松
冯志凌	贺立勋	肖亚洲	王 昊	毕晓艳	鲁 劲	易乐来
吴公平	龙湘泉	何卫宁	高喻宏	陈伟华	邓玲萍	刘后红
田 娇	杨秀鸿	孙 艳	易尚辉	李 凌	曹梦兰	高 琴
黄 灿						

2006 级（41 人）

吴文贵	易海艳	刘 芬	单 蕾	谭 振	喻鑫玲	赵 赟
宾 捷	田晓琼	陈泽香	罗志红	段家怀	颜 娜	唐 阳

孟晓军	李 剑	谢文博	邓红专	石文松	李擎东	胡春生
粟 颖	苏向军	刘 赟	马 征	卜雨华	兰 征	易智勇
曾艳清	卢志军	邹潇白	陈亮辉	李广平	申向群	唐雨新
唐华文	奉 毅	彭扬凤	李 丹	易 亮	李四海	

2007 级（38 人）

张莎莎	黄翠云	马雨慧	曾立云	黄琼峰	李玉珍	周瑞红
齐 瑛	卢 莉	彭 丽	包昌琳	谷君明	朱爱群	谢 燕
叶莉华	曹艳华	刘晓英	张 蓉	郝文辉	廖登峰	彭 瑛
张蓉蓉	苏从旭	郭 旗	童 周	张 剑	邓晓娟	尹雅娟
周汶瑾	陈亚南	许泽华	张 莹	洪秀琴	李 琳	王东欣
张英霞	张惠实	彭伟莲				

2008 级（33 人）

廖顺平	肖 勤	刘 鑫	向辉标	周金燕	程湘晖	许林东
刘 燕	胡慧农	刘志光	周秀兰	郭占胜	杨 辉	石小毛
聂云峰	李旭英	张秋香	唐 娟	蒋然子	赵 蓉	杨安芳
肖 钧	余志林	李世康	简 迅	罗 煜	陈文华	邢 焱
卢文婷	顾晓芳	杨 浩	龚红辉	王 艳		

2009 级（48 人）

汪明明	陈 娜	张昊志	杨燕贻	高红梅	陈 帅	伍忠辉
阳 萍	吴小霞	李金花	肖美玲	刘 强	贺林华	赵木川
梁 英	徐学政	蒋然子	罗新伟	肖军叶	李万猛	张博天
石 婷	胡立珍	王 钢	沈颖惠	陈梅英	罗 丹	李湘平
刘高明	周 杰	李天官	谢贵元	王 玲	谢强明	王 蓉
李 双	李 琼	袁 晥	郑 岚	王耀兰	孙淑娟	石 峰
彭 旻	李 兰	乔 芳	杨 静	龚志华	李益龙	

2010 级（120 人）

方玉琦	马 琳	李 芳	龙琰玮	黄子皓	申 晔	朱小妹
刘旺兴	陈 丽	胡 娟	张声旺	邓 园	杨 群	胡雅婧
屈梅香	范江静	邢 伟	任 森	申美平	曾 嵘	周繁华
谭 珺	聂含竹	张昊志	刘 敏	薛 娟	戴婵媛	夏琼琼
郭 洁	夏 鸢	刘鹏飞	龙先花（杨茵茹）	王 玲	施树清	
刘 丹	曾赛男	李益龙	谭奔腾	雷利霞	赵木川	李湘平
邓 芳	陈 慧	来如意	陈 川	左描绘	廖云杰	陈天柱
刘 艳	廖 萍	罗成钢	李晓妹	王 蛟	费汝倩	张 昕

张丽莎	郁晶晶	马海玲	范伟娟	李俊莉	高飞鸿	谢建飞
钟待鸣	戴顺平	周美兰	李子川	黄丽华	李　丽	杨　波
杨　谦	彭竹竹	周　江	谭　慧	刘冠澜	李　奇	伍　宏
崔建伟	唐又群	朱柏宁	李　博	万　欢	曾育峰	胡小和
喻灿球	龙维纲	王可为	王　征	侯　敏	欧阳沙媛	曹燕鸣
袁　叶	朱胜平	王　芳	卜平原	苏红辉	龙　烁	袁　鲲
王　琴	张湘彦	杨　丽	何　慧	肖　涛	聂晚年	谭红莲
梁飚绵	崔娟莲	陈　巧	向亚利	曹海梅	成湘红	喻月娥
王五红	彭秘辉	秦　昂	谢咏湘	田继东	全清华	李　霞
胡美华	欧阳玉燕					

2011级（136人）

王　炜	陈彩芳	周　军	王志辉	王　清	吴　琼	刘敏娜
聂志芳	黎子源	陶　锂	肖燕妮	唐丽敏	李勇平	杨梦卿
陈　慧	成美娟	胡　艳	罗凌波	何　君	张庆华	邓丽华
卢　桂	康　健	刘迎春	王晓琳	陈亚平	张　阳	何怡帛
欧阳璐	徐明敏	黄　兴	张德春	赵向荣	颜　鲲	欧尽南
庹　芳	席　珍	陈吉球	熊　丹	陈　路	柳　进	唐　丽
李　柳	何志国	周国华	左剑斌	杨佳琪	杨孔军	金　艳
王世海	严　薇	陈　琛	邓芳明	倪友平	林舒艳	卜冬梅
宾　琳	师文汉	李　远	田丽清	蒋　娟	周芳意	方明礼
封艳辉	胡怀东	伍美容	彭　萍	谭彦娟	胡美华	曾艳妮
龚亚芳	丘继哲	黄素娟	杨　娟	陈婕君	刘小芸	毛　羽
丁　健	熊　文	向鹏程	李艳娇	陈益伟	李文杰	杨海霞
熊　姿	姚　瑶	何　涛	颜丽萍	李　慧	何昌九	刘一村
周春香	戴伟荣	曾　洁	刘　洋	杨治平	文猛进	黄　君
曹　丹	胡　萍	吴孟波	肖　鹏	杨　红	蔡　华	王　磊
卞秀梅	徐　灿	李　鑫	蔡佳佳	曹海梅	邹富珍	彭　刚
付蕾蕾	高　珍	郭祝书	邹太平	谌雯慧	李　盈	李　宁
吴莎莉	谭　慧	董阿兰	黄　伟	薛志辉	田　魁	王　琦
陈　莉	何燕娟	李迎霞	赵先美	张　静	钟　彬	姚　娜
肖秀珍	樊小军	张红莲				

2012级（108人）

傅　裕	陈　鹏	粟晓玲	肖志勇	王如蜜	刘　怀	王　俊
刘　英	聂梦真	陈建勇	邹立新	洪　俐	权　悦	仇　双

曾元丽	邓莹	邓莉	赵佩安	赵艮花	刘沧桑	李红苗
蒋正华	李昂	黄彩练	王康慧	周振	廖莹	张雪琴
周万丹	戴宇	陈茵	胡姗	方志勇	邱海玲	刘震宇
阳秀春	杜柳惠	邓素	毛静	章波	王文忠	罗金桃
张霞	蔡亚敏	谢霞	贺贵云	蔡珊珊	刘新	张芬芳
周晓花	李书萍	胡小弟	肖琳艳	黄红萍	陈波	夏迎春
李永恒	杨彦华	曾理	黄岳四	欧阳辉	胡向科	张爱凤
谢海蓉	张赛君	周颖霞	文辉	刘彤碧	周娟	李利花
李卫平	杨鹏娇	石磊	刘兰	黄志芳	殷陶	谭丹
瞿晓林	金芷如	杨锫	何平	肖佩	赵锐	王碧玉
彭芳	汤慧	杨硕	丁丹	李艳	刘云	钟金辉
马梦玲	杨艳	李碧艳	张力	唐俊杰	季静芬	李婷萱
彭婀敏	艾燕	孙茗静	杨社	蒋霞	沈丽	高星杨
周志国	向琴	黄玮				

2013级(132人)

符婷妮	刘丽	刘永民	龙开炳	陈再新	陈巧	王清
何海玉	李露池	印琼	王玉琪	刘玉云	朱翊	罗萍
王倩之	何敬	黄源昆	蒲雁	伍桂平	单飞	周薇
周章福	李康	岳文军	周先科	杨星	杜柳惠	李卫平
崔红霞	廖念权	黄睿	李海燕	胡姗	李娟	吴展兴
刘芳	王黎黎	谭谦	曾元丽	贾姣姣	师红艳	吴辉
罗婕	周志国	耿春密	罗海燕	夏勇	苏爽	陈咏华
董阿兰	夏乐欢	伍丽群	黄静	谢慧清	梁海秋	张容君
李春丽	邵国琼	杨芳慧	解超英	袁洁雅	高星杨	周瑞琼
罗桂满	向红	王曼蕾	李颖波	张聪明	文婧伦	阳成英
刘伟明	彭毅梅	吴晖	吕劲	陈勇	龙慧玲	王莉
文庆子	郑燕玲	蔡歆	吴艳芳	唐启超	吴浩	龙建华
杨利	陈昊源	姜晋	黄岳四	罗琼	肖灿	刘鹏
刘文龙	秦璐	刘艳	王洪涛	邹艳花	陈春茗	钟群
覃羽华	蒋兴兴	周辉	刘英	孔轶	朱红	杨艳
余可	唐运姣	李婧	朱智敏	杨莹	向琴	张红莲
满益文	赵小云	李洁	马智泉	朱敏	邓素	张思溪
宋小云	邱琼	肖腊梅	韩亚骞	樊小军	李盛桃	黄文孝
姜梅	胡萍	易彩云	屈芳	何海波	袁玉莲	

2014 级（143 人）

张承启	龚昱芳	侯漫军	刘大民	汪晓宁	李惠玲	古丽芳
王红梅	邓 煜	冷 娟	欧小梅	路 通	谢 丹	何文斌
罗 昊	刘玲伟	梁 萍	胡翠娥	胡阳元	彭 敏	李 敏
刘 英	徐 静	邹霞丽	谷 梅	罗孟春	谢 琼	马媚媚
余芳瑶	杨 婷	罗小艳	陈 飘	何 娟	李学新	胡俊宁
何燕飞	符霞林	叶盈希	李 赛	李 彩	聂团彪	刘 娇
邓 莉	刘 琼	杨亮亮	黎南南	周钰琼	任秀玲	彭晔炜
刘杰荣	胡 敏	彭 晖	钟 磊	刘 霞	陈其英	郭红印
刘蒲英	王思远	舒 倩	周 欢	张 洋	蔡亚宏	李艳倩
李洪亮	梁丽梅	徐 霜	周 敏	黄远鑫	阳 涛	邓 楠
李林勃	陈 肖	卓 琳	杨志勇	舒楚强	于 彬	刘金红
罗 伟	彭 艳	周 璇	杨小会	阳 华	王丹琦	贺 琼
荣晓萍	黄尚专	黄漫丰	薛 红	李佶刚	潘志保	刘 璇
蒋 凯	何迟迟	张耀华	龚 玲	陈可亮	鲍玉洁	苏岗宁
康复亮	黎子源	李 媛	黄晚元	罗奕纯	王青霞	夏皓明
戴中伟	王 波	蔡 昱	代 帅	袁 烨	曾小奇	陈 谜
唐 盈	黄赛芝	李利娜	粟 芳	郭良梁	石 磊	周丽辉
蒲勇华	董长生	肖秀珍	杨 芳	童 玲	邹 佩	张 玲
刘志华	梁游游	李 灿	吴 静	卿 凯	陈 娇	彭 雅
黄照河	吴作为	刘 利	龙美元	管 彬	任旭芝	龙 霞
王灿飞	谭 畅	陈俊芝				

2015 级（75 人）

马晓晴	刘雨钟	肖 珊	王清燕	颜 洁	王智宇	郭 达
李 艳	何蛟龙	肖 芳	焦莉莉	胡白露	侯 琼	夏 友
陈 恭	周玲米	周京凤	黄蜜蜜	杨 娴	陈 双	朱梦迪
刘小英	宋婕妤	周科利	陈光磊	何宗勇	张 昱	周幸冬
易宇婕	赵 莎	李 佳	唐银波	宋 蔷	胡 露	何 丹
卢姣娣	罗 平	章思思	何 茜	易丽丽	朱艳辉	贾姗姗
杨雪娇	朱霞云	刘 佩	陈友能	李再昭	熊云峰	杨 帆
杨启希	唐华民	谭咏梅	周 香	郭 舒	彭玲静	熊莲花
王 静	黄丽霞	夏皓明	李利丰	王 炎	邓 芬	沈晓柔
汪 惠	徐大勇	谢 芳	邰红妍	熊 艳	雷 昀	李国平
邢程铃	余 苹	刘秀娟	符付兰	吴 炯		

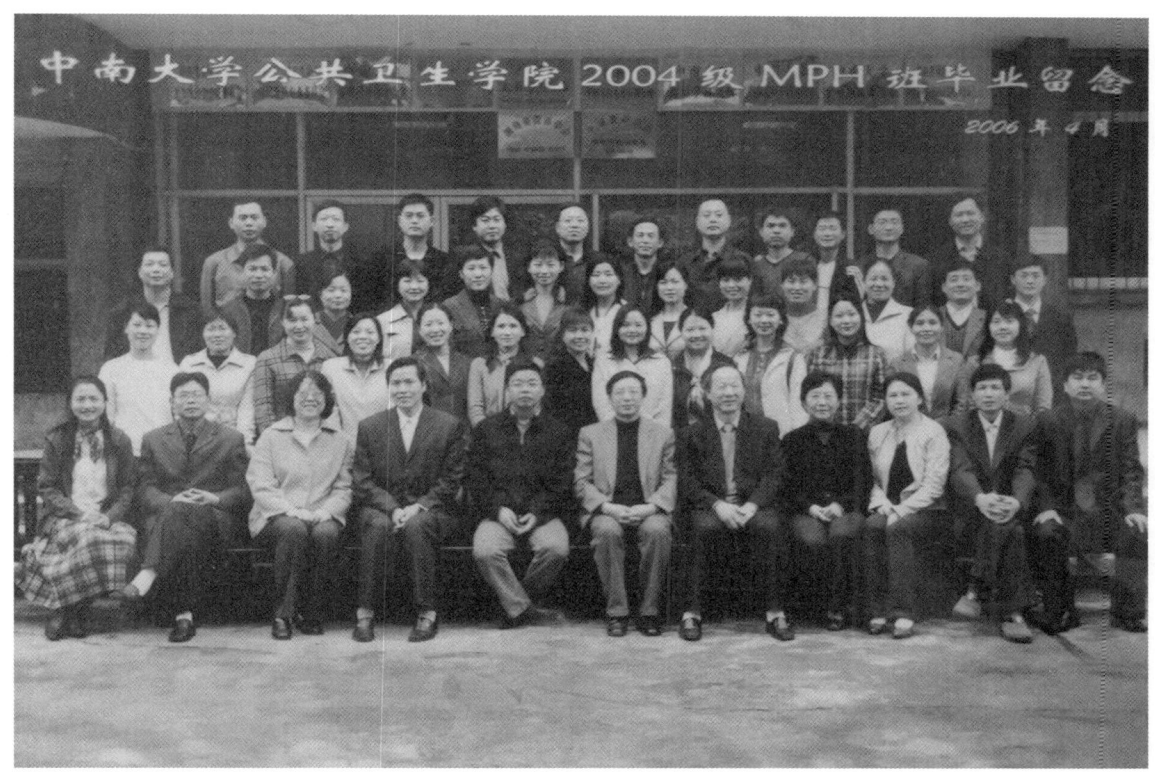

2004 级 MPH 学员合影

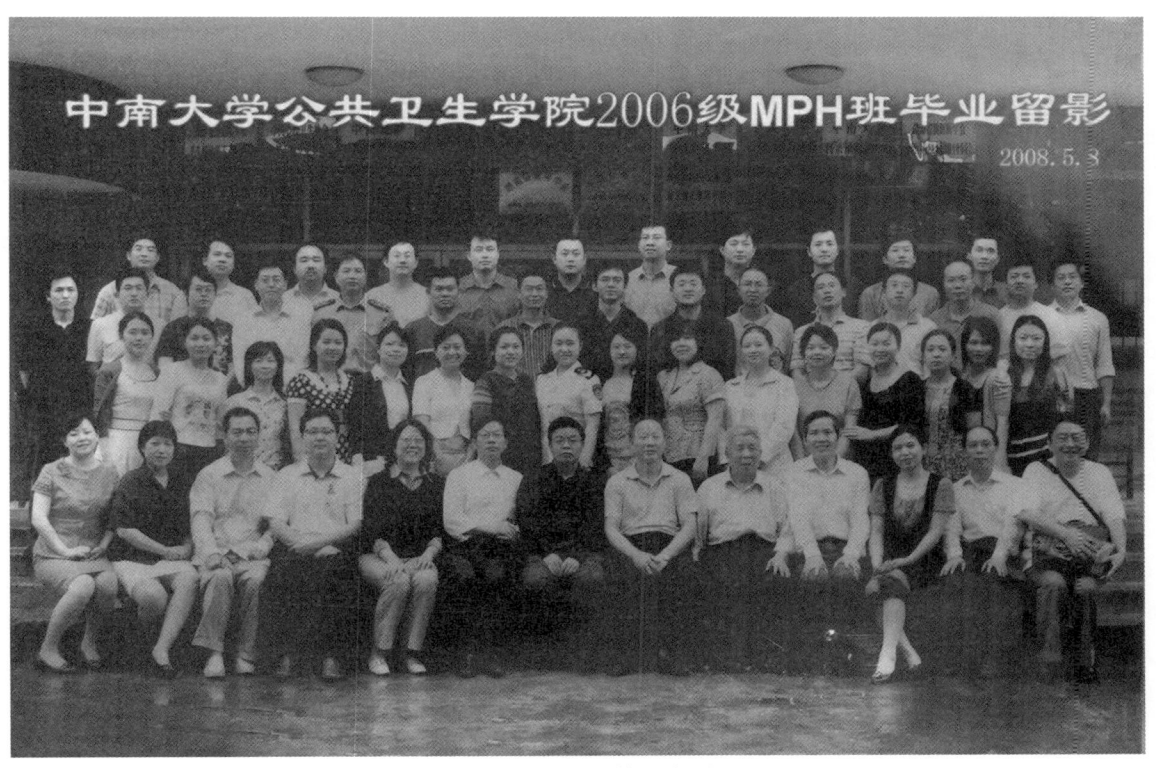

2006 级 MPH 学员合影

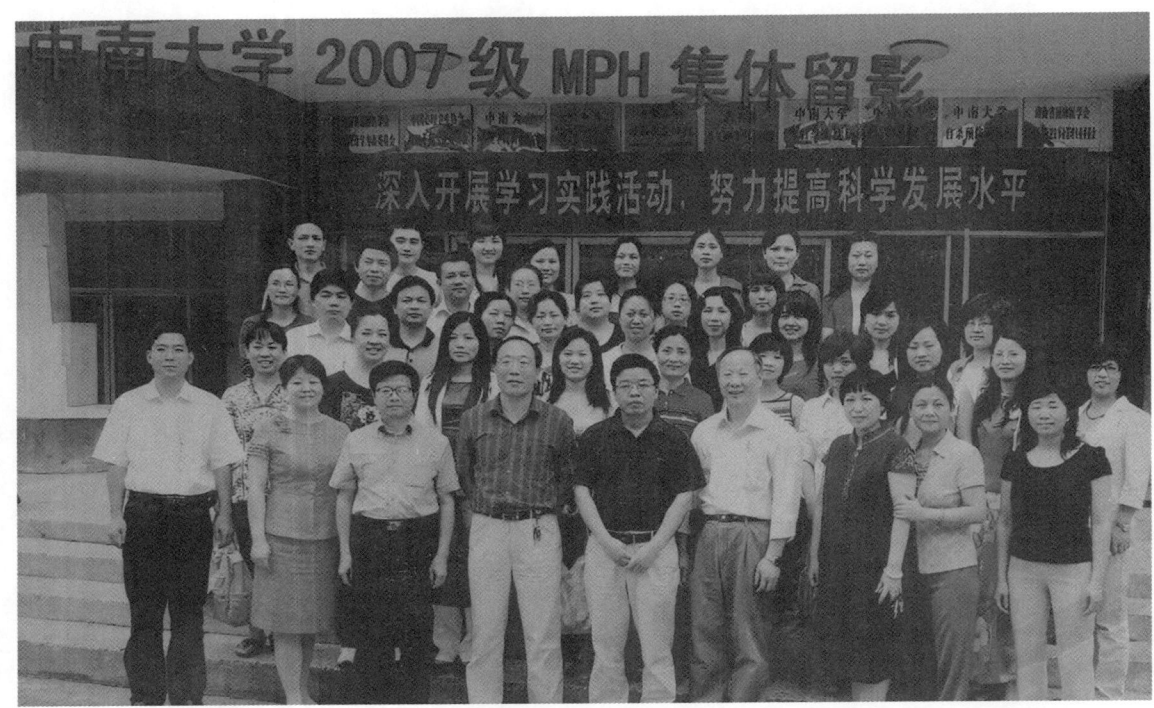

2007 级 MPH 学员合影

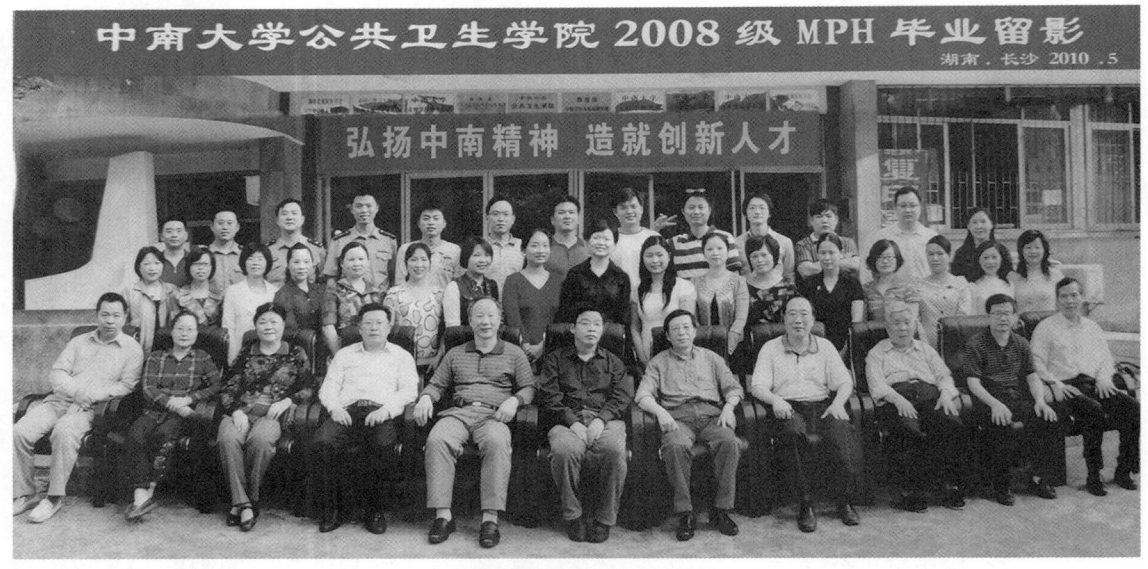

2008 级 MPH 学员合影

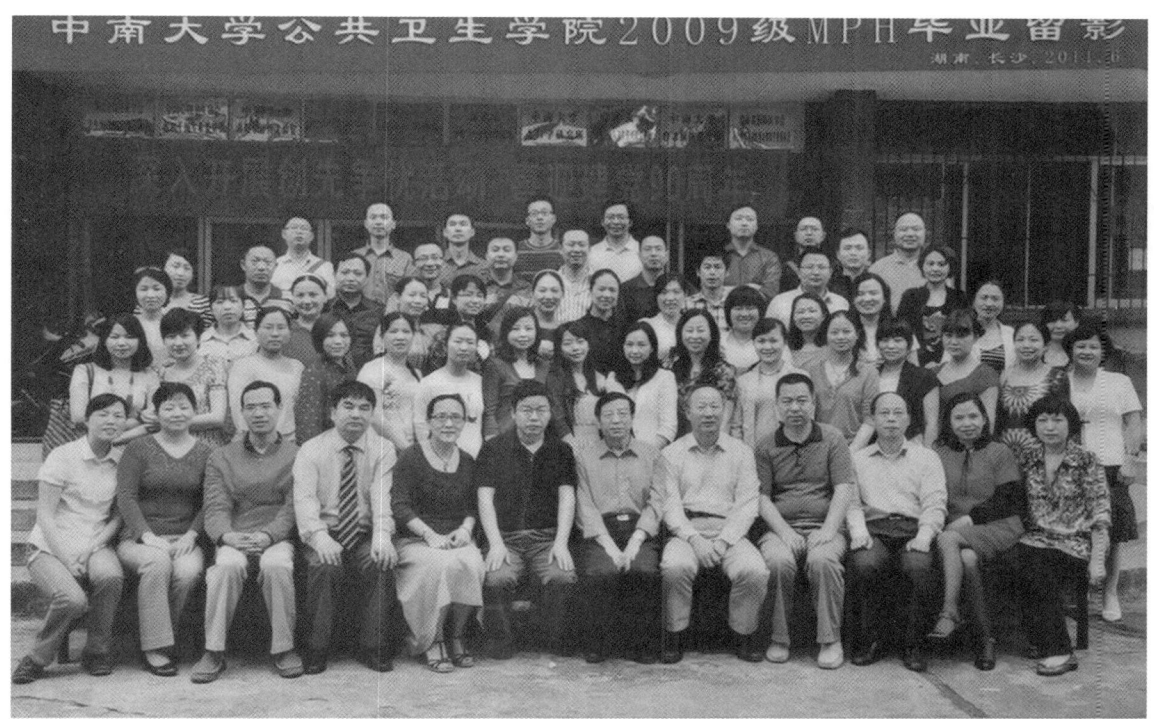

2009 级 MPH 学员合影

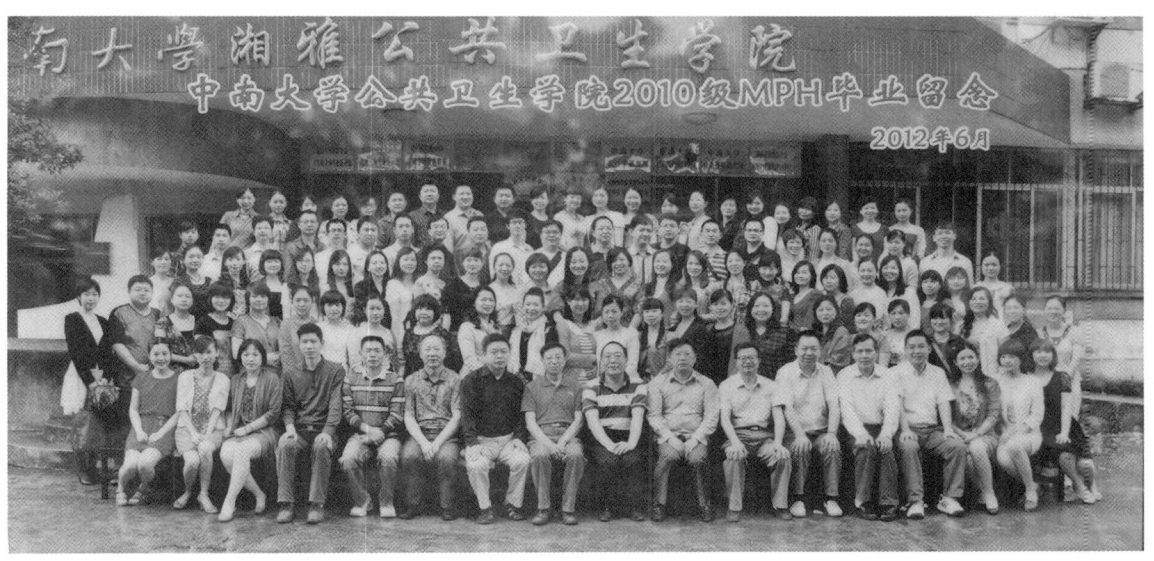

2010 级 MPH 学员合影

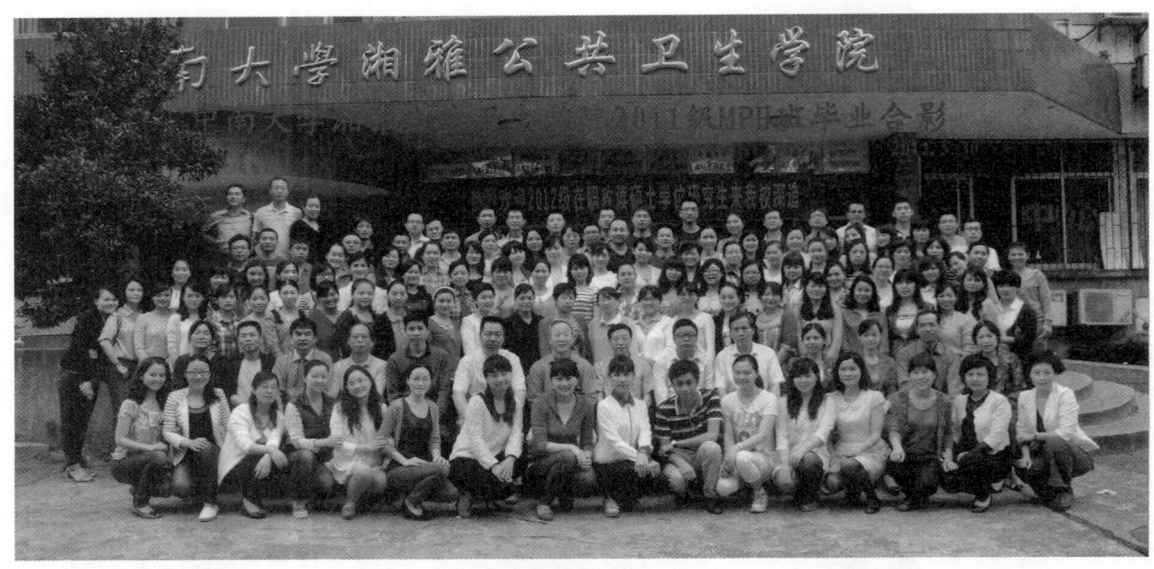

2011 级 MPH 学员合影

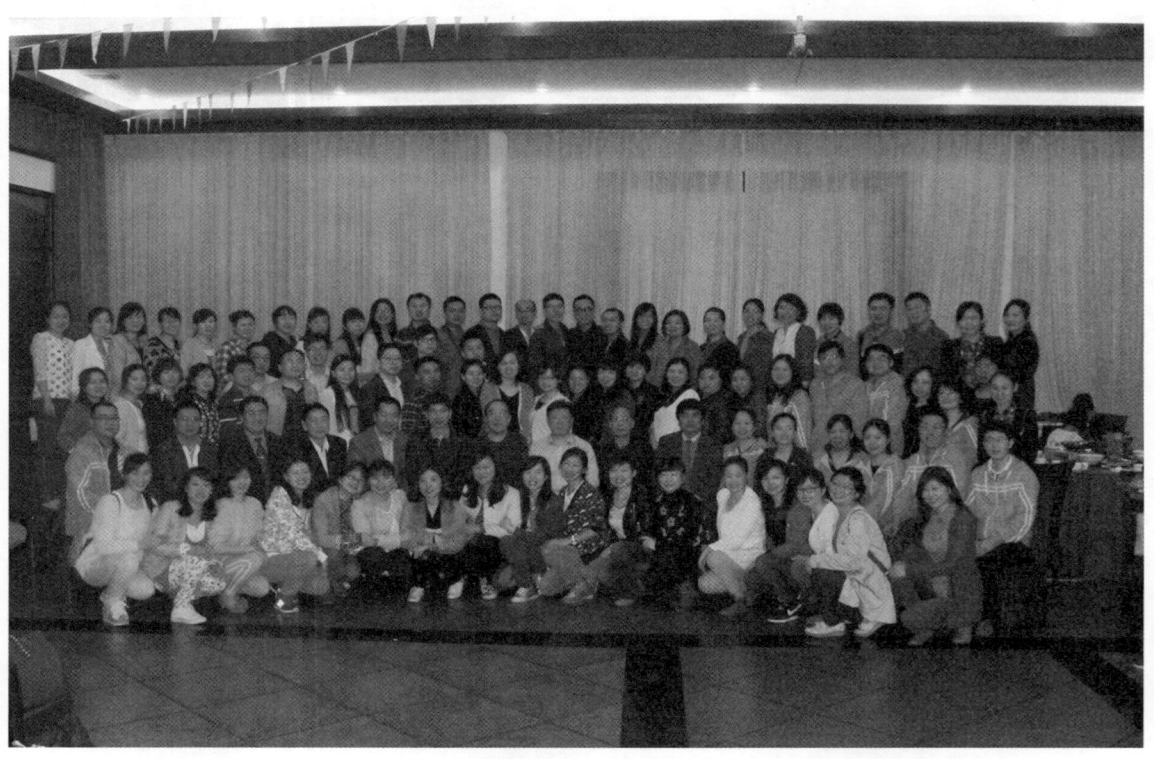

2013 级 MPH 学员合影

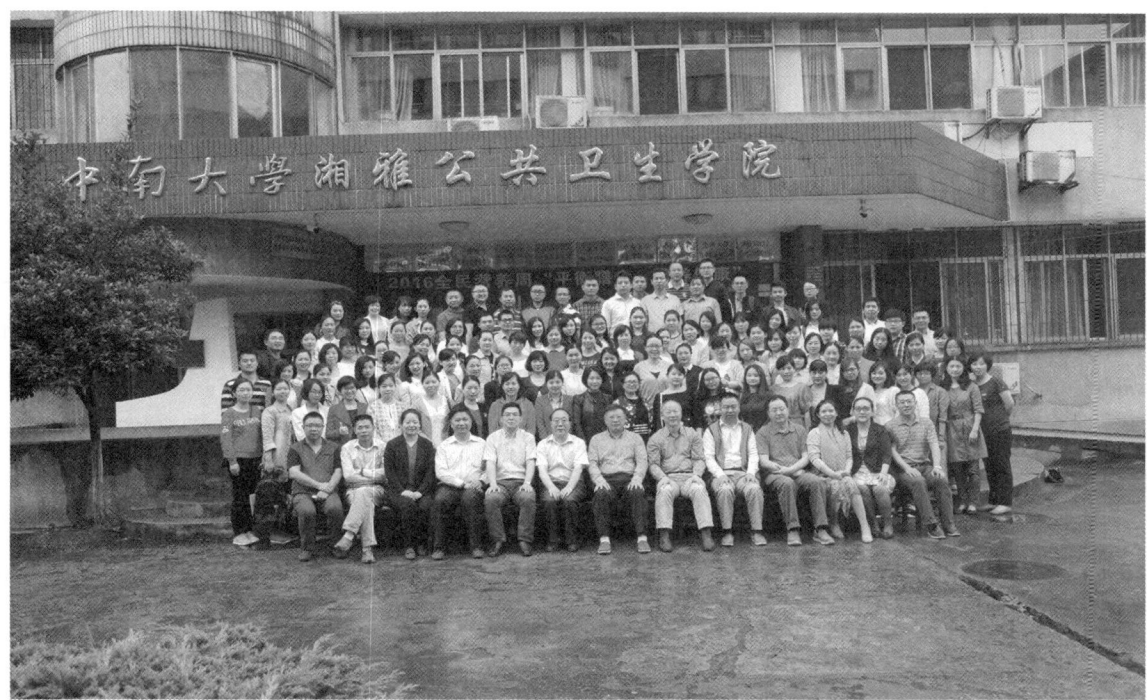

2014 级 MPH 学员合影

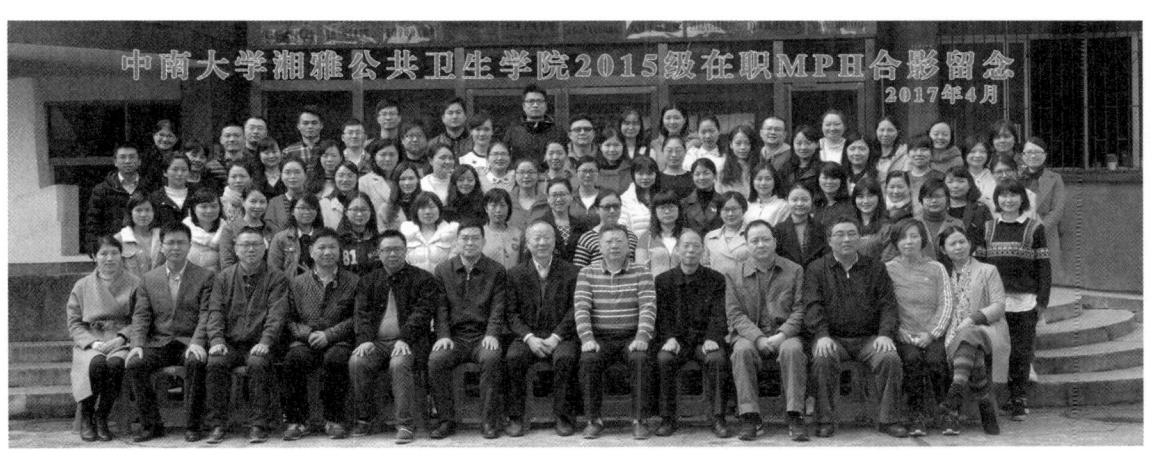

第1排	邢程铃	何蛟龙	尹逊强	夏志平	郭桂平	任国峰	谭红专	杨土保	王乐三	陈 律	虞仁和	李 敏	徐慧兰		
第2排	吴 炯	刘小英	周玲米	余 苹	易丽丽	何 丹	熊 艳	王 静	李国平	朱霞云	宋 蕾	王 炎	刘雨钟	谭咏梅	符付兰
第3排	杨雪娇	黄丽蜜	黄丽霞	颜 洁	侯 琼	刘秀娟	王智宇	肖 珊	刘 佩	陈 双	易宇婕	胡白露	周科利	朱艳辉	卢姣娣
第4排	熊云峰	赵 莎	沈晓柔	李再昭	胡 露	张京凤	邱红妍	彭玲静	贾珊珊	宋婕妤	章思思	朱梦迪	杨 娴	李 佳	杨启希
第5排	杨 帆	唐银波	郭 舒	陈光磊	何 茜	李利丰	邓 芬	陈 恭	马晓晴	焦莉莉	周 香	熊莲花			
第6排	郭 达	何宗勇	唐华民	雷 昀	周幸冬	李 艳	王清燕								

2015 级 MPH 学员合影

2.3 继续教育

1990年经湖南省教委首次批准开展成人学力教育,当年招收《卫生检验》专业大专学生30名。毕业生已成为我省卫生检验领域的骨干人员。

1993年经上级主管部门批准,我校开始招收三年制预防医学函授大专班。同年经全国成人高考,录取新生251名,1994年录取163名,1995年录取70名,到2003年先后有近1000名学生毕业,成为我省乃至全国基层医疗预防机构的重要技术力量;同时在湖南省卫生厅、湖南省预防医学会和湖南省教育厅的支持下,开设预防医学专业短线自考班,招收学员近3000名,其中近1000名学员顺利获得毕业证书,成为基层医疗预防机构的中坚力量。学员来自湖南、江西、海南和广西壮族自治区等,绝大多数为从事卫生防疫、劳动卫生与职业病防治工作的在职人员,少数为妇幼保健及临床医药工作者。1997年预防医学函授专业实行专升本。

函授教育,尤其是预防医学函授教育在我校尚属首次。为了发展、办好预防医学函授教育,为我国培养高层次预防医学专门人才,预防医学系领导决定成立预防医学函授部,负责统筹函授教学,制订教学计划,建设和管理函授站。并指派熊敏如副教授兼函授部主任,郭桂平同志为专职干部。函授部成立以后主要做了以下几项工作。

(1)统一认识,做好工作:函授教育是党的教育事业的组成部分,是正规学力教育。因此,函授教学首要任务是"抓教学质量,培养合格人才"。我们坚持按照教学计划安排教学,高标准,严要求,绝对不允许"用钱买文凭"的现象发生。

(2)制订预防医学函授教学计划:1993年5月,根据国家教委(1993)06号文件关于《函授教学进程实施要点(施行)》及《成人高等专科教育制订教学计划的原则意见》,参照我校同专业全日制教学计划制订了"预防医学函授教学计划"。"计划"对培养目标与基本要求、课程设置,教学进度及成绩考核等做了具体规定。经93级第一、二学年教学实践证明,此计划基本可行,对大学外语教学及妇幼课程等经过论证,做了适当补充和修改,又分别制订了94、95级预防医学函授教学计划。

(3)建立函授教学辅导站:面授是函授教学的重要组成部分。函授学员具有在职、分散等特点,为了保证学员就近参加面授,我们根据有关规定和论证,在湖南长沙设立了中心辅导站,并在衡阳市卫生防疫站,邵阳市卫生防疫站,湘西自治州卫生防疫站建立了三个函授分站。根据需要,1995年起在江西南昌的江西医学院建立了函授站,负责完成面授教学任务。各函授站所在单位的主要领导出任站长,并指派了德才兼备的兼职班主任和干事负责面授教学安排辅导和学生管理工作。他们在人、财、物诸方面给予了大力支持,为我校预防医学函授教育事业做出了贡献。

函授部还对各函授站的师资情况,教室、实验室等条件进行了摸底调查,聘任了部分兼职教员。

(4) 教材与教辅材料建设：按教学计划和课程设置编撰一套适合函授大专班的教材和教辅材料是保证函授教学质量的重要物质条件之一。目前有关课程缺乏大专教材，函授大专班只能以本科教材教学。因此必须编写一系列相应课程的《自学指导书》，规定教学内容与基本要求，指导学员自学。二年多来，我们组织编写了下列教材及教辅材料：①《大学英语精读1自学指导书》；②《大学英语精读2自学指导书》；③《大学英语复习要点》；④《遗传与优生学》；⑤《预防医学科研设计与论文写作》；⑥《自学指导(基础课程分册)》；⑦《自学指导(专业课程1)》；⑧《自学指导(专业课程2)》；⑨《自学指导(卫生毒理学分册)》以及卫生化学、流行病实习指导等。

(5) 教学管理工作：为了保证教学质量，我们加强了对函授教学过程的管理工作。并将函授教学过程各阶段该做的工作进行了规范化。

1) 备课与讲课：每年10月份发布下年度函授教学任务书，要求各有关教研室提前做好教学准备工作。按国家教委有关规定函授教师必须由具有讲师以上职称、教学效果较好的教师担任。并应符合集体备课，统一教学要求，预讲须合格。多数教研室基本能按此执行。

2) 考试管理：要求准备A、B两套试卷，函授部制卷密封加盖公章交各函授站主要负责人保管。开考前在学生代表监督下当众拆封。考毕清点试卷数，封存，交授课老师带回学校集体阅卷，评分。主考老师必须将考堂考纪情况记入"考堂记录"并交函授部存档。

3) 成绩管理：函授学员以自学为主，自学效果如何直接影响教学质量。为此，规定：①学员必须完成定量作业题，经授课老师批阅后作为平时成绩计入总分；②面授前进行自学测验，进一步了解学员的自学情况，成绩计入总分；③面授考试，这三部分成绩按一定比例计算该门课程的总成绩，不及格者必须补考。

学员成绩分别存入函授部成绩档案及各分站成绩档案，以便及时了解缺考、补考情况，并根据成绩评定三好学生。

4) 召开函授教学工作座谈会：为了及时总结交流函授教学经验，交流各函授辅导站的教学管理经验，探讨进一步提高教学质量的措施，加强质控的具体办法，我们于1994年10月17、18日在长沙中心站召开了第一次预防医学函授教学座谈会。校领导、成院领导参加了座谈会，并做了批示。时任公共卫生学院院长陈金华副教授主持了会议。赵衡文副院长代表学院做了工作报告。参加会议的有各函授站主要负责人，已进行过面授课程的教员代表及学生代表参加了会议。在总结前段函授教学工作的基础上，重点对加强质控进行了讨论。会议决定自93级第四次面授起采取定量布置作业和面授前进行自学测验办法，以杜绝学员因工作忙不能抓紧时间自学，不按时按量完成作业，使自学流于形式的现象。自学测验不仅可进一步了解学员自学情况，测验中还能获得某些教学信息反馈，使教员大体了解同学们在自学过程中掌握了哪些内容，哪些内容需面授时重点讲授。近一年的实践表明这些质控措施是行之有效的办法。深受绝大多数同学及函授站的支持。

5)改善办学条件:一是加强教学条件建设,我们用函授创收装备了一间有80余个座位的教室;购置了投影仪、幻灯机、照相机;给各函授站配备了投影仪和幻灯机。二是按课时数每年拨给各教研室一定数量的经费以补充部分教学经费,添置教学所必需的部分教学器材。三是加强函授教学档案管理及时总结教学情况,为进一步发展函授教育事业积累经验。

1998年招收远程网络教育《卫生法》本科专业,20余名学生获得本科毕业证书和学士学位。2002年第一批获得公共卫生专业硕士学位(MPH)授权权,平均每年招收100名学员,到目前为止超过800人获得公共卫生专业硕士学位(MPH),大多数毕业生成为我省医疗卫生系统的中层管理人员。2010年开设了营养专业自考班,有30余名学生获得毕业证书。通过开办成人继续教育,学院获得了良好的社会效果,为国家和湖南省疾病预防与控制事业培养了大量骨干人才。

成人教育学员名单(311人)

杨柳	张国兵	吴军	刘静	尹红	唐智博	尹中宝
李媛利	陈德	眭建红	谭海涛	龙继平	唐翠连	蔡飞雄
夏勇	廖红军	谢亚利	罗莹	高瞻	陈皓	李瑛
殷敬勋	丁瑞春	郑晓红	唐海和	阳翔莲	宁忠玲	胡燕
张小兰	彭霞	吴志芳	黄洒玉	唐赞	刘依娜	陈启明
陈智慧	晏远程	欧阳勇	申水英	张寒莉	胡林峰	刘君红
陈学文	杨彦慧	曾义	刘珉泉	候丽红	庄重	罗军
文西英	姚云	邹四芳	吴勇	刘萍	吴锦如	谢谊
徐明	贺苗	佟娜	谢朝霞	邓盛祝	龙莎	童勇
罗颖锋	杨文龙	岳文芳	蒋军锋	林耀学	邓爱文	刘宁辉
刘志刚	彭志阳	龚勇	姚顺花	陈晓敏	林中华	刘芬华
刘华山	邓艳平	李佐伦	唐红梅	殷玉珍	唐满娥	胡乐平
潘晓玲	钱兰芬	张艳红	田忠桥	何江英	唐祁辉	常乐
肖丹	杜文高	向雄兵	廖剑英	欧国娟	傅芳	刘胜洪
廖宁	张碧萍	黄炬雄	贺宾	周幼萍	李原浩	吴戈
胡晓	胡榕	樊明桂	李芳	项春花	王蓉	王军
蒋晶	伍素华	洪秒香	罗文忠	肖志国	陈毅	袁壁君
熊辉	丁鹏	彭云	贺众志	曹海燕	黎志武	李相君
刘平	周萼香	陈昱	陈世军	苏娟	李雄伟	吴波
詹文霞	刘霞平	肖琼艺	卢桂莲	陈建华	李美艳	曾晓峰
黎卫锋	陈湘锋	谭惠娟	刘香	吴玲	张莉莉	谷炽

蒋秋红	杨　珊	罗芳花	黄菊香	申向科	袁笔锋	黄　芳
蔡　永	邱爱军	卜　敏	汤　娟	文　娟	齐　慧	胡玉兰
匡云英	刘新星	李景荣	李玉珍	曹杏芬	阮亚玲	戴　玲
肖艳慎	黎爱华	莫日红	颜琳飞	黄丽芬	刘吕初	艾迎春
赵菲菲	黄禹涵	许小波	鲁玖来	彭　芳	李红英	杨　伟
陈彩霞	曾　英	胡艳红	丁　林	郭　毅	李　晖	王久成
李先义	许　勇	陈建伟	胡红安	唐小玲	冯　红	张志华
戴兵兵	赵炜哲	蒋运良	王香衡	雷　厉	彭海婴	王　乐
喻方英	陈炜林	尹德利	唐颖平	刘　丹	李　盈	殷　强
郭　辉	饶芳菲	刘　松	李先平	沈新建	付蕾蕾	谢　军
张亚娜	刘爱萍	刘新跃	杨　浩	刘玉珍	孙灵芝	唐　卿
汪　锋	黄　力	胡　泳	李玉君	曾桂珍	卜雨华	谢超红
邓向荣	赵艳秋	肖鲜花	唐利君	莫英瑛	黄　玲	龙芝莲
杨爱军	肖青梅	刘红英	尹艳飞	宁慧荣	黄辉英	刘志恒
欧阳灿美	欧阳静	杨雪梅	许小菊	吴小玲	胡智秀	李　艳
黄　霞	陈　玉	戴香云	聂杨芬	肖敏兰	罗秀祥	廖凤彬
谢秀华	张　球	冷艳先	毛爱晖	刘珊珊	程　敏	王斌玉
吕建芬	彭爱英	刘　蓉	郭湘婷	刘玉其	易艳青	王艺苗
徐　勇	汪　莉	汤海波	彭　莉	唐　赞	刘维汉	刘有粮
苏　敏	张灵幸	梅文君	肖哲贤	熊革新	段凤莲	谭琦璐
李　荣	冯志华	何　妹	谢卫坚	傅仁和	尹之农	徐　雅
陈杏花	熊再军	陈　鹏	汪海英	肖红花	李　浩	朱小华
肖亚芬	曾　舸	朱峰林	向瑛姣	梁享生	黄　成	向练群
郑海洋	吴金萍	钟　华				

第 3 章 科学研究

学院现有流行病与卫生统计学、劳动卫生与环境卫生学、营养与食品卫生学、儿少卫生与妇幼保健学、卫生毒理学、社会医学与卫生事业管理学等 6 个二级学科系和 1 个预防医学实验中心。经过几十年的交叉整合，科学研究领域涉及综合评价方法及其医学应用研究、慢性病分子流行病学研究、社会行为与健康、化学毒物诱导肝损伤分子机制、职业和环境因素的健康损害、特殊人群的营养与健康研究等科研方向。拥有临床流行病学湖南省重点实验室、湖南省公共卫生研究中心、湖南省公共卫生科普基地、教育部学校卫生人员培训基地、国家级卫生监督培训基地等平台。

3.1 研究领域与方向

3.1.1 综合评价方法及其医学应用研究

主要研究内容包括四个方面：①多因素综合评价方法学的研究，即综合评价方法的数理统计理论基础，如随机过程、马尔可夫过程等有关理论研究，以及评价模型的选择与计算、误差估计，评价指标的筛选、权重估计等有关理论与实践研究。②多因素综合评价方法在医疗卫生领域中的应用研究，即疾病对居民健康危害程度、健康与生存质量、疾病医疗后果评价、卫生服务质量与效益、卫生事业管理水平与效果、医学教育改革及医学教育质量、卫生人才素质、知识库建设与评价等多个领域的综合评价指标体系研究。③综合评价方法在伤害预防领域中的应用，即伤害所致疾病负担估计、伤害发生风险评估方法研究。④综合评价模型在突发公共卫生事件发生和流行态势预测、应对能力评价中应用，包括人群脆弱性评估、应急物资储备模式探讨及其应用、应急物资标签规范化研究，及数学模型在应对策略选择和效果评估中的应用。

目前该方向在国内外知名刊物发表论文 100 余篇，其中 SCI 收录 30 篇，其科研成果在国内有较大的影响，已形成一支在省内外有影响的学术梯队。取得的主要突破有：开创了综合评价方法误差估计、评价结果强保序、动态综合评价等新方法与理论；初步开发了常用综合评价方法的统计分析软件；综合评价方法在医疗卫生各个研究领域，如：医疗后果评价、卫生事业绩效评估、新药临床评价、医学教育研究等方面有较突出的成果；结合综合评价方法，在伤害发生风险评估方法研究、伤害负担研究与突发公共卫生事件应对方面取得了长足进步。

学科带头人孙振球教授兼任国家教材评审委员和卫生统计专业委员会的主任委员，为国家重点学科"概率论与数理统计"医学统计学研究方向学科带头人，国家精品课程负责人；杨土保教授为教育部全科医学教学指导委员会委员、国家精品资源共享课《医学（卫生）统计学》负责人、中华预防医学会卫生统计专业委员会常委、湖南省卫生统计专业委员会主任委员等；胡国清教授为中华预防医学会生物统计分会副主任委员；颜艳教授为中国卫生信息学会常委，中国卫生教育学会常委等。

3.1.2 慢性病分子流行病学研究

该研究方向在妊娠高血压和妊娠糖尿病的孕前危险因素暴露、遗传易感性、可能的发病机制和早期诊断等方面已取得突破；在创伤后应急障碍的长期转归（15 年）的影响因素与遗传基因的作用等方面有创新性成果；在 TB 的诊断、治疗效果及影响因素，AIDS 的流行规律及控制措施等方面做出了新的贡献；在肿瘤及糖尿病的病因（包括遗传和环境）研究方面有新的进展。

学科带头人谭红专教授为教育部预防医学专业教学指导委员会副主任委员，国家精品课程负责人，中国流行病学优秀奖获得者。

3.1.3 社会行为与健康

该研究方向主要研究社会心理、文化因素、健康相关行为对健康的影响，重点研究内容包括社会心理应激、社会支持、社会病态行为（包括自杀、物质滥用、不安全性行为）对健康的影响；主要健康问题研究包括精神障碍、慢性疾病和艾滋病社会防治研究。本方向为中国心理卫生协会危机干预专业委员会主任委员单位以及省预防医学会社会医学专委会主委单位，承担国家重点学科"精神病与精神卫生学""社会精神病学"方向的研究任务，已获资助成立"CMB 精神卫生政策研究中心"以及"中南大学全球卫生中心"。"自杀预防研究以及社区精神卫生研究"在国内研究领域具有重要影响，并具有了一定的国际影响力。该研究的特色为：①学术团队稳定，结构合理。本方向共有研究成员 10 人，8 人获得博士学位，5 人具有正高职称，博士生导师 3 名，硕士研究生导师 2 名。主要团队成员曾多次赴国外进修和访问。②以社会病态行为（包括自杀、物质滥用、不安全性行为等）和社区精神卫生研究为核心，形成了稳定的研究方向，科研经费充足。③自杀预防研究在国内处于领先水平，并具有一定的国际影响，《社会评定量表》在国内引用 3000 多次，并被译为英文和日文在国际上使用。④在方法学上强调流行病学、社会学、人类学、社会医学和精神卫生学多学科合作。⑤已与美国哈佛大学医学院、美国纽约州立大学、美国罗切斯特大学、丹麦奥胡斯大学、澳大利亚 Flinders 大学、香港中文大学及 WHO 等国际机构建立了稳定的学术交流渠道。⑥参与地方卫生部门卫生政策制定以及区域卫生规划,为社会服务。

学科带头人肖水源教授是国家教指委成员、中国心理卫生协会理事及其危机干预专业委员会主任委员、2008 年被 CMB 授予首届杰出教授,2008 年,肖水源教授撰写的论文 Anthropology in Chinese Health Promotion, the Tobacco Example,发表在著名的 The Lancet 上;同年,由肖水源教授撰写的论文 Suicide study and suicide prevention in mainland China,收录于牛津大学《自杀学与自杀预防》教材,该教材由牛津大学出版社 2008 年出版。

3.1.4 化学毒物诱导肝损伤的分子机制

"十二五"建设期内,本方向主要研究重金属铬、镉、锑等环境常见污染物对肝脏损伤的分子机制,重点研究了六价铬[Cr(Ⅵ)]对肝细胞损伤的作用机制:通过建立 Cr(Ⅵ)诱导的"非 p53/非 caspase 独立线粒体依赖性途径"的细胞凋亡模型及 Cr(Ⅵ)干扰线粒体能量代谢功能的肝细胞模型,进一步阐明 Cr(Ⅵ)通过独立线粒体依赖性途径诱导细胞凋亡的分子机制,探讨 Cr(Ⅵ)由于还原需要从电子传递链获得电子而干扰肝细胞线粒体呼吸功能及能量代谢的作用机制,阐明 Cr(Ⅵ)还原引发 ROS 产生的原因,以及线粒体 VDAC 介导的细胞色素 C 释放在 Cr(Ⅵ)诱导细胞凋亡与能量代谢障碍中的作用;探讨了多种综合生物干预措施对 Cr(Ⅵ)诱导肝损伤的影响:采用自由基清除剂(SOD、CAT、GSH、NAC)清除 ROS 等自由基,降低 Cr(Ⅵ)诱导的氧化损伤,从而维持细胞的正常功能;线粒体保护剂(环孢素 A)可抑制线粒体 PTP 孔的开放,减少细胞色素 C 等凋亡因子的释放,抑制凋亡;抗氧化剂(维生素 C、辅酶 Q10)能够将细胞外的 Cr(Ⅵ)还原成 Cr(Ⅲ),从而阻止其进入细胞,减轻毒性;辅酶 Q10 可通过增加线粒体内 CoQ10 的含量来维持线粒体的功能及促进能量代谢,抑制 PTP 孔的开放来抑制凋亡,拮抗 Cr(Ⅵ)诱导的肝损伤。本实验室已经建立检测外源性化学物的肝细胞线粒体毒性损伤的实验平台以及生化与分子毒理学的良好实验室,为环境化学物对健康损害的生物学防治提供了重要的科学依据和线索。

学科带头人钟才高教授为中国毒理学会生化与分子毒理学专业委员会常务理事,中国毒理学会理事、湖南省卫生毒理学专业委员会副主任委员,国家科技攻关、国家自然科学基金和教育部博士点评审专家,《毒理学杂志》《实用预防医学杂志》编委等。

3.1.5 职业和环境因素的健康损害

在早年进行的湘江污染综合防治,农药百菌清车间和环境卫生标准,噪声与振动对风钻工、拖拉机手等职业人群健康影响,铅对作业工人肾脏损害早期检测指标,长沙地区居民血尿头发汞含量调查,以及环境因素生殖毒性等研究并取得成果的基础上,近些年研究内容主要包括：①外源化学物的代谢活化，在国内外率先进行了脂氧合酶（LOX）介导职业和环境化学物的氧化活化、毒性作用及机理的研究。重点研究模拟酶（SLO）和人类胎盘LOX等对联苯胺等外源化学物的氧化活化作用以及LOX介导化学物的N-脱甲基、环氧化、磺化氧化等氧化反应类型；采用特异性抑制剂和基因沉默的酶抑制策略，在化学物引起的三种常见癌症来源细胞（膀胱上皮细胞SV-HUC、人支气管上皮细胞HBE、人永生化表皮细胞HaCat）中，研究5-LOX、15-LOX等的表达及其与间接致癌物苯并(a)芘(B(a)P)、联苯胺等的活化、细胞毒性和DNA损伤的关系，并探讨LOX介导致癌物活化致癌可能的DNA甲基化、非编码RNA和组蛋白修饰等表观遗传机制。②尘肺的个体接触指标与效应指标预警值，重点研究呼吸性粉尘与尘肺的剂量—反应关系，以及尘肺的表观遗传机制和效应生物标志物。③环境重金属污染的健康损害及其防控，重点研究环境暴露常见5种重金属（As、Cd、Hg、Pb及Cr^{6+}）对健康损害的早期效应标志物，重金属污染源周围人群5种重金属暴露与健康损害关系，冶金工业区5种重金属污染的健康风险评价。

近年来获得各类基金项目13项，其中国家自然科学基金项目4项，共获得科研经费148万元（人民币），共发表论文70篇，其中SCI论文17篇。学科带头人胡建安教授为中国毒理学会理事、工业毒理学专业委员会常务委员、生化与分子毒理学专业委员会常务委员、湖南省劳动卫生职业病学会副主任委员、国家科技攻关评审专家、国家自然科学基金评审专家、863评审专家、教育部博士点基金评审专家，国家医学考试中心命题和审题专家。

3.1.6 特殊人群的营养与健康研究

主要研究内容及特色：①植物化学物与慢性非传染性疾病的防控机制研究，从植物化学物对高脂血症、心脑血管、神经元的损伤、癌症、失重条件下的肌肉萎缩、肥胖、肝损伤、糖尿病等的防控进行研究，为慢性非传染性疾病的预防及药物的开发和临床应用提供理论和实验科学证据。②稻米、果蔬重金属安全性与综合治理措施研究，研究土壤中重金属的含量、理化性质、在土壤内的赋存形态及植物的类型、生长周期、大气环境质量、灌溉水、肥料等因素。③代谢性疾病的膳食结构及营养防控对策、中小学生营养健康教育促进研究，评价我国居民肥胖、糖尿病及骨质疏松症等代谢性疾病的现状，分析膳食结构的变化及其与代谢性疾病的关联，探索并制定营养防控对策。通过学校营养健康教育使中小学生掌握常见营养与食品安全疾病的防治和卫生保健知识，增强学生自我保健意识，养成科学、健康的生活方式和饮食行为习惯。④妇幼营养、食品安全和相关卫生政策、食品安全国家标准跟踪评价体系研究，分析我国弱势群体妇女和儿童的营养、食品安全及粮食保障的主要问题，探讨相关卫生政策的实施现状，探索改善政策实施的综合措施。运用多种方法构建跟踪评价指标体系和评价数学模型。⑤开展"学生重大疾病防控技术和相关标准研制及应用"（国家公益性行业科研专项，子课题）项目研究，主要内容包括中小学生肥胖、近视、传染病和突发公共卫生事件等重大疾病防控技术和相关标准的研究,有利于促进学校卫生工作的科学化、规范化和标准化。⑥开展"全科医生队伍建设策略研究"。通过大量的现场调研和实地访谈,了解我国农村基层妇幼卫生人员数量、技术水平、培训机会等现状。⑦开展"全国农村7岁及以下留守儿童营养与健康调研"和"湖南省出生缺陷病因流行病学与干预对策研究"等重大课题研究。在国内首次建立了我国农村留守儿童膳食营养、生长发育、儿童营养健康教育、医疗保健等方面的数据库,填补了我国农村留守儿童营养与健康的数据空白;除此之外,在出生缺陷研究领域,在国内外首次提出了"基于出生缺陷危险因素风险评估预筛查"的学术观点。

五年来共获课题17项,其中国家自然科学基金项目10项,中华医学会(CMB)课题2项,湖南省科技厅专项1项,湖南省自然科学基金项目2项,湖南省卫生厅课题1项、教育部课题1项,共获得科研经费611.6万元(人民币),共发表论文100余篇,其中SCI论文60篇,CSCD论文40余篇。

学科带头人罗家有为中华预防医学会儿少卫生分会委员,湖南省预防医学会儿少卫生专业委员会主任委员,湖南省优生优育协会常务理事,现为国家卫生健康委学校卫生标准专业委员会委员,国家卫生城市评审专家,国家自然基金评审专家,国家科技成果评审专家。

学科带头人胡敏予教授2015年被中国营养学会授予"百名精英"称号,为湖南省营养学会理事长、中国营养学会理事、中国毒理学会食品毒理专业委员会委员、湖南省预防医学会食品卫生专业委员会副主任委员、湖南省食品安全专家委员会分委会副主任委员、湖南省健康传播专家、国家科技奖励评审专家等。

3.2 研究课题

3.2.1 1975至1999年科研课题中标情况统计

一、科室名称:儿少卫生

中标课题见表3-1。

表3-1 儿少卫生科中标课题统计表

序号	主要研究人员	课题名称	课题来源	中标时间(年)
1	易 萍 刘 键 肖正湘 常念芬	关于长沙地区大中学生AID知识态度与行为研究	湖南省健康教育所	1992
2	黄丽兰	青春期乳房发育与生化测定变化	湖南卫生厅	1992

二、科室名称：卫生化学

中标课题见表3-2。

表3-2 卫生化学科中标课题统计表。

序号	主要研究人员	课题名称	课题来源	中标时间（年）
1	江继文 胡曼玲 向群辉 章满	鼻咽癌综合考查	湖南省科委	1983（协作）
2	胡曼玲	儿童贫血与 Cu、Zn、Pb 等微量元素关系	湖南省卫生厅	1985（协作）
3	胡曼玲 章满	食用油脂对生物膜脂质及胎质过氧化影响的研究	国家自然科学基金	1991（协作）
4	胡曼玲	中药大黄抗癌有效成分的作用及提取	湖南省中医药局	1992
5	胡曼玲 章满 杨桦 陈雅玲 何君	白血病抗药耐药基因的研究	国家卫生部	1992（协作）
6	胡曼玲 章满 陈雅玲 向群辉	淡水鱼 EPA、DHA 提取	湖南省科委	1994

三、科室名称：卫生学

中标课题见表3-3。

表3-3 卫生学科中标课题统计表

序号	主要研究人员	课题名称	课题来源	中标时间（年）
1	何善元 李传睫 安飞云 钟辉煌	高功率微波辐射的生物效应研究	国防科工委	1992
2	钟才高 刘新民	用细菌脱氢酶活性抑制实验、评价环境毒物联合毒性的研究	湖南省科委	1994
3	钟才高 安飞云 谭小艳	香烟烟雾的细胞遗传毒理学研究	湖南省科委	1992
4	钟才高 朱建和 孔杏云 吴未生	涔天河水库扩建工程对人群健康影响的预测研究	湖南省水利电力勘测设计院	1991
5	安飞云 梁维君 卢四清 谭小艳	锑对体内铜、锌、硒等必需元素代谢的影响	湖南卫生厅（合作课题）	1993

四、科室名称：卫生经济学

中标课题见表3-4。

表3-4 卫生经济学科中标课题统计表。

序号	主要研究人员	课题名称	课题来源	中标时间(年)
1	陈金华	血吸虫病防治的费用效益分析	湖南省卫生厅	1991
2	陈金华	卫生服务市场研究	湖南省卫生厅	1994
3	王小万 陈金华	湖南省公费医疗制度改革的研究	湖南省卫生厅	1994

五、科室名称：卫生统计学

中标课题见表3-5。

表3-5 卫生统计学科中标课题统计表

序号	主要研究人员	课题名称	课题来源	中标时间(年)
1	刘树仁	全国0~7岁正常儿童体格发育调查研究	国家卫生部	1985
2	罗建清	从高等医学教育的特点，对国家高考制度改革的探讨	湖南省卫生部(协作)	1989
3	黄镇南 罗建清(协作)	急性血吸虫病流行的规律和控制和控制对策的研究	国家"八·五"攻关课题	1989
4	孙振球 彭巧玲 丁力 高求仙 罗建清	脑卒中及其对人群健康的综合评价	中华医学基金	1990
5	孙振球 于仁和	中国12城市新生儿体格发育纵向研究	中华医学基金	1990
6	刘树仁	县区级食品卫生服务评价指标的调查研究	湖南省卫生厅科研项目	1991
7	彭巧玲	疾病危害程度的综合评价方法	国家卫生部科研基金	1994
8	刘树仁	省胎儿心电图的研究	湖南省卫生厅	1994

六、科室名称：卫生毒理学

中标课题见表3-6。

表3-6 卫生毒理学科中标课题统计表

序号	主要研究人员	课题名称	课题来源	中标时间（年）
1	王翔朴	重金属环境污染物的肾脏毒性和尿酶分析	国家自然科学基金	1984
2	韩英士 王翔朴	重金属毒物的生殖毒性及胚胎毒性	国家自然科学基金	1985
3	王翔朴 韩英士	职业中毒性肝病发病机理及诊断研究	国家七·五重点	1986
4	王翔朴	化学致敏作用剂量反应规律的研究	国家自然科学基金	1987
5	王翔朴	中毒性肝损害机理及诊断指标研究	国家"七·五"攻关	1988
6	王翔朴 唐伟峰	镉、铅、铬中毒性肾损害尿NAG、γ-GT同工酶变化的研究	国家自然科学基金	1988
7	王翔朴 唐伟峰	职业性铅、汞、铬、镉中毒性肝肾损害临界浓度及早期检测指标研究	湖南省卫生厅	1991
8	王翔朴	金属硫蛋白与重金属肝肾毒性	国家自然科学基金	1993
9	唐伟峰	钙调蛋白在镉肾毒性中的作用	国家自然科学基金	1994
10	何兴轩	铬结合物与铬中毒性肾损害	国家自然科学基金	1994
11	高泽宣	城市医院污水处理综合评价指标	湖南省卫生厅	1994
12	高泽宣	医院传染性废弃物处理与研究	湖南省环保局	1995

七、科室名称：卫生微生物学

中标课题见表3-7。

表3-7 卫生微生物学科中标课题统计

序号	主要研究人员	课题名称	课题来源	中标时间(年)
1	黄民主 彭魁杰	HM增菌液的推广应用	湖南省卫生厅	1992

八、科室名称：中心实验室

中标课题见表3-8。

表3-8 中心实验室中标课题统计

序号	主要研究人员	课题名称	课题来源	中标时间(年)
1	戴继森 朱继佩等	湘江长沙段水污染物总量控制研究	长沙市环保局	1990

九、科室名称：社会医学与社会管理学

中标课题见表3-9。

表3-9 社会医学与社会管理学中标课题统计表

序号	主要研究人员	课题名称	课题来源	中标时间(年)
1	杨世鞭	肺结核病防治措施试点研究	湖南省卫生厅	1989
2	肖水源	癫痫的社会文化因素研究	国家卫生部	1992
3	杨德森 肖水源	全国高发区非法成瘾物质使用流调	CMB	1993
4	罗家有	几种主要癌症临终关怀病人医疗费与生命质量研究	国家卫生部（校内资助）	1994
5	肖水源 杨德森	注射使用毒品与HIV感染	WHO	1995
6	肖水源	中国长沙的自杀预测预防模式研究(#96-656)	CMB	1997

十、科室名称：劳动卫生学

中标课题见表3-10。

表3-10 劳动卫生学科中标课题统计表

序号	主要研究人员	课题名称	课题来源	中标时间(年)
1	王翔朴　凌之琰　钟赛贤　李佩珊　熊敏如	农药百菌清毒性研究	国家卫生部	1979
2	李佩珊　王翔朴　钟赛贤　陈安朝	丁基氯化联苯醚毒性研究	第一机械工业部	1980
3	李佩珊　凌之琰　胡建安　罗莎菲　陈安朝	WT-81防锈油的毒性研究	化工部	1985
4	李佩珊等	铅、锌、联合作用	湖南省卫生厅	1985
5	马淑华　熊敏如	湖南省风钻工局部振动病患病规律的研究	湖南省卫生厅	1985
6	熊敏如　吴维生　何兴轩　曾明　罗莎菲	全身振动对农用拖拉机驾驶员心血管系统影响的研究	湖南省卫生厅	1985
7	吴维生　李佩珊　陈安朝	铅中毒诊断标准的修订	预防医学科学院协作课题	1990
8	吴维生　李佩珊　陈安朝	中国劳动人群铅、镉本底研究	预防医学科学院协作课题	1990
9	胡建安　凌之琰　陈安朝　吴末生	游离SiO_2呼吸性粉尘与尘肺的剂量反应	湖南省科委	1992
10	熊敏如	DMSA对铅性肾损害保护作用的研究	湖南省卫生厅	1999

十一、科室名称：环境卫生学

中标课题见表3-11。

表3-11 环境卫生学科中标课题统计表

序号	主要研究人员	课题名称	课题来源	中标时间(年)
1	朱继佩 李蕴珍等	湘江污染综合防治——湘江污染对人群健康影响	国务院环保办	1980
2	朱继佩 唐明德 高泽宣 李蕴珍	农药百菌清毒性及在水源水中的卫生标准	国家卫生部	1981
3	朱继佩 邢协森 戴继森 钟才高	湘江长沙段水污染物排污总量控制研究	长沙市环保局	1988
4	朱继佩 邢协森 戴继森 钟才高	湘江长沙段饮用水源保护区排污许可证制度	长沙市环保局	1989
5	唐明德 高泽宣 易义珍 陈百年	医院特殊卫生学调查(子课题)	国家卫生部	1991
6	唐明德 罗家友 易义珍 陈百年	湖南农村改水效益综合评价	湖南省卫生厅	1992
7	市 站：莫任芳 罗大华 朱彩忆 湖医大：易义珍 唐明德 陈百年	长沙市地下服务性公共场所卫生学评价	湖南省卫生厅	1992
8	陈毓玲 陈律 高泽宣	汽车废气对分子遗传毒性影响的研究	湖南省卫生厅	1992
9	朱继佩 戴继森 陈百年 胡曼玲	长沙市 SO_2 危害及方法对策研究	长沙市环保局	1993
10	唐明德	长沙市交通性污染对交警健康影响的研究	湖南省科技厅	1996
11	唐明德	低浓度臭氧净化中小学生宿舍空气中有害物质浓度的研究	湖南省教委	1998

十二、科室名称：流行病学

中标课题见表3-12。

表3-12 流行病学科中标课题统计表

序号	主要研究人员	课题名称	课题来源	中标时间(年)
1	吴彭年　吴建民　林修寿	湖南省鼻咽癌高低发地区人群EB病毒VCA-lgA抗体分布特点和NPC关系的研究	湖南省科委	1980
2	肖亦景　汤学民	湖南省湘中湘北地区乙型病毒感染的血清流行病学研究	湖南省卫生厅	1982
3	肖分元　吴彭年　吴建民	鼻咽癌高发现场病例配对家族史及其家族成员EB病毒壳抗原抗体调查	湖南省卫生厅	1983
4	吴建民　林修寿	风疹病毒宫内和后天感染的研究及其数学模型的建立	湖南省卫生厅	1984
5	陆宗孟	唇腭裂流行病学调查	湖南省卫生厅	1985
6	林修寿　郑明忠　吴建民	精神发育迟滞的流行病学研究	部省级	1986
7	肖亦景等	湖南省涟源县地方性氟中毒综合调查研究	湖南省卫生厅	1986
8	吴建民　谢梅芝　卜平凤	病毒性心肌炎的病因及其流行病学研究	湖南省科委	1988
9	谭红专　肖亦景　吴彭年	影响HBV感染、转归及预防的流行病学研究	湖南省卫生厅	1990
10	肖亦景　谭红专　汤学民	输血后肝炎的流行病学研究	国家卫生部	1991
11	文万青　周价　李祝英	湖南省鼻咽癌发病因素的进一步研究	国家自然科学青年基金	1992
12	吴建民　谭红专　刘爱忠	病毒性心肌炎的快速诊断研究	湖南省卫生厅	1992

续表3-12

序号	主要研究人员	课题名称	课题来源	中标时间(年)
13	周价	冠心病中医辨证分型规律的临床流行病学研究	湖南省卫生厅(协作)	1992
14	杨土保 文万青 谢梅芝	湖南省舌癌发病危险因素的病因学研究	湖南省科委	1995
15	杨土保	中国农村贫困地区合作医疗干预研究	UNICEF	1996
16	杨土保	湖南省县级区域卫生规划现场实验研究	湖南省卫生厅	1998
17	谭红专	洪灾后疾病预防(#98-689)	CMB	1998
18	杨土保	中国医药费用增长因素分析	国家卫生部	1999

十三、科室名称：营养与食品卫生学

中标课题见表3-13。

表3-13 营养与食品卫生学科中标课题统计表

序号	主要研究人员	课题名称	课题来源	中标时间(年)
1	张文敏 俞次清 杨赞	老年人维生素C、核黄素需要量的探讨	湖南省科委	1985
2	张文敏 李延银 周光宇	硕苞蔷薇的开发利用	湖南省科委	1986
3	张文敏 黄忆明 李延银	长沙麦饭石的生物活性及开发利用	湖南省地矿局	1988
4	张文敏 唐茂云 胡曼玲 黄忆明	食用油脂对生物膜脂质脂质过氧化及血脂影响的研究	国家自然科学基金	1991
5	张文敏	降血糖、食油及降血脂食油的研制	湖南省科委	1994
6	黄忆明 张文敏等	老年营养糖研制	湖南省科委	1993

续表3-13

序号	主要研究人员	课题名称	课题来源	中标时间(年)
7	黄忆明	乌鲤对伤口影响的研究	湖南省科委	1992
8	黄忆明	营养调和油对血脂的影响	国家卫生部	1991
9	黄忆明	正交设计在营养调合配置油上的应用	湖南省卫生厅	1993
10	黄忆明 黄思齐 周光宇	DHA对胎鼠脑及生长发育的影响	湖南省科委	1995

3.2.2　2000年—2021年5月研究课题

项目名称见表3-14。

表3-14　2000—2021年5月研究课题项目

年份	项目名称	来源	负责人
2000	DMSA对铅性肾损害保护作用的临床应用研究	湖南省卫生厅	熊敏如
2000	脂氧合酶介导外来化合物间代谢的增强作用	湖南省卫生厅	胡建安
2000	生物净化居室甲醛浓度的研究	湖南省卫生厅	陈律
2000	在职卫生管理人员培训项目(#00-727)	CMB	孙振球
2001	老年疾病医疗后果评价系统的研究	科技部"十五"攻关项目	孙振球
2001	脂氧合酶介导酚噻嗪类对联苯胺等氧化的协同作用	湖南省自然基金重点项目	胡建安
2001	赤霉素对IGF-1基因表达与信号传导的影响	湖南省自然科学基金	钟才高
2001	室内空气中甲醛净化效果研究	湖南省卫生厅	陈律
2001	早产危险因素的综合评价系统与干预人群的成本效益分析	湖南省卫生厅	胡平成
2001	低浓度臭氧净化动物饲养室空气中有害物质及对动物遗传影响	湖南省教委	唐明德
2002	职业人群健康教育的卫生经济学评价研究	湖南省科技厅	胡建安
2003	中国医学教育管理体制和学制改革研究	教育部协作	陈律

续表3-14

年份	项目名称	来源	负责人
2003	以社区为基础的中国农村地区自杀预防模式研究（#02-776）	CMB	肖水源
2003	诱导需求与医疗费用增长研究	国家健康委	罗家有
2003	肝外组织脂氧合酶对致癌物活化及活化作用抑制的研究	国家自然科学基金	胡建安
2003	铅对大鼠肠道粘膜下层神经元nNOS影响机制的研究	国家自然科学基金项目	孔杏云
2004	TNF家族新成员——TRAIL对石英致纤维化作用的影响研究	湖南省卫生厅	杨新文
2004	中学生健康问题预警指标体系和预警模型的研制	国家自然科学基金	胡国清
2004	职业病辅助诊断计算机专家系统	湖南省发改委	胡建安
2004	原发性骨质疏松症社区综合防治研究	湖南省卫生厅重点课题	李硕颀
2004	应用Markov模型进行良性前列腺增生症医疗后果的临床决策分析	湖南省自然科学基金	刘爱忠
2004	原发性骨质疏松症风险预测研究	湖南省卫生厅	徐慧兰
2004	食物中甲醛本底及多种检测方法对照性研究	湖南省卫生厅	胡敏予
2004	公共卫生专业硕士（MPH）培养方案与模式的研究与实践	省教育厅重点课题	陈律
2005	大豆异黄酮抗良性前列腺增生的实验研究	国家自然科学基金	任国峰
2005	公共卫生突发事件的应急状况及其知识库的研究	卫生部	孙振球
2005	原发性骨质疏松症风险预测及环境预示因子与维生素D受体基因多态性交互影响研究	湖南省自然科学基金	徐慧兰
2005	湖南省计划生育服务质量调控及其综合评估模式的研究	湖南省自然科学基金	熊国强
2005	机械加工企业噪声中从业人员高血压患病情况及其影响因素研究	湖南省自然科学基金	陈立章
2005	湖南省农村卫生适宜技术推广示范研究基线调查	湖南省科技厅	杨土保

续表3-14

年份	项目名称	来源	负责人
2005	环境污染对毒物代谢酶多态性及相关肿瘤的影响的研究	湖南省科技厅	谭红专
2005	环境污染与肿瘤相关关系的分子流行病学的研究	湖南省卫生厅	谭红专
2005	支持向量机在喉癌淋巴结微转移检测中的应用研究	湖南省卫生厅	王乐三
2005	医学科研成果评价指标体系标准化法的研究	湖南省卫生厅	熊国强
2005	致畸物在靶器官活化及致畸与类黄酮抑制作用的研究	湖南省卫生厅	胡建安
2005	大豆异黄酮抗良性前列腺增生的作用机理研究	湖南省卫生厅	任国峰
2005	湖南省卫生人力资源合理配置研究	湖南省卫生厅	王小万
2005	加强湘雅医学院医学课程中公共卫生教育的研究与实践	CMB 子课题	陈律
2005	环境化学物的活化及致畸作用与靶器官不同代谢酶的表达	国家自然科学基金	胡建安
2005	CYP2C8、2C9 和 PPAR-γ2 遗传变异对罗格列酮降糖作用的影响	国家自然科学基金	王安
2005	非预防医学专业预防战略思想教育模式研究	湖南省教育厅	钟才高
2005	农药对农村水环境影响研究	湖南省环保局	钟才高
2005	中学生健康问题预警指标体系及预警模型的研制	国家自然科学基金青年科学基金项目	胡国清
2006	六价铬诱导肝细胞独立线粒体依赖性凋亡的分子机制	国家自然科学基金	钟才高
2006	湖南省美沙酮维持治疗吸毒患者偷吸海洛因及保持相关因素及预防偷吸提高保持的策略研究	中国艾滋病项目	谭红专
2006	学生体质监测与研究	教育部	谭红专
2006	学校水与环境卫生研究	教育部	谭红专
2006	胎盘和胚胎中化学物活化及致畸作用与脂氧合酶等表达的研究	教育部博士点基金	胡建安

续表3-14

年份	项目名称	来源	负责人
2006	脂氧合酶介导酚噻嗪类对联苯胺等氧化的协同作用	湖南省卫生厅	胡建安
2006	中国公共卫生突发事件理论与实践研究	卫生部	孙振球
2006	卫生部精神卫生评估项目	卫生部	肖水源
2006	微量血快速血糖测试仪研制	湖南省经委	陈立章
2006	生活事件、社会支持、精神疾病与老年自杀	湖南省科技计划项目	徐慧兰
2006	人体隐孢子虫基因分型及其流行特征的研究	湖南省科技厅	黄民主
2006	医学科研成果评价方法的研究	湖南省科技厅	熊国强
2006	结核杆菌和艾滋病毒双重感染状况及其影响因素的流行病学研究	湖南省卫生厅	谭红专
2006	乙肝母婴围生期宫内传播危险因素流行病学研究	湖南省卫生厅	陈立章
2006	卵巢癌早期诊断中基因芯片及蛋白质质谱数据挖掘研究	湖南省卫生厅	曾小敏
2006	医疗机构性传播疾病患者的求助行为的研究	湖南省卫生厅	罗丹
2006	长沙市居民（20~70岁）血脂现况及营养教育对策研究	湖南省卫生厅	胡敏予
2006	中国青少年体格发育的纵向研究	教育部	孙振球
2006	中国青少年体格发育的纵向研究子课题——营养评价	教育部	黄忆明
2006	动植物食品中农药残留监控信息系统评价	国家"十五"攻关项目子课题	徐慧兰
2006	农村7岁及以下留守儿童营养状况研究	国务院妇女儿童工作委员会	罗家有
2007	TB/HIV双重感染防治策略及防治工作管理机制研究	中国TB全球基金	谭红专
2007	湖南省农村居民慢性病疾病谱、危险因素及疾病负担研究	湖南省卫生厅重点课题	谭红专
2007	精神创伤后应激障碍的识别技术与干预模式研究	"十一五"攻关项目子项目	史静琤

续表3-14

年份	项目名称	来源	负责人
2007	慢性胃病等疾病防治的产品研究与应用	国家"十一五"科技支撑项目子课题	杨土保
2007	良性前列腺增生症常见治疗方案治疗效果及费用综合评价模型的研究	湖南省科技厅	史静琤
2007	学生宿舍卫生要求与管理规范	卫生部	尹逊强
2007	湖南省出生缺陷病因流行病学及干预对策研究	湖南省卫生厅	罗家有
2007	全国农村7岁及以下留守儿童营养与健康调研	卫生部	罗家有
2007	湖南省农村社区老年人自杀行为研究	湖南省自然科学基金	徐慧兰
2007	环境化学物的活化及其致畸作用与靶器官不同代谢酶的表达	湖南省自然科学基金	胡建安
2007	卵巢组织HBV DNA的表达及HBV与卵巢癌发病关系的研究	湖南省自然科学基金	陈立章
2007	卵巢组织HBV DNA的表达及HBV与其卵巢癌发病关系的研究	教育部大学生创新教育项目	陈立章
2007	赤霉素促进动物生长发育与IGF-1表达的关系	教育部大学生创新教育项目	钟才高
2007	农药赤霉素对大鼠IGF-1基因表达与信号转导的影响	教育部博士点基金项目	钟才高
2007	卫生部"新生儿窒息复苏培训项目"中期外部评估课题	卫生部	胡平成
2008	孕前队列研究妊高征的病因、早期诊断生物标志及其与产后心血管疾病发生的关系	国家自然科学基金	谭红专
2008	湖南省美沙酮维持治疗者海洛因渴求状况、影响因素及干预措施探讨	全球基金	李杏莉
2008	校外青少年对艾滋病、毒品脆弱性减低干预项目	全球基金	李杏莉
2008	丙型肝炎病毒核心抗原的检测及其早期诊断的研究	湖南省科技厅	黄民主

续表3-14

年份	项目名称	来源	负责人
2008	HBV在乙型肝炎病毒感染者乳腺组织中的分布、定位与复制状况的研究	教育部	陈立章
2008	我国农村社区卫生服务体系与现状的研究	湖南省教育厅	陈立章
2008	几种综合评价方法在学生体质评价中的比较研究	教育部大学生创新教育项目	杨土保
2008	中国60岁及以上居民自评非致死性伤害发生率及其影响因素研究	CMB/卫生部	胡国清
2008	中学生意外伤害学校预防性干预方案研究	国家留学基金委	胡国清
2008	中学生意外伤害学校预防性干预方案研究	全国教育科学"十一五"规划2008年度青年课题	胡国清
2008	湖南省农村药品供应与监督网络建设的综合评价	湖南省自然科学基金委重点基金	许林勇
2008	湖南省出生缺陷病因流行病学及干预对策研究	卫生厅	罗家有
2008	校外青少年艾滋病KAP现状与健康教育模式研究	国务院防治艾滋病工作委员会办公室	尹逊强
2008	赤霉素对动物生长发育影响的分子作用机制研究	湖南省科技厅	关岚
2009	我国食品中大肠杆菌污染状况调查与评价	国家食品药品监督管理总局	陈立章
2009	湖南省狂犬病毒分子流行病学研究	湖南省科技厅	陈立章
2009	海洛因依赖者社区美沙酮维持治疗预防艾滋病的效果及经济学评价	湖南省自然科学基金	李杏莉
2009	孕期健康短信的订制	国家计生委	李杏莉
2009	在校大学生MSM人群性健康,艾滋病行为教育与干预及同伴教育者培训项目	第四轮国家全球基金	李杏莉
2009	降低艾滋病新发感染研究及应用	第四轮全球基金	谭红专
2009	湖南省出生缺陷的流行现况、影响因素及干预措施研究	湖南省科技厅	谭红专
2009	美沙酮维持治疗门诊对象生活技能教育项目	第四轮全球基金	邓静

续表3-14

年份	项目名称	来源	负责人
2009	利培酮基于遗传因素和非遗传因素的个体化用药综合模型研究	中国博士后基金	许林勇
2009	省直单位孕产现状与观察	省医保	孙振球
2009	番茄红素防制高脂血症及AMD应用性研究	湖南省科技计划项目	胡敏予
2009	Cr(Ⅵ)干扰肝细胞线粒体电子传递链功能的作用机制研究	国家自然科学基金	钟才高
2009	草甘膦农药对雄性生殖细胞的毒性作用及其机制研究	湖南省科技厅科技计划一般项目	曾明
2009	生活技能教育在社区预防艾滋病中的应用及效果评价(编号：08-I-29)	国务院防治艾滋病工作委员会办公室	尹逊强
2009	我国人群情绪问题(焦虑、抑郁与自杀倾向)的评估、预警与干预示范研究	科技部	肖水源
2009	湖南省三类HIV感染高危人群的危险性性行为研究	湖南省自然科学基金	罗丹
2009	娱乐场所暗娼卫生服务利用干预研究	湖南省科技厅	罗丹
2009	女性性工作者非商业性性行为特征研究	湖南省全球基金	罗丹
2009	湖南省平江、桑植两县农村校外青少年生殖健康教育现状及适宜健康教育模式研究	中国科协	尹逊强
2009	湖南省农村适宜卫生技术需求现状及影响因素调查	教育部大学生创新教育项目	杨土保
2009	中国基本卫生技术可及研究	CMB合作项目	杨土保
2009	受艾滋病影响儿童学校关爱与支持	联合国儿童基金会	杨土保
2009	西部卫生人才培养项目评价	卫生部	胡明
2009	从表观遗传学角度探讨鼻咽癌发生的分子机制	国家自然科学基金青年基金	冯湘玲
2010	基于遗传和非遗传因素治疗精神分裂症的个体化药物治疗模式研究	湖南省科技计划项目	许林勇
2010	应对突发公共卫生事件复合型人才培养模式研究	湖南省教学改革课题重点项目	杨土保

续表3-14

年份	项目名称	来源	负责人
2010	留守儿童就医行为及其影响因素的研究	湖南省"大学生创新性实验计划"项目	杨土保
2010	长沙市精神障碍者知情同意现状调研	湖南省科技厅	狄晓康
2010	性态度量表的信、效度评价及应用研究	湖南省哲学社会科学基金	罗丹
2010	Cr(Ⅵ)干扰肝细胞线粒体电子传递链功能的作用机制研究	国家自然科学基金（面上项目）	钟才高
2010	采用RNAi对肝外组织脂氧合酶同工酶的化学物氧化活化功能研究	国家自然科学基金	胡建安
2010	诱导型热休克蛋白70降低甲醛毒性的机制研究	教育部	段燕英
2010	预防医学专业实验教学体系改革研究	湖南省教育厅	丁萍
2010	HPV L1 壳蛋白、p16、hr HPV-DNA 与宫颈病变的关系及诊断	省科技厅科技计划	黄民主
2010	湖南省出生缺陷的流行现况、影响因素及干预措施研究（续）	湖南省科技厅	谭红专
2010	男男同性恋人群同性性取向成因及影响研究	中国HIV全球基金	谭红专
2010	2010年餐饮服务食品安全监测评价	卫生部国家食品药品监督管理局	陈立章
2010	结核患者家属生活质量及其影响因素的研究	国家级"大学生创新性实验计划"项目	陈立章
2010	湖南省岳阳市癫痫流行病学调查	湖南省卫生厅科研计划课题项目	刘爱忠
2010	社区卫生技术人员培训现状及需求研究	卫生部中国社区卫生科研基金	颜艳
2010	预防医学专业实验教学体系改革研究	湖南省教育厅	丁萍
2010	DLC-1基因在鼻咽癌中的生物学功能及其分子机制研究	湖南省自然科学基金青年基金	冯湘玲
2010	心脏细胞药物作用评价系统的开发	教育部基本业务	王建武

续表3-14

年份	项目名称	来源	负责人
2011	USP26基因在男性不育发生中的作用研究	教育部中央高校基本科研业务费青年教师资助专项	刘红
2011	USP26基因的功能和分子机制研究	高等学校博士学科点专项科研基金资助课题	刘红
2011	葛林美腐殖酸有机复合液肥改善稻米蛋白质质量研究	葛林美(苏州)农业科技有限公司	胡敏予
2011	葛林美液肥对土壤重金属(铅、镉、汞、砷)迁移的影响初探	葛林美(苏州)农业科技有限公司	胡敏予
2011	Seminar教学法在食品安全理论教学与实践中的应用研究	中南大学学位与研究生教育教学改革研究	胡敏予
2011	Evaluate the impact of folic acid education for rural women on the implementation of "Supplementing Folic Acid to Prevent NTD" program in rural villages	CMB	林吉
2011	石榴多酚对化学性肝损伤的防护作用及机理研究	湖南省自然科学基金	杨丽娜
2011	基于PPARs信号途径的辣椒碱减肥降脂作用分子机制的研究	高等学校博士学科点专项科研基金资助课题	秦虹
2011	中国贫困县中学生食品卫生与营养卫生知识态度行为教育研究	联合国教科文组织	孙振球 黄忆明
2011	中国工程院院士科技咨询研究项目	中国工程院院士科技咨询研究项目	孙振球
2011	疾病预防控制中心与社区卫生服务机构合作机制研究	中国社区卫生科研基金	颜艳
2011	中国/联合国儿童基金会学校水、环境卫生与个人卫生项目基线调研	联合国儿童基金会	杨土保
2011	湖南省2级以上公立医院第三方满意度调查	湖南省卫生和计划生育委员会	杨土保

续表3-14

年份	项目名称	来源	负责人
2011	Demand for and satisfaction with "Urban Residents Basic Medical Insurance": Investigation in primary school students of Changsha City.	CMB seed grant	史静琤
2011	miR-19b 靶向 TNFa 介导人参皂苷衍生物诱导肿瘤细胞凋亡的表观遗传机制	国家自然科学基金	杨芳
2011	miR-19b 靶向 TNFa 介导人参皂苷衍生物诱导肿瘤细胞凋亡的表观遗传机制	中国博士后基金	杨芳
2011	建立符合国际规范的临床试验 GCP 技术平台（子课题）	国家科技重大专项重大新药创制	许林勇
2011	企业员工心理健康体系的研究	湖南省政府	肖水源
2011	The Effects of Lecture and Behavioral Rehearsal on Knowledge, Self-efficacy, and Clinical Skills toward Depression among Rural Physicians: a Group Randomized Trial	CMB	周亮
2011	浏阳市区域卫生规划	浏阳市卫生局	徐慧兰
2011	长沙市医疗参保情况的调查	中南大学	赵衡文
2011	Free HIV/AIDS Health Services in Changsha City, Hunan Province: An evaluative study: Stage I. Evaluation of acceptability, accessibility and cost-effectiveness of free VCT services in Changsha City	CMB	罗丹
2011	CMB Research Center for Mental Health Policy Development	CMB	肖水源
2011	自杀未遂危险因素的对照研究（分课题负责）	NIH	肖水源(Co-PI)
2011	新型多功能纳米药物载体的制备及性能研究	湖南省科技计划	丁萍
2011	多功能纳米药物载体关键材料的分子设计与自组装研究	中南大学博士后基金	丁萍
2011	临床流行病学，湖南省研究生精品课程和教改立项项目	湖南省	黄民主

续表3-14

年份	项目名称	来源	负责人
2011	A Pre-conception Cohort to Study Gestational Diabetes Mellitus: Pre-gravid Determinants, Early Pregnancy Bio-markers and Postpartum Cardio-metabolic Risk Factor Profile	加拿大CIHR	谭红专
2011	Using mobile phone text messaging to reduce maternal and infant deaths in remote areas in China	加拿大比尔·盖茨基金创新基金	谭红专
2011	男男性行为人群规模估计研究	中国HIV全球基金	谭红专
2011	儿童孤独症的遗传基础研究(子课题)	科技部	陈立章
2011	2011年化妆品安全状况调查与评价	卫生部食品与药品监督管理局	陈立章
2011	出生缺陷危险因素风险评估预筛查工具的研制及其实证研究	国家自然科学基金	罗家有
2011	湖南省公立医院医务人员薪酬状况调研	湖南省卫生厅	龚雯洁
2011	长沙市2011~2020年区域卫生规划"——用地规划	长沙市卫生局	胡平成
2012	Cr(Ⅵ)诱导肝细胞线粒体VDAC损伤及其与细胞凋亡、能量代谢障碍的关系	国家自然科学基金	钟才高
2012	中国老年人群抗ED药物的使用及其对HIV/AIDS流行的影响	中央高校基金	李杏莉
2012	儿童孤独症的遗传基础研究	科技部	陈立章
2012	农药毒理学安全性评价	农药开发企业	钟才高
2012	长沙市区蔬菜中铅、镉、砷含量检测及风险评估	中南大学大学生创新项目	王明
2012	植物多酚化合物的筛选及其对肝癌HepG2细胞的作用机理研究	中南大学助推计划	陈继华
2012	中国人群卒中发病时间节律性及卒中患者不同降压药物使用与预后分析科研项目的数据分析	辉瑞投资有限公司	胡国清
2012	顾客导向的城镇职工基本医疗保险服务绩效评估研究——以湖南省为例	中南大学	史静琤

续表3-14

年份	项目名称	来源	负责人
2012	miR-19b 靶向 TNFa 介导人参皂苷衍生物诱导肿瘤细胞凋亡的表观遗传机制	国家自然科学基金委员会	杨芳
2012	miR-19b 靶向 TNFa 介导人参皂苷衍生物诱导肿瘤细胞凋亡的表观遗传机制	中国博士后基金会	杨芳
2012	长沙市卫生局医疗卫生规划编制项目	长沙市卫生局	杨土保
2012	联合编制天心区卫生事业发展第十二个五年规划	天心区卫生局	史静琤
2012	学生重大疾病防控适宜技术和相关标准研制及其应用(子课题)	国家科技部卫生公益性行业科研专项	罗家有
2012	疾病预防控制中心与社区卫生服务机构合作机制研究	卫生部中国社区卫生科研基金	颜艳
2012	新型纳米药物载体的制备及应用研究	湖南省科技计划	丁萍
2013	农药毒理学评价	农药毒理学评价	钟才高
2013	簇集蛋白(clusterin)在六价铬[Cr(Ⅵ)]诱导的肝细胞早熟性衰老中的作用研究	国家自然科学基金(青年)	肖芳
2013	簇集蛋白在六价铬诱导的肝细胞早熟性衰老中的作用研究	中国博士后科学基金	肖芳
2013	簇集蛋白(clusterin)在六价铬[Cr(Ⅵ)]诱导的肝细胞早熟性衰老中的分子作用机制研究	高等学校博士学科点专项科研基金(新教师类)	肖芳
2013	自噬在 Cr(Ⅵ)诱导的线粒体依赖性肝细胞凋亡中的修复作用	湖南省研究生科研创新项目	谢颖
2013	酸性鞘磷脂在二氧化硅致肺纤维化中的作用及影响	中南大学研究生自主探索创新基金项目	金丰
2013	SiO_2 粉尘对两种类型巨噬细胞释放细胞因子及诱导肺细胞纤维化的比较研究	中南大学本科生自由探索计划项目	蒋盛威
2013	毒理学动物实验基本技能训练	中南大学公共卫生学院开放实验室基金项目	曾明
2013	胶原肽功效评价和急性毒性检测	毒理学评价	王安
2013	海洋化合物样品毒理学检测	毒理学评价	王安
2013	LZ-31 样品降血压动物实验	毒理学评价	王安

续表3-14

年份	项目名称	来源	负责人
2013	海藻糖样品毒理学检测	毒理学评价	王安
2013	"阳黄—阴阳黄—阴黄"辨证论治模式对乙型肝炎相关性肝衰竭的干预作用及其预后的影响	湖南中医药大学附属一医院	王乐三
2013	湖南省城镇职工基本医疗保险绩效评估与支付意愿研究	湖南省科技厅	史静琤
2013	出生队列健康数据链接的面板数据模型研究	国家自然科学基金委员会	颜艳
2013	"十元"看病模式对基层医疗服务利用效果和患者满意度的研究	中南大学	崔虹艳
2013	全国伤害监测系统数据分析——门急诊伤害发生率估算方案制订	国家CDC	胡国清
2013	长沙市芙蓉区慢性病综合防控示范区基线调查方案	长沙市芙蓉区疾病控制中心	胡国清
2013	我国未来道路交通伤害的理论预测及管理策略研究	中南大学教师研究基金	胡国清
2013	中国大陆地区血脂异常流行病学系统综述研究	辉瑞投资有限公司	胡国清
2013	湖南省公立医院第三方满意度调查	湖南省卫生和计划生育委员会	杨土保
2013	基于针对性健康教育的综合干预策略在我国城乡小学生伤害预防中的效果整群随机对照试验	中南大学	胡明
2013	基于AMP-激活的蛋白激酶通路调控探讨辣椒素酯治疗营养性肥胖的作用机制	国家自然科学基金委青年科学基金项目	秦虹
2013	番茄红素抗高脂血症致脑血管、神经元损伤机制研究	国家自然科学基金委青年科学基金项目	胡敏予
2013	腐殖酸液肥对稻米重金属富集的影响研究	企业	胡敏予
2013	矽肺的个体矽尘接触和效应的预警值研究	国家自然科学基金	胡建安

续表3-14

年份	项目名称	来源	负责人
2013	Being Left Behind and Suicide among Rural Chinese Elderly: A Psychological Autopsy Case Control Study	美国自杀预防基金会	周亮
2013	湖南省HIV/AIDS患者社会心理支持模式研究	湖南省哲学社会科学基金	罗丹
2013	CMB HPS-residency Training Project.	CMB	罗丹
2013	空气污染与心脏病猝死人数及其相关研究	中南大学大学生创新训练项目	永新星
2013	侗族人群2型糖尿病的分子流行病学研究	湖南省财政厅	陈立章
2013	个体差异与美沙酮治疗反应的关联分析	教师基金	李杏莉
2013	孕前队列研究妊娠糖尿病的发病危险因素和早诊生物标志	国家自然科学基金	谭红专
2013	临床医学专业预防医学课程体系的整合及PBL教学模式的构建和实践	湖南省教育厅	周价
2013	创伤后应激障碍慢性化风险预测模型研究	高等学校博士学科点专项科研基金(博导类)	刘爱忠
2013	Village doctor-assisted case management for patients with schizophrenia in rural communities: A randomized control study	CMB	龚雯洁
2013	中国法律法规体系涵盖儿童伤害预防的定量分析	联合国儿童基金会/中国CDC项目	胡国清
2013	多功能纳米药物载体材料的自组装合成及性能研究	湖南省自然科学基金	丁萍
2014	A Pre-conception Cohort to Study Gestational Diabetes Mellitus: Pre-gravid Determinants, Early Pregnancy Bio-markers and Postpartum Cardio-metabolic Risk Factor Profile	CIHR	谭红专
2014	Capacity building for global mental health development in Central South University	CMB 14-179	肖水源
2014	创伤后应激障碍慢性化风险预测模型研究.	高等学校博士学科点专项科研基金(博导类)	刘爱忠

续表3-14

年份	项目名称	来源	负责人
2014	茶叶及烟草中香精高通量筛查及精准鉴定方法	公益行业项目	徐慧兰
2014	制定《食品安全国家标准跟踪评价工作指南》	国家卫生和计划生育委员会	胡明
2014	赤霉素干扰GH-IGF-1轴及其相关信号转导通路的分子机制研究	国家自然科学基金	钟才高
2014	飞燕草素通过Nrf2信号通路在癌症化学预防中的作用机制的研究	国家自然科学基金	陈继华
2014	出生队列健康数据链接的面板数据模型研究	国家自然科学基金	颜艳
2014	我国城市0~6岁儿童家庭内意外伤害风险评估工具的研制和应用	国家自然科学基金	胡明
2014	孕前队列研究妊娠糖尿病的发病危险因素和早诊生物标志	国家自然科学基金	谭红专
2014	矽肺的个体矽尘接触和效应的预警值研究	国家自然科学基金	胡建安
2014	社会环境、心理和生物学因素联合动态预测围产期抑郁模型的建立：一项队列研究	国家自然科学基金委青年科学基金项目	龚雯洁
2014	2014年保健食品安全状况调查与评价	国务院其他部委	陈立章
2014	小城镇开发环境污染问题研究	横向（委托）项目	陈立章
2014	ZS-19样品急毒动物实验	横向协作	王安
2014	ZYJ-6样品缓解体力疲劳功能试验及毒理学安全性评价	横向协作	王安
2014	雪峰虫草生殖毒性1段实验研究	横向协作	王安
2014	稻米重金属安全性及改善措施研究	湖南省财政厅	胡敏予
2014	湖南省健康产业规划前期研究	湖南省发改委	肖水源
2014	ABCB1、CYP3A5基因多态性与人群血压水平及肾功能关系的研究	湖南省科技厅	陈立章
2014	湖南省第一次卫生服务总调查分析报告制定	湖南省卫生宣传教育信息中心	胡国清
2014	IP3R-SOCC在Cr(Ⅵ)诱导的肝细胞自噬中的作用研究	湖南省自然科学基金（青年项目）	肖芳

续表3-14

年份	项目名称	来源	负责人
2014	医用综合评价方法的优良判断研究	湖南省社科基金一般项目	王一任
2014	恶性肿瘤流行病学预测模型设计	辉瑞投资有限公司	胡国清
2014	Nutrition Intervention for Preventing Iron Deficiency Anemia of the Rural Adolescents in Central and Western Region of China－－－a Cluster Randomized Trail.	贾氏	林茜
2014	个体差异与美沙酮治疗关系研究	教育部	李杏莉
2014	2014年湖南省长沙市开福区社区诊断报告制定	长沙市开福区疾病预防控制中心	胡国清
2014	XXXXXXX纤维制备技术研究（国家863计划）——含铍高聚物先驱体和含铍碳化硅纤维的毒性和安全研究	科技部	陈立章
2014	Perceptions of Perinatal Depression among Chinese Women in Rochester － a Focus Group study	罗彻斯特大学精神病学系资助	龚雯洁
2014	提高农村小学生城乡基本医疗保险的参保率与满意度——学校负责人培训与校讯通短信息服务相结合的社区外展项目	美国雅礼协会	史静琤
2014	湖南省食品药品安全状况分析（2014）	其他	陈立章
2014	临床研究统计学设计与分析.	三诺生物传感股份有限公司	刘爱忠
2014	长沙市天心区创建慢性非传染性疾病综合防控示范区社区诊断研究	长沙市天心区卫生局	史静琤
2014	2014年湖南省湘潭市岳塘区慢性病社区诊断报告制定	湘潭市岳塘区疾病控制中心	胡国清
2014	Cr(Ⅵ)对肝细胞IP3R-SOCC的影响及其与自噬关系的研究	中国博士后科学基金特别资助（第七批）	肖芳
2014	完善《儿童伤害相关政策和法律法规研究报告》	中国疾病预防控制中心	胡国清
2014	开放式精品示范课堂——医学统计学	中南大学	王乐三

续表3-14

年份	项目名称	来源	负责人
2014	研究生教育创新工程——公共卫生硕士研究生教育教学案例库建设研究	中南大学	王乐三
2014	构建形成性考核与总结性考核相结合的《流行病学》课程考试体系	中南大学本科课程考试改革试点立项项目	刘爱忠
2014	高脂血症对大鼠血清及脑S100B蛋白表达的影响	中南大学本科生创新课题	胡敏予
2014	基于针对性健康教育的综合干预策略在我国城乡小学生伤害预防中的效果整群随机对照试验	中南大学教师研究基金	胡明
2014	我国未来道路交通伤害的理论预测及管理策略研究	中南大学教师研究基金	胡国清
2014	平衡膳食测评	中南大学实验室开放基金	李明志
2014	湖南省手足口病的流行特征及时间序列分析法在其发病率预测中的应用	中南大学中央高校科研专项基金	陈立章
2014	ABCB1基因与美沙酮治疗反应关联分析	中央高校基金	李杏莉
2014	出生队列健康数据链接的面板数据模型研究	国家自然科学基金委面上项目	颜艳
2014	完善儿童相关政策和法律法规研究报告	联合国儿童基金会/中国CDC项目	胡国清
2014	湖南省第一次卫生服务总调查分析报告	湖南省卫生宣传教育中心	胡国清
2014	医用综合评价方法的优良判断研究	湖南省哲学社会科学基金项目	王一任
2014	孕前队列研究辅助生殖技术对子代出生缺陷的作用机制	中国博士后科学基金面上项目	秦家碧
2014	基于前瞻性队列研究辅助生殖技术对子代出生缺陷发生的作用机制	湖南省科技创新人才计划项目	秦家碧
2014	制定食品安全国家标准跟踪评价工作指南	国家卫生和计划生育委员会委托项目	胡玥

续表3-14

年份	项目名称	来源	负责人
2015	社会环境、心理和生物学因素联合动态预测围产期抑郁模型的建立——一项队列研究	国家自然科学基金青年项目	龚雯洁
2015	平江县"十三五"卫生健康规划	湖南省平江县卫生局	杨土保
2015	望城区"十三五"卫生健康规划	长沙市望城区卫生局	杨土保
2015	岳麓区"十三五"卫生健康规划	长沙市岳麓区卫生局	杨土保
2015	株洲市"十三五"医疗机构设置规划	株洲市卫生和计划生育委员会	杨土保
2015	岳阳市"十三五"卫生健康规划	岳阳市卫生和计划生育委员会	杨土保
2015	长沙高新区"十三五"卫生健康规划	长沙高新区事业局	杨土保
2015	利用地理信息系统对区域卫生规划和卫生资源配置的公平与效率研究	湖南省卫生计生委	杨土保
2015	湖南省卫生资源配置标准研究	湖南省卫生计生委	杨土保
2015	伤害疾病负担的验证及其影响因素分析	中国医学科学院合作项目	胡国清
2015	基于系统生物学的HIV全基因组蛋白交互机制研究	国家自然科学常规面上基金	李广迪
2015	我国城市0~6岁儿童家庭内意外伤害风险评估工具的研制和应用	国家自然科学基金青年基金	胡明
2015	婴幼儿配方乳粉临床喂养效果研究	北京三元股份有限公司横向协作	王建武
2016	ASMase/Ceramide信号通路在矽尘致肺纤维化中的作用及机制研究	国家自然科学基金	曾明
2016	"十三五"卫生服务体系规划	湖南省卫生和计划生育委员会	杨土保
2016	两型医院标准编制	湖南省发展改革委员会	杨土保
2016	基于移动健康技术的学龄前儿童非故意伤害干预研究	国家自然科学基金面上项目	胡国清
2016	基于移动平台的中国儿童行人交通安全虚拟环境训练	美国国立卫生研究院(NIH)子项目	胡国清

续表3-14

年份	项目名称	来源	负责人
2016	辅助受孕子代出生缺陷发生率估算与风险评估及潜在机制研究	湖南省自然科学基金项目	秦家碧
2016	新型功能化生物吸附复合材料的制备及其吸附废水中铅离子的行为与机理研究	国家自然科学基金项目	丁萍
2016	澳优配方奶粉动物喂养实验研究	澳优乳业(中国)有限公司横向协作	王建武
2017	农村青少年遭遇校园欺凌的生态风险机制及整体性干预研究	国家社科基金	刘小群
2017	农村中学欺负行为学校整体性干预方案的开发与评估	湖南省社科基金	刘小群
2017	中学生欺负行为学校综合干预方案研究	湖南省教育规划课题	刘小群
2017	中国0~18岁儿童营养与健康系统调查与应用	科技基础资源调查专项	罗家有
2017	家庭环境与幼儿认知发育轨迹纵向队列数据的增长曲线模型研究	国家自然科学基金委面上项目	颜艳
2017	儿童非故意伤害App干预研究	联合国儿童基金会	胡国清
2017	丙型肝炎病毒逃逸人肝细胞先天免疫应答而致持续感染机制	国家自然科学重点项目	李广迪
2017	HIV Gag基因突变诱导蛋白酶抑制剂抗药性的系统生物学研究	湖南省自然科学青年基金	李广迪
2017	外泌体miR-20a靶向DLC1促进鼻咽癌细胞转移的分子机制研究	湖南省自然科学基金	冯湘玲
2018	我国6~18岁儿童青少年血脂水平参考标准研制及实证研究	湖南省自然科学基金	罗家有
2018	消毒剂急性毒性和微核试验研究	横向协作	曾明
2018	母亲围产期抑郁影响婴幼儿健康的途径——基于现有队列的前瞻性研究项目	国家自然科学基金面上项目	龚雯洁
2018	膳食营养素与骨关节炎的相关性研究	湖南省重点研发项目	杨土保
2018	基于保护胰岛β细胞功能的LADA优化治疗方案多中心研究)——数据的统计分析(横向)	国家科技支撑计划项目	曾小敏
2018	HIV全基因组共进化诱导药物耐药性的生物信息学研究	国家自然科学常规面上基金	李广迪

续表3-14

年份	项目名称	来源	负责人
2018	湖南省湖湘青年英才基金	湖南省科技厅	李广迪
2018	胎儿出生缺陷的防治策略研究	湖南省重点研发计划项目	秦家碧
2018	母亲孕早期糖脂代谢及其相关基因多态性与单纯性先心病的相关性研究	湖南省自然科学基金面上项目	秦家碧
2018	苏芙拉对乳糖不耐受人群的影响研究	澳优乳业(中国)有限公司横向协作	王建武
2018	澳优HMO配方奶粉动物喂养实验研究	澳优乳业(中国)有限公司横向协作	王建武
2019	肥胖儿童非酒精性脂肪肝发病遗传机制的探索性研究	国家自然科学基金面上项目	罗家有
2019	孕产妇社交媒体信息与其围产期心理健康的相关性研究	湖南省自然基金	龚雯洁
2019	基于国际协作的重大慢性病防控措施和资源配置研究	十三五重点研发计划子课题	胡国清
2019	出生缺陷防治规范化和效果经济学评价研究	湖南省科技重大专项项目	胡国清
2019	农村儿童伤害防控政策研究项目	世界宣明会	胡国清
2019	湖南省第二次卫生服务需求和利用现状及影响因素调查	湖南省卫生健康委员会	胡国清
2019	母亲妊娠早期糖脂代谢对胎儿先天性心脏病的作用及相关机制研究	国家自然科学基金项目	秦家碧
2019	多功能纳米探针的构建及其在Alzheimer病细胞多模态成像的应用研究	湖南省自然科学基金	丁萍
2019	中部农村汉族母乳库的建设	澳优乳业(中国)有限公司横向协作	王建武
2019	长沙运康三种产品功效实验评价	长沙运康生物科技有限公司横向协作	王建武
2020	基于复杂干预概念框架的围生期抑郁高风险孕产妇转诊促进策略研究	国家自然科学基金面上项目	龚雯洁

续表3-14

年份	项目名称	来源	负责人
2020	Drp1可逆性磷酸化在决定Cr(VI)暴露后BEAS-2B细胞发生早衰或恶性转化中的作用研究	湖南省优秀青年基金	肖芳
2020	消毒剂急性毒性和微核试验研究	横向协作	曾明
2020	基于出生队列儿童生命事件真实记录的疾病与健康损伤权数计算的多模态模型研究	国家自然科学基金委面上项目	颜艳
2020	基于β3-AR/PKA/AMPK信号途径对米色脂肪的调控探讨芝麻酚治疗营养性肥胖症的作用及机制	国家自然科学基金委	秦虹
2020	中国3~6岁儿童非故意伤害预防教育应用程序App及体验室干预研究项目	世界宣明会	胡国清
2020	基于GWS的1型糖尿病遗传风险评分预测预警模型构建	国家重点研发项目子课题	秦家碧
2020	母亲孕早期肠道菌群及其代谢物与胎儿先心病的关联及潜在机制	国家自然科学基金面上项目	秦家碧
2020	母亲妊娠早期糖脂代谢对胎儿先天性心脏病的作用及相关机制研究	中国博士后科学基金面上项目	秦家碧
2020	先天性心脏病的组学研究	湖南省科技人才托举工程项目	秦家碧
2020	母亲孕早期糖脂代谢及心脏特异性转录因子基因与先心病的关联研究	国家卫生健康委员会出生缺陷研究与预防重点实验室(湖南省妇幼保健院)开放课题	秦家碧
2020	新型光电化学和可再生场效应晶体管生物传感器用于新冠肺炎病毒的检测	长沙市新型冠状肺炎病毒应急专项科技计划	丁萍
2020	生物安全虚拟实验室在预防医学生物安全实验教学中的应用研究	中南大学	冯湘玲
2020	高等院校实验室生物安全管理模式的研究	中南大学	冯湘玲

续表3-14

年份	项目名称	来源	负责人
2021	Assessing the quality of care in Direct-to-Consumer Telemedicine (DTCT) for common obstetric and gynecologic conditions in China using standardized patients	CMB	龚雯洁
2021	2D-MOFs材料的CRISPR生物传感平台的构建及其在MC-LR检测与预警中的应用	国家自然科学基金	丁萍
2021	外源碳对鞘氨醇盒菌降解微囊藻毒素的调控及分子机制	国家自然科学基金	张宪
2021	基于NAD+/SIRT2-NLRP3乙酰化探讨胰岛巨噬细胞介导的β细胞去分化在酒精致糖尿病中的作用及烟酰胺单核苷酸干预机制研究	国家自然科学基金	罗纲
2021	m6A甲基转移酶METTL3通过TLR3信号通路调控HBV宫内感染的作用机制研究	国家自然科学基金	彭松绪
2021	基于血浆miRNA表达谱构建糖尿病并发MCI预测模型——前瞻性队列研究	国家自然科学基金	戴文杰
2021	定量设定法定最低饮酒年龄的方法研究	国家自然科学基金	宁佩珊
2021	基于全外显子组测序探寻先兆子痫的易感基因及其功能研究	国家自然科学基金	陈立章
2021	基于生态瞬时评估的抑郁症患者自杀危险性动态监测研究	国家自然科学基金	牛璐
2021	益生菌lactobacillus通过调控肠道粘膜屏障功能改善低剂量辐射暴露代谢紊乱的基础和应用研究	湖南省重点研发计划	黄瑞雪
2021	基于"时空行为模式"室内外环境污染早期暴露对儿童过敏与感染影响研究	湖南省自然科学基金	路婵
2021	基于药物基因组学的社区高血压队列研究	湖南省自然科学基金	邓静
2021	利用代谢化合物库筛选靶向p53失活和NEK2活化"双打击"型骨髓瘤细胞的抑制剂	湖南省自然科学基金	冯湘玲
2021	以家族性患者外显子测序为基础的颅内动脉瘤遗传流行病学研究	湖南省自然科学基金	严俊霞
2021	芝麻酚调控白色脂肪棕色化的作用及机制研究	湖南省自然科学基金	秦虹

续表3-14

年份	项目名称	来源	负责人
2021	肠道代谢产物在肥胖儿童NAFLD发病中的炎性作用与机制研究	湖南省自然科学基金	罗家有
2021	AS斑块巨噬细胞铁沉积介导的NLRP3炎性小体异常激活及槲皮素干预机制研究	湖南省自然科学基金	肖琳
2021	BDNF基因标签SNPs在II型糖尿病患者认知功能障碍早期识别中的作用研究	湖南省自然科学基金	戴文杰
2021	基于NAD+/SIRT1通路探讨酒精诱导胰岛β细胞衰老机制及烟酰胺单核苷酸干预研究	湖南省自然科学基金	罗纲
2021	行人分心行为指标优化及真实环境下分心行为对行人道路交通安全的影响研究	湖南省自然科学基金	宁佩珊
2021	孕产妇HBV感染对新生儿端粒长度影响的前瞻性研究	湖南省自然科学基金	彭松绪
2021	芝麻酚对肥胖状态下骨骼肌纤维类型转化的影响及机制研究	湖南省卫生健康委科研计划	秦虹
2021	砷通过髓鞘碱性蛋白介导的自身免疫影响学习记忆的机制	湖南省卫生健康委科研计划	段燕英
2021	灵菌红素通过调控miR-106/DLC1抑制鼻咽癌转移的机制研究	湖南省卫生健康委科研计划	冯湘玲
2021	HBV母婴传播风险识别与预测模型构建	湖南省卫生健康委科研计划	彭松绪
2021	放射暴露所致肿瘤细胞线粒体呼吸链组分和功能变化的机制研究	湖南省卫生健康委科研计划	黄瑞雪
2021	大豆异黄酮通过PTEN介导Akt及其下游通路调节肝脏脂质生成的机制研究	湖南省卫生健康委科研计划	郑温雅
2021	基于NLRP3介导的细胞焦亡探讨安石榴苷防护糖尿病肝损伤的机制研究	湖南省卫生健康委科研计划	林茜
2021	农村儿童环境肠功能障碍生物标志物水平及其与营养状况的关系	湖南省卫生健康委科研计划	杨丽娜
2021	AS斑块巨噬细胞铁沉积介导的NLRP3炎性小体异常激活及槲皮素干预机制研究	长沙市自然科学基金	肖琳

3.3 教学科研研究成果

3.3.1 科研与教学成果奖统计表(1975年—1999年)

见表3-15。

表3-15 科研与教学成果奖统计表(1975年—1999年)

序号	主要研究人员	获奖课题	获奖等级	获奖时间(年)
1	林修寿	趋势面分析及其在肿瘤死因回顾性调查中的应用	湖南省医药卫生二等奖(省重大科技成果三等奖)	1980
2	黄镇南	等级型资料三种统计分析方法的研究	湖南省医药卫生三等奖(省重大科技成果四等奖)	1980
3	杜养志等	关于2×K表分割为非独立的2×2表显著界的探讨	湖南省医药卫生三等奖	1980
4	王翔朴 李佩珊 凌之琰	长沙地区居民尿、血、头发中含汞量的调查研究	湖南省医药卫生四等奖	1980
5	卫生学教研室	婴幼儿维生素D缺乏性佝偻病诊断问题的讨论	湖南省医药卫生四等奖	1980
6	杜养志 刘树仁	中国青少年儿童身体形态机能素质的研究	国家体委重大科技成果奖一等奖	1982
7	李佩珊 王翔朴 钟赛贤 陈安朝	丁基氯化联苯醚毒性研究	一机部科技成果三等奖	1982
8	环境卫生学教研室(协作)	湘江污染综合防治——湘江污染对人体健康影响的研究	国家环保局重大科技成果奖	1984
9	王翔朴 凌之琰 钟赛贤 李佩珊 熊敏如	农药百菌清毒性研究	湖南省医药卫生三等奖	1985
10	黄镇南	几种医学统计方法的研究	湖南省医药卫生三等奖(省科技进步三等奖)	1985

续表3-15

序号	主要研究人员	获奖课题	获奖等级	获奖时间(年)
11	王翔朴	镉急性作用下肾脏毒性的研究	（省医药卫生二等奖）湖南省科技进步三等奖	1985
12	吴彭年 吴建民 林修寿 章 满 胡曼玲 向群辉 江继文 李江勇等	湖南省鼻咽癌病因综合考察研究	湖南省科技进步二等奖	1987
13	刘树仁等	湖南省0~7岁正常儿童体格发育调查研究	湖南省医药卫生三等奖（省科技进步四等奖）	1987
14	张文敏	几种霉制食品及虾酱的挥发性亚硝胺及诱变性分析	湖南省医药卫生三等奖	1987
15	肖分元 吴彭年 吴建民 陆宗孟等	鼻咽癌高发现场病例配对家族史及其家族成员EB病毒壳抗原抗体调查	湖南省医药卫生三等奖	1987
16	肖亦景 汤学民 汤森林 彭魁杰 谭红专	湘中、湘北地区乙型肝炎病毒感染的血清流行病学研究	湖南省医药卫生三等奖	1987
17	郑毓秀 孙振球 高求仙	产程监护图的应用及警戒线、异常线划分的临床价值	湖南省医药卫生三等奖	1987
18	王翔朴 夏令伟 郭卫星 周晓娟 陈本美	尿溶菌酶对检测重金属肾脏损害的价值	湖南省医药卫生二等奖 省科技进步三等奖	1988
19	黄镇南	相对比和不均衡配对资料的统计方法的研究	湖南省医药卫生二等奖（省科技进步三等奖）	1988
20	何 滔 孙振球等	矿工寿命与劳动寿命研究	省科技进步三等奖	1988
21	王翔朴 凌之琰 钟赛贤 李佩珊 熊敏如	车间空气中百菌清卫生标准的研制	89年部颁全国卫生标准（GB11526-89）	1989
22	黄民主 彭魁杰等	沙门氏与志贺氏菌属增菌液的研究	湖南省医药卫生四等奖	1989
23	陆宗孟 肖分元 谢梅芝等	一次性输液器辐射灭菌研究	湖南省科技进步四等奖	1989

续表3-15

序号	主要研究人员	获奖课题	获奖等级	获奖时间(年)
24	余浣珍 陆宗孟等	湖南省出生缺陷监测一年	省医药卫生三等奖	1989
25	刘树仁(协作)	中国十省农村七岁以下儿童发育调查研究	卫生科技进步二等奖	1989
26	吴彭年 黄民主 林修寿	流行病学教学改革	教学成果奖，校级，甲等	1989
27	赵淑英 黄丽兰	改革教具与教学方法、加强学生智能培养	教学成果奖，校级，乙等	1989
28	张文敏 唐茂云 李庭银	结合科学研究、开展生产实习培养学生独立工作能力	教学成果奖，校级，丙等	1989
29	凌之琰 李佩珊 胡建安	用形象课堂教学、努力提高教学效果	教学成果奖，校级，丙等	1989
30	王翔朴 王林 熊敏如	"振动病防治"教学法研究	教学成果奖，校级，丙等	1989
31	张明浩 王翔朴	建设教学基地与现场教学改革	教学成果奖，校级，丙等	1989
32	杨世鞭	社会医学课程建设	教学成果奖，校级，丙等	1989
33	黄镇南 钟奉贤	近代统计方法医用多因素分析的教学研究	教学成果奖，校级，丙等	1989
34	文师吾 肖分元 谭红专	一现场多专题卫生业流行病学生产实习改革的探讨	教学成果奖，校级，丙等	1989
35	马淑华 熊敏如 谢加平 刘喜玲	湖南省风钻工局部振动病发病规律的调查	湖南省科技进步四等奖	1990
36	夏令伟 江继文等	鼻咽癌高低发区饮用水PH值，微量元素与鼻咽癌发病关系的研究	湖南省科技进步三等奖	1990
37	肖亦景 谭红专等	输血后肝炎的流行病学研究	湖南省医药卫生四等奖	1990
38	谭红专 肖亦景 吴彭年	影响HBV感染转归及预防的流行病学研究	湖南省科技进步四等奖	1991
39	张文敏 胡曼玲 周光宇等	人体自由基反应的增龄性变化与衰老	湖南省医药卫生三等奖（省科技进步四等奖）	1991

续表3-15

序号	主要研究人员	获奖课题	获奖等级	获奖时间(年)
40	莫志深　吴建民　谢梅芝	裂解气相色谱法鉴定病毒的研究	湖南省科技进步三等奖	1991
41	唐茂云　魏志华　张文敏　何英伟	城市老年人核黄素及抗坏血酸需要量研究	湖南省医药卫生四等奖	1991
42	刘树仁（协作）	全国尘肺流行病学调查研究	卫生部科技进步一等奖	1991
43	黄镇南	多因素分析在医学科研中的应用	湖南省医药卫生三等奖，1985国家教委科技进步三等奖(推广)	1992
44	孙振球　彭巧玲　黄忆明　王雷等	几个健康和疾病危害程度评价指标及其应用研究	湖南省科技进步四等奖（省医药卫生二等奖）	1992
45	肖亦景　何善元　章　满等	湖南省涟源市地方性氟中毒综合调查研究	(省医药卫生三等奖)湖南省科技进步四等奖	1992
46	吴建民　林修寿　潘赛贻　谢梅芝　李祝英	风疹病毒性宫内感染和后天感染的研究及其催化模型的建立	(省医药卫生三等奖)湖南省科技进步四等奖	1992
47	李俊儒　陈金华等	实用卫生经济学	湖南省社科优秀成果三等奖	1992
48	朱继佩　唐明德　高泽宣　李蕴珍	农药百菌清毒性及其在水源中卫生标准	湖南省医药卫生三等奖	1992
49	王翔朴　陶炼晖等	砷、磷、四氯化碳等中毒性肝病机理及检测指标的研究	湖南省医药卫生三等奖	1992
50	刘树仁　黄镇南	中国人口·湖南分册	湖南省社科成果二等奖	1992
51	孙振球等	中国城市新生儿纵向发育研究	湖南省医药卫生三等奖	1992
52	钟才高　杨力军　邢协森　戴继森等	《光化学烟雾与健康》医学视听教材	湖南省电化教育成果一等奖	1992
53	孙振球　赵衡文　罗传华　郭桂平	在实践中不断探索、提高学生毕业实习质量的新路子	教学成果奖，校级，甲等	1993
54	钟才高　邢协森　杨力军　孔杏云　王正湘	卫生学课程重点、难点教学内容视听教材研制	教学成果奖，校级，丙等	1993

续表3-15

序号	主要研究人员	获奖课题	获奖等级	获奖时间(年)
55	王翔朴 黄俊 陈本美 陶炼晖 谢红	化学致敏作用剂量反应规律的研究	湖南省科技进步四等奖	1993
56	王翔朴 郭卫星等	重金属肾脏损害和尿酶的研究	国家卫生部科技进步三等奖	1993
57	凌之琰 胡建安 罗莎菲 何兴轩 陈广湘 安飞云等	铅毒性肾损害早期诊断指标的研究	湖南省医药卫生二等奖	1994
58	熊敏如 吴维生 何兴轩 曾明 罗莎菲	农用拖拉机驾驶员安全监督与健康管理研究	国家劳动部科技进步四等奖（省劳动厅科技进步二等奖）	1994
59	高泽宣 唐明德 易义珍 陈毓玲 陈律	液化气燃烧对室内空气污染及人体健康影响的研究	湖南省医药卫生三等奖	1994
60	胡曼玲 章满等	白血病细胞多药耐药P—糖蛋白检测和细胞钙含量与化疗关系的研究	（省医药卫生三等奖）湖南省科技进步三等奖	1994
61	凌之琰 胡建安 罗莎菲 何兴轩 陈广湘 安飞云	铅毒性肾损害早期诊断指标的研究	湖南省科技进步四等奖	1995
62	黄镇南	医用多因素分析	卫生部杰出著作奖，三等奖	1996
63	黄镇南	医学研究生的医用多因素分析课的教材和教学方法配套改革	湖南省教学成果奖，二等奖	1997
64	陈立章 孙振球 林修寿 谭红专 高建民	影响儿童智力发育因素的流行病学研究	湖南省科技进步三等奖	1999

3.3.2 科研与教学成果奖统计表(2000年-2021年)

见表3-16。

表3-16 科研与教学成果奖统计表(2000年-2021年)

年份	项目名称	等级	来源	项目第一完成人/主要成员
2000	工业废水综合生物毒性细菌毒理学评价模式研究	三等	湖南省科学技术进步奖	钟才高
2000	改革临床医学专业课程体系结构与教学内容的实验研究	二等	教育部教学成果奖	孙振球
2000	高等医学院校预防医学专业课程体系改革和教学质量控制研究	三等	湖南省教学成果奖	罗建清
2003	医用综合评价方法及其应用研究	二等	中华医学科技进步奖,湖南省科技进步奖	孙振球 颜艳 王乐三 杨土保 熊国强 张建国 胡国清 黄镇南
2004	研究生《医学统计学》精品课程教材建设	三等	湖南省教委	孙振球
2004	汽车尾气诱导小鼠体内氧化损伤与遗传毒性研究	三等	湖南省科技厅	钟才高
2005	全国高等学校医药优秀教材《医学统计学》(第2版)	二等	国家卫生部	孙振球
2006	高教卫生管理人员在职培训模式的研究	三等	湖南省教育厅	孙振球
2008	杀螟丹对大鼠的亚慢性经口毒性研究	三等奖	湖南省科技厅	曾明
2008	第五届中国研究生数学建模竞赛	全国一等	教育部	李广迪
2009	洪灾危害的综合评价模型及其灾后疾病预防的研究	三等	中华预防医学会科学技术奖	谭红专
2010	酸性鞘磷脂酶在二氧化硅致小鼠胚肺成纤维细胞纤维化体外模型中的作用	二等	湖南省预防医学会	曾明

续表3-16

年份	项目名称	等级	来源	项目第一完成人/主要成员
2011	环境卷烟烟雾对大鼠血脂水平及脂代谢酶的影响	一等	湖南省预防医学会	曾明
2012	湖南省预防医学会第三届科技论文优秀论文奖	一等	湖南省预防医学会	曾明
2012	湖南省预防医学会第三届科技论文优秀论文奖	一等	湖南省预防医学会	陈晶
2012	湖南省预防医学会第三届科技论文优秀论文奖	二等	湖南省预防医学会	邓媛媛
2012	湖南省预防医学会第三届科技论文优秀论文奖	三等	中南大学	彭国庆
2012	中南大学首届优秀毕业研究生学术奖	二等	中南大学	杨渊
2012	湖南省预防医学会优秀论文奖	三等	湖南省预防医学会第三届科技论文	尹逊强
2012	湖南省预防医学会第三届优秀论文	二等	优秀论文	任国峰
2012	湖南省预防医学会第三届优秀论文	三等	优秀论文	任国峰
2012	湖南省第十四届自然科学优秀学术论文	三等	优秀论文	任国峰
2012	湖南省第十四届自然科学优秀学术论文	二等	优秀论文	林喜秀
2012	加强课堂教学效果的综合评价，提高流行病与卫生统计学的教学质量	一等	中南大学教学成果奖	王一任/曾小敏 刘爱忠
2012	动态综合评价课堂教学质量，提高提高流行病与卫生统计学的教学质量	三等	湖南省教育厅教学成果奖	王一任/曾小敏 刘爱忠
2012	乙型肝炎病毒在肝外组织的感染情况研究	二等	湖南省自然科学奖	陈立章
2012	立足医学人才综合素质培养，改革医学统计学教学内容与方法	一等	中南大学教学成果奖	王一任

续表3-16

年份	项目名称	等级	来源	项目第一完成人/主要成员
2012	湖南省科技进步奖	二等	湖南省科技厅进步奖	刘凤英 黄民主(并列)
2012	hrHPV、P16蛋白与宫颈病变的关系及诊断价值研究	湖南省优秀硕士学位论文	湖南省人民政府学位委员会湖南省教育厅	黄民主
2012	湖南省预防医学会第三届优秀论文	二等	优秀论文奖	武越
2013	赤霉素对雌性大鼠早期生长发育及胰岛素样生长因子表达水平的影响	二等	优秀论文奖	关岚
2013	在L-02肝细胞中六价铬[Cr(VI)]通过活性氧族(ROS)引发能量代谢障碍以及p53依赖性细胞周期阻滞	三等	湖南省预防医学会第四届优秀科技论文奖	肖芳
2013	第十一次全国营养科学大会暨国际DRIs研讨会优秀论文	二等	优秀论文奖	任国峰
2013	湖南省预防医学会第四届优秀论文	二等	优秀论文奖	任国峰
2013	乙型肝炎病毒在肝外组织的感染情况研究	二等	湖南省自然科学奖	陈立章
2013	动态综合评价课堂教学质量,提高流行病与卫生统计学的教学效果	三等	第10届湖南省高等教育省级教学成果奖	王一任
2014	现代膳食与人体健康,食品安全与人体健康	优秀奖	大学生素质教育通选课	胡敏予
2014	学生宿舍卫生要求及管理规范(GB31177-2014)	国家级	国家标准	尹逊强
2015	灾害及突发公共卫生事件流行病学及应对策略研究	二等	高等学校科学研究优秀成果奖	谭红专
2015	大数据库批量单因素Cox回归分析的SAS宏程序	一等	湖南省预防医学会第五届优秀论文奖	曾小敏
2015	长沙市结核病患者自我感受负担调查及影响因素分析	三等	长沙市自然科学优秀学术成果奖	曾小敏

续表3-16

年份	项目名称	等级	来源	项目第一完成人/主要成员
2015	改革统计学系列课程，提高医学生统计素养	一等	中南大学	王一任
2017	第五届全国大学生统计建模大赛研究生组	一等	中国统计学会	颜艳
2018	几种主要慢性传染病的流行特征及防治对策	二等奖	湖南省科技进步	谭红专
2018	辅助生殖技术受孕后出生缺陷的发生率估计与风险评价及病因学研究	二等	湖南省医学科技奖	秦家碧
2018	HIV/AIDS、TB流行特征及基因环境影响机制研究	二等	湖南省预防医学科学技术奖	谭红专
2019	湖南省卫生服务总调查研究2013年——家庭健康询问调查分析报告	二等	湖南省社会科学奖	胡国清
2019	湖南省卫生服务总调查研究2013年——家庭健康询问调查分析报告	省部级二等	湖南省社会科学奖	胡国清
2019	基于移动健康技术的学龄前儿童非故意伤害干预模式构建	优秀奖	湖南省人民政府学位委员会湖南省优秀硕士学位论文奖	宁佩珊
2019	结核病患者自我效能感水平及其影响因素分析	二等	湖南省预防医学会第七届预防医学优秀论文奖	曾小敏
2020	重金属Cr(Ⅵ)诱导肝细胞毒性损伤的分子机制及相关干预研究	三等	湖南省自然科学奖	肖芳
2021	伤害流行特征及应对策略研究	二等	高等学校科学研究优秀成果奖	胡国清

3.4 研究论文

3.4.1 1975—2000年科研论文代表作

一、科室名称：儿童少年卫生学教研室

[1] 赵淑英.独生子女过分溺爱的后果[M]//大众医学专题丛书.上海：上海科技出版社,1987.

[2] 胡平成.发展中的思维科学[J].湖南日报(理论版),1988.

[3] 黄丽兰,董建民,胡平成.发挥水平值与视力关系[J].眼科新进展,1988,8(3).

[4] 黄丽兰,胡平成,董建民.真假近视敏度与发铸值[J].中国公共卫生学报,1989,8(4).

[5] 赵淑英,董建民,陈立章,胡平成.儿童发挥与智力关系[J].湖南医科大学学报,1989,14(2).

[6] 黄丽兰,赵淑英,陈文,胡平成.8~18岁学生个性发展[J].中国校医杂志,1990,4(1).

[7] 赵淑英,董建民,胡平成,等.儿童智力水平与维生素C、维生素B12的关系.中国校医杂志,1990,4(1).

[8] 陈立章,董建民,胡平成.两种儿童智力测验方法的对比研究[J].湖南预防医学杂志,1990(1).

[9] 陈立章,董建民,胡平成.城市小学生1周工作能力变化的研究[J].中国校医,1991(4).

[10] 黄丽兰,赵淑英,董建民,胡平成.测试环境变化对视敏感的影响[J].中国校医卫生,1991,12(4).

[11] 赵淑英,董建民,胡平成.儿童血脂水平及其危险因素分析[J].中国公共卫生学报,1992,11(6).

[12] 易萍,等.大中学生性观念与性行为调查报告[J].现代医学杂志,1993,3.

[13] 易萍,等.大学生性行为与性观念关系初探[J].中国社会医学,1993,3(4-5).

[14] 黄丽兰.论学校健康教育.中国校医杂志,1993,7(1).

[15] 黄丽兰,陈立章,等.小学生脑力工作能力影响因素分析[J].中国校医杂志,1993,7(5-4).

[16] 易萍,等.中学生关于AIDS知识与态度的调查分析[J].中国校医,1993,7(4-5).

[17] 易萍,等.大中学生关于AIDS知识、态度、行为的比较分析[J].湖南医科大学学报

（增刊），1993，18.

[18] YI P. Analysis and development strategy of impact of environmental child survival condition in rural areas in children China//. The symposium of in changes on the health of mothers and in Asia and Pacific Region. Bangkok, Tailand, 1993: 7-21.

[19] 赵淑英, 董建民. 儿童个性与血压关系的研究[J]. 实用预防医学杂志, 1994, 1(1).

[20] 赵淑英, 易萍. 长沙市早产儿身心发育研究[J]. 中国校医杂志, 1994, 9(2).

[21] 黄丽兰. 主成分分析法评价身体特征的应用[J]. 中国公共卫生, 1994, 10(11).

[22] 黄丽兰, 等. 湖南儿童少年体型特点及身材发育展望[J]. 湖南医学, 1994, 11(3).

[23] 易萍, 董建民, 赵淑英, 黄丽兰. 102名儿童个性与智力调查分析[J]. 实用预防医学, 1995, 12(3).

[24] 赵淑英, 董建民. 幼儿智力水平及其影响因素的研究[J]. 湖南医科大学学报, 1995, 20(6).

[25] 赵淑英, Mohay H, Gabriell. 早产儿1~9岁生长发育趋势的追踪研究[J]. 中国公共卫生学报, 1995, 14(1).

二、科室名称：卫生化学教研室

[1] 胡曼玲. 血清中丙戊酸镁浓度的气相色谱测定[J]. 色谱, 1986, 5(6).

[2] 胡曼玲. 人发和血中铜锌铅镉的汞膜电极阳极溶出优安法测定[J]. 微量元素, 1987, 2(44-6).

[3] 向群辉. 湖南不同地区稻谷、大米中微量元素含量[J]. 湖南医学, 1988, 5(2).

[4] 胡曼玲. 气相色谱法测定丙戊酸钠中杂质含量[J]. 湖南省医药动态, 1988, 16(6).

[5] 胡曼玲. 湘江长沙段饮用水中六六六、DDT的含量[J]. 环境与健康, 1989, 6(3).

[6] 胡曼玲. 超纯水的制备[J]. 湖南医科大学学报, 1989, 14(2).

[7] 胡曼玲. 217例健康人血锌、铜、铅镉的测定[J]. 中华老年医学杂志, 1990, 6(3).

[8] 向群辉. 人体血清、全血、头发正常值及影响因素（文献综述）[J]. 微量元素, 1991.

[9] 胡曼玲. 铁缺乏症与体内微量元素的关系[J]. 湖南医药, 1991, 8(5).

[10] 胡曼玲. 毛细管气相色谱法测定大白鼠肝细胞中四氯化碳[J]. 中国卫生检验杂志, 1992, 2(1).

[11] 向群辉. 肝风内动证人血清锌、铜、钠、钾、钙、镁测定[J]. 湖南医科大学学报（增刊），1992, 17.

[12] 向群辉. 湖南地区老龄健康人全血、血清微量元素含量[J]. 现代医学杂志, 1993, 3(1).

[13] 胡曼玲, 等. 白血病患者白细胞内铜锌含量的测定及临床意义[J]. 微量元素与健康研究, 1993(3): 42.

[14] 胡曼玲. 外周血白细胞中钙含量的火焰原子吸收光度法测定[J]. 微量元素与健康研

[15] 章满.毛细管气相色谱法测定兔主动脉血中氧化型低密度脂蛋白内游离油酸的含量[J].中国卫生检验杂志,1994,4(4).

[16] 章满.毛细管气相色谱法测定生物膜中磷脂脂肪酸的含量[J].色谱,1995,13(6).

[17] 胡曼玲(并列第一).急性白血病白细胞钙含量与化疗耐药关系的研究[J].中华血液学杂志,1994,24(6).

[18] 杨桦.火焰原子吸收测定外周血白细胞中铜、锌、铁的含量[J].微量元素与健康研究,1995,12(1).

[19] 向群辉.一氧化氮对大鼠肝细胞微粒体脂质过氧化的影响[J].湖南医科大学学报,1995,20(4).

三、科室名称:卫生学教研室

[1] 何善元,梁绍先,周晓娟.株洲沿江37例胎盘和脐带血中镉、铅、汞的含量.湖南医学院学报,1985,3(1).

[2] 钟才高,邢协森.农药"百菌清"对地面水自净过程影响的研究.环境求索,1985.

[3] 何善元,夏令伟,梁绍先.长沙地区母血和新生儿血中的汞含量.环境与健康杂志.1987,4(3).

[4] 钟才高、高泽宣、邢协森."电解过滤"法处理肠衣废水的卫生学评价.环境与健康杂志,1987,4(6).

[5] 何善元.长沙地区人体组织中的汞含量的研究.环境与健康杂志,1988,5.

[6] 钟才高,朱继佩,戴继森.铜对细菌脱氢酶活性及其生长速度的影响.环境与健康杂志,1989,5.

[7] 钟才高,朱继佩.评价环境污染物毒性的微生物毒性实验.预防医学情报,1989,6.

[8] 安飞云,王翔朴.铅中毒肾损害早期检测的实验研究.中华劳动卫生职业病杂志,1990,8(4).

[9] 钟才高,朱继佩,戴继森,邢协森.集中供热区域的大气环境效益预测研究.中国公共卫生学报,1991,10(3).

[10] Luo X G, Kong X Y. Effect of monocular enucleation or impulse blockage on gamma-aminobutyric 10 acid and cytochrome oxidase levels in neurons of the adult cat lateral geniculate nucleus. Visual Neuro-science, 1991, 6.

[11] 孔杏云,何善元,周楚湘,杨桦.湖南省涟源县地氟病区人发中几种元素的含量研究.湖南医科大学学报(增刊),1992,17.

[12] Valentine J L, He S Y. Health response by questionnaire in arsenic exposed populations. J Epidemio, 1992, 45(5).

[13] 安飞云,周楚湘,梁维君.临灌县新安乡农村卫生习惯和卫生知识现状调查.中国农村卫生事业管理,1994,11.

[14] 钟才高,刘新民.尿对微生物的毒性效应研究.实用预防医学.1995,2(1).

[15] 钟才高,刘新民.用混合细菌作指示生物评价工业废水综合毒性的实验研究.中华预防医学,1995,29(5).

[16] 钟才高,刘新民.用细菌脱氢酶活性抑制实验评价环境毒物毒性.中华预防医学,1995,29(5).

四、科室名称：卫生经济学教研室

[1] 王小万.医院素质评价模型.同济医科大学学报社科版,1987,1.

[2] 陈金华.沅江宝塔造州血吸虫病易感地带三年纵向观察.湖南医学院学报.1987,2.

[3] 陈金华.费用效益分析.国外医学卫生经济分册,1988,1.

[4] 王小万.医院组织结构与功能.同济医科大学学报(社科版).1988,2.

[5] 陈金华.评价卫生计划的基本方法.卫生经济研究,1988,6.

[6] 陈金华.怎样研究疾病的费用.中国卫生经济,1989,1.

[7] 陈金华.评价HIV流行的经济影响的理论问题.国外医学卫生经济分册,1990,2.

[8] 唐海波.论医德医风建设的三要素.中国卫生政策,1990,3.

[9] 陈金华,王小万.疾病的费用研究.中国卫生经济,1990,1.

[10] 王小万,刘敏娴.医疗费用的增长的趋势与控制对策.武汉学刊,1990,4.

[11] 陈金华.美国卫生保健服务与健康维持组织.中国卫生政策,1990,6.

[12] 唐海波,陈金华.医疗诱导需求及其控制对策.中国卫生经济,1990,2.

[13] 陈金华.医院思想政治工作方法.中国卫生政策,1990.6.

[14] 陈金华.英国全国沙门氏菌暴发流行的经济影响——成本效益分析.国外医学卫生经济分册,1990,2.

[15] 陈金华.英国精神病服务费用与效益的评价.国外医学卫生经济分册,1990,3.

[16] 王小万,刘敏娴.DRGs的原理与方法.国外医学社会医学分册,1991,2.

[17] 王小万.DRGs-PPS下冠心病人的死亡率与服务利用关系.国外医学、医院管理分册,1991,2.

[18] 王小万.美英加三国医疗保健制度的比较研究.中国卫生政策,1991,2.

[19] 王小万,陈金华.医院如何有效地参与初级卫生保健.中国初级卫生保健,1991,6.

[20] 王小万,陈金华.PHC计划对目标的影响.中国初级卫生保健,1991,4.

[21] 王小万,石磊.美国企业控制医疗费用的对策.卫生软科学,1991,3.

[22] 王小万.信息沟通.中国卫生政策,1991,3.

[23] 陈金华,唐海波.湖南医科大学业务科主任心理状况调查.高等医学教育与管理,

1991，1.

[24] 王小万. 管理工程与提高生产率和资源的分配. 中国卫生政策，1991，10.

[25] 王小万，李文孝. 卫生资源的投入与产出的控制. 中国卫生政策，1991，12.

[26] 陈金华. 论控制卫生费用上涨的趋势和措施. 卫生经济研究，1991，3.

[27] 陈金华. 管理问题的解决与决策. 中国卫生政策，1991，9.

[28] 陈金华. 医药组织. 中国卫生政策，1991，8.

[29] 陈金华. 卫生保健组织理论与概念. 中国卫生政策，1991，6.

[30] 陈金华. 卫生保健运行体制. 中国卫生政策，1991，5.

[31] 王小万. 医院管理中应注意的十个问题. 中国卫生政策，1991，6.

[32] 王小万. 卫生管理中的伦理、法律与政策. 中国卫生政策，1991，4.

[33] 王小万. 战略性计划与市场. 中国卫生政策，1991，1.

[34] 陈金华. 美国卫生保健组织管理. 中国卫生政策，1991，3.

[35] 陈金华. 发展中国家 HIV 感染的直接和间接费用的评价. 国外医学卫生经济分册，1991，3.

[36] 陈金华. 血吸虫病的经济学研究. 国外医学卫生经济分册，1991，2.

[37] 陈金华. 美国卫生保健组织管理. 中国卫生政策，1992，1.

[38] 陈金华. 领导与管理模式. 中国卫生政策，1992.2.

[39] 陈金华. 美国卫生保健改革策略. 国外医学卫生经济分册，1992，3.

[40] 王小万，陈金华. 影响住院病人医疗费用的多因素分析//. 中国卫生经济学年会，1992.

[41] 王小万，陈金华. 医院间住院病人医疗费用的比较分析//. 中国卫生经济学年会，1992.

[42] 王小万，刘丽杭. 美国妇幼卫生服务. 国外医学卫生经济分册，1993，1.

[43] 王小万，刘丽杭. 九十年代美国卫生服务的方向. 国外医学卫生经济分册，1993，2.

[44] 王小万. 卫生经济学中计量经济学的研究. 国外医学卫生经济分册，1993，4.

[45] 王小万，陈金华. 开展卫生综合效益评价应注意的几个问题. 中国卫生经济，1993，5.

[46] 王小万，陈金华. 市场经济机制下卫生服务价格应具备的职能. 中国卫生经济，1993，2.

[47] 陈金华. 寻找卫生与市场的契合点. 中国卫生政策，1993，5.

[48] 王小万，刘丽杭. 发达国家卫生保健制度的比较. 医学与哲学，1993，12.

[49] 王小万，刘丽杭. 发达国家卫生保健制度发展状况的比较研究. 中国卫生经济，1994，1.

[50] 王小万，刘丽杭. 国际卫生保健制度发展趋势与基本理论模式评述. 中国社会医学，

1994, 2.

[51] 王小万, 刘丽杭. 卫生保健制度发展的基本理论模式. 医学与哲学, 1994, 6.

[52] 王小万, 杨侃. 两种降压药物治疗的费用—效果分析. 卫生经济研究, 1995, 2.

[53] 王小万. 发达国家卫生保健制度管理模式的比较研究. 卫生经济研究, 1995, 5.

五、科室名称：卫生统计学教研室

[1] 黄镇南. 等级型资料的三种统计分析方法. 湖南医学院学报, 1979, 3.

[2] 黄镇南. 配对 χ^2 四格表检验的数学模型科研中的统计方法. 1980, 复刊号.

[3] 黄镇南. 诱发大白鼠鼻咽癌存活期的 weidull 分布. 配合科研中的统计方法, 1982, 1.

[4] 刘树仁, 黄镇南. 长沙市一百年人口预测与简易方法. 人口探索, 1982.

[5] 黄镇南. 编制去某死因寿命表的计算方法. 中华预防医学杂志, 1983, 4.

[6] 黄镇南. 同组中两个构成比的统计检验. 中华预防医学杂志, 1983, 5.

[7] 高求仙. 499 例初产妇产程监护图分析. 湖南医学院学报, 1983, 24(1).

[8] 黄镇南. 平均预期寿命数例的损失寿命分析. 中国卫生统计, 1985, 1.

[9] 黄镇南. 湖南省人口的寿命分析. 人口探索, 1985, 5 第 1-2 期合刊.

[10] 刘树仁. 湖南农村青少年身体素质. 人口探索, 1985, 4.

[11] 黄镇南. 检验水准. 中国卫生统计, 1986, 1.

[12] 黄镇南. 相对比的统计推断. 中华预防医学杂志, 1986, 3.

[13] 黄镇南. 不均衡配对资料的统计分析. 中国卫生统计, 1986, 3.

[14] 黄镇南. D、M、E 的疑难展望. 潜科学杂志, 1986, 5.

[15] 孙振球. PYLL 及其在湖南省常德地区死因分析中的应用. 中国卫生统计, 1986, 2.

[16] 孙振球. 减寿年数及其在死因分析中的应用. 中华预防医学杂志, 1986, 6.

[17] 彭巧玲, 孙振球. 心脑血管疾病对人群健康危害的综合评价. 中国卫生统计(增刊), 1986, 6.

[18] 黄镇南. 中位数的统计推断. 湖南医学, 1988, 1.

[19] 黄镇南. 秩转换检验. 中国卫生统计, 1988, 2.

[20] 刘树仁. 湖南省 0~7 岁儿童身体发育指数. 湖南医学院学报, 1988, 3.

[21] 黄镇南. 用序列回归拟合指数曲线. 中华预防医学杂志, 1988, 4.

[22] 张建国. 贝叶斯方法及其问题浅识. 医学与哲学, 1988, 1.1

[23] 孙振球. PHDLL———一个评价疾病危害程度的新指标. 湖南医科大学学报, 1989, 2.

[24] 高求仙. 湖南省三个民族皮纹研究 I 指纹. 湖南医科大学学报, 1989, 4.

[25] 刘树仁. 概率单位回归法在儿童动作发育调查中的应用. 湖南医学, 1989, 6.

[26] 黄镇南. 重复观测因变量值的 直线回归与相关分析. 中国卫生统计, 1990, 1.

[27] 刘健. 运用时间序列模型处理回归预测模型的残差序列. 数理医药学杂志, 1990, 2.

[28] 孙振球. 湖南省矿工劳动寿命分析. 湖南医科大学学报, 1990, 2.

[29] 黄镇南. 百分位数的标准误差及其应用. 中国卫生统计(增刊), 1990, 7.

[30] 丁力. 低出生体重有关因素的研究. 中华医学杂志, 1990, 9.

[31] 黄镇南. 可变构成总率随时间变动的数分析方法. 湖南医科大学学报, 1991, 3.

[32] 刘树仁, 罗建清. 影响湖南省人口死亡率的部分社会因素. 湖南医学, 1991, 5.

[33] 孙振球. Epiinfo 程序简介. 湖南医学, 1991, 6.

[34] 刘树仁. 单因素多组设计中确定样本含量的简易方法. 湖南医科大学学报, 1992, 1.

[35] 刘健. Box-Jenkins 模型在出生人口数短期预测中的应用. 中国卫生统计, 1992, 3.

[36] 黄镇南. 非中心参数和样本含量公式. 中华预防医学杂志, 1992, 4.

[37] 张建国. 诊断试验的一种新的综合评价指标. 中国卫生统计, 1992, 9(6).

[38] 刘树仁, 罗建清. 用多元线性回归分析出生率的社会因素. 中国卫生统计(增刊), 1992.

[39] 黄镇南. 两个总体均数和两个总体率等价或差别有实际意义的统计推断. 数理医药杂志, 1993, 1.

[40] 孙振球. 一种计算预期劳动寿命的简易方法. 湖南预防医学杂志, 1993, 1.

[41] 刘健. 配偶行为方式与高血压病关系初探. 湖南医学杂志, 1993, 6.

[42] 张建国. 诊断试验的一种类似于信息分析的方法. 数理医药学杂志, 1993, 6(3).

[43] 刘树仁. 预期寿命的进一步分析. 湖南医学, 1993, 10(5).

[44] 刘健. 中国农村地区儿童发展现况分析. 实用预防医学, 1994, 6.

[45] 罗建清(并列第一). 湖南省不同民族地区小儿营养性贫血的多因素分析. 湖南医科大学学报, 1994, 8.

[46] 张建国. 当评判者数相对于受评者数和分类种数较大时一致性的测度. 数理医药学杂志, 1994, 7(4).

[47] 彭巧玲. 几种心脑血管疾病死亡水平分析. 中国公共卫生, 1994, 13(3).

[48] 彭巧玲. 心脑血管疾病促死危险因素分析. 湖南医科大学学报, 1994, 13(3).

[49] 刘树仁. 年龄别死亡率应指数对预期寿命影响程度的度量. 现代预防医学, 1994, 21(1).

[50] 刘树仁. 死亡率差别指数的推广与应用. 现代预防医学, 1994, 21(2).

[51] 高求仙, 颜艳. 湖南省三个民族皮纹研究 II 掌纹. 湖南医科大学学报, 1994, 19(6).

[52] 丁力. 湖南沅陵农村初级卫生保健状况调查分析. 实用预防医学, 1995, 2(2).

[53] 刘健. 美国学校营养教育现状及其对我们的启示. 中国健康教育杂志, 1995, 3.

[54] 刘健. 灰色综合评判及其在学生体质评价中的应用. 中国现代医学杂志, 1995, 4.

[55] 张建国. 诊断试验的平均信息量及其应用. 中国卫生统计, 1995, 12.

[56] 张建国.衡量疾病时间分布集中程度的新指标.中华流行病学杂志,1995,11.

[57] 刘树仁.湖南省食品卫生服务的现状及评价指标的探讨.湖南医学,1995,12(1).

[58] 高求仙,丁力.长沙市脑卒中死亡危险因素及对居民生命危害程度的评价.湖南医科大学学报,1995,20(2).

[59] 彭巧玲,高求仙.脑卒中对人群健康危害的综合评价.实用预防医学,1995,2(2).

[60] 彭巧玲,于仁和.利用多项分类Logistic回归模型研究脑卒中预后影响因素.湖南医科大学学报,1995,20(6).

[61] 丁力,彭巧玲.长沙市十万人群脑卒中流行病学调查.湖南医科大学学报,1995,20(6).

[62] 孙振球.Expectency of working life in mine-workers. Public Health,1997.

六、科室名称：卫生毒理学

[1] 陶炼晖,王翔朴,黄安辉,汤平涛,朱建华.肝脏砷结合物的分子量.中华劳动卫生与职业病杂志,1980,8(6):329-330.

[2] 高泽宣.镉污染对健康影响的调查研究(译文).国外医学卫生分册,1979,5:318.

[3] 高泽宣.钚和镉中毒的复合配位体螯合剂治疗(译文).国外医学卫生分册,1979,5:320.

[4] 高泽宣,邢协森,甘昌龙.生物材料中百菌清农药的测定.环境求索杂志,1985,3(4).

[5] 王翔朴,钟赛贤,凌之琰,等.百菌清致敏作用的研究.湖南医科大学学报,1986,11(4):349-352.

[6] 陈本美,王翔朴.车间空气中百菌清浓度测定法.中华预防医学杂志,1986,20(1):31.

[7] 郭卫星,王翔朴.微量溶菌酶比色法.湖南医学院学报,1986,11:91.

[8] 王翔朴.肾脏毒理学研究进展.劳动卫生学进展,1987,3:125.

[9] 郭卫星,王翔朴.镉、汞中毒性肾损害尿中溶菌酶和碱性磷酸酶活性的变化.中国药理学与毒理学杂志,1987,1(2):147.

[10] 钟赛贤,王翔朴.百菌清慢性吸入实验研究.湖南医科大学学报,1987,12(3):255.

[11] 夏令伟,梁绍先.封闭消化法—火焰原子吸收测定人体组织中微量元素.微量元素,1987,3(1):211.

[12] 黄俊,王翔朴.b三种无机锑化合物对动物的致敏作用.中国药理学与毒理学杂志,1988,2(4):288.

[13] 黄俊,王翔朴.锑性皮炎.职业医学,1988,15(5):145.

[14] 黄俊,王翔朴.锑性皮炎发病机理的研究.卫生毒理学杂志.1988,2:161.

[15] 王翔朴,郭卫星,陈本美,周晓娟,林鸿恩,肖永定,谭昌荣.尿中溶菌酶测定对镉中毒性肾损害的早期诊断价值.湖南医科大学学报,1989,14(1):135.

[16] 王翔朴,郭卫星,陈本美,周晓娟,林鸿恩,肖永定,谭昌荣.尿中溶菌酶测定对镉中毒性肾损害的早期诊断价值.中华劳动卫生与职业病杂志,1989,7(4):197.

[17] 何兴轩,王翔朴.铬接触工人肾功能调查研究.中华劳动卫生与职业病杂志,1989,3(1):11.

[18] 郭卫星,王翔朴.实验性汞中毒时肾组织和尿中ALP的变化.卫生毒理学杂志,1989,3(1):11.

[19] 郭卫星,王翔朴,朱建华,谢红,黄安辉.某地方性氟病流行区居民肾功能调查研究.卫生毒理学杂志,1989,3(4):237.

[20] 黄安辉.无火焰原子吸收光谱测定尿铅.工业卫生与职业病,1989(1):20.

[21] 张弘,王翔朴.游离肝细胞培养技术在毒理学中的应用.预防医学情报,1989,5(5):262.

[22] 郭卫星,王翔朴,何兴轩,梁绍先.铬作业工人尿γ-GT活性的研究.职业医学,1990,17(7):7.

[23] 黄俊,王翔朴.铬化合物的致敏作用.职业医学,1990,17(1):47.

[24] 王翔朴,黄俊,陈本美,张弘,周晓娟,陶炼晖.三氧化二砷、黄磷、四氯化碳的急性肝脏毒作用的研究.卫生毒理学杂志,1990,4(1):4-6.

[25] 陶炼晖,王翔朴,何坚,唐外星.亚慢性镉中毒肝损伤的实验病理研究.职业医学,1990,17(2):67-70.

[26] 王翔朴,陈本美,张弘,冯庆宇.三氧化二砷、黄磷、四氧化碳对肝脏和血清巯基的影响.卫生毒理学杂志,1990,4(2):75-77.

[27] Huang H, Tao L H, Wang X P, Zhu J H. Determination of arsenic-binding protein in Liver of rats//. In the Proceedings of 24 The 42nd Pittsburgh Conference & Exposition of Analytical Chemistry and Applied Spectroscopy, 1990, Pittsburgh U.S.A.

[28] 陈本美.正常人尿b-2策球蛋白含量的测定.中华劳动卫生与职业病杂志.1990,8(11):4.

[29] 周晓娟.荧光分光光度计测定LPO的最佳工作条件和干扰因素的研究//.1990年湖南省大型精密仪器测试学会论文集,1990:33-35.

[30] 张弘,陶炼晖,王翔朴.游离肝细胞培养技术在肝脏毒理学中的应用.国外医学卫生学分册,1990,(2):65-68.

[31] 陶炼晖,王翔朴.镉中毒肾损害大鼠尿中金属硫蛋白的变化.卫生毒理学杂志,1990,4(3):135-138.

[32] 陶炼晖,王翔朴.镉中毒肾损害大鼠尿中不同分子量镉、锌结合物的研究.卫生毒理学杂志,1990,4(4):210-212.

[33] 王翔朴,陶炼晖.镉毒性肾损害与镉、锌结合蛋白Ⅰ尿中金属硫蛋白对镉毒性肾损害的检测价值.职业医学,1990,17(3):131-134.

[34] 陶炼晖,王翔朴.镉毒性肾损害与镉、锌结合蛋白Ⅱ尿中不同分子镉、锌结合物排泄规律的研究.职业医学,1990,17(5):258-261.

[35] Tang P T, Wang X P. Comparison of lactate dehydrogenase isoenzymes in slices of rat liver exposed to phosphorus, sodium arsenite and carbon tetrachloride//. International Symposium Toxicology, Beijing: 1990, 97.

[36] Tang P T, Wang X P. Comparison of LDH isoenzymes of subchronic hepatic injury induced by phosphorus, sodium arsenite and carbon tetrachloride//. International Symposium Toxicology, Beijing: 1990, 98.

[37] Zhang H, Wang X P. Comparison observation on the serum and liver enzyes among phosphorus, sodium arsenite and carbon tetrachloride//. International Symposium Toxicology, Beijing: 1990, 100.

[38] Tao L H, Wang X P, He J et al. Pathological study of subchronic cadmium-induced hepatopathy//. International Symposium Toxicology, Beijing: 1990, 101.

[39] Tao L H, Wang X P, Huang A H, et al. Subchronic cadmium-induced renal damage and cadmium, zinc binding proteins//. International Symposium Toxicology, Beijing: 1990, 103.

[40] Tao L H, Wang X P. Subchronic cadmium-induced renal damage and cadmium, zine binding proteins//. International Symposium Toxicology, Beijing: 1990, 104.

[41] Tao L H, Wang X P. Changes of urinary metallothione in and cadmium, zine complexes in cadmium-induced renal damage rats//. International Symposium Toxicology, Beijing: 1990, 105.

[42] He X X, Wang X P. Subchronic chromate-induced renal damage rats//. International Symposium Toxicology, Beijing: 1990, 105.

[43] 朱继佩,高泽宣.水源水中百菌清农药卫生标准.GB11729-89 国家标准[S].北京(第一版),1990,8.

[44] 唐伟峰,陶炼晖,王翔朴.四氯化碳体外对大鼠干细胞内磷酸化酶α、钙调素和钙、镁、腺嘌呤核苷三磷酸酶的影响.卫生毒理学杂志,1991(3):184-185.

[45] 陶炼晖,王翔朴.金属硫蛋白的分离与测定.湖南医科大学学报,1991,16(1):37-40.

[46] 陶炼晖，王翔朴.亚慢性镉中毒肾损伤的超微病理观察.职业医学，1991，18(5)：258-260.

[47] 陶炼晖，王翔朴.镉在血液中的分子分布研究.中华劳动卫生与职业病杂志，1991，9(5)：281-284.

[48] 何兴轩，王翔朴.大鼠亚慢性铬染毒引起的肾脏害.中国药理学与毒理学杂志，1991，9(2)：144-148.

[49] 黄俊，王翔朴，陈本美，陶炼晖.聚氨酯油漆工人某些免疫学指标变化的研究.职业医学，1991，18(3)：129-131.

[50] 黄俊，王翔朴，陈本美，周晓娟，黄安辉，陶炼晖.化学致敏作用剂量—反应关系的研究.卫生毒理学杂志，1991，5(1)：10-13.

[51] 张弘，王翔朴.砷、磷、四氯化碳肝损害酶学指标的比较研究.中华劳动卫生与职业病杂志，1991，9(1)：11-15.

[52] Chen B M. Detemination of Aminoacid in urine of workers exposed to Cd//. 42nd Pithibergh Conference on analytical Chemistry and Applied spectroscopy, 1992, PP. 341, New Orleans, U. S. A.

[53] 唐伟峰，何兴轩.铅中毒性肾损害时尿中 NAG.卫生毒理学杂志，1992，6(2)：133.

[54] 唐伟峰，黄安辉，王翔朴.肝细胞内镉的吸收及其对钙稳态的影响.卫生毒理学杂志，1992，21(2)：133.

[55] 唐伟峰.四氯化碳对肝细胞内钙、钙调蛋白、钙镁 ATP 酶的影响.湖南医科大学学报，1992，17(1)：37-39.

[56] 唐伟峰.肝细胞内四氯化碳及其代谢产物的分离.职业医学，1992，19(5)：258-260.

[57] 高泽宣，蒋家满，邢协森.脲酶作为汞污染早期检测指标的研究.环境与健康杂志，1992，9(1)：38.

[58] 唐伟峰.镉对肝细胞内钙、钙调蛋白、钙镁 ATP 酶的影响.湖南医科大学学报，1993，18(3)：48-52.

[59] 唐伟峰.四氯化碳对肝细胞内钙、钙调蛋白信使系统的影响.中华劳动卫生与职业病杂志，1993，11(4)：200-201.

[60] 唐伟峰.肝细胞内镉的测定.卫生毒理学杂志，1993，7(3)：158.

[61] 高泽宣，唐明德，易义珍，陈毓玲，陈律.液化气、煤和木材燃烧对室内空气污染及对人体健康影响的调查研究.中国公共卫生杂志，1993，9(1)：13.

[62] 高泽宣，唐明德，易义珍，陈毓玲，陈律.液化气燃烧废气对小鼠亚慢性毒性试验研究.卫生毒理学杂志，1993，7(1)：35.

[63] 高泽宣，唐明德，易义珍，陈毓玲，陈律.石油液化气燃烧废气对小鼠亚慢性毒性实

验研究.

[64] 环境求索, 1993, 10(2): 22.

[65] 何兴轩, 唐伟峰. 尿 γ-GT 与尿 NAG 在铬性肾损害中意义的研究. 中国工业医学杂志, 1994, 7.

[66] 唐伟峰等. 镉作业工人血镉临界值的研究. 实用预防医学杂志, 1994: 1(2).

[67] 唐伟峰等. 尿中 NAG、γ-GT 酶对镉作业工人肾损害的诊断意义. 职业医学, 1994, 21(2): 5-6.

[68] 唐伟峰等. 尿 NAG 同工酶对镉作业工人肾损害的诊断意义. 中国公共卫生杂志, 1994, 13(1): 187-189.

[69] 高泽宣, 唐明德, 易义珍, 陈毓玲, 陈律. 对居民使用液化气健康效应的研究. 中华预防医学杂志, 1994, 28(3): 154.

[70] 高泽宣, 唐明德, 易义珍, 陈毓玲, 陈律. 含硒、锌饮料抗铅蓄积毒性试验研究. 中国公共卫生杂志, 1994, 10(11): 489-490.

[71] 高泽宣, 唐明德, 易义珍, 陈毓玲, 陈律, 申宏. 含锌和硒饮料抗铅蓄积毒性的实验研究. 卫生毒理学杂志, 1994, 8(4): 31.

[72] 高泽宣, 陈毓玲, 陈佩琪, Jozwa K, 汪耀珠. 汽车废气致突变性实验研究. 癌变、畸变、突变杂志, 1995, 7(5): 259.

[73] 王安, 王翔朴. 氯化镉、顺铂肾毒性的比较研究. 卫生毒理学杂志, 1996, 10(2): 78-80.

[74] 王安, 安飞云, 高泽宣. 锑对小鼠肝线粒体抗氧化酶系统影响的实验研究. 中华预防医学杂志, 1998, 32(4): 229-230,

[75] 王安, 安飞云, 高泽宣. 锑对小线粒体抗氧化酶和 ATP 酶活性影响的研究, 中国公共卫生学报, 1998, 17(2): 86

[76] 曾明, 王翔朴, 安飞云, 高泽宣, 王安. 铬中毒性肝肾损害的实验研究. 中国公共卫生, 1999, 15(10): 869-870.

七、科室名称：卫生微生物学教学组

[1] 黄民主, 彭魁杰, 雷中秋, 易娟. 志贺氏与沙门氏菌属增菌液的研究. 湖南医学院学报, 1988, 13(2).

[2] 黄民主, 王劲一, 雷中秋, 张玲. HM 增菌液对沙门氏与志贺氏菌增菌效果的观察. 湖南医科大学学报, 1990, 15(3).

[3] 周楚湘, 钟才高, 戴继森, 邢协森. 用 ODI 值法替代 CDDCr 法作为评价污染指标的探讨. 环境求索, 1991, 总 27.

[4] 黄民主, 汤森林, 李祝英, 汤学民. 某农场小学生中乙型肝炎表面抗原携带情况调

查. 湖南医科大学学报(增刊),1992,17.
[5] 黄民主,关岚. 某大学学生宿舍空气中细菌污染影响因素的研究. 环境与健康,1994,11(6).
[6] 黄民主,杨土保,关岚. 某大学学生宿舍空气中细菌污染影响因素的研究. 湖南医科大学学报,1994,19(3).

八、科室名称：中心实验室

[1] 戴继森. 七种环境毒物对指示菌 E. coli 的毒性研究. 环境科学,1989,10(1).
[2] 戴继森. 用 SO_2 和 TSP 控制因子综合评价拟建锅炉废气对大气质量的影响. 环境科学,1991,12(1).
[3] 戴继森. 以大肠杆菌为指示菌定量评价废水综合毒性. 生态科学,1992,2.
[4] 戴继森. 光化学烟雾污染世界性地理分布新见解. 中国现代医学杂志(增刊),1994,4.
[5] 戴继森. 湘江长沙段污染物总量控制研究. 中国现代医学杂志(增刊),1994,4.
[6] 陈安朝,吴维生. 尿中原卟啉测定条件的探讨. 中国工业医学杂志,1995,8(5):294-296.

九、科室名称：社会医学与卫生事业管理

[1] 杨世鞭. 湘西土家族苗族自治州大庸1976—1979年意外死亡及其死因分析. 自然信息,1986,2.
[2] 杨世鞭. 龙山县肺结核病死者有关社会因素调查. 中国卫生事业管理,1987,3(2).
[3] 肖水源. 社会支持及其对心身健康的影响. 中国心理学,1987,4.
[4] 肖水源. 精神疾病与社会. 医学与哲学,1987.9
[5] 肖水源. 社会科学方法在医学研究中的应用. 医学与哲学,1988,10.
[6] 肖水源,等. 职业应激与心身健康. 中华劳动卫生职业病,1989.
[7] 肖水源. 社会阶层与精神疾病. 国外医学病理医学分册,1989.
[8] 廖复苏,等. 家庭与老年保健. 中国社会医学,1989,5.
[9] 杨世鞭,等. 从一项社会医学调查看农村卫生事业管理的重要性. 中国农村卫生事业管理,1990,8.
[10] 罗家有. 中国人口减寿年数及减寿率分析. 人口与经济,1991,5.
[11] 肖水源. 消化性溃疡的心理因素研究. 中华神经精神系统杂志,1992.
[12] 杨世鞭. 长沙市北区二个居委会卫生服务调查. 中国社会医学,1992,5.
[13] 杨世鞭. 美国老年疗养院有关情况介绍. 中国卫生事业管理,1992,12.
[14] 罗家有. 通过健康教育引导健康行为. 中国卫生事业管理,1992,6.
[15] 罗家有. 浅谈少数民族地区结核病的社会综合防治. 中国农村卫生事业管理,

1992，6.

[16] 肖水源，等.消化性溃疡患者的心理健康水平.实用内科杂志，1993.

[17] 肖水源.中国文化与自杀.中国卫生政策，1993.

[18] 肖水源.医学模式及其转变.行为医学，1993.

[19] 肖水源.巫婆、神汉、精神病.行为医学，1993.

[20] 杨德森，肖水源.神经症研究的几个理论问题.J. Integrative Psychiatry，1993.

[21] 肖水源.初级卫生保健与精神卫生.中国社会医学，1993.

[22] 肖水源.几种主要精神疾病患者的社会功能研究.中国临床心理学，1993.

[23] 凌海军，杨世鞭.长沙县三级医疗保健网网底建设两法.中国农村卫生事业，1993，1.

[24] 杨世鞭.卫生院应注重整体功能建设.中华预防医学会卫生管理学会第三次学术年会论文汇编，1993，10

[25] 杨世鞭，等.回扣在药品采购中的弊端及其对策.中华预防医学会卫生管理学会第三次学术年会论文汇编，1993，10.

[26] 肖水源.精神疾病的文化相对性与文化一致性.国外医学精神病分册，1994.

[27] 肖水源.社会支持的概念与评定.临床精神医学，1994.

[28] 徐慧兰等.沅江县道路交通事故状况分析.中国卫生事业管理，1994，3.

[29] 徐慧兰.老年人生活满意度及其影响因素研究.中国心理卫生杂志，1994，4.

[30] 杨世鞭.少数民族山区肺结核痰涂阳病人线索调查.中国卫生事业管理，1994，7.

[31] 罗家有.湖南省农村改水社会效益分析.环境与健康，1995.

[32] 肖水源.非法成瘾物质使用研究的流行与方法.中国心理卫生，1995.

[33] 肖水源.现代文化与精神健康.临床精神医学，1995.

[34] 罗家有.湖南省农村改水卫生经济分析.中国卫生政策，1995，1.

[35] 罗家有.如何评价农村改水的效益.中国卫生政策，1995，5.

十、科室名称：劳动卫生与职业病学

[1] 劳动卫生学教研室.铅作业工人尿铅浓度的动态研究.卫生研究.1976，3.

[2] 王翔朴，李佩珊，凌之琰.长沙地区居民尿、血、头发铅含量的调查研究.中华预防医学，1978，2：8.

[3] 熊敏如.砷与癌.国外医学（卫生学分册），1978，5(5)：268.

[4] 李佩珊，王翔朴，钟赛贤，陈安朝.丁基氯化联苯醚的毒性研究.职业医学，1983，2：86.

[5] 熊敏如.铅对肾脏的影响.国外医学（病生分册），1984，4(3)：147.

[6] 钟赛贤，王翔朴，马淑华，李佩珊.果胶对实验性铅中毒的防治效果观察.铁道劳动

卫生通讯, 1986, 1: 47.

[7] 凌之琰, 王翔朴, 李佩珊, 熊敏如, 陈本美, 陈安朝. 某厂生产和使用百菌清的劳动卫生初步调查研究. 湖南医学院学报, 1986, 11(4).

[8] 马淑华, 俞洁, 周佐芳, 胡建安. 噪声车间卫生标准的探讨. 职业医学, 1986. 2.

[9] 熊敏如. 铅对男性生殖系统的影响. 世界医学信息(上册), 1987, 11: 243.

[10] 熊敏如, 马淑华, 谢嘉平, 刘喜玲. 乘车试验诱发 VWF 的实验观察. 华中劳动卫生, 1987, 3(2): 4.

[11] 马淑华, 熊敏如, 谢加平, 刘喜玲. 局部振动对作业工人心电图影响的研究. 医学物理, 1987, 4: 12.

[12] 熊敏如, 马淑华, 谢加平, 刘喜玲. 亚热带地区局部振动病85例分析. 湖南医科大学学报, 1988, 13(3): 212.

[13] 马淑华, 熊敏如, 谢加平, 刘喜玲. 湖南省风钻工局部振动病患病规律的研究. 工业卫生与职业病, 1988, 14: 3.

[14] 熊敏如, 马淑华, 谢加平, 刘喜玲. 振动对指端触觉功能的影响. 湖南预防医学, 1989, 1(1): 42.

[15] 熊敏如. 亚热带地区局部振动病研究的某些进展. 世界医学信息(上册), 1989. 4(56): 132.

[16] Chen G X. Study of renal function of workers exposed to lead//. In: Proceeding of the International symposium on Toxicology, Beijing: 1990.

[17] 马淑华, 熊敏如, 谢加平, 刘喜玲. 亚热带地区凿岩工劳动卫生学调查研究. 湖南预防医学, 1990, 2: 13

[18] 熊敏如. 湖南地区局部振动病研究概况. 湖南预防医学, 1990, 2(3): 1.

[19] Chen G X. Improved method for fractionating rat kidney and urine GGT//. In: The International symposium on opcupational health, 1991, Shen Yang, China.

[20] 胡建安, 凌之琰, 罗莎菲, 陈安朝, 向秋, 吴未生, 曾明. 煤矿尘肺病人血清血管紧张素转化酶研究. 湖南医科大学学报, 1991, 16(2).

[21] 罗莎菲, 陈安朝, 吴未生, 曾明, 熊敏如, 吴维生. 农机驾驶员血锌原卟啉含量的分析. 中国工业医学, 1991, 4(4).

[22] 陈广湘, 凌之琰, 胡建安. 铅作业工人肾功能的调查. 中华劳动卫生与职业病, 1991, 9(5).

[23] 熊敏如, 吴维生, 何兴轩, 曾明, 罗莎菲. 农用拖拉机驾驶员劳动卫生学初步调查研究. 自然信息, 1992, (5/6).

[24] 胡建安, 陈安朝, 李佩珊, 吴未生. Does Response Relationship Betweeh Exposuer to

Resprrable coalmine Dust and Pneumoconosis//.国际劳动卫生会议(沈阳)论文集[C],1992,10.

[25] 凌之琰,胡建安,何兴轩,陈广湘,安飞云,陈安朝.铅作业工人三种尿酶及低分子蛋白的变化.湖南医科大学学报(增刊),1992,12.

[26] 熊敏如,吴维生,何兴轩,曾明,罗莎菲.影响农用拖拉机驾驶员血压的多因素分析.湖南医科大学学报,1992,17(2):143.

[27] 陈安超,吴维生,黄安辉.某冶炼厂铅危害调查.湖南预防医学,1992,4(2).

[28] 李佩珊.镉对肾皮质脂质过氧化的增强作用.铁道劳动安全与环保,1992,4:74.

[29] 熊敏如.电光性眼炎防治研究进展.湖南预防医学,1992,4(1):60.

[30] 胡建安,陈安朝,李佩珊,吴未生.煤矿呼吸性粉尘与尘肺的剂量反应关系.中国工业医学,1992,5(2).

[31] 李佩珊,凌之琰,胡建安,罗莎菲,陈安朝.硫酸锌对实验性铅中毒的保护作用.中国工业医学(增刊),1992,6.

[32] 陈广湘.一种改良的肾尿γ-谷氨酰转移酶同工酶的定性测定方法.卫生毒理,1992,6(3).

[33] 陈安朝,吴维生,罗莎菲.血液红细胞锌原卟啉正常值的探讨.中国工业医学(增刊),1993.

[34] 陈安朝,黄安辉,李佩珊,吴维生.质控条件下尿铅测定两种方法比较.环境与健康(增刊),1993.

[35] 何兴轩,凌之琰,陈安朝,罗莎菲,胡建安.作业工作尿中γ-谷氨酰转移酶活性研究.中华劳动卫生职业病,1993,11(4).

[36] 曾明,李佩珊,胡建安.视屏显示终端作业与健康的关系.中华劳动卫生职业病,1993,11(6).

[37] 胡建安,凌之琰,陈广湘.铅作业工人尿中N-乙酰-β-D葡萄糖苷酶活性研究.中华劳动卫生职业病,1993,11(4).

[38] 吴维生,熊敏如,曾明,何兴轩,陈安朝,罗莎菲,吴未生.农用拖拉机驾驶员心电图观察.湖南医科大学学报(增刊),1993,18.

[39] 熊敏如.农用拖拉机驾驶员安全监督与健康管理人的调查研究.中国安全科学学报(增刊),1993,3:503.

[40] 陈安朝,吴维生,凌之琰,黄安辉.不同浓度铅接触者血锌原卟啉研究.中国工业医学杂志,1993,6(3).

[41] 胡建安,陈安朝.Study of Exposure Dose Target of Free Silica Dust(1)//,A Formula For Calculating Accumula Ted Effect Value of Free silica Dust on lung.第十四届亚洲职

业卫生大会论文集[C]，1994.
[42] 熊敏如.临时工职业危害及其防治对策的研究.中国乡村医药(增刊)，1994，1：188.
[43] 胡建安.计算行游离 SiO_2 粉尘累积肺作用公式.中华劳动卫生职业病，1994，12(3).
[44] 罗莎菲，凌之琰，陈安朝，何兴轩，胡建安.铅接触工人尿溶酶的变化.职业医学，1994，21(2).
[45] 吴维生，曾明，夏放群.急性砷化氢中毒致肾损害2例报告.职业医学，1994，21(5).
[46] 熊敏如，吴维生，何兴轩，曾明，罗莎菲.全身振动对农用拖拉机驾驶员心血管系统影响的研究.职业医学，1994.21(3)：24.
[47] 熊敏如，陈安朝，罗莎菲.不同读数方法对工业噪声检测结果的影响研究.中国工业医学杂志，1994(4)：250-252.
[48] 熊敏如，陈安朝，罗莎菲.声压级均值计算方法对工业噪声检测结果影响的研究.中国工业医学杂志，1994.7(5)：299-300.
[49] 陈广湘，李佩珊，陈国林，杨小玲.饮酒对苯职业危害作用的影响.卫生研究，1995(1)：36.
[50] Hu JA, Kulkarni AP. Lipoxygenase-mediated demethylation of pasticides. Pestic Biochem Physio, 1998, 61：145-153.
[51] Hu JA, Mini Sajan, Kulkarni AP. Lipoxygenase-mediated N-demethylation of imipramine and related tricyclic antidepressants in the presence of hydrogen peroxide. Internat. J. Toxicol. 1999, 18：251-257.

十一、科室名称：环境卫生学

[1] 朱继佩，高泽宜，何善元，易义珍.长沙市城市污水养鱼卫生学调查.湖南科技情报，1981，4.
[2] 李蕴珍，朱继佩，唐明德.脒基硫脲对鱼毒性及抗窒息作用的研究.环境科学丛刊，1981，8.
[3] 唐明德，陈成章.镉致大白鼠中毒早期诊断指标的探讨.环境求索，1984，1.
[4] 唐明德.环境毒理学研究方法.环境求索，1984，2.
[5] 朱继佩.湘江污染段对居民健康影响研究.环境与健康杂志，1985，2(5).
[6] 朱继佩，唐明德，高泽宜，何国平，易义珍.氯甲嗪对鲤鱼Tlm及回避实验研究.环境求索，1985，3.
[7] 唐明德.长沙制线厂三废处理工程效果评价.环境求索，1985，1.
[8] 唐明德，易义珍，曾智勇.百菌清急性蓄积和SCE毒性研究.环境与健康杂志，1985，2(11).

[9] 唐明德,易义珍,曾智勇.小鼠急性和SCE的毒性研究.血防科研,1985,4.

[10] 唐明德,易义珍.淋巴细菌姊妹染色单体交换.湖南医学院学报,1985,10(1).

[11] 唐明德.在环境毒理学中水生生物的研究方法.环境与健康杂志,1985,1(4).

[12] 朱继佩,高泽宣,蒋家满.百菌清对大鼠慢性毒性试验.环境求索,1986,16(4).

[13] 唐明德,易义珍,曾智勇.SA-1对小鼠和鱼类毒性的研究.环境求索,1986,2.

[14] 唐明德,易义珍,曾智勇.血红细胞微核率的研究.湖南医学院学报,1986,3(6).

[15] 唐明德.在生态学中鱼的致癌、致畸、致突变的研究方法.环境与健康杂志,1986,3(6).

[16] 朱继佩.长沙某居民点环境汞污染对居民健康影响的研究.环境与建康杂志,1987,4(1).

[17] 朱继佩,蒋家满,高泽宣,邢协森,戴继森,陈毓玲.百菌清对鼠积累毒性研究.环境求索,1987,9(2).

[18] 唐明德.硒的抗癌作用.环境与健康杂志,1987,4(6).

[19] 朱继佩,高泽宣,甘昌龙,钟才高,李昆阳.延边森林地区大面积使用百菌清农药后的现场研究.环境求索,1988,18(2).

[20] 唐明德,易义珍,曾智勇.三氯甲烷致突变性的研究.癌变、畸变、突变,1991(2):120.

[21] 唐明德,易义珍,曾智勇.亚硒酸钠抗三氯甲烷致突性研究.环境与健康杂志,1989,6(1):26-27.

[22] 唐明德,易义珍,曾智勇.指示生物监测百菌清农药致突变性的研究.重庆环境科学,1989,11(2):9-11.

[23] 唐明德,易义珍,曾智勇.用鳙鱼判断亚硒酸钠抗三氯甲烷致突变性的研究.卫生毒理学杂志,1989,3(2):113.

[24] 唐明德,易义珍,陈毓玲.农药百菌清的致突变作用.环境与健康杂志,1989,8(5):37-38.

[25] 唐明德,易义珍,陈毓玲.利用洋葱头根染色体畸变检测百菌清和氯仿的致突变性.卫生毒理学杂志,1989,3(3):183.

[26] 易义珍,唐明德,高泽宣.湖南麦饭石致突变性的研究.现代医学杂志,1991,1.

[27] 唐明德,易义珍,高泽宣.室内燃料燃烧的废气致突性研究.癌变、畸变、突变,1992,4(6).

[28] 易义珍,唐明德,高泽宣,陈律.接触液化石油气人群尿样致突变性检测.湖南医科大学学报,1992,17(2).

[29] 易义珍,唐明德,高泽宣,陈律.室内烧柴和烧煤的空气污染对人群健康影响的研

究.毒理学杂志,1992,6(2).

[30] 邢协森,朱继佩,戴继森,钟才高.发光细菌法快速测定和评价工业废水综合毒性.生态科学,1992,3.

[31] 唐明德,高泽宣,易义珍.某炼油化工厂生活居住区大气、饮水和噪声现状调查.环境与健康杂志,1993,10(1).

[32] 唐明德,高泽宣,易义珍,陈毓玲.六种不同配方饮料的抗铅作用的动物实验.现代医学杂志,1993,3(1).

[33] 唐明德,易义珍,高泽宣,陈毓玲.接触烧煤、液化气和木柴废气人群尿样致突研究.中国公共卫生学报,1993,12(2).

[34] 邢协森,高泽官.流动注射分析直接测定工业废水中高浓度六价铬.湖医预防医学杂志,1993,5(1).

[35] 唐明德,高泽宣,易义珍,陈律.醋氨己酸锌药物的致畸、致突变性研究.癌变、畸变、突变,1994,6(2):35-39.

[36] 唐明德,易义珍,高泽宣,陈律.医院特殊的卫生学调查.中国现代医学杂志(增刊),1994,4.

[37] 范之成,欧阳思,唐明德,陈律,罗家友,易义珍.湖南省农村生活饮用水质及水源防护卫生调查与评价.环境与健康杂志,1994,11(6).

[38] 陈律,唐明德,易义珍,罗大华.长沙市地下旅社客房环境卫生现状调查.环境与健康杂志,1994,12(3):100.

[39] 易义珍,唐明德,陈律.从事地下人防公共场所服务人员血、尿的致突及免疫功能影响的研究.中国公共卫生学报,1995,14(4).

[40] 陈律,唐明德,高泽宣,易义珍,罗家有.湖南省6县改水前后的环境流行病学调查.中国公共卫生,1995,11(1):22-24.

[41] 易义珍,唐明德,陈律,罗大华.从事地下公共场所服务人员血、尿致突变性及免疫功能的检测.中国公共卫生学报,1995,14(4):250.

十二、科室名称:流行病学

[1] 吴彭年,贺善琪,林修寿.一次炭瘟病流行的调查和防治报告.湖南医学院学报,1979,4(3).

[2] 流行病学教研组.趋势面分析及其在肿瘤症之回顾性调查中的应用.湖南医学院学报,1979,4(4).

[3] 吴彭年,陆宗孟.长沙市岳麓山公园松毛虫所致游园学生及园林工人的松毛虫病暴发流行的调查.湖南医学院学报,1981,6(2).

[4] 肖亦景,汤学民,汤森林.湖南省湖区某农场乙型肝炎病毒感染的血清流行病学研

究. 湖南医学, 1986, 3(1).

[5] 肖分元, 吴彭年, 吴建民, 陆宗孟, 182例鼻咽癌遗传流行病学现场配对调查. 湖南医学院学报, 1986, 11(4).

[6] 肖分元, 吴彭年, 吴建民, 陆宗孟. 鼻咽癌病例一级亲属EB病毒抗原抗体的对照研究. 湖南医学院学报, 1987, 12(2).

[7] 吴彭年, 文万青. 自然灾害流行病学. 中国公共卫生, 1988, 7(1).

[8] 吴建民, 林修寿, 钟性吾. 血清流行病学现场调查免疫酶法实用价值的研究. 中华流行病学, 1988, 9(2).

[9] 文万青, 吴彭年, 陆宗孟. 新生儿先天性畸形的病因初探. 湖南医学院学报, 1988, 13(4).

[10] 潘赛贻, 吴建民, 林修寿. 风疹免疫力的可逆催化模型研究. 湖南预防医学, 1989, 1(2).

[11] 谭红专, 肖亦景, 吴彭年. 大通湖农场影响HBV感染及转归的多因素分析. 湖南医科大学学报, 1989, 14(2).

[12] 文万青, 吴彭年, 陆宗孟. 新生儿先天性畸形的危险因素分析. 中华预防医学, 1989, 5.

[13] 谭红专, 肖亦景, 吴彭年. 某农场148个家庭HBV感染的家庭聚集性分析. 中华预防医学, 1989, 23(3).

[14] 潘赛贻, 吴建民, 林修寿. 长沙市正常人群风疹免疫状况的血清流行病学研究. 湖南预防医学, 1990, 2(1).

[15] 谭红专, 肖亦景, 吴彭年. 影响HBV感染及其转归的多因素分析. 湖南预防医学, 1990, 2(3).

[16] 谭红专, 肖亦景, 吴彭年. 某农场HBsAg携带者和HBV易感者4年随访研究. 中国公共卫生, 1990, 6(8).

[17] 肖分元, 吴彭年, 吴建民, 陆宗孟. 鼻咽癌家族史及其家族成员EB病毒感染的病例对照研究. 中华流行病, 1990, 11(1).

[18] 谭红专, 肖亦景, 吴彭年. 某农场HBV感染的血清流行病学研究. 中华流行病, 1990, 11(6).

[19] 肖亦景, 何善元, 章满. 湖南省涟源市地方性氟中毒综合调查报告. 湖南医科大学学报, 1990, 15(4).

[20] 肖亦景, 谭红专, 汤学民. 献血员HBV携带状况的筛检方法研究. 湖南医科大学学报, 1990, 15(4).

[21] 肖亦景, 汤学民, 汤森林. 湖南省乙型肝炎病毒感染的血清学流行病学调查. 湖南医

科大学学报，1990，15(4).

[22] Wen S W, Intrauterine growth retardation and preterrn delivery: prenatal risk factors in an indigent population. Am. J. Obstet Gyencol, 1990, 162(1).

[23] Wen S W. Smoking, maternal age, fatal growth, and gestational age at delivery. Am. J. Obstet Gynecol, 1990, 162(1).

[24] 文师吾，肖亦景，汤学民.家庭燃煤比例与氟斑牙患病率的关系研究.湖南预防医学杂志，1991，3(2)：47-48.

[25] 肖亦景，谭红专，汤学民.用反向被动红细胞凝集反应法筛选HBsAg阴性献血的潜在危险性.中华预防医学，1991，25(3).

[26] 文师吾，吴建民，杨土保.从婴儿健康的角度探讨头胎生育的合适年龄.中华流行病学，1991，12(6).

[27] 杨土保.流行病学方法在临床领域的应用.医学与哲学，1991(10).

[28] 潘赛贻，吴建民，林修寿.风疹和麻疹免疫力的两级催化模型研究.湖南医科大学学报，1991，16(2).

[29] 李祝英，文万青，李桂元.研究基因与环境交互作用的流行病学方法.国外医学生理病理临床分册，1992，(4).

[30] 谭红专.吸烟—肺癌病因相关性探索.医学与哲学，1992(6).

[31] 文万青.不同研究设计的相对危险度估计.中国公共卫生学报，1995(1)：32-34.

[32] 刘爱忠，吴建民，余孝良.小儿柯萨奇B组病毒性心肌炎血清学诊断标准研究.实用儿科杂志，1993，8(3)：230-232.

[33] 戴龙，肖亦景，周汉昭.儿童支气管哮喘的危险因素分析.中华流行病学，1993，14(3).

[34] 文万青，肖分元，王洁如.快乐和抑郁情绪的影响因素调查.中国公共卫生，1993，9(11).

[35] 肖亦景，谭红专，汤学民，杨土保.涟源市974例HBV感染的流行病学研究.湖南医科大学学报，1993，18(2).

[36] 刘爱忠，吴建民，余孝良.湖南小儿病毒性心肌炎的回顾性病案调查.中国校医，1993，(6).

[37] 陈立章，林修寿，谭红专.早期教育与家庭的教养环境对儿童智力发育的影响.中国公共卫生，1993(12).

[38] 陈立章，肖亦景，林修寿.岳阳市学龄儿童血清中五种元素水平含量.微量元素与健康研究，1993(4).

[39] 杨土保.智力低下与皮纹学的研究.中国优生与遗传，1994，2(5).

[40] 杨土保，刘爱忠，文万青.长沙市母乳喂养影响因素的研究.中国健康教育，1994，10

[41] 刘爱忠，刘一心，苏基海.90年代湖南某农村母乳喂养现状及产妇缺乳的危险因素调查.中国妇幼保健，1994，9(4).

[42] 杨土保，林修寿，吴建民.精神发育迟滞与手部皮纹的关系.湖南医科大学学报，1994，19(4).

[43] 刘爱忠，文万青.九十年代农村产妇缺乳的危险因素研究.中国公共卫生，1994，10(11).

[44] 杨土保，林修寿，吴建民.精神发育迟滞与手部皮纹关系的典型相关关系.中国公共卫生，1994，13(3).

[45] 刘爱忠.湖南某县农村母乳喂养现状及产妇缺乳的危险因素调查.中国初级卫生保健，1994(2).

[46] 文万青.家系资料的相关分析方法.中华预防医学杂志，1994，28(6)：375-377.

[47] 刘爱忠，吴建民、余孝良.长沙等地小儿病毒性心肌炎的回顾性调查.实用预防医学，1995，7(3)：138-139.

[48] 陈立章，林修寿，谭红专.儿童智力与血清锌、铜、铁、钙、镁含量关系的研究.中国临床心理学，1995，3(2).

[49] 刘爱忠，文万青.湖南临澧县农村90年代母乳喂养现状的评价.实用预防医学，1995，7(4).

[50] 刘爱忠，吴建民，余孝良.小儿病毒性心肌炎的诊断学进展.医师进修，1995(8).

[51] 陈立章，林修寿，谭红专.儿童智力水平及其父母婚、妊、产情况的调查分析.中国公共卫生，1995(8)：345.

[52] 文万青.相关系数一致性或联系的测量.中国卫生统计，1995，12(4)：9-12.

十三、科室名称：营养与食品卫生学教研室

[1] 张文敏，俞次清，杨赞.硝酸盐、亚硝酸盐与鼻咽癌病因初步探究.湖南医学院学报，1981，6(3).

[2] 杨赞.山苍子香油降解黄曲霉毒素B1效果观察.粮油科技，1981，11(12).

[3] 张文敏.几种霉制食品的挥发性亚硝酸胺测定.湖南医学院学报，1985，10(4).

[4] 黄思齐.孕期注意营养素的摄入量与婴儿出生体重的关系.营养学报，1986，8(1).

[5] 黄思齐.预期血中某些生化指标的改变与脐中血相应指标及某些膳食因素的关系.营养学报，1986，8(4).

[6] 张文敏.几种霉制食品及虾酱的诱变性分析.湖南医学院学报，1986，11(3).

[7] 俞次清，杨赞，张文敏.老年人核黄素需要量的初步探究.湖南医学院学报，1986，11(1).

[8] 张文敏.虾酱诱变剂前体的提取.湖南医学院学报,1986,11(14).

[9] 张文敏,周关宇,李廷银,魏志华.老年人维生素 C 需要量的探究.营养学报,1987,9(3):280-283.

[10] 黄忆明,黄思齐,何英伟.同时强化赖氨酸和核黄素大米的营养评价.湖南医学院学报,1987,12(3).

[11] 唐茂云,杨卫星.长沙市 33 例离退休老年人营养调查.湖南医学院学报,1988,13(2).

[12] 李廷银,何英伟.鲜枳椇的食用价值.湖南食品科技信息,1989,1(10).

[13] 王安安,周光宇,何英伟,唐茂云.血清过氧化脂质水平的增龄性变化.湖南医科大学学报,1989,14(2).

[14] 杨卫星,张文敏,黄忆明.脂质过氧化与冠状动脉粥样硬化性心脏病.湖南医科大学学报,1989,14(3).

[15] 张文敏.烹饪与营养的理论与实践.中国烹饪,1990,10(22).

[16] 张文敏,周光宇,李廷银.人体血清过氧化脂质,抗氧化酶、铜、锌及硒与增龄的关系,营养学报.1990,12(4):362-366.

[17] 李廷银,刘圣美.腋毛锌、铜、铅、镉含量的探究.河南预防医学,1991,2(4):747-748.

[18] 唐茂云,魏志华,胡小平.维生素 A 对儿童轻度贫血的防治效果观察.实用儿科临床,1991,6(5).

[19] 唐茂云,张文敏.人体核黄素营养状态及需要量的研究方法.湖南医学,1991,8(5).

[20] 魏志华,湛吉洪,张文敏,黄忆明.老年人维生素 C 需要量研究.中华老年医学,1991,10(2).

[21] 胡小平,孙群露.老年人膳食营养状况调查.湖南预防医学,1991,3(1).

[22] 唐茂云,魏志华,胡小平.282 例学龄前儿童缺铁性贫血及有关膳食因素的调查.湖南医科大学学报,1991,16(3).

[23] 周光宇,黄忆明,张文敏.长沙 105 麦饭石抗衰老作用的探讨.湖南预防医学,1992,4(2).

[24] 李廷银,张文敏,黄忆明.长沙麦饭石抗脂质过氧化作用的探讨.湖南医科大学学报,1992,17(2).

[25] 李廷银,张文敏,长沙麦饭石的生物学作用.江西预防医学,1993,1(2).

[26] 周光宇,章满,王安安,胡曼玲.三种食油对大鼠生物膜及脂质过氧化过程的影响研究.中国公共卫生学报,1993,12(5).

[27] 黄忆明,周光宇,杨赞,胡小平.不同食用油和调合油对大鼠血脂影响的研究.中国

公共卫生, 1993, 12(5).

[28] 黄思齐.婴幼儿配方食品中无机盐微量元素生物利用率的评价.湖南医科大学学报, 1993, 18(4).

[29] 魏志华, 刘圣美, 何英伟, 唐茂云.三种食用油对大鼠血脂, 血小板功能、生物膜及脂质过氧化的影响.中国公共卫生, 1994, 13(3).

[30] 唐茂云, 张文敏, 黄忆明, 周光宇等.食用油对血脂、脂质过氧化、膜磷脂脂肪酸及血小板功能的影响.营养学报, 1994, 16(3).

[31] 孙群露, 张文敏.三种食用油对大鼠血脂, 脂质过氧化、生物膜流动性及血小板功能的影响.湖南医科大学学报, 1994, 19(4).

[32] 王安安, 魏志华, 张文敏.花生油、茶油、牛油对大鼠脂质过氧化膜磷脂脂肪酸组成及膜流动性的影响.卫生研究, 1994, 23(3).

[33] 王伟, 何英伟, 张文敏.食用油对红细胞变形能力及膜流动性等指标的影响.卫生研究, 1995(4): 245-248.

[34] 何英伟, 王伟, 张文敏.两种调合油对人群血脂及丙二醛的影响.中国公共卫生, 1995, 11(4).

[35] 黄思齐.孕期和哺乳期铁摄入对母鼠及仔鼠体内微量元素含量的影响.中国公共卫生, 1995, 14(4).

3.4.2 2000年以后发表的科研论文

一、科室名称：流行病与卫生统计学系

1. SCI 论文

[1] SHI J C, SUN Z Q, CAI T S, et al. Development and validation of a quality of life scale for Chinese patients with benign prostatic hyperplasia[J]. BJU International, 2004, 94(6): 837-844.

[2] YANG T B, ZENG F H, SUN Z Q. Prognostic factors for primary superficial transitional cell carcinoma of the bladder: a retrospective cohort study[J]. Chinese Medical Journal (Engl), 2006, 119(21): 1821-1828.

[3] Yang T B, Walker MC, Krewski D, Yang Q, Garner P, Fraser W, Olatunbosun O, Nimrod C, Wen SW. Occurrence and determinants of trimethoprim/sulfamethoxazole use in pregnancy. Acta Obstet Gynecol Scand, 2007, 86(11): 1310-1316.

[4] Hu G, Rao K, Hu M, Sur Z. Preparing for and responding to public health emergencies in china: a focus group study. J Public Health Policy, 2007, 28(2): 185-95.

[5] Yang T B, Walker M C, Krewski D, Yang Q Y, Nimrod C, Peter Garner, William

Fraser, Olufemi Olatunbosun, Shi Wu Wen. Maternal characteristics associated with pregnancy exposure to FDA category C, D, and X drugs in a Canadian population. Pharmacoepidemiology and Drug Safety, 2008, 17(3): 270-277.

[6] Hu G, Sun Z. Poor Knowledge Translation: An Urgent Problem in China. Lancet, 2008, 372(9640): 718.

[7] Hu G, Wilcox HC, Wissow L, Baker SP. Mid-life suicide: an increasing problem in U.S. Whites, 1999-2005. American Journal of Preventive Medicine, 2008, 35(6): 589-593.

[8] Hu G, Zhang L, Sun Z. The Paradox of China's Health Workforces: Oversupply versus Scarcity. Journal of Public Health Policy, 2008, 29(4): 477-479.

[9] Hu G, Wen M, Baker TD, Baker SP. Road-traffic Deaths in China, 1985-2005: Threat and Opportunity. Injury Prevention, 2008, 14(3), 149-153.

[10] Hu G, Baker SP. Reducing Black/White Disparity: Changes in Injury Mortality in the 15-24 year age group, United States, 1999-2005. Injury Prevention, 2008, 14(3): 205-208.

[11] Hu G, Webster D, Baker SP. Hidden Homicide Increases in the U.S., 1999-2005. Journal of Urban Health, 2008, 85(4): 597-606.

[12] Hu G, Baker TD, Li G, Baker SP. Injury control: an opportunity for China. Injury Prevention. 2008, 14(2): 129-130.

[13] Hu G, Baker SP. Trends in Unintentional Injury Deaths, U.S., 1999-2005 Age, Gender, and Racial/Ethnic Differences. Am J Prev Med. 2009, 37(3): 188-194.

[14] Hu G, Baker TD, Baker SP. Injury control in China: priorities and actions. Lancet, 2009, 373(9659): 214. (IF=60.39)

[15] Guo YF, Shi JC, Hu M, Sun ZQ. Construction and validation of a short-form quality of life scale for Chinese patients with benign prostatic hyperplasia[J]. Health and Quality of Life Outcomes, 2009, 7(24): 1-7.

[16] Hu G, Rao K, Baker SP. Non-fatal injuries among Chinese aged 65 years and older: findings from the Fourth National Health Services Survey. Inj Prev, 2010, 16(4): 230-234.

[17] Hu G, Baker SP. Recent increases in fatal and nonfatal injury among people aged 65 years and over in the USA. Injury Prevention, 2010, 16(1): 26-30.

[18] Hu G, Baker TD, Baker SP. Urban-rural disparities in injury mortality in China, 2006. Journal of Rural Health, 2010, (26): 73-77.

[19] Hu G, Baker TD, Baker SP. Comparing road traffic mortality rates from police-reported data and death registration data in China. Bull World Health Organ, 2011, 89(1): 41

-45.

[20] Mamady K, Hu G. A step forward for understanding the morbidity burden in Guinea: a national descriptive study. BMC Public Health, 2011, 11(1): 436.

[21] He M, Wang Q, Zhu S, Tan A, He Q, Chen T, Hu G. Health-related quality of life of doctors and nurses in China: findings based on the latest open-access data. Qual Life Res, 2011 Dec 16.

[22] Hu G, Baker SP. An explanation for the recent increase in the fall death rate among older americans: a subgroup analysis. Public Health Rep. 2012, 127(3): 275-81.

[23] Hu G, Baker SP. To examine the effect of China's drunk driving policy, high-quality data are needed. Inj Prev, 2012, 18(4): 209.

[24] Mamady K, Yao H, Zhang X, Xiang H, Tan H, Hu G. The injury mortality burden in Guinea. BMC Public Health. 2012, 12(1): 733.

[25] Qin J B, Yang T B, Kong F J, Wei J, Shan X Z. Students and their parental attitudes toward the education of children affected by HIV/AIDS: a cross-sectional study in AIDS prevalent rural areas, China. Australian and New Zealand Journal of Public Health, 2013, 37(1): 52-57.

[26] Zhen F X, Yang J J, Cai Q F, Wang Z S, Zhang X, Yang T B. Prevalence and Risk Factors of Type 2 Diabetes in the Adults in Haikou City, Hainan Island, China. IRANIAN JOURNAL OF PUBLIC HEALTH, 2013, 42(3): 222-230.

[27] Qin J, Yang T, Kong F, Zhou Q. Oral contraceptive use and uterine leiomyoma risk: a meta-analysis based on cohort and case-control studies. Arch Gynecol Obstet, 2013, 288(1): 139-148.

[28] Qin J, Yang T, Kong F, Wei J, Shan X. Students and their parental attitudes toward the education of children affected by HIV/AIDS: a cross-sectional study in AIDS prevalent rural areas, China. Aust N Z J Public Health, 2013, 37(1): 52-57.

[29] Baker SP, Hu G, Wilcox HC, Baker TD. Increase in suicide by hanging/suffocation in the U.S., 2000-2010. Am J Prev Med, 2013, 44(2): 146-149.

[30] Hu G, Mamady K. Alcohol-related road traffic injury and Global Burden of Disease 2010. Lancet. 2013, 382(9898): 1092-1093. (IF=60.39)

[31] Huang Y, Tian D, Gao L, Li L, Deng X, Mamady K, Hu G. Neglected increases in rural road traffic mortality in China: findings based on health data from 2005 to 2010. BMC Public Health, 2013, 13(1): 1111.

[32] Xia Z F, Yang T B, Wang Z S, Dong J D, Liang C Y. GRK5 Intronic (CA)n

Polymorphisms Associated with Type 2 Diabetes in Chinese Hainan Island. PLoS ONE, 2014, 9(3): 90597.

[33] Qin JB, Feng TJ, Yang TB, Hong FC, Lan LN, Zhang CL, Liu XL, Yang YZ, Xiao SY, Tan HZ. Synthesized prevention and control of one decade for mother-to-child transmission of syphilis and determinants associated with congenital syphilis and adverse pregnancy outcomes in Shenzhen, South China. Eur J Clin Microbiol Infect Dis, 2014, 33(12): 2183-2918.

[34] Qin JB, Feng TJ, Yang TB, Hong FC, Lan LN, Zhang CL, Yang F, Mamady K, Dong W. Risk factors for congenital syphilis and adverse pregnancy outcomes in offspring of women with syphilis in Shenzhen, China: a prospective nested case-control study. Sex Transm Dis, 2014, 41(1): 13-23.

[35] Qin JB, Feng TJ, Yang TB, Hong FC, Lan LN, Zhang CL. Maternal and paternal factors associated with congenital syphilis in Shenzhen, China: a prospective cohort study. Eur J Clin Microbiol Infect Dis, 2014, 33(2): 221-32.

[36] Qin JB, Yang T, Xiao S, Tan H, Feng T, Fu H. Reported estimates of adverse pregnancy outcomes among women with and without syphilis: a systematic review and meta-analysis. PLoS One, 2014, 9(7): 102203.

[37] He Q, Kang W, Tian D, Huang Y, Gao L, Deng X, Li L, Hu G. Analysis of the quantity and quality of published randomised controlled trials related to injury prevention from 2001 to 2010 in China. Inj Prev, 2014, 20(3): 148-154.

[38] Tan A, Zhang X, Baker SP, Hu G. How do public health practitioners in China perceive injury prevention? A survey. Inj Prev, 2014, 20(3): 196-199.

[39] Wei J, Wang X l, Yang H B, Yang T B. Development of an In-Patient Satisfaction Questionnaire for the Chinese Population. PLoS ONE, 2015, 10(12): e0144785.

[40] Wei J, Zeng C, Gong Q Y, Yang H B, Li X X, Lei G H and Yang T B. The association between dietary selenium intake and diabetes: a cross-sectional study among middle-aged and older adults. Nutrition Journal, 2015, 14: 18.

[41] Wei J, Shen L, Yang H B, QIN J B, Huang W, Zhang J J, Gong Q Y, Li X X, Yang T B. Development and validation of Chinese outpatient satisfaction questionaire: evidence from 46 public general hospitals and 5151 outpatients. Public health, 2015, 129(11): 1523-1529.

[42] Li L, Robert S, Wu J, Zhu X, Zhang W, Zhang L, Gao X, Luo J S, Hu G Q. Legislation coverage for child injury prevention in China, Bulletin of the World Health

Organization, 2015, 93(3): 169-175.

[43] Shen M X, Hu M, Liu S Y, Chang Y, Sun Z Q, Assessment of the Chinese Resident Health Literacy Scale in a population-based sample in South China, BMC Public Health, 2015, 11(15): 637.

[44] Qin J, Wang H, Sheng X, Liang D, Tan H, Xia J. Pregnancy-related complications and adverse pregnancy outcomes in multiple pregnancies resulting from assisted reproductive technology: a cohort study. Fertil Steril 2015, 103(6): 1492-1508.

[45] Qin J, Yang T, Wang H, Feng T, Liu X. Potential Predictors for Serofast State after Treatment among HIV-Negative Persons with Syphilis in China: A Systematic Review and Meta-Analysis. Iran J Public Health, 2015, 44(2): 155-169.

[46] Wang Q, Zhang W, Yang R, Huang Y, Zhang L, Ning P, Cheng X, Schwebel DC, Hu G, Yao H. Common Traffic Violations of Bus Drivers in Urban China: An Observational Study. PLoS One, 2015, 10(9): e0137954.

[47] Wei J, Zeng C, Li X X, Gong Q Y, Lei G H, Yang T B. Association among dietary magnesium, serum magnesium, and diabetes: a cross-sectional study in middle-aged and older adults. Journal of Health, Population and Nutrition, 2016, 35: 33.

[48] Wang X L, Yang T B, Wei J, Lei G H, Zeng C. Association between serum selenium level and type 2 diabetes mellitus: a non-linear dose – response meta-analysis of observational studies. Nutrition Journal, 2016, 15: 48.

[49] Xie D, Yang T, Liu Z, Wang H. Epidemiology of Birth Defects Based on a Birth Defect Surveillance System from 2005 to 2014 in Hunan Province, China. PLoS ONE, 2016, 11(1): e0147280.

[50] Li Y, Deng X Y, Zeng X M, Peng X N. The Role of Mir-148a in Cancer. J Cancer, 2016, 7(10): 1233-1241.

[51] Yang R, Xiong J, Deng D, Wang Y, Liu H, Jiang G, Peng Y, Peng X, Zeng X. An integrated model of clinical information and gene expression for prediction of survival in ovarian cancer patients. Transl Res, 2016, 172: 84-95.

[52] Ning P, Schwebel DC, Huang H, Li L, Li J, Hu G. Global progress in road injury mortality since 2010. PLoS One, 2016, 11(10): e0164560.

[53] Qin J, Liu X, Sheng X, Wang H, Gao S. Assisted reproductive technology and the risk of pregnancy-related complications and adverse pregnancy outcomes in singleton pregnancies: a cohort study. Fertil Steril, 2016, 105(1): 73-85.

[54] Tian D, Sun L, Zhang L, Zhang L, Zhang W, Li L, Deng X, Ning P, Cheng X, Deng

J, Hu G. Large urban-rural disparity in the severity of two-week illness: updated results based on the first health service survey of Hunan Province, China. Int J Equity Health, 2016, 15: 37.

[55] Huang H, Yin Q, Schwebel DC, Li L, Hu G. Examining Road Traffic Mortality Status in China: A Simulation Study. PLoS One, 2016 Apr 12, 11(4): e0153251.

[56] Cheng X, Wu Y, Yao J, Schwebel DC, Hu G. Mortality from Unspecified Unintentional Injury among Individuals Aged 65 Years and Older by U. S. State, 1999—2013. Int J Environ Res Public Health, 2016, 13(8): 763.

[57] Huang Y, Wu Y, Schwebel DC, Zhou L, Hu G[通讯作者]. Disparities in Under-Five Child Injury Mortality between Developing and Developed Countries: 1990-2013. Int J Environ Res Public Health, 2016, 13(7): 653.

[58] Ning P, Schwebel DC, Huang H, Li L, Li J, Hu G. Global Progress in Road Injury Mortality since 2010. PLoS One, 2016, 11(10): e0164560.

[59] Qin JB, Yang TB, Li FR, Wang H. Whole-grain intake and risk of type 2 diabetes. Am J Clin Nutr, 2016, 104(6): 1722-1723.

[60] Shi JC, Wang Y, Cheng WW, Shao H, Shi LZ, Direct health care costs associated with obesity in Chinese population in 2011. Journal of Diabetes and Its Complications, 2017, 31(3): 523-528.

[61] Liang Y, Chen L, Yu H, Wang H, Li Q, Yu R, Qin J. Which type of congenital malformations is significantly increased in singleton pregnancies following after in vitro fertilization/intracytoplasmic sperm injection. Oncotarget, 2017, 9(3): 4267-4278.

[62] Qin JB, Sheng XQ, Wang H, Chen GC, Yang J, Yu H, Yang TB. Worldwide prevalence of adverse pregnancy outcomes associated with in vitro fertilization/intracytoplasmic sperm injection among multiple births. Arch Gynecol Obstet, 2017, 295(3): 577-597.

[63] Ning P, Schwebel DC, Hu G. Healthy China 2030: a missed opportunity for injury control. Inj Prev, 2017, 23(6): 363.

[64] Qin JB, Sheng XQ, Wu D, Gao SY, You YP, Yang TB, Wang H. Worldwide prevalence of adverse pregnancy outcomes among singleton pregnancies after in vitro fertilization/intracytoplasmic sperm injection. Arch Gynecol Obstet, 2017, 295(2): 285-301.

[65] Cheng P, Yin P, Ning P, Wang L, Cheng X, Liu Y, Schwebel DC, Liu J, Qi J, Hu G, Zhou M. Trends in traumatic brain injury mortality in China, 2006—2013: A population-based longitudinal study. PLoS Med, 2017, 14(7): e1002332. (IF=10.5)

[66] Qin J B, Sheng X, Wu D, Gao S, You Y, Yang T, Wang H. Adverse Obstetric Outcomes

Associated With In Vitro Fertilization in Singleton Pregnancies. Reprod Sci, 2017, 24 (4): 595-608.

[67] Wu Y, Zhang W, Zhang L, Schwebel DC, Ning P, Cheng X, Deng X, Li L, Deng J, Hu G. Non-fatal injuries treated outside a hospital in Hunan, China: results from a household interview survey. Eur J Public Health, 2017, 27(2): 331-334.

[68] Qin JB, Sheng X, Wu D, Gao S, You Y, Yang T, Wang H. Adverse Obstetric Outcomes Associated With In Vitro Fertilization in Singleton Pregnancies: A Prospective Cohort Study. Reprod Sci, 2017, 24(4): 595-608.

[69] Chen T, Huang Y, Liu R, Xie Z, Chen S, Hu G. Evaluating the effects of common control measures for influenza A (H1N1) outbreak at school in China: A modeling study. PLoS One, 2017, 12(5): e0177672.

[70] Xiao W, Ning P, Schwebel DC, Hu G. Evaluating the Effectiveness of Implementing a More Severe Drunk-Driving Law in China: Findings from Two Open Access Data Sources. Int J Environ Res Public Health, 2017, 14(8): 832.

[71] Wu Y, Huang Y, Schwebel DC, Hu G. Unintentional Child and Adolescent Drowning Mortality from 2000 to 2013 in 21 Countries: Analysis of the WHO Mortality Database. Int J Environ Res Public Health, 2017, 14(8): 875.

[72] Deng X, Dong P, Zhang L, Tian D, Zhang L, Zhang W, Li L, Deng J, Ning P, Hu G [通讯作者]. Health-related quality of life in residents aged 18 years and older with and without disease: findings from the First Provincial Health Services Survey of Hunan, China. BMJ Open, 2017, 7(9): e015880.

[73] Ning P, Schwebel DC, Hu G. Healthy China 2030: a missed opportunity for injury control. Inj Prev, 2017, 23(6): 363.

[74] Wu XL, Xie YY, Ning PS, Di XK, Schwebel DC, Hu GQ. Incidence of interpersonal violence among individuals with drug addiction receiving compulsory treatment: a survey at two drug detention centers in Hunan, China. Biomed Environ Sci, 2018, 31(12): 883-887.

[75] Ning P, Chen B, Cheng P, Yang Y, Schwebel DC, Yu R, Deng J, Li S, Hu G. Effectiveness of an App-based intervention for unintentional injury among caregivers of preschoolers: protocol for a cluster randomized controlled trial. BMC Public Health, 2018, 18(1): 865.

[76] Hu G, Yin D. China: a return to the "kingdom of bicycles"? BMJ. 2018, 360: 94. (IF = 30.313)

[77] Wu Y, Cheng X, Ning P, Cheng P, Schwebel DC, Hu G. Comparing U. S. Injury Death Estimates from GBD 2015 and CDC WONDER. Int J Environ Res Public Health, 2018, 15(1): 87.

[78] Qin JB, Zhao GL, Wang F, Cai YM, Lan LN, Yang L, Feng TJ. Childhood Abuse Experiences and the COMT and MTHFR Genetic Variants Associated With Male Sexual Orientation in the Han Chinese Populations: A Case-Control Study. J Sex Med, 2018, 15(1): 29-42.

[79] Gao Y, Li L, Schwebel DC, Ning P, Cheng P, Hu G. Reimbursement for injury-induced medical expenses in Chinese social medical insurance schemes: A systematic analysis of legislative documents. PLoS One, 2018, 13(3): e0194381.

[80] Cheng P, Tan L, Ning P, Li L, Gao Y, Wu Y, Schwebel DC, Chu H, Yin H, Hu G. Comparative Effectiveness of Published Interventions for Elderly Fall Prevention: A Systematic Review and Network Meta-Analysis. Int J Environ Res Public Health, 2018, 15(3): 498.

[81] Chu X, Zhang X, Cheng P, Schwebel DC, Hu G. Assessing the Use of Media Reporting Recommendations by the World Health Organization in Suicide News Published in the Most Influential Media Sources in China, 2003-2015. Int J Environ Res Public Health, 2018, 15(3): 451.

[82] Qin JB, Ning H, Zhou Y, Hu Y, Yang L, Huang R. LncRNA MIR31HG overexpression serves as poor prognostic biomarker and promotes cells proliferation in lung adenocarcinoma. Biomed Pharmacother, 2018, 99: 363-368.

[83] Qin JB, Ning H, Zhou Y, Hu Y, Huang B, Wu Y, Huang R. LncRNA Uc.173 is a key molecule for the regulation of lead-induced renal tubular epithelial cell apoptosis. Biomed Pharmacother, 2018, 100: 101-107.

[84] Gao Y, Schwebel DC, Hu G. Infant Mortality Due to Unintentional Suffocation Among Infants Younger Than 1 Year in the United States, 1999-2015. JAMA Pediatr, 2018, 172(4): 388-390. (IF=13.946)

[85] Zheng Z, Chen L T, Yang T B, Yu H, Wang H, Qin J B. Multiple pregnancies achieved with IVF/ICSI and risk of specific congenital malformations: a cohort study. Reprod Biomed Online, 2018, 36(4): 472-482.

[86] Ning P, Cai M, Cheng P, Zhang Y, Schwebel DC, Yang Y, Zhang W, Cheng X, Gao Y, Ling X, Hu G. Trends in injury morbidity in China, 1993-2013: A longitudinal analysis of population-based survey data. Accid Anal Prev, 2018, 113: 179-186.

[87] Wang L, Wu Y, Yin P, Cheng P, Liu Y, Schwebel DC, Qi J, Ning P, Liu J, Cheng X, Zhou M, Hu G. Poisoning deaths in China, 2006—2016. Bull World Health Organ, 2018, 96(5): 314-326. (IF=6.96)

[88] Chen L, Yang T, Zheng Z, Yu H, Wang H, Qin J. Birth prevalence of congenital malformations in singleton pregnancies resulting from in vitrofertilization/intracytoplasmic sperm injection worldwide. Arch Gynecol Obstet, 2018, 297(5): 1115-1130.

[89] Ning P, Chen B, Cheng P, Yang Y, Schwebel DC, Yu R, Deng J, Li S, Hu G*. Effectiveness of an App-based intervention for unintentional injury among caregivers of preschoolers: protocol for a cluster randomized controlled trial. BMC Public Health, 2018, 18(1): 865.

[90] Fu Y, Schwebel DC, Hu G. Physicians' Workloads in China: 1998-2016. Int J Environ Res Public Health, 2018, 15(8): 1649.

[91] Wu Y, Schwebel DC, Hu G. Disparities in Unintentional Occupational Injury Mortality between High-Income Countries and Low- and Middle-Income Countries: 1990-2016. Int J Environ Res Public Health, 2018, 15(10): 2296.

[92] Fu H, Feng T, Qin J, Wang T, Wu X, Cai Y, Lan L, Yang T Q. Reported prevalence of childhood maltreatment among Chinese college students: A systematic review and meta-analysis. PLoS One. 2018, 13(10): e0205808.

[93] Huang H, Chang F, Schwebel DC, Ning P, Cheng P, Hu G. Improve traffic death statistics in China. Science, 2018, 362(6415): 650. (IF=41.846)

[94] Zheng Z, Yang T, Chen L, Wang L, Zhang S, Wang T, Zhao L, Ye Z, Chen L, Qin J B. Increased maternal Body Mass Index is associated with congenital heart defects: An updated meta-analysis of observational studies. Int J Cardiol, 2018, 273: 112-120.

[95] Wang Z Y, Hu M, Yu T L, Yang J, The Relationship between Childhood Maltreatment and Risky Sexual Behaviors: A Meta-Analysis, International Journal of Environmental Research and Public Health, 2019, 16(19): 3666.

[96] Wang L L, Clercq E D, Li G D, Current and emerging non-nucleoside reverse transcriptase inhibitors (NNRTIs) for HIV-1 treatment, Expert Opinion on Drug Metabolism & Toxicology, 2019, 15(10): 813-829.

[97] Mao J, Shi J, He SM, Li N, Shi JC, Yang F. Reproductive factors and risk of breast cancer: a pooled meta-analysis of 55 case-control studies based on different source populations. International Journal of Clinical and Experimental Medicine, 2019, 12(6): 6453-6468.

[98] He SM, Shi JC, Mao J, Luo X, Liu W, Liu R, Yang F. The expression of miR-375 in prostate cancer: A study based on GEO, TCGA data and bioinformatics analysis. Pathology-Research and Practice, 2019, 215(6): 152375.

[99] Wang L, Ning P, Yin P, Cheng P, Schwebel DC, Liu J, Wu Y, Liu Y, Qi J, Zeng X, Zhou M, Hu G. Road traffic mortality in China: analysis of national surveillance data from 2006 to 2016. Lancet Public Health, 2019, 4(5): 245-255.

[100] Ning P, Schwebel DC, Chu H, Zhu M, Hu G*. Changes in reporting for unintentional injury deaths, United States of America. Bull World Health Organ, 2019, 97(3): 190-199.

[101] Ning P, Cheng P, Schwebel DC, Yang Y, Yu R, Deng J, Li S, Hu G Q. An App-based intervention for caregivers to prevent unintentional injury among preschoolers: cluster randomized controlled trial. JMIR Mhealth Uhealth, 2019, 7(8): 13519.

[102] Ning P, Gao D, Cheng P, Schwebel DC, Wei X, Tan L, Xiao W, He J, Fu Y, Chen B, Yang Y, Deng J, Wu Y, Yu R, Li S, Hu G. Needs analysis for a parenting App to prevent unintentional injury in newborn babies and toddlers: focus group and survey study among Chinese caregivers. JMIR Mhealth Uhealth, 2019, 7(4): 11957.

[103] Zhang S, Wang L, Yang T, Chen L, Qiu X, Wang T, Chen L, Zhao L, Ye Z, Zheng Z, Qin J. Maternal violence experiences and risk of postpartum depression: A cohort study. Eur Psychiatry, 2019, 55: 90-101.

[104] Hu G, Ivers RQ, Xiang H. Advancing injury prevention in China. Inj Prev, 2019, 25(1): 1-2.

[105] Wang L, Cheng X, Yin P, Cheng P, Liu Y, Schwebel DC, Liu J, Qi J, Zhou M, Hu G. Unintentional drowning mortality in China, 2006—2013. Inj Prev, 2019, 25(1): 47-51.

[106] Yang Z, Wu J, Li X, Xie D, Wang Y, Yang T. Association between dietary iron intake and the prevalence of nonalcoholic fatty liver disease. Medicine, 2019, 98: 43.

[107] Wu X, Zhang H, Xiao W, Ning P, Schwebel DC, Hu G. Are Bus Company Regulations Associated with Crash Risk? Findings from a Retrospective Survey in Four Chinese Cities. Int J Environ Res Public Health. 2019, 16(8): 1342.

[108] Wang L, Ning P, Yin P, Cheng P, Schwebel DC, Liu J, Wu Y, Liu Y, Qi J, Zeng X, Zhou M, Hu G. Road traffic mortality in China: analysis of national surveillance data from 2006 to 2016. Lancet Public Health, 2019, 4(5): 245-255. (IF=16.292)

[109] Cheng X, Tan L, Gao Y, Yang Y, Schwebel DC, Hu G. A new method to attribute

differences in total deaths between groups to population size, age structure and age-specific mortality rate. PLoS One, 2019, 14(5): e0216613.

[110] Ning P, Schwebel DC, Chu H, Zhu M, Hu G. Changes in reporting for unintentional injury deaths, United States of America. Bull World Health Organ, 2019, 97(3): 190-199. (IF=6.96)

[111] Ye Z, Wang L, Yang T, Chen L, Wang T, Chen L, Zhao L, Zhang S, Zheng Z, Luo L, Qin J. Maternal Viral Infection and Risk of Fetal Congenital Heart Diseases: A Meta-Analysis of Observational Studies. J Am Heart Assoc, 2019, 8(9): e011264.

[112] Wang T, Chen L, Yang T, Huang P, Wang L, Zhao L, Zhang S, Ye Z, Chen L, Zheng Z, Qin J. Congenital Heart Disease and Risk of Cardiovascular Disease: A Cohort Study. J Am Heart Assoc. 2019, 8(10): e012030.

[113] Zheng Z, Xie G, Yang T, Qin J. Congenital malformations are associated with secondhand smoke among nonsmoking women: A meta-analysis. Birth, 2019, 46(2): 222-233.

[114] Zheng Z, Xie G, Yang T, Qin J. Congenital malformations are associated with secondhand smoke among nonsmoking women. Birth, 2019, 46(2): 222-233.

[115] Wu J, Zeng C, Yang Z, Li X, Lei G, Xie D, Wang Y, Wei J, Yang T. Association Between Dietary Selenium Intake and the Prevalence of Nonalcoholic Fatty Liver Disease: A Cross-Sectional Study. J Am Coll Nutr, 2019, 3: 1-9.

[116] Wang T, Chen L, Yang T, Wang L, Zhao L, Zhang S, Ye Z, Chen L, Zheng Z, Qin J. Cancer risk among children conceived by fertility treatment. Int J Cancer, 2019, 144(12): 3001-3013.

[117] Yang Z, Lei G, Li X, Wang Y, Xie Z, Zhang X, He Y, Xiong Y, Yang T. Does symptomatic knee osteoarthritis increase the risk of all-cause mortality? Data from four international population-based longitudinal surveys of aging. Clin Rheumatol, 2019 Jul 20.

[118] Ning P, Cheng P, Schwebel DC, Yang Y, Yu R, Deng J, Li S, Hu G. An App-Based Intervention for Caregivers to Prevent Unintentional Injury Among Preschoolers: Cluster Randomized Controlled Trial. JMIR Mhealth Uhealth, 2019, 7(8): e13519.

[119] Wu X, Xiao W, Deng C, Schwebel DC, Hu G. Unsafe riding behaviors of shared-bicycle riders in urban China: A retrospective survey. Accid Anal Prev, 2019, 131: 1-7.

[120] Chen L, Yang T, Chen L, Wang L, Wang T, Zhao L, Ye Z, Zhang S, Luo L, Zheng Z, Qin J. Risk of congenital heart defects in offspring exposed to maternal diabetes mellitus: an updated systematic review and meta-analysis. Arch Gynecol Obstet. 2019, 300(6): 1491-1506.

[121] Wu Y, Gao J, Qin J, He J, Wang A, Wang H, Du Q, Fang J, Sheng X, Wang R, Wang Z, Yang T. Mother-to-child transmission prevention of human immunodeficiency virus, syphilis and hepatitis B virus. Women Birth, 2019, 32(6): 570-578.

[122] Liu X, Zhou M, Luo X, Wang Y R, Deng F, Peng X N Zeng X M. An integrated signature of clinical and RNA signature for muscle-invasive bladder cancer prognosis. American Journal of Cancer Science, 2020, 8(1): 1-14.

[123] Fu, HL, Feng, TJ, Wang, TT, Wu, XB, Cai, YM, Yang, TB. Reported prevalence of depression or depressive symptoms among men who have sex with men in China, 2004—2018: A systematic review and meta-analysis. JOURNAL OF AFFECTIVE DISORDERS, 2020, 277: 192-203.

[124] Wu J, Yang Z, Wei J, Zeng C, Wang Y, Yang T. Association Between Serum Magnesium and the Prevalence of Kidney Stones: a Cross-sectional Study. Biol Trace Elem Res, 2020, 195(1): 20-26.

[125] Fu H L, Kaminga A C, Peng Y, Feng T J, Wang T T, Wu X B, Yang T B. Associations between disease activity, social support and health-related quality of life in patients with inflammatory bowel diseases: the mediating role of psychological symptoms. BMC Gastroenterology, 2020, 20(1).

[126] Zhang M, Li G D, Shang J, Pan C, Zhang M X, Yin Z B, Xie Q, Peng Y Z, Mao Q, Xiao X Q, Jiang Y F, Luo K Z, Xu Y, Ding H, Fan W Z, Diego V, Pourkarim M R, Clercq E D, Wang G Q, Gong G Z, Rapidly decreased HBV RNA predicts responses of pegylated interferons in HBeAg-positive patients: a longitudinal cohort study, Hepatology International, 2020, 14(2): 212-224

[127] Liu XF, Yang F, Cheng WW, Wu YY, Cheng J, Sun WC, Yan XF, Luo MM, Mo XK, Hu M, Lin Q, Shi JC. Mixed methods research on satisfaction with basic medical insurance for urban and rural residents in China. BMC Public Health, 2020, 20(1): 1201.

[128] Miao M, Clercq E D, Li G D. Clinical significance of chemokine receptor antagonists, Expert Opinion on Drug Metabolism & Toxicology, 2020, 16(1): 11-30.

[129] Jiang G L, Wu J, Liu X, Peng X N, Zhong F Y, Yuan W L, Deng F, Peng X L, Peng S H Zeng X M. Prognostic value of miR-21 in gliomas: comprehensive study based on meta-analysis and TCGA dataset validation. Sci Rep, 2020, 10(1): 4220.

[130] Zhang S, Wang L, Yang T, Chen L, Zhao L, Wang T, Chen L, Ye Z, Zheng Z, Qin J B. Parental alcohol consumption and the risk of congenital heart diseases in offspring: An

updated systematic review and meta-analysis. Eur J Prev Cardiol, 2020, 27(4): 410-421.

[131] Li G D, Clercq E D, Therapeutic options for the 2019 novel coronavirus (2019-nCoV), Nature Reviews Drug Discovery, 2020, 19(3): 149-150

[132] Gao Y, Schwebel DC, Zhang L, Xiao W, Hu G Q. Unsafe Bicycling Behavior in Changsha, China: A Video-Based Observational Study. Int J Environ Res Public Health, 2020, 17(9): 3256.

[133] Cheng X, Yang Y, Schwebel DC, Liu Z, Li L, Cheng P, Ning P, Hu G. Population ageing and mortality during 1990—2017: A global decomposition analysis. PLoS Med, 2020, 17(6): e1003138. (IF=10.5)

[134] Hua J, Zhang L, Gao D, Huang Y, Ning P, Cheng P, Li Y, Hu G. Prevalence of Overweight and Obesity among People Aged 18 Years and Over between 2013 and 2018 in Hunan, China. Int J Environ Res Public Health, 2020, 17(11): 4048.

[135] Miao M, Jing X X, Clercq E D, Li G D. Danoprevir for the Treatment of Hepatitis C Virus Infection, Drug Design, Development and Therapy, 2020, 14: 2759-2774.

[136] Zhao L J, Chen L Z, Yang T B, Wang T T, Zhang S M, Chen L T, Ye Z W, Luo L, Qin J B. Birth prevalence of congenital heart disease in China, 1980—2019: a systematic review and meta-analysis of 617 studies. Eur J Epidemiol, 2020, 35(7): 631-642.

[137] Ye Z W, Wang L S, Yang T B, Chen L Z, Wang T T, Chen L T, Zhao L J, Zhang S M, Luo L, Qin J B. Gender of infant and risk of postpartum depression: a meta-analysis based on cohort and case-control studies. J Matern Fetal Neonatal Med, 2020, 1-10.

[138] Zhao L, Chen L, Yang T, Wang L, Wang T, Zhang S, Chen L, Ye Z, Zheng Z, Qin J B. Parental smoking and the risk of congenital heart defects in offspring: An updated meta-analysis of observational studies. Eur J Prev Cardiol, 2020, 27(12): 1284-1293.

[139] Diao J Y, Luo L, Li J Q, Zhang S M, Li Y H, Qin J B. Maternal homocysteine and folate levels and risk of recurrent spontaneous abortion. J Obstet Gynaecol Res, 2020.

[140] Jiang C H, Wang Y L, Hu M, Wen L J, Wen C, Wang Y, Zhu W H, Tai S, Jiang Z B, Xiao K, Faria N R, Clercq E D, Xu J M, Li G D. Antibody seroconversion in asymptomatic and symptomatic patients infected with severe acute respiratory syndrome coronavirus 2 (SARS-CoV-2). Clinical & Translational Immunology, 2020, 9(9): 1182

[141] Zhao M Y, Diao J Y, Huang P, Li J Q, Li Y H, Yang Y, Luo L, Zhang S M, Chen L T, Wang T T, Zhu P, Qin J B. Association of Maternal Diabetes Mellitus and Polymorphisms of the NKX2.5 Gene in Children with Congenital Heart Disease: A Single Centre-Based Case-Control Study. J Diabetes Res, 2020, 2020: 3854630.

[142] Luo L, Diao J Y, Li J Q, Li Y H, Wang T T, Chen L T, Zhang S M, Qin J B. Association of paternal smoking with the risk of neural tube defects in offspring. Birth Defects Res, 2020 Oct 17.

[143] Li G D, Liu Y C, Jing X X, Wang Y L, Miao M, Tao L, Zhou Z G, Xie Y L, Huang Y X, Lei J H, Gong G Z, Jin P, Hao Y T, Faria N R, Clercq E D, Zhang M. Mortality risk of COVID-19 in elderly males with comorbidities: A multi-country study. Aging, 2020, 13(1): 27-60.

[144] Yang J, Wang Z Y, Huang L, Yu T L, Wan S Q, Song J, Zhang B L, Hu M, Do betel quid and areca nut chewing deteriorate prognosis of oral cancer? A systematic review, meta-analysis, and research agenda. Oral Disease, 2020.

[145] Zhou Z G, Zhang M, Wang Y L, Zheng F, Huang Y X, Huang K, Yu Q Z, Cai C L, Chen D, Tian Y, Lei J H, Xiao X Q, Clercq E D, L G D, Xie Y L, Gong G Z, Clinical characteristics of older and younger patients infected with SARS-CoV-2, Aging, 2020, 12(12): 11296-11305

[146] Li Y H, Diao J Y, Li J Q, Luo L, Zhao L J, Zhang S M, Wang T T, Chen L T, Yang T B, Chen L Z, Zhu P, Qin J B. Association of maternal dietary intakes and CBS gene polymorphisms with congenital heart disease in offspring. Int J Cardiol, 2021, 322: 121-128.

[147] Deng F, Mu J, Qu C W, Yang F, Liu X, Zeng X M and Peng X N. A Novel Prognostic Model of Endometrial Carcinoma Based on Clinical Variables and Oncogenomic Gene Signature. Front Mol Biosci, 2021, 7: 587822.

[148] Wu Y, Schwebel DC, Huang Y, Ning P, Cheng P, Hu G. Sex-specific and age-specific suicide mortality by method in 58 countries between 2000 and 2015. Inj Prev. 2021, 27(1): 61-70.

[149] Li G D, Xu M, Yue T T, Gu W J, and Tan L, Life-long Passion for Antiviral Research and Teaching: 80th Anniversary of Prof. Dr. Erik De Clercq, Biochemical Pharmacology, 2021, 185: 114485

[150] Li G D, Yue T T, Zhang P, Gu W J, Gao L J, and Li Tan, Drug Discovery of Nucleos(t)ide Antiviral Agents, Molecules, 2021, 26(4): 923

[151] Wang T T, Chen L Z, Huang P, Yang T B, Zhang S M, Zhao L J, Chen L T, Ye Z W, Luo L, Qin J B. Association of maternal gut microbiota and plasma metabolism with congenital heart disease in offspring: a multi-omic analysis. Sci Rep, 2021, 11(1): 5339.

[152] Luo L, Zhang S M, Wang T T, Diao J Y, Li J Q, Li Y H, Zhao L J, Chen L T, Ye Z W, Huang P, Qin J B. Associations of maternal diabetes mellitus and adiponectin gene polymorphisms with congenital heart disease in offspring: A case-control study. Medicine (Baltimore), 2021, 100(9): e24672.

[153] Miao M, Clercq E D, Li G D. Genetic Diversity of SARS-CoV-2 over a One-Year Period of the COVID-19 Pandemic: A Global Perspective, Biomedicines, 2021, 9: 412.

2. CSCD/CSSCI 论文

[1] 孟玮, 杨土保, 谭红专等. 湖南省洞庭湖洪灾区居民住院费用的研究. 中华流行病学杂志. 2003, 23(8): 689-693.

[2] 王一任, 孙振球, 黄镇南, 应用 SAS 软件进行 Topsis 法分析. 中国卫生统计, 2003, 20(2): 119-121.

[3] 曾福华, 杨土保. 原发浅表性膀胱癌预后影响因素分析. 中华泌尿外科杂志, 2004, 25(10): 669-672.

[4] 王一任, 孙振球. 医用综合评价方法研究进展. 中南大学学报(医学版), 2005, 30(2): 228-232.

[5] 杨土保, 彭丽霞, 张凯军, 龙开超, 陈旭波, 李钢强. 基于 TOPSIS 法的农村卫生与计划生育适宜技术推广绩效评估. 中国卫生统计, 2008, 25(1): 52-54

[6] 江军仪, 葛振兴, 单旭征, 金樱枝, 金星, 王雪, 杨土保. 长沙县农村孕妇孕期暴露 C、D 类药物状况及其影响因素研究. 中国卫生统计, 2009, 26(3): 247-249, 254.

[7] 杨思, 陈充, 刘小娟, 杨土保. 大学生亚健康症状自评量表信度、效度检验. 卫生研究, 2010, 39(4): 491-493.

[8] 朱松林, 王琦琦, 牛子儒, 谭爱春, 何琼, 胡国清. 2009 年某高校大学生甲型 H1N1 流感症状自我报告情况及影响因素分析. 中华疾病控制杂志, 2010, 14(10): 1022-1025.

[9] 虞仁和, 胡国清, 孙振球, 黄镇南. 关于百分位数直接计算法的进一步探讨. 中国卫生统计, 2010, 27(3): 307-308.

[10] 单旭征, 杨土保. 中小学生及其家长对受艾滋病影响儿童态度及影响因素分析. 中南大学学报(医学版), 2011, 36(5): 448-452.

[11] 秦家碧, 杨土保. 家长对受艾滋病影响儿童的态度及影响因素分析. 中国特殊教育, 2011, 4: 85-90.

[12] 胡国清, 王琦琦, 朱松林, 陈田木, 谭爱春, 何琼, 胡明. 我国中小学生交通伤害发生率的分析. 中国学校卫生, 2011, 32(12): 1422-1426.

[13] 陈田木, 刘如春, 王琦琦, 朱松林, 谭爱春, 何琼, 刘鑫, 胡国清. SIR 模型在一起校园急性出血性结膜炎暴发疫情处理中应用. 中华流行病学, 2011, 32(8): 830-833.

[14] 胡国清,朱松林,王琦琦,陈田木,谭爱春,何琼,刘鑫.中国五岁以下儿童非致死性伤害发生率及影响因素研究.中华流行病学杂志.2011,32(8):773-776.

[15] 朱松林,王琦琦,董晶,刘彬彬,胡国清.1321名大学应届毕业生就业意向与悲伤情绪、自杀想法、计划和尝试的关系研究.中国卫生统计,2011,28(2):132-134.

[16] 邓瑛,王琦琦,松凯,朱松林,宁芳,周素梅,沈壮,胡国清.突发公共卫生事件风险评估研究进展.中国预防医学杂志,2011,12(3):292-294.

[17] 王琦琦,朱松林,马苑,何琼,谭爱春,胡国清.湖南省中学生交通违规行为现状调查及影响因素分析.中南大学学报(医学版),2011,36(3):233-239.

[18] 胡平成,陈小丹,查文婷.老年冠心病患者遵医服药情况及影响因素分析.中国现代医学杂志,2011,21(13):1483-1485.

[19] 胡平成,张苹芳,陈小丹.某市娱乐场所女性一般工作人员性病患病状况及影响因素分析.中国现代医学杂,2011,21(32):4075-4077.

[20] 阳赣萍,彭司华,左双燕,王一任,彭小宁,曾小敏.中国人群瘦素受体Gln223Arg、Pro1019Pro基因多态性与肥胖关联性的Meta分析.中华流行病学杂志,2011,32(10):1038-1042.

[21] 阳赣萍,王一任,左双燕,曾小敏.中国小学生肥胖干预效果的Meta分析.中华预防医学杂志,2011,45(10):944-948.

[22] 胡明,胡国清,胡婧璇,孙振球.中学生常见心理问题筛查量表的编制与信效度检验.中国临床心理学杂志,2012,20(3):340-342.

[23] 何琼,王琦琦,朱松林,谭爱春,陈田木,田丹平,黄渊秀,高林,胡国清.湖南省四县(区)15岁及以上居民两周患病和发病情况及影响因素分析.中南大学学报(医学版)2012,37(4):343-348.

[24] 谭爱春,刘鑫,何琼,陈田木,王琦琦,朱松林,胡国清.我国新兵基础训练期军事训练伤发生率的Meta分析.伤害医学(电子版),2012,1(1):33-38.

[25] 陈小丹,张小爱,胡平成.硒蛋白S基因多态性研究进展.生命科学,2012,24(5),411-414.

[26] 左双燕,唐琨,李颖,于季红,张圆,倪雪冰,郑元春,霍秋波,宋玉东,曾小敏[通讯作者].黑龙江林区野鼠伯氏疏螺旋体核酸检测和序列分析.中华流行病学杂志,2012,33(6):643-664.

[27] 左双燕,阳赣萍,胡方祥,唐瑭,王一任,彭小宁,曾小敏.联合检测CA125、CA199和CEA对卵巢癌诊断价值的Meta分析.中国肿瘤临床.2012,39(5):263-268.

[28] 王一任,任力锋,孙振球,一种新的动态TOPSIS法在医疗质量评价中的应用.中南大学学报(医学版),2012,37(10):1071-1076.

[29] 雷光华，曾超，魏捷，高曙光，孙振球，王一任．股骨近端防旋髓内钉与常用髓内固定治疗成人股骨转子间骨折的 Meta 分析．中国组织工程研究，2012，16(48)：9002-9009．

[30] 王一任，任力锋，陈丽文，孙振球．一种新的改良 TOPSIS 法及其医学应用．中南大学学报（医学版），2013，38(2)：196-201．

[31] 左双燕，唐琨，郑元春，霍秋波，宋玉东，曾小敏．黑龙江林区野鼠中斑点热群立克次体的核酸检测与序列分析．中南大学学报（医学版），2013，38(5)：443-447．

[32] 杨土保，夏真芳．海口市城中村老年 2 型糖尿病多因素 logistic 回归分析，中国老年学杂志，2013，33(24)：6245-6247．

[33] 高林，田丹平，黄渊秀，邓欣，李黎，谭爱春，何琼，陈田木，胡国清．摩托车道路交通伤害流行特点及干预措施综述．中华疾病控制杂志，2013，10：875-878．

[34] 李黎，张晓涛，谭爱春，陈田木，田丹平，高林，黄渊秀，邓欣，胡国清．卫生从业人员及大学生对"伤害"用语的词性及所涉范畴认知的调查．伤害医学，2013，2(1)：16-20．

[35] 何琼，谭爱春，陈田木，田丹平，黄渊秀，董晶，高林，胡国清．疗效比较研究方法简介．中国卫生统计，2013，30(5)：769-772．

[36] 董晶，田丹平，黄渊秀，高林，何琼，谭爱春，陈田木，张湘兰，胡国清．湖南省中学生常见健康相关问题的聚集性及相关影响因素分析．中国卫生统计，2013，30(4)，499-502．（通讯作者）

[37] 夏大，张苹芳，胡平成．初中生吸烟现状及干预效果的行为评价．中国现代医学杂志，2013，23(11)：101-106

[38] 喻灿球，唐中华，胡平成．双模式超声光散射乳腺成像系统在乳腺疾病良恶性鉴别中的临床应用价值．中国现代医学杂志，2013，23(22)：74-77．

[39] 王琦琦，朱松林，何琼，谭爱春，黄渊秀，高林，田丹平，李黎，胡明，么鸿雁，胡国清．城市 3～6 岁学龄前儿童跌倒伤害简易风险评估问卷的研制．中国卫生统计，2014，31(1)：74-77．

[40] 谭爱春，田丹平，黄渊秀，高林，邓欣，李黎，何琼，陈田木，胡国清．致死性道路交通伤害预测模型的构建．中华流行病学杂志，2014，35(2)：174-177．

[41] 谭爱春，田丹平，黄渊秀，高林，邓欣，李黎，何琼，陈田木，胡国清，吴静．中国 2015—2030 年致死性道路交通伤害负担发展趋势预测．中华流行病学杂志，2014，5：547-551．

[42] 崔虹艳，许雅丽，胡平成．基层医疗改革中"双十"就诊创新模式初探．中国现代医学杂志，2014，24(35)：109-112．

[43] 邓芳明，龚学民，胡平成[通讯作者]．湖南醴陵农村儿童意外伤害的危险因素调查．中国当代儿科杂志，2014，16(5)：524-528．

[44] 谭伟, 张伟, 李慧萍, 田丹平, 王萍, 邓欣, 张林, 李黎, 宁佩珊, 程勋杰, 胡国清. 湖南省15岁及以上患者门诊和住院满意度分析. 中南大学学报(医学版), 2015, 40(10): 1148-1155.

[45] 李潇骁, 王新良, 魏捷, 杨土保. 膳食维生素C与2型糖尿病的关系. 中南大学学报(医学版), 2015, 40(10): 1109-1114.

[46] 宁佩珊, 胡国清. 有害饮酒所致疾病负担的归因方法综述. 中华疾病控制杂志, 2015, 19(10): 1047-1050.

[47] 陈田木, 刘如春, 张锡兴, 黄渊秀, 杨洋, 胡国清. 长沙市甲型H1N1流感流行干预措施效果的数学模拟. 中国卫生统计, 2015, 32(2): 205-210.

[48] 陈丽文, 王一任, 李凌江. 我国88家医学期刊编辑部伦理意识现状调查与组合评价. 中南大学学报(医学版), 2015, 40(9): 1029-1034.

[49] 宁佩珊, 程勋杰, 张林, 张伟, 胡国清. 1990—2010年中国人群伤害死亡率变化分析. 中华流行病学杂志. 2015, 36(12): 1387-1390.

[50] 宁佩珊, 胡国清. 有害饮酒所致疾病负担的归因方法综述. 中华疾病控制杂志. 2015, 19(10): 1047-1050.

[51] 张骥, 杨土保. 有机磷农药与再生障碍性贫血发病关系的Meta分析. 中华流行病学杂志, 2015. 36(9): 1005-1009.

[52] 于勇, 陶立坚, 杨土保. 中国老年旅游者健康风险的预防与社会保障. 中国老年学杂志, 2015, 35(12): 3442-3445.

[53] 周阳, 杨土保, 李映兰, 余婕, 曾必云. 基于互联网平台的髋关节置换患者健康教育实证分析. 中南大学学报(医学版), 2015, 40(3): 298-302.

[54] 于勇, 陶立坚, 杨土保. 基本公共卫生服务均等化评价指标体系的实证研究. 中南大学学报(医学版), 2015, 40(4): 421-427.

[55] 付翰林, 王新良, 王婷婷, 杨皓斌, 杨土保. 浏阳市成年居民2型糖尿病合并高血压的危险因素. 中南大学学报(医学版), 2015, 40(12): 1384-1390.

[56] 彭扬琴, 夏伟, 李放军, 戴得芳, 杨仁东, 曾小敏. 应用SAS软件实现多阶段复杂抽样总体率估计. 中国公共卫生. 2015, 31: 9-13.

[57] 杨仁东, 熊杰, 彭扬琴, 彭小宁, 曾小敏. 大数据库批量单因素Cox回归分析的SAS宏程序. 中南大学学报(医学版), 2015, 40(2): 194-197.

[58] 杨仁东, 胡世雄, 邓志红, 罗垲炜, 彭扬琴, 孙振球, 曾小敏. 湖南省手足口病发病趋势SARIMA模型预测. 中国公共卫生, 2016, 32(1): 48-52.

[59] 莫显昆, 刘晓丽, 孙振球, 孙兆泉, 李明伏, 史静琤. 湖南省直参保老年患者住院费用分析. 中国老年学杂志, 2016, 36(13): 3290-3293.

[60] 刘晓丽,莫显昆,罗明明,彭丽爱,王琪,任晓华,史静琤.湖南省城镇职工医疗保险自付比例的影响因素研究.中国卫生统计,2016,33(2):226-230.

[61] 莫显昆,孙振球,刘晓丽,史静琤,孙兆泉,李明伏.湖南省直医保参保的恶性肿瘤住院患者自付费用现状及相关因素研究.中南大学学报(医学版),2016,41(5):520-526.

[62] 马倩倩,杨土保.中国城乡成年人群哮喘患病状况及其影响因素.中南大学学报(医学版),2017,43(9):1086-1093.

[63] 杨琳,许睿玮,胡平成.男男同性恋HIV耐药的Meta分析.中南大学学报(医学版)2017,42(6):695-705.

[64] 何俊,胡平成,金若刚.长沙市金属和类金属职业病危害因素检测超标率时间序列分析.中国卫生统计.2017,34(3):433-435.

[65] 何俊,彭言群,胡平成.长沙市2008—2013年用人单位职业病危害状况及影响因素分析,中国卫生统计,2017,34(5):786-791.

[66] 陈乐陶,杨土保,陈橙,张静航,贺志敏,郑赞,秦家碧.决策曲线分析在R语言中的实现.中国卫生统计,2018,35(6):955-957,960.

[67] 黎祺,魏捷,吴欣锐,张骥,贺志敏,杨土保.中老年人膳食硒与高血压关系的横断面研究.中华疾病控制杂志,2017,3:219-222.

[68] 朱云,史静琤,罗旋,程文炜,刘晓芳,闫晓芳.BMI与糖尿病关联强度剂量—反应关系分析.中国卫生统计,2017,34(6):887-890,895.

[69] 向红,闻宏伟,陈炜,刘恒道,史静琤.1-磷酸鞘氨醇及其受体对血管炎症的影响.中国老年学杂志,2017,37(23):5979-5981.

[70] 程文炜,闫晓芳,史静琤,刘晓丽,刘晓芳.基于GIS的中国中老年人糖尿病空间分布及其影响因素分析.中华疾病控制杂志,2017,21(11):1082-1087.

[71] 罗旋,闫晓芳,罗明明,刘永泉,郭菁,王洪波,史静琤,孙振球.海淀区居民慢性病相关危险因素的关联规则.中南大学学报(医学版),2017,42(5):570-574.

[72] 莫显昆,王琪,彭丽爱,罗明明,孙振球,史静琤,任晓华,孙兆泉.湖南省城镇职工基本医疗保险老年参保住院患者满意度及其影响因素.中国老年学杂志,2017,37(10):2536-2539.

[73] 赵丽娟,陈立章,王婷婷,陈乐陶,郑赞,张森茂,叶子薇,秦家碧.基于前瞻性队列研究体外受精—胚胎移植对不良妊娠结局的影响.中南大学学报(医学版),2018,43(12):1328-1336.

[74] 陈乐陶,杨土保,王婷婷,郑赞,赵丽娟,叶子薇,张森茂,秦家碧.中国人群心脏转录因子的单核苷酸多态性与先天性心脏病关系的Meta分析.中国当代儿科杂志

2018, 20(6): 490-496.

[75] 贺志敏, 李芬, 金春林, 朱碧帆, 张静航, 杨土保. 上海市恶性肿瘤患者的终末期住院费用影响因素. 中南大学学报(医学版), 2018, 43(1): 68-75.

[76] 郭伟, 郭翔, 胡平成. 口服药物治疗女性单纯性下尿路感染有效性和安全性的网状Meta分析. 中国循证医学杂志, 2019, 19(9): 1051-1061.

[77] 吕佳, 胡平成, 杨琳. 老年不同亚型急性脑梗死患者出血性转化影响因素的研究. 中华老年医学杂志, 2019, 38(1): 18-23.

[78] 吴艳艳, 刘晓芳, 程文炜, 闫晓芳, 程锦, 史静玮. 城乡居民基本医疗保险小学生决策人认知及其影响因素的多重对应分析. 中国卫生统计, 2019, 36(5): 658-661.

[79] 闫晓芳, 史静玮, 程文炜, 刘晓芳. 中老年人因超重和肥胖导致的自付医疗费用研究. 中国卫生统计, 2019, 36(1): 22-27.

[80] 王孜宇, 冉昱, 粘惠瑜, 邵凯, 余涛霖, 胡明, 中国城区0~6岁儿童家庭内意外伤害环境量表的研制与性能测试, 中华预防医学杂志, 2020(2): 139-143.

[81] 罗柳, 黄鹏, 王婷婷, 赵丽娟, 叶子薇, 张森茂, 陈乐陶, 刁静怡, 李金琦, 李依寰, 秦家碧. 母亲糖尿病及UCP2基因多态性与子代先天性心脏病关联的病例对照研究. 中国当代儿科杂志, 2020, 22(10): 1092-1099.

[82] 程锦, 程文炜, 闫晓芳, 史静玮. 层次结构数据的分析方法及SPSS实现. 中华老年医学杂志, 2020, 39(10): 1236-1240.

二、科室名称：社会医学与卫生事业管理学系

1. SCI 论文

[1] Niu L, Luo D, Silenzio V, Xiao S, Tian Y. Are informing knowledge and supportive attitude enough for tobacco control? A latent class analysis of cigarette smoking patterns among medical teachers in China. International journal of environmental research and public health, 2015, 12(10): 12030-12042.

[2] Zhou L, Niu L, Jiang H, Jiang C, Xiao SY. Facilitators and Barriers of Smokers' Compliance with Smoking Bans in Public Places: A Systematic Review of Quantitative and Qualitative Literature. Int J Environ Res Public Health, 2016, 13(12).

[3] Liu Z-w, Yu Y, Hu M, Liu H-m, Zhou L, Xiao SY. PHQ-9 and PHQ-2 for screening depression in Chinese rural elderly. PLoS ONE, 2016, 11(3): e0151042.

[4] Yu Y, Hu M, Liu Z W, Liu H M, Joyce P. Yang, Zhou L and Xiao S Y. Recognition of depression, anxiety, and alcohol abuse in a Chinese rural sample: a cross-sectional study. BMC Psychiatry, 2016, 16: 93

[5] Patel V, Xiao S Y, Chen H H, Fahmy Hanna, A T Jotheeswaran, Dan Luo, Rachana

Parikh, Eesha Sharma, Shamaila Usmani, Yu Yu, Benjamin G Druss, Shekhar Saxena. The magnitude of and health system responses to the mental health treatment gap in adults in India and China. The lancet, 2016, 388(10063): 3074-3084.

[6] Qin L L, Xu H L. A cross-sectional study of the effect of health literacy on diabetes prevention and control among elderly individuals with prediabetes in rural China. BMJ Open, 2016, 6(5): e011077.

[7] Xu H L, Qin L L, Wang J H, Zhou L, Luo D, Hu M, Li Z H, Xiao S Y. A cross-sectional study on risk factors and their interactions with suicidal ideation among the elderly in rural communities of Hunan, China. BMJ Open, 2016, 6(4): e010914.

[8] Niu L, Luo D, Liu Y, Xiao, SY. The accessibility, usability, and reliability of chinese web-based information on HIV/AIDS. International Journal of Environmental Research & Public Health, 2016, 13(8).

[9] Niu L, Qiu Y, Luo D, Chen X, Xiao S. Cross-culture validation of the hiv/aids stress scale: the development of a revised Chinese version. Plos One, 2016, 11(4): e0152990.

[10] Zhou L, Niu L, Jiang H, Jiang C, Xiao S. Facilitators and Barriers of Smokers' Compliance with Smoking Bans in Public Places: A Systematic Review of Quantitative and Qualitative Literature. International Journal of Environmental Research and Public Health, 2016, 13(12): 1228.

[11] Niu L, Luo D, Liu Y, Silenzio V M B, Xiao SY. The mental health of people living with HIV in China, 1998—2014: a systematic review. Plos One, 2016, 11(4), e0153489.

[12] Niu L, Luo D, Liu Y, Xiao S. The accessibility, usability, and reliability of Chinese web-based information on HIV/AIDS. International journal of environmental research and public health, 2016, 13(8), 834.

[13] Niu L, Luo D, Liu Y, Silenzio V M, Xiao S. The mental health of people living with HIV in China, 1998—2014: A systematic review. PloS one, 2016, 11(4), e0153489.

[14] Niu L, Qiu Y, Luo D, Chen X, Wang M, Pakenham K I, et al. Cross-culture validation of the HIV/AIDS stress scale: The development of a revised Chinese version. PloS one, 2016, 11(4): e0152990.

[15] Yu Y, Liu ZW, Tang BW, Zhao M, Liu XG, Xiao SY. Reported family burden of schizophrenia patients in rural China. PLoS One, 2017, 12(6): e0179425.

[16] Wang Y, Yang M, Huang Z, Tian L, Niu L, Xiao SY. Urinary cotinine concentrations in preschool children showed positive associations with smoking fathers. Acta Paediatr, 2017, 106(1): 67-73.

[17] Zhu YZ, Peng GQ, Tian GX, Qu XL, Xiao SY. New model for predicting preterm delivery during the second trimester of pregnancy. Scientific Rep, 2017, 7(1): 11294.

[18] Tang B, Yu Y, Liu Z, Lin M, Chen Y, Zhao M, Xiao SY. Factor analyses of the Chinese Zarit Burden Interview among caregivers of patients with schizophrenia in a rural Chinese community. BMJ Open, 2017, 7(9): e015621.

[19] Liu Y, Niu L, Wang M, Chen X, Xiao S, Luo D. Suicidal behaviors among newly diagnosed people living with HIV in Changsha, China. Aids Care, 2017, 1-5.

[20] Liu Y, Niu L, Wang M, Chen X, Xiao S, Luo D. Suicidal behaviors among newly diagnosed people living with HIV in Changsha, China. Aids Care, 2017, 29(11): 1-5.

[21] Shen M, Tan H, Zhou S, Smith GN, Walker MC, Wen SW. Trajectory of blood pressure change during pregnancy and the role of pre-gravid blood pressure: a functional data analysis Approach. Sci Rep, 2017, 7: 6227.

[22] Shen M, Smith GN, Rodger M, White RR, Walker MC, Wen SW *. Comparison of risk factors and outcomes of gestational hypertension and pre-eclampsia. PLoS ONE, 2017, 12(4): e0175914.

[23] Shen M, Cui Y, Hu M, Xu L. Quantifying traditional Chinese medicine patterns using modern test theory: an example of functional constipation. BMC Complement Altern Med, 2017, 17: 44.

[24] Yu Y, Liu Z, Zhou W, Chen X, Zhang X, Hu M, Xiao SY. Assessment of Burden Among Family Caregivers of Schizophrenia: Psychometric Testing for Short-Form Zarit Burden Interviews. Frontiers in Psychology, 2018, 9(2539).

[25] Jiang H, Niu L, Hahne J, Hu M, Fang J, Shen MX, Xiao SY. Changing of suicide rates in China, 2002-2015. Journal of Affective Disorders, 2018, 240: 165-170.

[26] Liu XK, Xiao SY, Zhou YL, Mi H, Liu HM. Different predictors of pain severity across age and gender of a Chinese rural population: a cross-sectional survey. BMJ Open, 2018, 8(7): e020938-e020938.

[27] Yu Y, Zhou W, Xiao SY. China's Reward policy for Family Care of Persons With Serious Mental Illness. Psychiatric Services, 2018, 69(12): 1210-1211.

[28] Wang Y, Xiao L D, Luo Y, Xiao SY, Whitehead C, Davies O. Community health professionals' Jiang H, Niu L, Hahne J, Hu M, Fang J, Shen M, Xiao S. Changing of suicide rates in China, 2002—2015. Journal of Affective Disorders, 2018, 240: 165-170.

[29] dementia knowledge, attitudes and care Approach: a cross-sectional survey in Changsha,

[30] Yan Y, Xiao SY, Liu HH, Chue Pierre. Self-reported sexual orientation among undergraduates of 10 universities in Guangzhou, China. PLoS One, 2018, 13(8): 0201817.

[31] Zhou W, Yu Y, Yang M, Chen LZ, Xiao SY. Policy development and challenges of global mental health: a systematic review of published studies of national-level mental health policies. BMC Psychiatry, 2018, 18: 138.

[32] Xu H L, Lu T, Zhao H, Fang G, Yang Y, Qin L L, Luo B G. Association between physical activity and health-related quality of life in elderly individuals with pre-diabetes in rural Hunan Province, China: a cross-sectional study. BMJ Open, 2018, 8(4): 019836.

[33] Huang Y, Luo D, Chen X, Zhang D, Wang M, Qiu Y, et al. Changes and determinants of health-related quality of life among people newly diagnosed with HIV in China: a 1-year follow-up study. Quality of Life Research, 2018, 28.

[34] Xu Shurong, Qiu Dan, Hahne, Jessica, Zhao Mei, Hu Mi*. Psychometric properties of the short-form UCLA Loneliness Scale (ULS-8) among Chinese adolescents. Medicine, 2018, 97(38): 12373.

[35] Yu Y, Luo, D, Chen X, Huang ZL, Wang M, Xiao SY. Medication adherence to antiretroviral therapy among newly treated people living with HIV. BMC Public Health, 2018, 18(1), 825.

[36] Xiao Y, Huang X, Jing D, Huang Y, Zhang X, Shu Z, Huang Z, Su J, Li J, Zhang J, Chen M, Chen X, Shen M. Assessment of the Dermatology Life Quality Index (DLQI) in a homogeneous population under lifetime arsenic exposure. Qual Life Res, 2018, 27(12): 3209-3215.

[37] Niu L, Liu Y, Luo D, Xiao, SY. Current smoking behavior among medical students in mainland China: a systematic review and meta-analysis. Asia-Pacific Journal of Public Health, 2018, 30(7): 610-623.

[38] Niu L, Jia C, Ma Z, Wang G, Yu Z, Zhou L. Validating the Geriatric Depression Scale with proxy-based data: a case-control psychological autopsy study in rural China. Journal of Affective Disorders, 2018, 241: 533-538.

[39] Niu L, Jia C, Ma Z, Wang G, Yu Z, Zhou L. The validity of proxy-based data on loneliness in suicide research: a case-control psychological autopsy study in rural China. BMC Psychiatry, 2018, 18(1): 116.

[40] Liu Z, Yu Y, Fang L, Hu M, Zhou L, Xiao SY. Willingness to receive institutional and community-based eldercare among the rural elderly in China. . PloS one, 2019, 14(11): 0225314.

[41] Yang G, Long J, Luo D, Xiao SY, Liu Jia. The Characteristics and Quality of Mobile Phone Apps Targeted at Men Who Have Sex With Men in China: A Window of Opportunity for Health Information Dissemination?. JMIR Mhealth Uhealth, 2019, 7(3): 12573.

[42] Qiu D, Hu M, Yu Y, Tang B, Xiao SY. Acceptability of psychosocial interventions for dementia caregivers: a systematic review. BMC Psychiatry, 2019, 19(23).

[43] Yu Y, Zhou W, Liu Z, Hu M, Tan Z, Xiao SY. Gender differences in caregiving among a schizophrenia population. Psychology Research and Behavior Management, 2019, 12: 7-13.

[44] Yu Y, Liu Z, Zhou W, Zhao M, Qiu D, LI Y, Xiao SY. Cutoff of the Zarit Burden Interview in predicting depression and anxiety. Quality of Life Research, 2019, 28(9), 2525-2533.

[45] Chen L, Lu T, Guo S Y, Kaminga AC, Xu H L. Primary dysmenorrhea and self-care strategies among Chinese college girls: a cross-sectional study. BMJ Open, 2019, 9(9): 026813.

[46] Zhao H, Qin L L, Xu H L. Association between diabetes-specific health literacy and health-related quality of life among elderly individuals with pre-diabetes in rural Hunan Province, China: a cross-sectional study. BMJ Open, 2019, 9(8): 028648.

[47] Wang X F, Gao H L, Xu H L. Cluster Analysis of Unhealthy Lifestyles among Elderly Adults with Prediabetes: A Cross-Sectional Study in Rural China. Diabetes Ther, 2019, 10(5): 1935-1948.

[48] Huang YX, Luo D, Chen X, Zhang DX, Huang ZL, Xiao SY. HIV-Related Stress Experienced by Newly Diagnosed People Living with HIV in China: A 1-Year Longitudinal Study. International Journal of Environmental Research and Public Health, 2019, 17(8): 2681.

[49] Huang YX, Luo D, Chen X, Zhang DX, Huang ZL, Xiao SY. Role of psychosocial status in predicting health-related quality of life at 1-year follow-up among newly diagnosed people living with HIV. PLoS ONE, 2019, 14(10).

[50] Niu L, Luo D, Chen X, Wang M, Xiao S. Longitudinal trajectories of emotional problems and unmet mental health needs among people newly diagnosed with HIV in china. Journal of the International AIDS Society, 2019, 22(8).

[51] Zhang X, Huang X, Xiao Y, Jing D, Luo D, Chen X, Shen M. Daily intake of soft drinks is associated with symptoms of anxiety and depression in Chinese adolescents. Public Health Nutrition, 2019, 22(14): 1-8.

[52] Xiao Y, Huang X, Jing D, Huang Y, Chen L, Zhang X, Zhao S, Zhang M, Luo Z, Su J, Kuang Y, Li J, Zhu W, Zhang J, Chen X, Shen M. The prevalence of atopic dermatitis and chronic spontaneous urticaria are associated with parental socioeconomic status in adolescents in China. Acta Derm Venereol, 2019, 99: 321-326.

[53] Huang X, Zhang J, Li J, Zhao S, Xiao Y, Huang Y, Jing D, Chen L, Zhang X, Su J, Kuang Y, Zhu W, Chen M, Chen X, Shen M. Daily intake of soft drinks and moderate-to-severe acne vulgaris in Chinese adolescents. J Pediatr, 2019, 204: 256-262.

[54] Cao R, Jia C, Ma Z, Niu L, Zhou L. Disability in daily living activities, family dysfunction, and late-life suicide in rural China: a case-control psychological autopsy study. Frontiers in Psychiatry, 2019, 10: 827.

[55] Niu L, Luo D, Chen X, Wang M, Zhou W, et al. Longitudinal trajectories of emotional problems and unmet mental health needs among people newly diagnosed with HIV in China Journal of the International AIDS and Society, 2019, 22(8): 25332.

[56] Niu L, Wang Z, Fang Y, Ip M, Lau J. Behavior intention to use routine opt-out HIV testing in primary care settings among men who have sex with men in China. AIDS care, 2019, 31(12): 1565-1573.

[57] Zhao H, Lu T, Chen L, Atipatsa Chiwanda Kaminga, Xu Huilan. Prevalence and Risk Factors Associated with Primary Dysmenorrhea among Chinese Female University Students: A Cross-sectional Study. J Pediatr Adolesc Gynecol, 2020, 33(1): 15-22.

[58] Li M, Xu H L. Comparative analysis of long-term care quality for older adults in China and Western countries. J Int Med Res, 2020, 48(2): 300060519865631.

[59] Zhao Y X, Cheng S X, Yu X Y, Xu H L. Chinese Public's Attention to the COVID-19 Epidemic on Social Media: Observational Descriptive Study. J Med Internet Res, 2020, 22(5): 18825.

[60] Zhao H, Lin X H, Atipatsa Chiwanda Kaminga, Xu Huilan. Impact of the COVID-19 Epidemic on Lifestyle Behaviors and Their Association With Subjective Well-Being Among the General Population in Mainland China: Cross-Sectional Study. J Med Internet Res, 2020, 22(8): 21176.

[61] Yu X Y, Zhao Y X, Li Y X, Hu C, Xu H L, Zhao X M, Huang J. Factors Associated With Job Satisfaction of Frontline Medical Staff Fighting Against COVID-19: A Cross-

Sectional Study in China. Front Public Health, 2020, 8: 426.

[62] Li S J, Yin Y T, Cui G H, Xu H L. The Associations Among Health-Promoting Lifestyle, eHealth Literacy, and Cognitive Health in Older Chinese Adults: A Cross-Sectional Study. Int J Environ Res Public Health, 2020, 17(7): 2263.

[63] Yu X Y, Li Y X, Tang L, Deng L, Zhao Y X, Zhao X M, Xu H L, Zeng M. Psychological Behavior of Frontline Medical Staff in the Use of Preventive Medication for COVID-19: A Cross-Sectional Study. Front Psychol, 2020, 11: 2104.

[64] Cheng S X, Atipatsa Chiwanda Kaminga, Cheng Xunjie, Xu Huilan. An analysis of children's clothing-related injuries cases reported by the media in mainland of China from 2003 to 2017. Medicine (Baltimore), 2020, 99(9): 19305.

[65] Yu N, Zhao H, Zhu T T, Xu H L. A Cross-Sectional Study of the Prevalence of and Risk Factors for Suicidal Ideation Among the Elderly in Nursing Homes in Hunan Province, China. Front Psychiatry, 2020, 11: 339.

[66] Zheng B H, Zhu X D, Hu Z, Zhou W S, Yu Y H, Yin S L, Xu H L. The prevalence of domestic violence and its association with family factors: a cross-sectional study among pregnant women in urban communities of Hengyang City, China. BMC Public Health, 2020, 20(1): 620.

[67] Yu Y H, Zhu X D, Xu H L, Hu Z, Zhou W S, Zheng B H, Yin S L. Prevalence of depression symptoms and its influencing factors among pregnant women in late pregnancy in urban areas of Hengyang City, Hunan Province, China: a cross-sectional study. BMJ Open, 2020, 10(9): 038511.

[68] Hu Z, Qin L L, Atipatsa Chiwanda KamingaC, Xu Huilan. Relationship between multiple lifestyle behaviors and health-related quality of life among elderly individuals with prediabetes in rural communities in China: A STROBE-compliant article. Medicine (Baltimore), 2020, 99(15): 19560.

[69] Hu Z, Zhu X D, Kaminga AC, Xu H L. Associated risk factors and their interactions with type 2 diabetes among the elderly with prediabetes in rural areas of Yiyang City: A nested case-control study. Medicine (Baltimore), 2019, 98(44): 17736.

[70] Li Z, Xu Y, Huang Z, Wei Y, Hou J, Long T, Wang F, Hu H, Duan Y, Guo H, Zhang X, Chen X, Yuan H, Wu T, Shen M, He M. Association between exposure to arsenic, nickel, cadmium, selenium, and zinc and fasting blood glucose levels. Environ Pollut, 2019, 255: 113325.

[71] Hu Z, Tang L, Chen L, Kaminga AC, Xu H L. Prevalence and Risk Factors Associated with Primary Dysmenorrhea among Chinese Female University Students: A Cross-sectional

[72] Luo R, Silenzio, V. M. B., Huang Y, Chen X, Luo D. The disparities in mental health between gay and bisexual men following positive HIV diagnosis in china: a one-year follow-up study. International Journal of Environmental Research and Public Health, 2020, 17(10), 3414.

[73] Huang M, Luo D, Wang Z, Cao Y, Yi L. Equity and efficiency of maternal and child health resources allocation in Hunan province, china. BMC Health Services Research, 2020, 20(1).

[74] Bi F, Luo D, Huang Y, Chen X, Xiao S. The relationship between social support and suicidal ideation among newly diagnosed people living with HIV: the mediating role of HIV-related stress. Psychology, Health & Medicine, 2020, (3): 1-11.

[75] Shen MX, Chen X. Minimally important change: Approach to interpretation of patient-reported outcomes. Br J Dermatol, 2020, 183(1): 8-9.

[76] Kuang Y, Shen M, Wang Q, Xiao Y, Lv C, Luo Y, Zhu W, Chen X. Association of outdoor activity restriction and income loss with patient-reported outcomes of psoriasis during the COVID-19 pandemic: A web-based survey. J Am Acad Dermatol, 2020, 83(2): 670-672.

[77] Shen M, Xiao Y, Su J, Zhao S, Li J, Tao J, Kang X, Wu B, Shan S, Wang X, Chen X. Prevalence and patient-reported outcomes of noncommunicable skin diseases among college students in China. J Am Acad Dermatol Int, 2020, 1(1): 23-30.

[78] Zhang Y, Cui Y, Shen M, Zhang J, Liu B, Dai M, Chen L, Han D, Fan Y, Zeng Y, Li W, Lin F, Li S, Chen X, Pan P. Association of Diabetes Mellitus with Disease Severity and Prognosis in COVID-19: A Retrospective Cohort Study. Diabetes Res Clin Pract, 2020, 165: 108227

[79] Guo Y, Shen M, Zhang X, Xiao Y, Zhao S, Yin M, Bu W, Wang Y, Chen X, Su J. Association of socioeconomic changes due to COVID-19 with health outcomes in patients with skin diseases: Cross-sectional survey study. J Med Internet Res, 2020, 22(9): 22288.

[80] Cao D, Shen M, Kuang Y, Xiao Y, Lu W, Luo Y, Zhu W, Chen X. Validation of a simple measure of psoriasis severity in a longitudinal study among Chinese patients. Eur J Dermatol, 2020, 30(6): 674-679.

[81] Xu Y, Li Y, Dong M, Gao Z, Chen X, Liu H, Shen M. Association of prior treatment with TNFi with the effectiveness of secukinumab in the treatment of PsA: systematic review

and meta-analysis. Rheumatology, 2020, 12(59): 3657-3665.

[82] Chen Q, Tang Y, Shi X, Yang X, Shan S, Wang X, Xiao Y, Chen X, Shen M, Li J. Prevalence, clinical characteristics, and health-related quality of life of rosacea in Chinese adolescents: a population-based study. J Eur Acad Dermatol Venereol, 2020, 34(11): 737-739.

[83] Zeng F, Deng G, Cui Y, Zhang Y, Dai M, Chen L, Han D, Li W, Guo K, Chen X, Shen M, Pan P. A predictive model for the severity of COVID-19 in elderly patients. Aging, 2020, 12(21): 20982-20996.

[84] Yuan Y, Xiao Y, Chen X, Li J, Shen M. A systematic review and meta-analysis of health utility estimates in chronic spontaneous urticaria. Front Med, 2020, 7: 543290.

[85] Niu L, Ma Z, Jia C, Zhou L. Loneliness, hopelessness and suicide in late life: a case-control psychological autopsy study in rural China. Epidemiology and Psychiatric Sciences, 2020, 29: 119.

[86] Niu L, Ma Z, Jia C, Zhou L. Gender-specific risk for late-life suicide in rural China: a case-control psychological autopsy study. Age and Ageing, 2020, 49(4): 683-687.

[87] Shen M, Xiao Y, Yuan Y, Chen X, Li J. Perceived stress links income loss and urticaria activity during the COVID-19 pandemic. Ann Allergy Asthma Immunol, 2021, 126(1): 89-90.

[88] Zhang Y, Lin F, Tu W, Zhang J, Choudhry AA, Ahmed O, Cheng J, Cui Y, Liu B, Dai M, Chen L, Han D, Fan Y, Zeng Y, Li W, Li S, Chen X, Shen M, Pan P. medical team from Xiangya Hospital to support Hubei, China. Thyroid dysfunction may be associated with poor outcomes in patients with COVID-19. Mol Cell Endocrinol, 2021, 521: 111097.

[89] Niu L, Feng X, Jia Z, Yu Y, Zhou L. Psychometric properties of the suicide Stroop task in a Chinese college population. Frontiers in psychology, 2021, 12: 368.

2. CSCD/CSSCI 论文

[1] 刘连忠, 肖水源. 自杀未遂者的随访研究. 中国心理卫生杂志, 2002, 16(4): 253-256.

[2] 牛璐, 罗丹, 周雅思, 肖水源, 田勇泉. 家庭社会经济地位对医学生吸烟行为影响. 中国公共卫生, 2013, 29(12), 1761-1765.

[3] 沈敏学, 彭真, 胡婧璇, 孙振球, 曾娜, 李明志. 中国西部地区小学生营养与食品安全教育的整群随机试验效果评价. 中华流行病学杂志. 2013, 34(9): 879–883.

[4] 牛璐, 周雅思, 肖水源, 罗丹. 长沙市医学专业与非医学专业大学生吸烟行为及影响

因素研究. 中国社会医学杂志, 2014, 31(5), 345-347.

[5] 刘博, 罗丹, 黄才苡, 厉洁, 肖易, 程睿, 陈曦, 肖水源. 大学生男男性接触者性取向及危险性性行为调查. 中国临床心理学杂志, 2014, 22(4): 652-657.

[6] 李霞, 罗丹, 邱阳阳, 陈明亮, 粟娟, 易梅. 综合医院银屑病患者的求医行为特征分析. 中南大学学报(医学版), 2016, 41(6): 612-618.

[7] 赫才茜, 王警可, 郭桂平, 陈贵, 肖水源. 青少年抑郁情绪在体形不满与进食障碍倾向关系中的中介作用. 中国心理卫生杂志, 2016, 11: 835-839.

[8] 余骦, 杨梅, 肖水源. 吸毒者童年负性经历与成瘾严重程度的关系. 中国药物依赖性杂志, 2016(4): 368-373, 379.

[9] 高凡, 徐慧兰, 秦露露. 湖南益阳农村老年糖尿病前期人群血脂异常及其影响因素分析. 中华疾病控制杂志, 2016, 20(7): 652-655.

[10] 唐娟, 徐慧兰. 自我管理策略对原发性痛经女大学生自我效能和自我管理行为的影响. 中华行为医学与脑科学杂志, 2016, 25(4): 367-371.

[11] 蒋芳凡, 徐慧兰, 张婷, 秦露露, 杨杨, 高凡, 胡召, 高海亮. 农村老年糖尿病前期患者生活质量调查及影响因素分析. 中国全科医学, 2016, 19(12): 1439-1445.

[12] 唐娟, 徐慧兰. 自我管理教育对邵阳市高校原发性痛经女生症状改善的效果. 中南大学学报(医学版), 2016, 41(4): 434-439.

[13] 张婷, 徐慧兰. 特设岗位全科医生职业发展需求研究. 中国全科医学, 2016, 19(10): 1124-1128.

[14] 柳英, 彭碧华, 牛璐, 陈曦, 王敏, 肖水源, 罗丹. 有男男同性性行为的新确诊HIV感染者的情绪问题调查. 中国心理卫生杂志, 2017, 31(6): 471-477

[15] 单飞, 罗丹, 黄竹林, 张敏. 应用手机交友软件估计长沙市男男性行为人群规模. 中国公共卫生, 2017, 33(3): 349-351.

[16] 肖水源. 时代的呼唤. 中国心理卫生杂志, 2017, 31(12): 928-929, 914.

[17] 王瑶, 罗阳, 刘晓黎, 肖水源. 痴呆知识测评量表评述. 中国心理卫生杂志, 2017, 31(10): 815-819.

[18] 江慧, 肖水源, 方菁. 精神卫生服务可及性的评价和影响因素. 中国心理卫生杂志, 2017, 31(9): 665-669.

[19] 方菁, 肖水源, 江慧. 相关环境刺激对吸烟行为的影响. 中国临床心理学杂志, 2017, 25(3): 561-565.

[20] 庾泳, 肖水源. HIV/AIDS与精神健康研究进展. 中国艾滋病性病, 2017, 23(5): 471-474.

[21] 王芸, 黄志强, 田朗, 王辅之, 陈贵, 肖水源. 多水平发展模型在学龄前儿童被动吸

烟干预研究中的应用. 中国卫生统计, 2017, 34(2): 301-303.

[22] 高凡, 徐慧兰, 陈玲, 秦露露. 综合干预对改变益阳农村老年糖尿病前期人群糖尿病相关行为的效果. 中南大学学报(医学版), 2017, 42(10): 1198-1203.

[23] 徐匡根, 上官新晨, 徐慧兰. 2012—2014 年江西省蔬菜中重金属污染及农药残留监测分析. 江西农业大学学报, 2017, 39(4): 706-712.

[24] 胡召, 徐慧兰, 秦露露, 高凡, 杨杨, 蒋芳凡, 张婷. 湖南益阳农村老年人糖尿病前期人群糖尿病发病的影响因素. 华中科技大学学报(医学版), 2017, 46(3): 341-345.

[25] 胡召, 徐慧兰. 湖南益阳农村老年人糖尿病前期人群代谢综合征及其影响因素分析. 中华疾病控制杂志, 2017, 21(8): 762-766.

[26] 徐匡根, 上官新晨, 傅陈欣熹, 徐慧兰. 江西省 3498 份食品样品中铝污染检测分析. 江西农业大学学报, 2017, 39(3): 594-599.

[27] 秦露露, 徐慧兰, 张江林, 高凡, 胡召, 杨杨, 蒋芳凡, 张婷. 农村老年糖尿病前期人群糖尿病预防相关知识水平及影响因素分析. 中华老年医学杂志, 2017, 36(2): 204-208.

[28] 朱秋芬, 云清萍, 伍志刚, 胡宓. 湖南某高校医学生疑病症状现状及求助行为分析. 中国健康心理学杂志, 2017, 25(9): 1292-1297.

[29] 庾泳, 肖水源, 吴婷. 广州市区男同性恋人群的约会暴力病例对照研究. 中国心理卫生杂志, 2018, 32(4): 335-338.

[30] 陈贵, 郭桂平, 张斌, 陈于宁, 肖水源. 青少年受虐待经历与进食障碍症状的关系. 中国心理卫生杂志, 2018(11): 926-932.

[31] 徐匡根, 徐慧兰, 上官新晨, 周小军. 大市场监管模式下基层食品安全监管能力分析——以江西省为例. 中国卫生政策研究, 2018, 11(5): 33-39.

[32] 徐匡根, 徐慧兰, 饶江红, 周小军. 城乡居民食品安全知识知晓率及其影响因素分析——以江西省为例. 中国卫生政策研究, 2018, 11(5): 40-45.

[33] 徐匡根, 徐慧兰, 上官新晨, 胡国英. 江西省农村学校食品抽检结果分析. 江西农业大学学报, 2018, 40(2): 399-406.

[34] 徐匡根, 徐慧兰, 张福来, 周小军, 甘少辉. 2016 年江西省城乡居民食品安全满意度调查. 卫生研究, 2018, 47(2): 246-249, 276.

[35] 方菁, 王雅婷, 肖水源, 赵美, 江慧, 胡宓. 简易应对方式问卷在青少年中的信效度检验. 中国临床心理学杂志, 2018, 26(5): 905-909.

[36] 王雅婷, 肖水源, 郭晓艳, 胡宓. 中国中学生自杀意念相关因素的系统综述和 meta 分析. 中国心理卫生杂志, 2019, 33(6): 464-469.

[37] 胡宓,梁珊,肖水源.小学生自杀死亡事件后的危机干预案例报告.中国心理卫生杂志,2019,33(7):493-497.

[38] 柯丹,罗丹,黄云香,毕凤英,陈曦,王敏,肖水源.新确诊艾滋病患者的艾滋病相关压力与生命质量:社会支持的作用.中国临床心理学杂志,2019(3):582-585.

[39] 肖易,陈丽萍,敬丹榕,粟娟,李濛,沈敏学,陈翔.支付意愿在测量皮肤疾病负担中的意义与应用.中华皮肤科杂志.2019,52(4):286-289.

[40] 罗碧华,肖水源.中文版共同决策问卷医生版的信效度研究.中国临床心理学杂志,2019(1):59-62.

[41] 朱婷婷,徐慧兰.养老机构老人自杀意念发生率的meta分析(英文).中国临床心理学杂志,2019,27(6):1109-1114.

[42] 李少杰,徐慧兰,崔光辉.老年人电子健康素养及影响因素.中华疾病控制杂志,2019,23(11):1318-1322.

[43] 陈丽萍,黄晓燕,肖易,粟娟,沈敏学,陈翔.我国特应性皮炎、银屑病、痤疮和荨麻疹的患病率及危险因素.中南大学学报(医学版).2020,45(4):449-455.

[44] 程琳,徐慧兰.广东境外输入性COVID-19病例入境至确诊间隔时间的影响因素分析.南方医科大学学报,2020,40(5):741-745.

[45] 胡成,罗丹,黄云香,陈志恒,黄志军,肖水源.长沙市公职人员饮酒行为及其影响因素.中南大学学报(医学版),2021,46(3):1-10

[46] 蓝良梅,罗锐,杨龙,罗丹,肖水源.全球精神卫生政策研究方法概述.中华精神科杂志,2021,54(1):38-44

[47] 沈敏学(执笔者),陈翔,粟娟,陶娟.医疗大数据应用技术国家工程实验室(中南大学)皮肤疾病大数据工作委员会,中华医学会皮肤性病学分会皮肤肿瘤研究中心,中国医师协会皮肤科医师分会皮肤肿瘤亚专业委员会,皮肤病流行病学研究专家共识.中华皮肤科杂志.2020,53(12):951-961.

三、科室名称:劳动卫生与环境卫生学系

1. SCI 论文

[1] Mukesh Kumar, Aruna K. Behera, Jianan Hu, Richard F. Lockey and Shyam S. Mphapatra. IFN-γ and IL-12 plasmid DNAs as vaccine adjuvant in a murine model of grass allergy. J Allergy Clin Immunol, 2001, 108: 402-408.

[2] Hu Jianan and kulkarni AP. Metabolic fate of chemical mixtures. I. "shuttle oxidants" effect of lipoxygenase-generated radical of chlorpromazine and related phenothiazines on the oxidation of benzidine and other xenobiotics. Teratogenesis Carcinogenesis and Mutagenesis, 2000, 20: 195-208.

[3] Hiroto Matsuse, Xiaoyuan Kong, Jianan Hu, Stanley F. Wolf, Richard F. Lockey, Shyam S. Mohapatra. Intranasal IL-12 produces discreet pulmonary and systemic effects on allergic inflammation and airway reactivity. International Immunopharmacology, 2003, 3: 457-468.

[4] Hu Jianan, Yun Huang, Minru Xiong, Shafei Luo, Yong Chen1 and Yuanjian Li. The effects of natural flavonoids on lipoxygenase-mediated oxidation of compounds with a benzene ring structure — A new possible mechanism of flavonoid anti-chemical cancinogenesis and other toxicities. International Journal of Toxicology, 2006, 25(4): 295-301.

[5] Hu J N, Chen Y, Xiong M R, Luo S F, Huang Y. Effect of tea polyphenols on soybean lipoxygenase - mediated interaction of phenothiazines with benzidine and other xenobiotics. Toxicology and Applied pharmacology, 2004, 194(3): 193-194.

[6] Hu J N, Wu Y, Xiong M R, Luo S F, Huang Y. Effect of natural Flavonaids on oxidation of phenothiazines and isoproterenol mediated by lipoxygenase. The sixth interntional conference on occupational Health for health care workers, 2004, 4-6.

[7] Huang Y, Tan Q, Wu Y, Zhu H, Xiong M, Hu J. RNA Interference Protects Against 5-Lipoxygenase-Induced Cocarcinogen, Benzidine, Oxidation and Cytotoxicity in Human Tracheobronchial Epithelial Cells. Int J Toxicol, 2014, 33(4): 297-306.

[8] Huang B, Shang Z F, Li B, Wang Y, Liu X D, Zhang S M, Guan H, Rang W Q, Jian A H, and Zhou P K. DNA - PKcs Associates With PLK1 and Is Involved in Proper Chromosome Segregation and Cytokinesis. Journal of Cellular Biochemistry, 2014, 115: 1077 – 1088.

[9] Huang R X, Duan Y Y, Jian A H, Fish Intake and Risk of Liver Cancer: A Meta Analysis. PLOSONE|DOI: 10.1371/journal. 2015, January23, 1-9. Rui-Xue Huang, Wang, Ke, Jianan Hu. Effect of Probiotics on Depression: A Systematic Review and Meta-Analysis of Randomized Controlled Trials. Nutrients, 2016, 8(483): 1-12.

[10] Luo P Y, Ding Q P, Ping Y Y Hu J N. Regioselective ortho-trifluoromethylthiolation of 2 - arylbenzo [d] thiazole via tandem substrateassisted C – H iodination and trifluoromethylthiolation. Org. Biomol. Chem, 2016, 14: 2924 – 2929.

[11] Wu Y, Gu J M, Huang Y, Duan Y Y, Rui-Xue Huang and Jian-An Hu. Dose-Response Relationship between Cumulative Occupational Lead Exposure and the Associated Health Damages: A 20-Year Cohort Study of a Smelter in China. Int J Environ Res Public Health, 2016, 13(3): 328 – 335.

[12] Huang R X, Ren G F Hu J N. Bracelet- and self-directed observational therapy for control of tuberculosis: study protocol for a cluster randomized controlled trial. TRIALS, 2017, 18(286): 1-10.

[13] Huang R X, Hu J N. Positive Effect of Probiotics on Constipation in Children: A Systematic Review and Meta-Analysis of Six Randomized Controlled Trials. Front Cell Infect Microbiol, 2017, 7: 153.

[14] Huang R X, Yu T, Li Y and Hu J N. Upregulated has-miR-4516 as a potential biomarker for early diagnosis of dust-induced pulmonary fibrosis in patients with pneumoconiosis. Toxicol Res (Camb), 2018, 7(3): 415-422.

[15] Zeng Z Y, Liu H L, Yuan J H, Ren X H, Deng Y X, Dai W J, Wu Y, Huang Y, Huang R X, Liu J F, Huang H Y, Hu J N. Poly (ADP-ribose) glycohydrolase silencing-mediated maintenance of H2A and downregulation of H2AK9me protect human bronchial epithelial cells from benzo(a)pyrene-induced carcinogenesis. Toxicol Lett, 2018, 295: 270-276.

[16] Huang Y, Huang S L, Wu Y, Peng M L, Zhang X G, Wang J, and Hu J N. Lipoxygenase Protein Expression and Its Effect on Oxidative Stress Caused by Benzidine in Normal Human Urothelial Cell Lines. International Journal of Toxicology 2019, 38(2) 121-128.

[17] Huang R X, Ning H C, He T F, Bian G L, Hu J N and Xu G Z. Impact of PM10 and meteorological factors on the incidence of hand, foot, and mouth disease in female children in Ningbo, China: a spatiotemporal and time-series study. Environ Sci Pollut Res Int, 2019, 26(18): 17974-17985

2. CSCD/CSSCI 论文

[1] 黄云, 胡建安. 人足月胎盘脂氧合酶及其对外源化学物的代谢活性. 中国药理学与毒理学杂志, 2002, 16(5): 396-400.

[2] 胡建安, Kulkarni A P. 脂氧合酶介导的杀虫剂N-位脱甲基作用的体外实验. 中华劳动卫生职业病杂志, 2002, 20(6): 409-412.

[3] 胡建安, 罗莎菲, 凌之琰, 向秋, 廖雍玲, 周建华. 含游离二氧化硅粉尘致肺病变的定量实验研究. 中华劳动卫生职业病杂志, 2002, 20(3): 180-183.

[4] 陈勇, 胡建安. 脂氧合酶及对外源化合物的氧化代谢. 卫生毒理学杂志, 2003, 17(3): 181-184.

[5] 胡建安, 武越, Kulkarni AP. 脂氧合酶介导酚噻嗪对联苯胺等氧化的增强作用. 中华劳动卫生职业病杂志, 2004, 22(3): 184-187.

[6] 黄云, 胡建安, 熊敏如, 罗莎菲, 陈勇. 天然黄酮类抗氧化剂对脂氧合酶介导的四种

具苯环结构化合物氧化的影响. 中国药理学与毒理学杂志, 2004, 18(3): 212-218.

[7] 武越, 胡建安. 肝外组织脂氧合酶介导外源化学物代谢研究进展. 中华劳动卫生职业病杂志, 2004, 22(2): 149-151.

[8] 谭庆平, 胡建安. 5-脂氧合酶与肿瘤的关系研究. 卫生毒理学杂, 2007, 21(2): 142-146.

[9] 周庆, 蒋海鹰, 黄云, 胡建安. 病理学实验室甲醛浓度检测和对学生的影响调查. 中华中西医学杂志, 2007, 5(5): 7-8.

[10] 易海艳, 胡建安. 火焰原子吸收光谱法同时测定尿液中钾和钠. 精细化工中间体, 2008, 38(5): 68-70.

[11] 陈勇, 黄云, 胡建安, 熊敏如, 罗莎菲, 武越. 茶多酚对脂氧合酶介导酚噻嗪类与联苯胺等氧化相互作用的抑制. 毒理学杂志, 2008, 22(2): 100-103.

[12] 朱宏翔, 胡建安. 脂氧合酶抑制剂的研究进展. 中南大学学报(医学版), 2008, 33(6): 541-547.

[13] 谭庆平, 胡建安, 黄云, 武越, 熊敏如. 人支气管上皮细胞5-脂氧合酶的表达与联苯胺的活化及细胞毒性. 中华劳动卫生职业病杂志, 2009, 27(1): 25-29.

[14] 黄云, 胡建安. 黄酮类化合物对脂氧合酶活性的影响及其生物学作用. 中国药理学与毒理学杂志, 2009, 23(6): 490-496.

[15] 陈昌可, 胡建安. 脂氧合酶介导的化学物的氧化与致畸作用. 中华劳动卫生职业病杂志, 2010, 28(4): 314-318.

[16] 武越, 胡建安, 黄云, 熊敏如, 罗莎菲. 天然黄酮类化合物对脂氧合酶介导吩噻嗪类等药物氧化的影响. 毒理学杂志, 2010, 24(5): 339-343.

[17] 杨凤, 胡建安. 氧化代谢酶对化学致癌物的活化与致癌作用. 国际病理科学与临床杂志, 2010, 30(3): 230-234.

[18] 朱宏翔, 胡建安, 黄云, 武越, 熊敏如. 人支气管上皮细胞5-脂氧合酶介导4氨基联苯的活化及DNA损伤. 中国药理学与毒理学杂志, 2011, 25(2): 193-200.

[19] 黄波, 龙颖, 邱劲松, 黄云, 胡建安. 茶多酚二甲亚砜合剂对铀矿尘人支气管细胞毒性的防护作用. 中国药理学与毒理学杂志, 2012, 26(4): 546-547.

[20] 黄波, 贺性鹏, 龙颖, 邱劲松, 黄云, 胡建安. 铀矿尘对支气管上皮细胞遗传毒性及茶多酚的防护作用. 辐射研究与辐射工艺学报, 2012, 30(4): 237-241.

[21] 王静, 胡建安. RNA干扰在氧化代谢酶功能研究中的应用. 中国药理学与毒理学杂志, 2012, 26(3): 193-200.

[22] 陈昌可, 黄云, 武越, 王静, 胡建安. 脂氧合酶介导的苯并(a)芘活化及DNA损伤. 中华劳动卫生职业病杂志, 2013, 31(9): 641-648.

[23] 申云帅,胡建安.镉、铅、汞、砷和铬致肾损伤机制的研究进展.中国药理学与毒理学杂志,2013,27(4):766-768.

[24] 聂云峰,胡建安,董吉良,彭仁和,蔡练功,何卫红,高喻宏,刘蔼成.2006—2010年湖南省新报告尘肺病的流行特征分析.环境与职业医学,2013,30(2):134-136.

[25] 张杏娥,胡建安.重金属健康损害的早期生物标志物研究.中华劳动卫生职业病杂志,2013,31(9):145-149.

[26] 彭敏兰,胡建安.脂氧合酶介导的氧化代谢与氧化应激.中国药理学与毒理学杂志,2014,28(3):449-454.

[27] 黄邵玲,胡建安.氧化代谢酶介导外源化学物致机体氧化应激.中华劳动卫生职业病杂志,2014,32(7):549-554.

[28] 卢懿,胡建安.含游离二氧化硅粉尘职业接触限值的研究进展.中华劳动卫生职业病杂志,2015,33(1):76-79.

[29] 唐石树、胡建安.5-脂氧合酶在人体组织中的表达及其与疾病的关系.中南大学学报(医学版),2015,40(4):138-145.

[30] 武越,胡国清,胡建安.职业伤害流行情况及其监测现状.中华劳动卫生职业病杂志,2015,31(10):789-791.

[31] 刘飞,胡建安.尘肺发病相关因子基因多态性与易感性关系.中华劳动卫生职业病杂志,2016,34(9):715-719.

[32] 周思园,胡建安,黄璨.氧化代谢酶DNA甲基化研究进展.中国药理学与毒理学杂志,2016,30(4):405-414.

[33] 崔建伟,胡建安,朱琳.岳阳市1963年至2014年尘肺病例的生存分析.中华劳动卫生职业病杂志,2016,34(4):360-362.

[34] 夏光辉,胡建安.外源化学物氧化代谢酶基因多态性与肿瘤易感性.中南大学学报(医学版),2017,42(12):1439-1446.

[35] 周超文,胡建安.苯并(a)芘致癌的表观遗传学作用机制研究进展.中国药理学与毒理学杂志,2017,31(5):375-384.

[36] 邓利红,胡建安.有毒外源化学物在肺部的代谢及其毒性作用研究进展.中国药理学与毒理学杂志,2018,32(5):415-425.

[37] 喻婷,黄瑞雪,胡建安.microRNA调节转化生在因子-β信号转导通路影响肺纤维化机制研究进展.中华劳动卫生职业病杂志,2018,36(5):386-391.

[38] 戴伟荣,胡建安,李莉,李欣,刘文峰,刘浪.CT引导下经皮肺穿刺活检术在职业性尘肺病诊断中应用.中国职业医学,2018,45(4):485-488.

[39] 刘娇凤,胡建安.细胞色素P450酶表观遗传学改变与间接致癌物致癌作用研究进

展. 中国药理学与毒理学杂志, 2018, 32(2): 150-160.

[40] 付金, 胡建安. 代谢组学在环境污染物的毒作用及其机制研究中的进展. 中南大学学报(医学版), 2019, 44(6): 692-700.

[41] 王慧, 胡建安. 表观遗传修饰在尘肺病发病中的作用研究. 中华劳动卫生职业病杂志, 2019, 37(4): 310-317.

四、科室名称: 营养与食品卫生学系

1. SCI 论文

[1] Yang L N, Li H Y, Yu T, Zhao H J, M. George Cherian, Lu Cai, and Ya Liu. Polymorphisms inmetallothionein-1 and -2 genes associated with the risk of type 2 diabetes mellitus and its complications. Am J Physiol Endocrinol Metab, 2008, 294(5): 987-992.

[2] Qin H, Liu Y, Na Lv, Ying Li, Chang-Hao Sun. cis-9, trans-11-Conjugated linoleic acid activates AMP-activated protein kinase in attenuation of insulin resistance in C2C12 myotubes. Journal of Agricultural and Food Chemistry, 2009, 57(10): 4452-4458.

[3] Ren GF, Tang L, Yang AQ, Jiang WW, Huang YM. Prognostic impact of NDRG2 and NDRG3 in prostate cancer patients undergoing radical prostatectomy. Histol Histopathol, 2014, 29(4): 535-42.

[4] Lin Q, Peymané A, Karla H, Yang L N, et al. Health allowance for improving the nutritional status and development of 3–5-year-old left-behind children in poor rural areas of China: study protocol for a cluster randomised trial. Trials, 2015, 16: 361.

[5] Qin H, Chen X, Hu X Y, Quan Y. Capsinoids suppress fat accumulation via lipid metabolism. Molecular Medicine Reports, 2015, 11(3): 1669-1674.

[6] Ji M, Zhang Y, Zou J, Yuan T, Tang A, Deng J, Yang L, Li M, Chen J, Qin H, Lin Q. Study on the Status of Health Service Utilization among Caregivers of Left-Behind Children in Poor Rural Areas of Hunan Province: A Baseline Survey. Int. J. Environ. Res. Public Health, 2017, 14(8): 910.

[7] Lin Q, Yang L, Li F, Qin H, Li M, Chen J, Deng J, Hu X. A Village-Based Intervention: Promoting Folic Acid Use among Rural Chinese Women. Nutrients, 2017, 9(2): 174.

[8] Ji M M, Zhang Y F, Zou J J, Yuan T, Amber Tang, Jing Deng, Lina Yang, Mingzhi Li, Jihua Chen, Hong Qin*, Qian Lin*. Study on the Status of Health Service Utilization among Caregivers of Left-Behind Children in Poor Rural Areas of Hunan Province: A Baseline Survey. International Journal of Environmental Research and Public Health,

2017, 14(8): 910-920.

[9] Qin H, Zhang L, Zhang L L, Zhang W, Li L, Deng X, Tian D P, Deng J, Hu G Q. Prevalence of Breastfeeding: Findings from the First Health Service Household Interview in Hunan Province, China. International Journal of Environmental Research and Public Health, 2017.2.4, 14(2): 150-157.

[10] Lin Q, Yang L, Li F, Qin H, Li M, Chen J, Deng J, Hu X. A Village-Based Intervention: Promoting Folic Acid Use among Rural Chinese Women. Nutrients, 2017, 9(2), 174

[11] Ji M, Tang A, Zhang Y, Zou J, Zhou G, Deng J, Yang L, Li M, Chen J, Qin H, Lin Q. The Relationship between Obesity, Sleep and Physical Activity in Chinese Preschool Children. Int J Environ Res Public Health, 2018, 15(3): E527.

[12] Zang Yufan, Fan Li, Chen Jihua, Huang Ruixue, Qin Hong, Improvement of Lipid and Glucose Metabolism by Capsiate in Palmitic Acid-Treated HepG2 Cells via Activation of the AMPK/SIRT1 Signaling Pathway. Journal of Agricultural and Food Chemistry, 2018, 66(26): 6772-6781.

[13] Yang Q, Yuan T, Yang L, Zou J, Ji M, Zhang Y, Deng J, Lin Q *. Household Food Insecurity, Dietary Diversity, Stunting, and Anaemia among Left-Behind Children in Poor Rural Areas of China. Int. J. Environ. Res. Public Health, 2019, 16(23): E4778.

[14] Luo J, Zou J, Ji M, Yuan T, Sun M, Lin Q. Emotional and Behavioral Problems Among 3- to 5-Year-Olds Left-Behind Children in Poor Rural Areas of Hunan Province: A Cross-Sectional Study. Int J Environ Res Public Health, 2019, 16(21): 4188.

[15] Zou J, Liu Y, Yang Q, Liu H, Luo J, Ouyang Y, Wang J, Lin Q. Cross-cultural adaption and validation of the Chinese version of the Child Food Neophobia Scale. BMJ Open, 2019, 9(8): 026729.

[16] Wang J, Zou J, Luo J, Liu H, Yang Q, Ouyang Y, Hu M *, Lin Q. Mental health symptoms among rural adolescents with different parental migration experiences: A cross-sectional study in China. Psychiatry Res, 2019, 279: 222-230.

[17] Li M, Chen J, Fang Z, Li Y, Lin Q. Sofosbuvir-based regimen is safe and effective for hepatitis C infected patients with stage 4-5 chronic kidney disease: a systematic review and meta-analysis. Virol J, 2019, 16(1): 34.

[18] Liu H, Zhang S, Zou H, Pan Y, Yang Q, Ouyang Y, Luo J, Lin Q *. Dietary Supplement Use Among Chinese Primary School Students: A Cross-Sectional Study in Hunan Province. Int. J. Environ. Res. Public Health, 2019, 16(3): 374.

[19] Ouyang Y, Zou J, Ji M, Zhang Y, Yuan T, Yang L, Lin Q. Study on the Status of Health Service Utilization among 3 – 5 Years Old Left-Behind Children in Poor Rural Areas of Hunan Province, China: A Cross – Sectional Survey. Int. J. Environ. Res. Public Health, 2019, 16(1): 125,

[20] Cao Y, Chen J, Ren G, Zhang Y, Tan X, Yang L. Punicalagin Prevents Inflammation in LPS – Induced RAW264.7 Macrophages by Inhibiting FoxO3a/Autophagy Signaling Pathway. Nutrients, 2019, 11(11): 3390.

[21] Zhang Y, Cao Y, Chen J, Qin H, Yang L. A New Possible Mechanism by Which Punicalagin Protects against Liver Injury Induced by Type 2 Diabetes Mellitus: Upregulation of Autophagy via the Akt/FoxO3a Signaling Pathway. J Agric Food Chem, 2019, 67(50): 13948-13959.

[22] Luo J, Long Y, Ren G, Zhang Y, Chen J, Huang R, Yang L. Punicalagin Reversed the Hepatic injury of Tetrachloromethane by Antioxidation and Enhancing Autophagy, Journal of Medicinal Food, 2019, 22(12): 1271-1279.

[23] Ouyang Y, Zou J, Ji M, Zhang Y, Yuan T, Yang L, Lin Q. Study on the Status of Health Service Utilization among 3 – 5 Years Old Left-Behind Children in Poor Rural Areas of Hunan Province, China: A Cross – Sectional Survey. Int. J. Environ. Res. Public Health, 2019, 16(1): 125-130.

[24] Qin H, Xu H, Yu L, Yang L, Lin C, Chen J. Sesamol intervention ameliorates obesity-associated metabolic disorders by regulating hepatic lipid metabolism in high – fat diet-induced obese mice. Food & Nutrition Research, 2019, 63: 11.

[25] Chen J, Li Y, Liu F, Hou DX, Xu J, Zhao X, Yang F, Feng X. Prodigiosin Promotes Nrf2 Activation to Inhibit Oxidative Stress Induced by Microcystin-LR in HepG2 Cells, Toxins, 2019, 11(7): 403.

[26] Zhang H H, Zheng W, Feng X L, Yang F, Qin H, Wu S S, Hou D X, Chen J H. Nrf2-ARE Signaling Acts as Master Pathway for the Cellular Antioxidant Activity of Fisetin, Molecules, 2019, 24(4): 708.

[27] Xie K, He X, Chen K, Chen J, Sakao K, Hou DX. Antioxidant Properties of a Traditional Vine Tea, Ampelopsis grossedentata, Antioxidants, 2019, 8(8): 295.

[28] Qin Hong, Xu Haiyan, Yu Liang, Yang Lina, Lin Cui, Chen Jihua, Sesamol intervention ameliorates obesity-associated metabolic disorders by regulating hepatic lipid metabolism in high-fat diet-induced obese mice. Food & Nutrition Research, 2019. 63: 3637-3647.

[29] Fan Li, Xu Haiyan, Yang Rengui, Zang Yufan, Chen Jingfang, Qin Hong, Combination

of Capsaicin and Capsiate Induces Browning in 3T3-L1 White Adipocytes via Activation of the Peroxisome Proliferator-Activated Receptor γ / β3-Adrenergic Receptor Signaling Pathways. Journal of Agricultural and Food Chemistry, 2019, 67(22): 6232-6240.

[30] Guofeng Ren, Xinghou He, Pian Wu, Yayuan He, Yong Zhang, Shibiao Tang, Xinli Song, Yafei He, Yuandan Wei, Ping Ding, Fei Yang. Biodegradation of microcystin-RR and nutrient pollutants using Sphingopyxis sp. YF1 immobilized activated carbon fibers - sodium alginate, Environmental Science and Pollution Research, 2020, 27: 10811-10821.

[31] Hong Qin, Xiuquan Shi, Liang Yu, Ke Li, Jianwu Wang, Jihua Chen, Fei Yang, Haiyan Xu, Huilan Xu. Multiplex real-time PCR coupled with sodium dodecyl sulphate and propidium monoazide for the simultaneous detection of viable Listeria monocytogenes, Cronobacter sakazakii, Staphylococcus aureus and Salmonella spp. in milk. International Dairy Journal, 2020, 108(2020): 104739.

[32] Li M, Shi J, Luo J, Long Q, Yang Q, OuYang Y, Liu H, Lin Q, Guo J. Diet Quality among Women with Previous Gestational Diabetes Mellitus in Rural Areas of Hunan Province. Int J Environ Res Public Health, 2020, 17(16): 5942. doi: 10.3390/ijerph17165942. PMID: 32824308, PMCID: PMC7460136.

[33] Liu H, Yang Q, Luo J, Ouyang Y, Sun M, Xi Y, Yong C, Xiang C, Lin Q. Association between Emotional Eating, Depressive Symptoms and Laryngopharyngeal Reflux Symptoms in College Students: A Cross-Sectional Study in Hunan. Nutrients. 2020, 12(6): 1595. doi: 10.3390/nu12061595. PMID: 32485841, PMCID: PMC7352624.

[34] Xu J, Zhang Y, Ren G, Yang R, Chen J, Xiang X, Qin H, Chen J. Inhibitory Effect of Delphinidin on Oxidative Stress Induced by H2O2 in HepG2 Cells. Oxid Med Cell Longev, 2020 Nov 20, 2020: 4694760.

[35] Xu, Haiyan, Yu Liang, Chen Jihua, Yang Lina, Lin Cui, Shi Xiuquan, Qin Hong, Sesamol alleviates obesity-related hepatic steatosis via activating hepatic PKA pathway. Nutrients, 2020. 12(2): 329-345.

[36] Xin An, Yahui Zhang, Yuan Cao, Jihua Chen, Hong Qin, Lina Yang. Punicalagin Protects Diabetic Nephropathy by Inhibiting Pyroptosis Based on TXNIP/NLRP3 Pathway. Nutrients, 2020, 12(5): 1516.

[37] Qiong Tang, Qian Lin, Qiping Yang, Minghui Sun, Hanmei Liu, Lina Yang. Knowledge, Attitude, and Practice of Adolescent Parents on Free Sugar and Influencing Factors about Recognition. Int J Environ Res Public Health, 2020, 17(11): 4003.

[38] Yong C, Liu H, Yang Q, Luo J, Ouyang Y, Sun M, Xi Y, Xiang C, Lin Q. The Relationship between Restrained Eating, Body Image, and Dietary Intake among University Students in China: A Cross-Sectional Study. Nutrients, 2021, 13(3): 990.

[39] Yang Q, Xi Y, Liu H, Luo J, Ouyang Y, Sun M, Yong C, Xiang C, Lin Q. Free Sugars Intake among Chinese Adolescents and Its Association with Dental Caries: A Cross-Sectional Study. Nutrients. 2021 Feb 26, 13(3): 765.

[40] Cui Lin, Jihua Chen, Minmin Hu, Wenya Zheng, Ziyu Song, Qin Hong. Sesamol promotes browning of white adipocytes to ameliorate obesity by inducing mitochondrial biogenesis and inhibition mitophagy via β3-AR/PKA signaling pathway. Food & Nutrition Research, 2021.

[41] Sun Y, Qin H, Zhang H, Feng X, Yang L, Hou DX, Chen J. Fisetin inhibits inflammation and induces autophagy by mediating PI3K/AKT/mTOR signaling in LPS-induced RAW264.7 cells. Food Nutr Res, 2021, 65.

[42] Shi X Q, Yu L, Lin C, Li K, Chen J H, Hong Q. Biotin exposure-based immunomagnetic separation coupled with sodium dodecyl sulfate, propidium monoazide, and multiplex real-time PCR for rapid detection of viable Salmonella Typhimurium, Staphylococcus aureus, and Listeria monocytogenes in milk. Journal of Dairy Science, 2021.

2. CSCD/CSSCI 论文

[1] 杨丽娜,李鸿雁,刘雅文,史杰萍,刘青,李丹阳,乔会珍,刘娅. MT2A 基因多态性与 2 型糖尿病的关系. 吉林大学学报(医学版),2005,31(5):758-760.

[2] 杨丽娜,李鸿雁,史杰萍,刘雅文,李丹阳,龙毅,刘娅. MT1B 基因多态性与 2 型糖尿病的关系. 中国公共卫生,2006,22(7):785-786.

[3] 杨丽娜,龙毅,李鸿雁,刘娅. 中西医结合治疗 2 型糖尿病的 Meta 分析. 吉林大学学报(医学版),2007,33(2):241-244.

[4] 杨丽娜,李鸿雁,龙毅,于婷,赵海军,史杰萍,刘娅. 金属硫蛋白 1E 基因多态性与 2 型糖尿病的关系. 中国老年学杂志,2007,27(1):1-3.

[5] 丽娜,郭英,陈秋丽,靖雪妍,句连云. 大豆复合物对四氯化碳致大鼠肝损伤的防护作用. 中国老年学杂志,2009,29(5):559-560.

[6] 秦虹,李颖,石林,孙长颢. t10,c12-共轭亚油酸对骨骼肌细胞脂肪酸代谢的影响. 卫生研究,2009,38(3):355-358.

[7] 任国峰,汤凌,谭鸿毅,杨爱青,阳国平,黄忆明. 高效液相色谱法测定大鼠血清染料木素浓度. 生物技术,2009,19(4):51-53.

[8] 汤凌,任国峰.染料木黄酮在性激素相关疾病研究中的进展.中国老年学杂志,2009,29(11):1436-1438.

[9] 姜伟伟,任国峰,杨爱青,汤凌,黄忆明.大豆异黄酮对良性前列腺增生大鼠抗氧化作用的研究.食品科学,2009,30(7):233-235.

[10] 杨爱青,任国峰,汤凌,姜伟,黄忆明.大豆异黄酮对大鼠前列腺增生抑制及一氧化氮、一氧化氮合酶表达的影响.卫生研究,2009,38(2):172-174.

[11] 任国峰,汤凌,杨爱青,姜伟伟,黄忆明.大豆异黄酮对前列腺增生大鼠生长因子及受体的影响.中草药,2010,41(9):1497-1501.

[12] 任国峰,汤凌,朱明元,杨丽娜,黄忆明.胰岛素样生长因子-1调控下染料木黄酮对睾酮诱导RWPE-1细胞增生的抑制作用.卫生研究,2010,39(4):447-450.

[13] 任国峰,杨爱青,杨丽娜,朱明元,黄忆明.雌马酚对人卵巢癌SKOV-3细胞增殖的抑制作用及其机制研究.营养学报,2010,32(2):174-177.

[14] 任国峰,袁泉,杨爱青,汤凌,黄忆明.形态学与形态计量学观察大豆异黄酮对前列腺增生大鼠的作用.中国实验动物学报,2010,18(1):24-276.

[15] 任国峰,杨爱青,汤凌,姜伟伟,黄忆明.大豆异黄酮对前列腺增生大鼠细胞凋亡与增殖的影响.中国老年学杂志,2010,30(4):471-473.

[16] 杨丽娜,林茜,付中喜,杨婷婷.石榴多酚对小鼠肝损伤的保护作用.中国老年学杂志,2010,30(17):2488-2489.

[17] 杨丽娜,付中喜,李明志,胡敏予,朱明元,周光宇,任国峰,林茜.石榴籽提取物对四氯化碳诱导小鼠肝损伤的保护作用.吉林大学学报(医学版),2011,37(5):817-820.

[18] 任国峰,杨俊峰,王萌,黄忆明.大豆异黄酮摄入对乳腺癌发病风险影响的荟萃分析.大豆科学,2012,31(5):817-821.

[19] 王萌,任国峰.雌马酚健康效应的研究进展.卫生研究,2012,41(5):874-876.

[20] 曾芳,孙振球,林茜,黄忆明.西部两县低年级小学生营养与食品安全知识、态度、行为状况及影响因素分析.中南大学学报(医学版),2012,2.

[21] 李方,林茜,胡香英.家长对学龄期儿童体形认知情况及影响因素,中国公共卫生,2013,9.

[22] 任国峰,杨俊峰,黄忆明.类胡萝卜素摄入对乳腺癌发病风险影响的Meta分析[A].中国营养学会(Chinese Nutrition Society).中国营养学会第十一次全国营养科学大会暨国际DRIs研讨会学术报告及论文摘要汇编(上册)——DRIs新进展:循证营养科学与实践学术.中国营养学会(Chinese Nutrition Society):中国营养学会,2013:1.

[23] 姜伟伟,遇旭东,任国峰.黑米皮提取物对PC-3细胞增殖的抑制作用.卫生研究,

2013, 42(3): 474-477, 482.

[24] 任国峰, 杨俊峰. 绿茶摄入对乳腺癌发病风险影响的 Meta 分析. 食品科学, 2013, 34(3): 276-279.

[25] 王萌, 任国峰. 雌马酚抑制人乳腺癌 MCF-7 细胞增殖及机制研究. 卫生研究, 2014, 43(1): 11-15.

[26] 杨丽娜, 乔楠, 胡敏予, 陈继华, 林茜, 周光宇, 魏巍, 朱柳凤. 鞣花酸对小鼠酒精性肝损伤的保护作用. 吉林大学学报(医学版), 2015, 41(5): 956~960.

[27] 骆静方, 魏巍, 乔楠, 朱柳凤, 杨丽娜, 鞣花酸对四氧嘧啶糖尿病小鼠的影响. 中国糖尿病杂志, 2016, 24(7): 649~651.

[28] 杨丽娜, 骆静方. 安石榴苷的生物活性及其与多种慢性疾病关系的研究进展. 吉林大学学报(医学版), 2016, 42(4): 835~838.

[29] 龙毅, 骆静方, 胡敏予, 陈继华, 朱柳凤, 魏巍, 乔楠, 杨丽娜, 鞣花酸对 CCl4 诱导小鼠急性肝损伤的保护作用及其机制. 吉林大学学报(医学版), 2017, 43(3): 572~576.

[30] 曾小娟, 侯震, 任国峰. 2010—2015 年湖南省食品安全企业标准备案情况分析. 中国食品卫生杂志, 2017, 29(3): 355-359.

[31] 范礼, 秦虹, 米色脂肪生成的研究进展. 卫生研究, 2018, 47(4): 676-680.

[32] 郑皖, 冯湘玲, 杨飞, 陈继华. 靶向调控 Nrf2-ARE 通路的 miRNAs 研究进展. 生命科学研究, 2018, 22(2): 158-166.

[33] 许菁菁, 张妍薇, 孙玥, 陈继华. 叶酸对高脂饮食诱导的 C57BL/6 小鼠肥胖及非酒精性肝病的预防作用[A]. 营养研究与临床实践——第十四届全国营养科学大会暨第十一届亚太临床营养大会、第二届全球华人营养科学家大会论文摘要汇编, 2019: 2.

[34] 孙玥, 张妍薇, 许菁菁, 陈继华. 叶酸对高脂饮食诱导肥胖小鼠骨骼的影响及可能机制探讨[A]. 营养研究与临床实践——第十四届全国营养科学大会暨第十一届亚太临床营养大会、第二届全球华人营养科学家大会论文摘要汇编, 2019: 2.

[35] 张妍薇, 郑皖, 杨人贵, 陈静芳, 向晓婧, 陈继华, Fisetin 对 H2O2 诱导细胞内 ROS 的清除作用及机制探讨. 生命科学研究, 2019, 23(6): 437-443.

[36] 杨丽娜, 曹媛. 炎症和自噬及其交互作用在胰岛素抵抗中作用机制的研究进展. 吉林大学学报(医学版), 2019, 45(3): 742-746.

[37] 王雅士, 侯震, 任国峰. Delphi 法构建食品生产企业食品安全管理能力评价体系. 中南大学学报(医学版), 2019, 44(4): 437-443.

[38] 臧宇凡, 秦虹, 辣椒素酯生理功能及机制的研究进展. 食品科学, 2019, 40(5): 289

-294.

[39] 唐琼,龙毅,杨丽娜.5 岁以下儿童腹泻的影响因素研究进展.中国公共卫生,2020.36(7):1109-1112.

[40] 安鑫,杨丽娜.细胞焦亡与糖尿病微血管并发症关系的研究进展.中国糖尿病杂志,2020,28(5):395-397.

[41] 时秀全,秦虹.食源性致病菌高通量检测方法研究进展.卫生研究,2020,49(4):678-683.

[42] 时秀全,秦虹.乳及乳制品中重金属高通量检测方法研究进展.中国乳品工业,2020,48(8):34-37.

[43] 张玲玲,熊家豪,王纪川,李宛洋,杨翊,任国峰.长沙市大学生外卖食品消费现状及其与超重肥胖的关联.中华疾病控制杂志,2020,24(9):1027-1031.

[44] 杨翊,任国峰,赖天兵,梁进军,刘晓革.湖南省 2016—2018 年病例沙门菌检出率 ARIMA 模型及地区分布.中国卫生统计,2020,37(2):272-275.

[45] 胡闽闽,秦虹.芝麻木脂素脂代谢调节作用机制的研究进展.卫生研究,2021.

[46] 林翠,秦虹.线粒体质量控制与米色脂肪之间的关系.中国生物化学与分子生物学报,2021,37(3):316-320.

[47] 徐海燕,林翠,秦虹.蛋白激酶 A 在常见慢性病病理过程中调控作用的研究进展.中国病理生理杂志,2021,37(1):166-172.

五、科室名称:儿童少年与妇幼健康学系

1. SCI 论文

[1] Luo J, Peng X, Zong R, Yao K, Hu R, Du Q, Fang J, Zhu M. The status of care and nutrition of 774 left-behind children in rural areas in China. Public Health Rep, 2008, 123(3):382-389.

[2] Luo J, Tang J, Zhou L, Zeng R, Mou J, Zhang L. Femoral head epiphysis growth and development among Chinese children aged 0-5 years. Eur J Pediatr, 2009, 168(5):545-551.

[3] Tan C, Luo J, Zong R, Fu C, Zhang L, Mou J, Duan D. Nutrition knowledge, attitudes, behaviours and the influencing factors among non-parent caregivers of rural left-behind children under 7 years old in China. Public Health Nutr, 2010, 13(10):1663-1668.

[4] Liu, X., Lu, D., Zhou, L., & Su, L.. Forgiveness as a moderator of the association between victimization and suicidal ideation. Indian Pediatrics, 2013, 50(7):685-688.

[5] Gong W, Xu D, Zhou L, et al. Village doctor-assisted case management of rural patients with schizophrenia:protocol for a cluster randomized control trial. Implementation Science, 2014, 9(1):13.

[6] Li H, Zheng J, Luo J, Zeng R, Feng N, Zhu N, Feng Q. Congenital anomalies in children exposed to antithyroid drugs in-utero: a meta-analysis of cohort studies. Plus One, 2015, 10(5): e0126610. 10. 1371

[7] Li H, Luo M, Luo J, Zheng J, Zeng R, Du Q, Fang J, Ouyang N. A discriminant analysis prediction model of non-syndromic cleft lip with or without cleft palate based on risk factors. BMC Pregnancy Childbirth, 2016, 16(1): 368.

[8] Liu X, Chen G, Yan J, Luo J. Weight status and bullying behaviors among Chinese school-aged children. Child Abuse Negl, 2016, 52: 11-19.

[9] Liu, X. , Chen, G. , Yan, J. , & Luo, J. . Weight status and bullying behaviors among chinese school-aged children. Child Abuse Negl, 2016, 52: 11-19.

[10] Gong W, Xu DR, Caine ED. Challenges arising from China's two-child policy. The Lancet, 2016, 387(10025): 1274. (CORRESPONDENCE)

[11] Liu Gaoming, Chen Yongyi, Luo Jiayou, Liu Aizhong, Tang Xinghui. The Application of a Moldable Skin Barrier in the Self-Care of Elderly Ostomy Patients. . Gastroenterology nursing : the official journal of the Society of Gastroenterology Nurses and Associates, 2017, 40(2).

[12] Li H, Luo M, Zheng J, Luo J, Zeng R, Feng N, Du Q, Fang J. An artificial neural network prediction model of congenital heart disease based on risk factors: A hospital-based case-control study. Medicine (Baltimore), 2017, 96(6): 6090.

[13] Liu, X. , Chen, G. , Hu, P. , Guo, G. , & Xiao, S. Does perceived social support mediate or moderate the relationship between victimisation and suicidal ideation among chinese adolescents? Journal of Psychologists and Counsellors in Schools, 2017, 27(1): 123-126.

[14] Fan CL, Ma QF, Luo JY, Wu XF, Luo MY, Zeng R, Li XH, Li YM, Fang JQ. Dietary Behaviors and Influencing Factors among Rural Left-behind Children Aged below 7 Years in China. Biomed Environ Sci, 2018, 31(12): 902-907.

[15] Xu DR, Gong W, Gloyd S, Caine ED, Simoni J, Hughes JP, Xiao S, He W, Dai B, Lin M, Nie J. Measuring adherence to antipsychotic medications for schizophrenia: concordance and validity among a community sample in rural China. Schizophrenia research, 2018, 201: 307-14.

[16] Mo Y, Gong W, Wang J, Sheng X, Xu DR. The association between the use of antenatal care smartphone Apps in pregnant women and antenatal depression: cross-sectional study. JMIR mHealth and uHealth, 2018, 6(11): e11508.

[17] Li Y, Luo M, Wu X, Xiao Q, Luo J, Jia P. Grocery store access and childhood obesity: A systematic review and meta-analysis. Obes Rev, 2019 Oct 25.

[18] Jia P, Luo M, Li Y, Zheng JS, Xiao Q, Luo J. Fast-food restaurant, unhealthy eating, and childhood obesity: A systematic review and meta-analysis. Obes Rev, 2019 Sep 10.

[19] Lin H, Luo MY, Luo JY, Zeng R, Li YM, DU QY, Fang JQ. Demographic Characteristics and Environmental Risk Factors Exposure of Birth Defects in Pregnant Women: A Population-based Study. Biomed Environ Sci, 2019, 32(1): 51-57.

[20] Dong (Roman) XuID, Shuiyuan Xiao, Hua He, Eric D. Caine, Stephen Gloyd, Jane Simoni, James P. Hughes, Juan Nie1, Meijuan Lin, Wenjun He, Yeqing Yuan, Wenjie Gong. Lay health supporters aided by mobile text messaging to improve adherence, symptoms, and functioning among people with schizophrenia in a resource-poor community in rural China (LEAN): A randomized controlled trial. PLOS Medicine, 2019, 16(4): e1002785.

[21] Liu G, Luo J. TIMP-2 gene rs4789936 polymorphism is associated with increased risk of breast cancer and poor prognosis in Southern Chinese women. Aging (Albany NY), 2020, 12(19): 19325-19334.

[22] Luo J, Fan C, Luo M, Fang J, Zhou S, Zhang F. Pregnancy complications among nulliparous and multiparous women with advanced maternal age: a community-based prospective cohort study in China. BMC Pregnancy Childbirth, 2020, 20(1): 581.

[23] Dukuzumuremyi JPC, Acheampong K, Abesig J, Luo J. Knowledge, attitude, and practice of exclusive breastfeeding among mothers in East Africa: a systematic review. Int Breastfeed J, 2020, 15(1): 70.

[24] Pan X, Kaminga AC, Chen J, Luo M, Luo J. Fetuin-A and Fetuin-B in Non-Alcoholic Fatty Liver Disease: A Meta-Analysis and Meta-Regression. Int J Environ Res Public Health, 2020, 17(8): 2735.

[25] Pan Xiongfeng, Chiwanda Kaminga Atipatsa, Liu Aizhong, Wen Shi Wu, Chen Jihua, Luo Jiayou. Chemokines in Non-alcoholic Fatty Liver Disease: A Systematic Review and Network Meta-Analysis. Frontiers in Immunology, 2020.

[26] Luo Miyang, Li Hanqi, Pan Xiongfeng, Fei Teng, Dai Shaoqing, Qiu Ge, Zou Yuxuan, Vos Heleen, Luo Jiayou, Jia Peng. Neighbourhood speed limit and childhood obesity.. Obesity reviews : an official journal of the International Association for the Study of Obesity, 2020.

[27] Li Yamei, Zou Zhiyong, Luo Jiayou, Ma Jun, Ma Yinghua, Jing Jin, Zhang Xin, Luo

Chunyan, Wang Hong, Zhao Haiping, Pan Dehong, Jia Peng. The predictive value of anthropometric indices for cardiometabolic risk factors in Chinese children and adolescents: A national multicenter school-based study.. PloS one, 2020, 15(1).

[28] Pan Xiongfeng, Zhao Li, Luo Jiayou, Li Yinhao, Zhang Lin, Wu Tong, Smith Melody, Dai Shaoqing, Jia Peng. Access to bike lanes and childhood obesity: A systematic review and meta-analysis. Obesity Reviews, 2020, 22.

[29] Su Yinhua, Xie Xiaoping, Zhou Yanfang, Lin Hong, Li Yamei, Feng Na, Luo Jiayou*. Association of induced abortion with hypertensive disorders of pregnancy risk among nulliparous women in China: a prospective cohort study.. Scientific reports, 2020, 10(1).

[30] Dali Lu, Wenqiang Wang, Xiaoyan Qiu, Zaihua Qing, Xiaoling Lin, Farong Liu, Weige Wu, Xinhua Yang, Yoichiro Otake, Xuerong Luo, Xiaoqun Liu. The prevalence of confirmed childhood trauma and its' impact on psychotic-like experiences in a sample of Chinese adolescents, Psychiatry Research, 2020, 287: 1-7.

[31] Liu X, Peng C, Yu Y, Yang M, Qing Z, Qiu X and Yang X. Association Between Subtypes of Sibling Bullying and Mental Health Distress Among Chinese Children and Adolescents. Front. Psychiatry, 2020, 11(368): 1-8.

[32] Zhang W, Liu L, Cheng Q, Chen Y, Xu D, Gong W*. The Relationship Between Images Posted by New Mothers on WeChat Moments and Postpartum Depression: Cohort Study. J Med Internet Res, 2020, 22(11): e23575

[33] KK Cheng, Wenjie Gong. Covid-19: How can we safely exit lockdown? https://blogs.bmj.com/bmj/2020/05/11/covid-19-how-can-we-safely-exit-lockdown/

[34] Gong W, Jin X, Cheng KK, Caine ED, Lehman R, Xu DR. Chinese Women's Acceptance and Uptake of Referral after Screening for Perinatal Depression. International Journal of Environmental Research and Public Health, 2020, 17(22): 8686.

[35] Xue WQ, Cheng KK, Xu D, Jin X, Gong WJ. Uptake of referrals for women with positive perinatal depression screening results and the effectiveness of interventions to increase uptake: a systematic review and meta-analysis. Epidemiol Psychiatr Sci, 2020, 29: e143. Published 2020 Jul 17.

[36] Hou F, Zhang X, Cerulli C, He W, Mo Y, Gong W. The impact of intimate partner violence on the trajectory of perinatal depression: a cohort study in a Chinese sample. Epidemiol Psychiatr Sci. 2020, 29: e133. Published 2020 Jun 2.

[37] Yu M, Li H, Xu DR, Wu Y, Liu H, Gong W. Trajectories of perinatal depressive

symptoms from early pregnancy to six weeks postpartum and their risk factors—a longitudinal study. Journal of Affective Disorders. 2020 Oct 1, 275: 149-56.

[38] Zhang W, Liu H, Silenzio VM, Qiu P, Gong W. Machine Learning Models for the Prediction of Postpartum Depression: Application and Comparison Based on a Cohort Study. JMIR Medical Informatics, 2020, 8(4): e15516.

[39] Gong W, Zhang C, Xu DR, Xiao S, Yu Y, Caine ED. The association between a free medicine program and functioning in people with schizophrenia: a cross-sectional study in Liuyang, China. PeerJ, 2020, 8: e8929.

[40] Liu X, Moses I I, Lin X, Qiu X, Lu D. The association between sibling bullying and psychotic-like experiences among children age 11-16 years in china. Journal of Affective Disorders, 2021, 28: 31-37.

2. CSCD/CSSCI 论文

[1] 陈德龙, 汤彪, 王赤林, 尹近强, 赵淑英. 长沙地区不同献血人员 HBsAg 及抗-HCV 的分析. 实用预防医学, 2000(3): 203-204.

[2] 赵淑英, 尹逊强, 雷霁, 袁朝晖, 袁万里. 乡村婴幼儿 271 例健康状况及影响因素分析. 中国学校卫生, 2002(6): 498-499.

[3] 尹逊强, 赵淑英, 刘浩, 杨林胜. 沅陵县农村小学生行为问题及危险因素研究. 中国学校卫生, 2002(4): 302-303.

[4] 赵淑英, 杨光, 杨林胜, 廖艳. 长沙市 667 名中学生创造性思维能力及相关因素分析. 中国学校卫生, 2003(6): 595-596.

[5] 黄涛, 杨林胜, 赵淑英. 病理性网络使用研究概述. 实用预防医学, 2003(5): 823-825.

[6] 郭华, 郭晓红, 赵淑英. 卫校护生心理健康状况与对策研究. 实用预防医学, 2004(3): 474-475.

[7] 杨林胜, 赵淑英, 尹逊强, 黄涛. 家庭中儿童躯体虐待及影响因素分析. 实用预防医学, 2004(2): 242-244.

[8] 刘卫华, 赵淑英. 八年围产儿死亡因素分析. 实用预防医学, 2005(3): 646-648.

[9] 赵淑英, 郭华, 扬光, 张汾染. 长沙市小学生学习能力及相关因素分析. 中国学校卫生, 2005(5): 377-378.

[10] 刘霞, 赵淑英, 龚建南, 廖艳. 长沙市中学生性知识性观念及相关行为调查. 中国学校卫生, 2006(10): 849-851.

[11] 张汾染, 赵淑英. 家庭因素对小学高年级学生学习能力倾向的影响. 中国学校卫生, 2006(10): 851-852.

[12] 赵淑英,唐美秀,刘娟,吴小敏,刘霞.长沙市小学生学习能力现况及其影响因素分析.长沙医学院学报,2007(1):11-16.

[13] 刘霞,赵淑英,张跃兵.某市中学生校园暴力行为及相关因素分析.中国临床心理学杂志,2008(4):420-422.

[14] 段丹辉,朱明元,罗家有,王政,付楚慧.中国部分农村地区2~7岁留守儿童膳食营养现况研究.中华流行病学杂志,2009,4(30):326-330.

[15] 周立波,罗家有,方俊群,孙振球.长沙市农村中学生暴力遭遇影响因素多元多水平分析.中华流行病学杂志,2009,4(30):331-334.

[16] 牟劲松,罗家有,李艳萍,帅志蓉,刘晓辉.中国农村地区留守儿童营养状况及影响因素研究.中华流行病学杂志,2009,5(30):425-429.

[17] 谭彩,罗家有,王政,牟劲松,张伶俐,付楚慧等.中国部分地区7岁及以下农村留守儿童看护人营养知识、态度和行为及其影响因素.中华流行病学杂志,2009,6(30):63-66.

[18] 曾嵘,张伶俐,罗家有,杜其云,段桂琴,龚正淘.中国7省市农村地区4~7岁留守儿童情绪与行为问题及其影响因素研究.中华流行病学杂志,2009,7(30):706-709.

[19] 罗家有,付楚慧,姚宽保,胡茹珊,杜其云,刘智昱.多指(趾)并指(趾)遗传与环境因素的病例对照研究.中华流行病学杂志,2009,9(30):906-909.

[20] 曾嵘,赖娟,罗家有,彭惠芳,龚雯洁,熊国强.湖南省药物滥用者相关因素性别差异分析.中华流行病学杂志,2009,11(30):1214-1215.

[21] 谭彩,罗家有,胡茹珊.我国七省农村0~7岁儿童看护人营养态度在知识与行为之间的中介效应.中国卫生统计,2010,27(5):467-469.

[22] 刘霞,张跃兵,刘传超,赵淑英.中学生校园暴力现状及干预措施的研究进展.中国健康教育,2010,26(3):236-239.

[23] 刘小群,杨新华,周丽华,王立军,苏林雁.小学高年级儿童亲子依恋与欺负、受欺负行为的关系.中国临床心理学杂志,2012,20(2):246.

[24] 刘小群,卢大力,周丽华,苏林雁.初中生欺负、受欺负行为与抑郁、自杀意念的关系.中国临床心理学杂志,2013,21(1),85-87.

[25] 周晓花,罗家有,朱琳,陈卫蓉,周燕飞,祖月娥,樊小兰.长沙市9471名女性公务员人乳头瘤病毒感染状况及亚型分布.中华流行病学杂志,2013,34(11):1157-1158

[26] 牟劲松,孙迪霞,赵琳琳,赵淑英,尹逊强,罗家有.长沙市某高校在校学生健康素养状况及影响因素分析.实用预防医学,2013,20(10):1177-1180.

[27] 罗家有,李曼丽,曾嵘,张少军,尹逊强,龚雯洁.中国部分地区农村7岁及以下留守

儿童的看护人看护意愿及其影响因素研究.中华流行病学杂志,2010,9(31):5-9.

[28] 欧阳江,牟劲松,赵淑英,颜伊莎,罗珍胃,罗家有.长沙市大学生健康素养状况及相关因素分析.中国学校卫生,2014,35(12):1800-1802,1805.

[29] 牟劲松,赵淑英,吴丹,罗家有,尹逊强,龚雯洁.健康技能在大学生健康知识及其行为间的中介/调节效应.中华流行病学杂志,2014,35(2):134-137.

[30] 牟劲松,赵淑英,欧阳江,谭爱春,罗家有,尹逊强.长沙市高校在校大学生健康素养影响因素多水平模型分析.中国卫生统计,2015,32(6):945-947.

[31] 周旭,方俊群,罗家有,王华,杜其云,黄广文,冯彬彬.湖南省贫困农村地区6~23月龄婴幼儿营养不良相关因素分析.中华预防医学杂志,2017,51(8):751-755.

[32] 廖念权,罗家有,周旭,秦家碧.妊娠期糖尿病一日门诊干预效果观察.中南大学学报(医学版),2017,42(8):966-972.

[33] 周旭,毛德倩,罗家有,吴景欢,卓勤,李丫妹,81名20~29岁长沙市青年人群基础代谢率研究.中华预防医学杂志,2017,51(7):642-646.

[34] 李丫妹,罗家有,马军,邹志勇,刘小群,李辉霞.长沙市2028名中小学生血脂异常检出率及其影响因素.中南大学学报(医学版),2017,42(6):673-680.

[35] 周旭,方俊群,罗家有,王华,杜其云,黄广文,冯彬彬,全清华.贫困农村地区6~23月龄婴幼儿发热和腹泻2周患病率的影响因素.中南大学学报(医学版),2017,42(9):1072-1079

[36] 范春丽,罗家有,龚雯洁,刘小群,周书进,张芬芳,曾洁,李辉霞,冯娜.妊娠期并发贫血影响因素的巢式病例对照研究.中华流行病学杂志,2017,38(9):1269-1273.

[37] 周旭,方俊群,罗家有,王华,杜其云,黄广文,冯彬彬.湖南省贫困农村地区6~23月龄婴幼儿辅食喂养现状及相关因素.中华预防医学杂志,2017,51(1):58-64.

[38] 卿再花,吴彩虹,曹建平,刘小群,邱小艳.父母冲突对大学生手机成瘾的影响:认知评价与孤独感的链式中介作用.中国临床心理学杂志,2017,25(6):1083-1087.

[39] 邱小艳,刘小群.心理韧性对家庭结构与儿童同伴关系的调节作用.中华行为医学与脑科学杂志,2017,26(5):450-453.33(03):208-213.

[40] 熊家豪,牟劲松,赵淑英,罗珍胃,明辉,尹逊强,罗家有.我国大学生健康素养问卷的研制及信度和效度评价.中国卫生统计,2018,35(4):518-521.

[41] 周旭,方俊群,罗家有,王华,杜其云,黄广文,冯彬彬.2015年湖南省贫困农村地区6~8月龄婴儿辅食添加率相关因素.卫生研究,2018,47(1):46-50.

[42] 卿再花,曹建平,吴彩虹,刘丽君,刘小群.大学生亲子依恋和同伴依恋对手机成瘾的影响.中国学校卫生,2018,39(8):1185-1188.

[43] 彭畅,罗家有,卿再花,邱小艳,文利辉,刘小群.农村地区中小学生同胞暴力的现

况调查. 中国心理卫生杂志, 2018, 32(10): 849-854.

[44] 邱小艳, 刘小群. 初中生受欺负与抑郁的关系: 性别的调节作用. 湖南科技学院学报, 2018, 39(10): 125-127.

[45] 林虹, 李丫妹, 罗家有, 张芬芳, 周书进, 曾洁, 周艳芳, 覃子汐. 孕妇孕早期妊娠压力及其影响因素分析. 中国临床心理学杂志, 2019, 27(1): 189-193.

[46] 何宗勇, 罗家有, 邓佳. 长沙地区男性精浆锌正常参考值范围的建立. 中华男科学杂志, 2019, 25(2): 181-183.

[47] 卿再花, 曹建平, 吴彩虹, 刘小群. 生态学视角下大学生手机成瘾现状及影响因素调查. 现代预防医学, 2019, 46(5): 865-869+874.

[48] 彭畅, 林虹, 王舒, 刘树俊, 罗家有, 盛可人, 刘小群. 农村地区9~18岁儿童青少年的同胞暴力经历与情绪行为问题. 中国心理卫生杂志, 2019.

[49] 邱小艳, 杨偎成, 刘小群, 王小凤. 欺凌参与行为问卷在中国大学生群体中的信效度检验. 中国临床心理学杂志, 2020, 28(2): 311-315.

[50] 王铮, 宋玉萍, 尹训宝, 邱小艳, 刘小群, 杨孟思. 农村初中生不同形式受欺负与自杀意念关联及性别调节作用. 中国公共卫生, 2020, 36(6): 875-879. doi: 10.11847/zgggws1124926.

[51] 刘小群, 杨孟思, 彭畅, 王舒, 杨新华, 邱小艳, 张桂蓉. 湖南省校园欺凌现况及不同角色间影响因素分析. 中国公共卫生, 2020, 36(6): 870-874. doi: 10.11847/zgggws1124495.

[52] 刘小群, 彭畅, 黄云香, 杨孟思, 文利辉, 邱小艳, 王铮. 高中生性取向与校园欺负行为关系. 中国公共卫生, 2020, 36(6): 880-883. doi: 10.11847/zgggws1122177.

[53] 彭畅, 刘小群, 杨孟思, 涂颖, 李小宇, 卿再花. 中文版Olweus欺负问卷同胞欺负信效度评价. 中国公共卫生, 2020, 36(3): 381-384.

六、科室名称：卫生毒理学系

1. SCI 论文

[1] Wang A, Yu B N, Luo C H, Tan Z R, Zhou G, Wang L S, Zhang W, Li Z, Liu J and Zhou H H. Ile118Val genetic polymorphism of CYP3A4 and its effects on lipid-lowering efficacy of simvastatin in Chinese hyperlipidemic patients. Eur J Clin Pharmacol, 2005, 60(12): 843-848.

[2] Yang Y, Zou Y, Li P, Luo L, Dai L, Zhong CG. [Interference of hexavalent chromium on VDAC1 mRNA expression or ATP level and their potential association]. Wei Sheng Yan Jiu, 2012, 41(4): 546-50.

[3] Yang Y, L Peng, Hu GH, Dai L, Zhong XL, Zou Y, Zhong CG. Chi-square analysis of

the reduction of ATP levels in L-02 hepatocytes by hexavalent chromium. Braz J Med Biol Res, 2012, 45(6): 482-7.

[4] Yang Y, Peng GQ, Yan T, Li YH, Hu GH, Zhong CG. A study of PKM2, PFK-1, and ANT1 expressions in cervical biopsy tissues in China. Med Oncol, 2012, 29(4): 2904-2910.

[5] (9) Xiao F, Li Y, Dai L, Deng Y, Zou Y, Li P, Yang Y, Zhong CG*. Hexavalent chromium targets mitochondrial respiratory chain complex I to induce reactive oxygen species-dependent caspase-3 activation in L-02 hepatocytes. Int J Mol Med, 2012, 30(3): 629-35.

[6] Xiao F, Feng X, Zeng M, Guan L, Hu Q, Zhong CG. Hexavalent chromium induces energy metabolism disturbance and p53-dependent cell cycle arrest via reactive oxygen species in L-02 hepatocytes. Mol Cell Biochem, 2012, 371(1-2): 65-76.

[7] Yang Y, Zeng M, Hu GH, Guan L, Dai L, Li P, Jin F, Zhong CG. Cr(VI) induces the decrease of ATP level and the increase of apoptosis rate mediated by ROS or VDAC1 in L-02 hepatocytes. Environ Toxicol Pharmacol, 2012, 34(2): 579-587.

[8] Xiao F, Li Y-H, Dai L, Deng Y-Y, Zou Y, Li P, Yang Y, Zhong C. Hexavalent chromium targets mitochondrial respiratory chain complex I to induce reactive oxygen species-dependent caspase-3 activation in L-02 hepatocytes. Int J Mol Med, 2012, 30(3): 629-35.

[9] Xiao F, Feng X-T, Zeng M, Guan L, Hu Q-Q, Zhong C*. Hexavalent chromium induces energy metabolism disturbance and p53-dependent cell cycle arrest via reactive oxygen species in L-02 hepatocytes. Mol Cell Biochem, 2012, 371(1-2): 65-76.

[10] Xie Y, Zhong CG, Zeng M, Guan L, Luo L. Effect of hexavalent chromium on electron leakage of respiratory chain in mitochondria isolated from rat liver. Cell Physiol Biochem, 2013, 31(2-3): 473-85.

[11] Xiao F, Chen D, Luo L, Zhong XL, Xie Y, Zou LH, Zeng M, Guan L, Zhong CG. Timeorder effects of vitamin C on hexavalent chromiuminduced mitochondrial damage and DNAprotein crosslinks in cultured rat peripheral blood lymphocytes. Mol Med Rep, 2013, 8(1): 53-60.

[12] Zeng M, Xiao F, Zhong X, Jin F, Guan L, Wang A, Liu XM, Zhong CG*. Reactive oxygen species play a central role in hexavalent chromium-induced apoptosis in Hep3B cells without the functional roles of p53 and caspase-3. Cell Physiol Biochem, 2013, 32(2): 279-90.

[13] Ming Zeng, Fang Xiao, Xiali Zhong, Feng Jin, Lan Guan, An Wang, Xinmin Liu,

Caigao Zhong. Reactive Oxygen Species Play a Central Role in Hexavalent Chromium-Induced Apoptosis in Hep3B Cells without the Functional Roles of p53 and Caspase-3. Cellular Physiology and Biochemistry, 2013, 32(2): 279-290.

[14] Xie Y, Xiao F, Luo L, Zhong CG. Activation of autophagy protects against ROS-mediated mitochondria-dependent apoptosis in L-02 hepatocytes induced by Cr(VI). Cell Physiol Biochem, 2014, 33(3): 705-16.

[15] Xiao F, Li Y, Luo L, Xie Y, Zeng M, Wang A, Chen H, Zhong CG. Role of mitochondrial electron transport chain dysfunction in Cr(VI)-induced cytotoxicity in L-02 hepatocytes. Cell Physiol Biochem, 2014, 33(4): 1013-25.

[16] Luo L, Xie Y, Wang A, Liu XM, Xiao F, Zhong XL, Zhong CG. Desipramine ameliorates Cr(VI)-induced hepatocellular apoptosis via the inhibition of ceramide channel formation and mitochondrial PTP opening. Cell Physiol Biochem, 2014, 34(6): 2128-36.

[17] Xiao F, Li Y-H, Luo L, Xie Y, Zeng M, Wang A, Chen H-C, Zhong C. Role of mitochondrial electron transport chain dysfunction in Cr(VI)-induced cytotoxicity in L-02 hepatocytes. Cell Physiol Biochem, 2014, 33(4): 1013-25.

[18] Ming Zeng, Rui-Xue Huang, Wen-Yi Li, Xiao-Wen Liu, Fu-Ling He, Yi-Yuan Zhang, Fang. Xiao. In(OTf)3 / acid co-catalyzed hydration of 1-haloalkynes to α-halomethyl ketones. Tetrahedron, 2016, 72: 3818-3822.

[19] Lan Guan, Xinmin Liu, Fang Xiao, Ming Zeng, Yuxiang Chen. Characterization of Elastic Niosomes Prepared with Various Nonionic Surfactants for Lidocaine Hydrochloride Transdermal Delivery. Nanoscience and Nanotechnology Letters, 2016, 8(12): 1033-1039.

[20] Yi X, Zhang Y-J, Zhong C-G, Zhong X-L, Xiao F. The role of STIM1 in the Cr(vi)-induced [Ca2+]i increase and cell injury in L-02 hepatocytes. Metallomics. 2016, 8(12): 1273-1282.

[21] Zhang Y-J, Zhang Y-Y, Zhong C-G, Xiao F. Cr(VI) induces premature senescence through ROS-mediated p53 pathway in L-02 hepatocytes. Sci Rep, 2016, 6: 34578.

[22] Zhang YJ, Xiao F, Liu XM, Liu KH, Zhou XX, Zhong CG. Cr(VI) induces cytotoxicity in vitro through activation of ROS-mediated endoplasmic reticulum stress and mitochondrial dysfunction via the PI3K/Akt signaling pathway. Toxicology in Vitro, 2017, 41: 232-234.

[23] liuxinmin, liuchenchen, guanlan, liujianming. Long term toxicity of chelerythrine on NF-

κB expression in rat pulmonary tissues International Journal of Clinical and Experimental Medicine, 2017, 10(8): 11464-11471.

[24] Tan W, Guan H, Zou LH, Wang Y, Liu XD, Rang WQ, Zhou PK, Pei HD, Zhong CG. Overexpression of TNKS1BP1 in lung cancers and its involvement in homologous recombination pathway of DNA double-strand breaks. Cancer Medicine, 2017, 6(2): 483-493.

[25] Yi X, Xiao F, Zhong XL, Duan YJ, Liu KH, Zhong CG *. A Ca2+ chelator ameliorates chromium (Ⅵ)-induced hepatocyte L-02 injury via down-regulation of voltage-Dependent anion channel 1 (VDAC1) expression. Environmental Toxicology and Pharmacology, 2017, 49: 27-33.

[26] Zhong X-L, Zeng M, Bian H-F, Zhong C-G, Xiao F. An evaluation of the protective role of vitamin C in reactive oxygen species-induced hepatotoxicity due to hexavalent chromium in vitro and in vivo. J Occup Med Toxicol, 2017, 12: 15.

[27] Zhong XL, Yi X, Rita de Cássia da Silveira e Sá, Zhang YJ, Liu KH, Xiao F, Zhong CG. CoQ10 Deficiency May Indicate Mitochondrial Dysfunction in Cr(Ⅵ) Toxicity. International Journal of Molecular Science, 2017, 18(4): 816.

[28] Guo X, Zhong CG, Yanfang Zhang, Fen Liu, Jian He. In vitro evaluation of hemoperfusion for chlorpyrifos poisoning. Biomedical and Environmental Sciences, 2018, 31: 922-926.

[29] Liang Q, Xiao Y-Y, Liu K-H, Zhong C-G, Zeng M, Xiao F *. Cr(Ⅵ)-Induced Autophagy Protects L-02 Hepatocytes from Apoptosis Through the ROS-AKT-mTOR Pathway. Cell Physiol Biochem, 2018, 51(4): 1863-1878. doi: 10.1159/000495713.

[30] Liang Q, Zhang Y-J, Zeng M, Guan L, Xiao Y-Y, Xiao F *. The role of IP3R-SOCCs in Cr(Ⅵ)-induced cytosolic Ca2+ overload and apoptosis in L-02 hepatocytes. Toxicol Res (Camb), 2018, 7(3): 521-528.

[31] GY. Xie, J Ma, L Guan, XM Liu, A Wang, CH Hu. Proliferation effects of cinnamon extract on human HeLa and HL-60 tumor cell lines. Eur Rev Med Pharmacol Sci, 2018, 22: 5347-5354.

[32] Wang E, He X, Zeng M. The Role of S1P and the Related Signaling Pathway in the Development of Tissue Fibrosis. Front Pharmacol, 2019, 9: 1504.

[33] Zhang Y-J, Ma Y, Liang N-J, Liang Y-H, Lu C, Xiao F. Blockage of ROS-ERK-DLP1 signaling and mitochondrial fission alleviates Cr(Ⅵ)-induced mitochondrial dysfunction in L02 hepatocytes. Ecotoxicol Environ Saf, 2019, 186: 109749.

[34] Zhang Y-J, Zhang Y-Y, Xiao Y-Y, Zhong C-G, Xiao F. Expression of Clusterin suppresses Cr(VI)-induced premature senescence through activation of PI3K/AKT pathway. Ecotoxicol Environ Saf, 2019, 183: 109465.

[35] Zhang Y-J, Xiao Y-Y, Ma Y, Liang N-J, Liang Y-H, Lu C, Xiao F*. ROS-mediated miR-21-5p regulates the proliferation and apoptosis of Cr(VI)-exposed L02 hepatocytes via targeting PDCD4. Ecotoxicol Environ Saf, 2020, 191: 110160.

[36] Tang S-X, Ye S-Z, Ma Y, Liang Y-H, Liang N-J, Xiao F. Clusterin alleviates Cr(VI)-induced mitochondrial apoptosis in L02 hepatocytes via inhibition of Ca2+-ROS-Drp1-mitochondrial fission axis. Ecotoxicol Environ Saf, 2020, 205: 111326.

[37] Li S-W, Shi M, Wang Y-L, Xiao Y-X, Cai D-H, Xiao F. Keap1-Nrf2 pathway up-regulation via hydrogen sulfide mitigates polystyrene microplastics induced-hepatotoxic effects. J Hazard Mater, 2020, 402: 123933.

[38] Liang Y-H, Liang N-J, Yin L-R, Xiao F. Cellular and molecular mechanisms of xenobiotics-induced premature senescence. Toxicol Res (Camb), 2020, 9(5): 669-675.

[39] Ma Y, Zhang Y-J, Xiao Y-Y, Xiao F. Increased Mitochondrial Fragmentation Mediated by Dynamin-Related Protein 1 Contributes to Hexavalent Chromium-Induced Mitochondrial Respiratory Chain Complex I-Dependent Cytotoxicity. Toxics, 2020, 8(3): 50.

[40] Ma Y, Deng L-J, Ma P, Wu Y, Yang X, Xiao F, Deng Q. In vivo respiratory toxicology of cooking oil fumes: Evidence, mechanisms and prevention. J Hazard Mater, 2020, 402: 123455.

[41] Zhang Y-J, Ma Y, Xiao Y-Y, Lu C, Xiao F. Drp1-dependent mitochondrial fission contributes to Cr(VI)-induced mitophagy and hepatotoxicity. Ecotoxicol Environ Saf, 2020, 203: 110928.

[42] Zhang Y-J, Bian H-F, Ma Y, Xiao Y-Y, Xiao F. Cr(VI)-induced overactive mitophagy contributes to mitochondrial loss and cytotoxicity in L02 hepatocytes. Biochem J, 2020, 477(14): 2607-2619.

[43] Liang Y-H, Liang Q, Qiao L, Xiao F. MicroRNAs Modulate Drug Resistance-Related Mechanisms in Hepatocellular Carcinoma. Front Oncol, 2020, 10: 920.

[44] Liu J, Guan L, Wang E, Schuchman EH, He X, Zeng M. SiO2 stimulates macrophage stress to induce the transformation of lung fibroblasts into myofibroblasts and its relationship with the sphingomyelin metabolic pathway. J Appl Toxicol, 2021, Feb 8.

[45] XiangFei Zhanga, YuTing Wanga, Ming Chenb, Ming Zeng. Hexavalent chromium-induced apoptosis in Hep3B cells is accompanied by calcium overload, mitochondrial damage, and AIF translocation. Ecotoxicology and Environmental Safety, 2021, 208: 111391.

[46] Ma Y, Liang Y-H, Liang N-J, Zhang Y-J, Xiao F. Identification and functional analysis of senescence-associated secretory phenotype of premature senescent hepatocytes induced by hexavalent chromium. Ecotoxicol Environ Saf, 2021. 211: 111908.

2. CSCD/CSSCI 论文

[1] 曾明, 路嘉宏, 张才云, 武红叶, 安飞云, 关岚. 乐果对小鼠骨骼肌细胞的毒性作用及其凋亡的诱导. 中国公共卫生, 2005, 21(9): 1105-1106.

[2] 王安, 周宏灏. 细胞色素氧化酶 CYP3A4 基因突变与表型研究进展. 中国临床药理学杂志, 2005, 21(6): 459-462.

[3] 曾明, 钟才高, 廖春华, 武红叶, 安飞云, 刘新民. 杀螟丹对大鼠的亚慢性经口毒性研究. 毒理学杂志, 2006, 20(3): 199-200.

[4] 武红叶, 曾明, 关岚, 陈东方, 廖春华, 钟才高. 杀螟丹对小鼠精子的毒性作用. 毒理学杂志, 2006, 20(2): 111-112.

[5] 武红叶, 曾明. 六价铬致癌机制的研究进展. 癌变.畸变.突变, 2006, 18(6): 491-493.

[6] 沈静, 王安, 李中华, 陈军. 长沙市某区 2004—2005 年围产儿死亡影响因素研究. 中国妇幼保健, 2008, (27): 3838-3839.

[7] 曾明, 武红叶, 王笑笑, 曹俊晔. 地塞米松不同给药方式对胸膜炎的干预效应及副作用研究. 中国现代医学杂志, 2008, 18(9): 1204-1207.

[8] 王非, 曾明, 武红叶, 钟才高. 酒石酸锑钾对肝 L-02 细胞的抑制和凋亡诱导影响. 毒理学杂志, 2008, 22(1), 20-22.

[9] 尹晓晨, 曾明, 王春香, 黄婷. 五氯酚钠对雄性小鼠的生殖毒性作用. 生态毒理学报, 2008, 3(5): 473-478.

[10] 曾明, 康菊芳, 关岚, 郭晋敏, 陈鹏, 钟才高. 草甘膦对小鼠的致突变作用研究. 癌变.畸变.突变, 2008, 20(3): 227-230.

[11] 曾明, 黄婷, 关岚. 环境卷烟烟雾对大鼠血脂水平及脂代谢酶的影响. 环境与健康杂志, 2010, 27(4): 323-325.

[12] 刘建明, 刘新, 孙圣华, 刘备战. X 线引导下经纤维支气管镜肺活检38 例临床分析. 中国内镜杂志. 2010, 16(9).

[13] 刘建明, 刘新民, 孙圣华. 经内镜注射生物蛋白联合微波治疗支气管胸膜瘘8 例. 中

[14] 关岚,张喆,钟才高,刘新民,王安,曾明.赤霉素对雌性大鼠早期生长发育及胰岛素样生长因子表达水平的影响.卫生研究,2012,41(3):390-393,398.

[15] 刘建明,廖前德,唐文祥,孙圣华,刘备战,刘新民.TNF-α对慢性阻塞性肺疾病模型鼠营养状态和呼吸肌蛋白质分解代谢的影响.南方医科大学学报.2012,32(4)548-552.

[16] 金丰,蒋盛威,曾明,何兴轩,Schuchman EH,王安,罗磊,王傅,肖芳,关岚,刘新民,钟才高.酸性鞘磷脂酶在二氧化硅致小鼠胚肺成纤维细胞纤维化体外模型中的作用.中国药理学与毒理学杂志,2014,29(2):205-209.

[17] 曾明,黄婷,易吉平,钟才高,关岚,王安,刘新民.草甘膦对GC-1小鼠精原细胞的毒性作用及N-乙酰半胱氨酸的干预效应.生态毒理学报,2014,9(1):159-166.

[18] 刘新民,钟才高,曾明等.10%浏阳霉素乳剂对肝细胞线粒体损伤效应的研究.卫生研究,2014,43(6):906-910.

[19] 李蓓茜,王安.拟除虫菊酯杀虫剂的毒性和健康危害研究进展.生态毒理学报,2015,10(6):29-34,

[20] 张斐斐,史文佩,王安.肺灌洗对百草枯中毒家兔的治疗效果研究.毒理学杂志,2015,29(2):46-50.

[21] 芦俊,段雨劼,何兴轩,刘新民,罗磊,杨军,金丰,易吉平,易星,王安[通讯作者].酸性鞘磷脂酶在镉性肾损害中的变化.毒理学杂志,2015,29(2):42-45.

[22] 刘新民,钟才高,张洪霞等.浏阳霉素急性毒性和遗传毒性实验研究.中国现代医学杂志,2015(21).

[23] 史文佩,张斐斐,陈立章,王安.乌司他丁、氨溴索肺灌洗对百草枯致兔肺损伤的疗效观察.环境与职业医学,2016,33(12):1152-1156.

[24] 易吉平,曾明,何兴轩.鞘磷脂类信号通路在肺纤维化发病机制中作用.中国药理学与毒理学杂志,2016,30(2):146-152.

[25] 陈明,曾明何兴轩.肺纤维化疾病生物标志物的研究进展.中国药理学与毒理学杂志,2017,31(2):187-194.

[26] 张玉静,钟才高.钙离子依赖的内质网应激在细胞凋亡中作用研究进展.中国职业医学,2017,44(3):365-370.

[27] 刘铠桦,钟才高.长链非编码RNA调控自噬的研究进展,卫生研究,2017,46(3):499-504,517.

[28] 张玉静,钟才高.环境内分泌干扰物肝毒性研究进展.中国药理学与毒理学杂志,2018,32(6):484-489.

[29] 刘建明,刘宸辰,刘新民,曾明,蒋群.白屈菜赤碱对大鼠肺组织的长期毒作用及其对肺组织中 NF-kB 表达的影响.吉林大学学报(医学版),2019,45(3):518-523.

[30] 刘静,肖元元,曾明.自噬在不同病因所致纤维化中的作用及机制.卫生研究,2021.50(5):380-385.

七、科室名称:预防医学实验中心

1. SCI 论文

[1] Feng X-L, Zhou W, Ren C-p, Yao K-t. The DLC-1 -29A/T polymorphism is not associated with nasopharyngeal carcinoma risk in Chinese population. Genet Test, 2008, 12(3): 345-9.

[2] Ding P, Li G-y, Chen C-m, Huang K-l. Kinetics and Mechanism of Chelating Reaction between Chitosan Derivatives with Ca(Ⅱ) Ions. Journal of Coordination Chemistry, 2011, 64: 1333 – 1343.

[3] Li G-y, Zhong M, Zhou Z-d, Zhong Y-d, Ding P Yong Huang. Novel carboxymethyl chitosan microspheres for controlled delivery of chelerythrine. Journal of Macromolecular Science – PAC, 2011, 11: 4-11.

[4] Li G-y, Zhong M, Zhou Z-da, Zhong Y-d, Ding P Yong Huang. Formulation optimization of chelerythrine loaded O-carboxymethylchitosanmicrospheres using response surface methodology. International Journal of Biological Macromolecules, 2011, 49: 970 – 978.

[5] Feng X-L, Li C, Liu W-d, Chen H, Zhou W, Wang L, Zhu B, Yao K-T, Jiang X-J, Ren C-P. DLC-1, a candidate tumor suppressor gene, inhibits proliferation, migration and tumorigenicity of human nasopharyngeal carcinoma cell line. Int J Oncol, 2013, 42 (6): 1973-1984.

[6] Zhou W, Feng X-L, Ren C, Jiang X, Liu W, Huang W, Liu Z, Li Z, Zeng L, Wang L, Zhu B, Shi J, Liu J, Zhang C, Liu Y, Yao K. Over-expression of BCAT1, a c-Myc target gene, induces cell proliferation, migration and invasion in nasopharyngeal carcinoma. Mol Cancer, 2013, 8, 12: 53. 3.

[7] Feng X-L, Wang Z, Fillmore R, Xi Y. MiR-200, a new star miRNA in human cancer. Cancer Lett, 2014, 344(2): 166-73.

[8] Feng X-L, Ren C-p, Zhou W, Liu W-d, Zeng L, Li GH, Wang L, Li M, Zhu B, Yao K-t, Jiang X-j. Promoter Hypermethylation along with LOH, but not Mutation, contributes to inactivation of DLC-1 in Nasopharyngeal Carcinoma. Molecular Carcinogen, 2014, 53: 858-870.

[9] Huang W, Liu J, Feng X-L, Chen H, Zeng L, Huang G, Liu W, Wang L, Jia W, Chen J, Ren C. DLC-1 induces mitochondrial apoptosis and epithelial mesenchymal transition arrest in nasopharyngeal carcinoma by targeting EGFR/Akt/NF-κB pathway. Med Oncol, 2015, 32(4): 564.

[10] Chen C-m, Zhong M, Li G-y, Yang F, Huang R-x, Xiao W, Ding P. Optimization on preparation conditions of calcium-crosslinked modified chitosan as potential matrix material for theophylline sustained-release beads and its evaluation of release kinetics. Journal of Alloys and Compounds, 2016, 658: 348-355.

[11] Chen C-m, Ma X-h, Yang F, Xia Y, Xiao W, Li G-y, Ding P. Adsorption of Copper (II) Onto Chitosan Alpha-Ketoglutaric Acid: Equilibrium Isotherms, Kinetic Studies and Optimization. Journal of Computational and Theoretical Nanoscience 2016, 13(1): 1-8.

[12] Yang F, Xiao W, Ma X-h, Huang R-x, Yu R, Li G-y, Huang X, Chen C-m, Ding P *. Optimization of a novel chelerythrine - loaded magnetic Fe3O4/chitosan alpha-ketoglutaric acid system and evaluation of its anti-tumour activities. Journal of Pharmacy and Pharmacology, 2016, 68(8): 1030-1040.

[13] Luo R, Li X, Qin S, Luo Z, Luo X, Hu P, Liu Z, Feng X-L, Li X. Impact of SNP-SNP interaction among ABCB1, ARRB2, DRD1 and OPRD1 on methadone dosage requirement in Han Chinese patients. Pharmacogenomics, 2017, 18(18): 1659-1670.

[14] Yang F, Wen C, Zheng S, Yang S, Chen J, Feng X-L. Involvement of MAPK/ERK1/2 pathway in microcystin-induced microfilament reorganization in HL7702 hepatocytes. J Toxicol Environ Health A, 2018, 81(21): 1135-1141.

[15] Wang J-wu, Hang Y-x, Yan T-t, Liang J-h, Huang Z-q, Xu H-l. Qualitative analysis of flavors and fragrances added to tea by using GC – MS. Journal of Separation Science, 2018, 41: 648 – 656.

[16] Zhou S-y, Hang Y-x, Wang J-wu, Fang R-j. Enzyme activity and phosphate uptake in the small intestine of Sprague Dawley rats improved by supplementation of infant formula with prebiotics. Animal Nutrition, 2018, 4: 300-304.

[17] He Y-y, Xiao W, Li G-y, Yang F, Wu P, Yang T, Chen C-m, Ding P * (2019) A novel lead - ion - imprinted magnetic biosorbent: preparation, optimization and characterization. Environmental Technology, 2019, 40(4): 499-507.

[18] He Y-y, Wu P, Xiao W, Li G-y, Yi J-c, He Y-f, Chen C-m, Ding P, Yanying Duan. Efficient removal of Pb(II) from aqueous solution by a novel ion imprinted magnetic biosorbent: Adsorption kinetics and mechanisms. Plos one 2019, 14

(3): e0213377.

[19] Yi J-c, Wu P, Li G-y, Xiao W, Li L, He Y-y, He Y-f, Ding P, Chen C-m. A composite prepared from carboxymethyl chitosan an aptamer-modified gold nanoparticles for the colorimetric determination of Salmonella typhimurium. Microchimica Acta 2019, 186(11): 711.

[20] He Y-f, Wu P, Li G-y, Li L, Yi J-c, Wang S-l, Lu S-y, Ding P, Chen C-m, Hongzhi Pan. Optimization on preparation of Fe3O4/chitosan as potential matrix material for the removal of microcystin-LR and its evaluation of adsorption properties. International Journal of Biological Macromolecules, 2019, 156: 1574-1583.

[21] Wen C, Zheng S, Yang Y, Li X, Chen J, Wang X, Feng X-L, Yang F. Effects of microcystins-LR on genotoxic responses in human intestinal epithelial cells (NCM460). J Toxicol Environ Health A, 2019, 82(21): 1113-1119.

[22] 23. Chen J, Li Y, Liu F, Hou D-X, Xu J, Zhao X, Yang F, Feng X-L*. Prodigiosin Promotes Nrf2 Activation to Inhibit Oxidative Stress Induced by Microcystin-LR in HepG2 Cells. Toxins (Basel), 2019, 12, 11(7).

[23] Mao X, Wang J-wu, Hang Y-x, Zhang Y-c, Yu H-h, Li Z, Pan L-a, Dai Z-y. A human milk oligosaccharide, 2'-fucosyllactose, enhances the immunity in mice fed an infant formula milk diet. International Dairy Journal, 2019, 98: 38-43.

[24] Duan L, Li X, Yan J, Chen Y, Luo R, Zhang Q, Feng X-L, Li X. Association of COMT Gene Polymorphisms with Response to Methadone Maintenance Treatment Among Chinese Opioid-Dependent Patients. Genet Test Mol Biomarkers, 2020, 24(6): 364-369. 10.

[25] Ren G-f, He X-h, Wu P, He Y-y, Zhang Y, Tang S-b, Song X-l, He Y-f, Wei Y-d, Ding P Yang F. Biodegradation of microcystin-RR and nutrient pollutants using Sphingopyxis sp. YF1 immobilized activated carbon fibers-sodium alginate. Environmental Science and Pollution Research, 2020, 27: 10811-1082.

[26] Wu P, Li G-y, He Y-f, Luo D, Li L, Guo J, Ding P* (2020), Yang F. High-efficient and sustainable biodegradation of microcystin-LR using Sphingopyxis sp. YF1 immobilized Fe3O4@chitosan. Colloids Surf B Biointerfaces, 2020, 185: 110633.

[27] Yi J-c, Xiao W, Li G-y, Wu P, He Y-y, Chen C-m, He Y-f, Ding P, Kai T-h. The research of aptamer biosensor technologies for detection of microorganism. Applied Microbiology and Biotechnology, 2020, 104(23): 1-14.

[28] Wu P, Li S, Ye X-s, Ning B-n, Bai J-l, Peng Y, Li L, Han T, Zhou H-y, Gao Z-

x, Ding P. Cu/Au/Pt trimetallic nanoparticles coated with DNA hydrogel as target-responsive and signal-amplification material for sensitive detection of microcystin-LR. Analytic Chimica Acta, 2020, 1134: 96-105.

[29] He X-h, Wang A-z, Wu P, Tang S-b, Zhang Y, Li L, Ding P. Photocatalytic degradation of microcystin-LR by modified TiO2 photocatalysis: A review, Science of The Total Environment 2020, 743: 140694.

[30] Li Z, Zhang J, Yang Y-j, Xu H-l, Wang J-wu., Yi Yang. Determination of Sulfonamides in Milk by Cloud Point-Salting Out Extraction and Ultra-High-Performance Liquid Chromatography Tandem Mass Spectrometry. Anal Sci, 2020, 36(12): 1555-1559.

[31] Dai J-m, Meng L-q, Rong S-z, GaoH-m, Zhang Z, Zhang Y-c, Qiu R, Wang Y-h, Chang D, Ding P, Hongzhi Pan. Facile preparation of 3D graphene frameworks as functional modification platform for sensitive electrochemical detection of chloride ion. Journal of Electroanalytical Chemistry, 2021, 115155.

[32] Wu P, He Y-y, Lu S-y, Wang S-l, Yi J-c, He Y-f, Zhang J-w, Xiang S, Ding P*Kai T-h, Hongzhi Pan, A regenerable ion-imprinted magnetic biocomposite for selective adsorption and detection of Pb2+ in aqueous solution, Journal of Hazardous Materials 2021, 124410.

[33] He X-h, Wu P, Wang S-l, Wang A-z, Wang C-l, Ding P, Inactivation of harmful algae using photocatalysts: Mechanisms and performance, Journal of Cleaner Production, 2021.

2. CSCD/CSSCI 论文

[1] 冯湘玲, 蓝轲, 张玲, 周文, 史剑凌, 刘卫东, 姚开泰. 一种快速检测启动子特异性的方法. 生命科学研究, 2001, 5(4): 339-341, 361.

[2] 冯湘玲, 姚开泰. 非洲爪蟾GATA-1转录因子与爪蟾发育. 生命科学, 2002, 14(3): 156-158, 162.

[3] 冯湘玲, 刘卫东, 李虹, 王磊, 杨旭宇, 韩为农, 周文, 姚开泰. 非洲爪蟾GATA-1b与GATA-1a差异位点突变后的功能. 生物化学与生物物理学报, 2003, 35(12): 1105-1110.

[4] 邢伟, 贺晓烨, 王建武, 杨明施. 谷氨酰胺对急性肺损伤大鼠HGF及KGF的影响. 中国现代医学杂志, 2013, 23(10): 28-31.

[5] 冯湘玲, 陈欢, 刘卫东, 张畅, 祝斌, 王磊, 李敏, 周文, 姚开泰, 任彩萍. 甲基转移酶对鼻咽癌细胞中DLC-1基因表达的影响. 生命科学研究, 2014, 18(4): 292-298.

[6] 黄子逸,陈铎,叶心语,伍翮,何雅媛,丁萍.不同加热时间的食用油对雄性小鼠血脂与微量元素的影响.环境与职业医学,2018,35(5):418-422.

[7] 周水岳,杭远欣,张岩春,戴智勇,潘丽娜,王建武,方热军.配方奶粉中添加益生元对SD大鼠生长性能、血液生化指标和养分表观消化率的影响.动物营养学报,2018,30(12):5164-5173.

[8] 郁欢欢,杨奕,张晶,徐慧兰,王建武.大气压气相色谱电离源——串联质谱法测定蔬菜中23种农药残留.中国食品卫生杂志,2020,32(1):31-38.

3.5 研究专利

[1] 授权国家发明专利:丁萍,唐媛,杨飞,陈翠梅,李晶,黄瑞雪,肖稳.一种荧光磁性纳米靶向药物及其制备方法(2015年):ZL201510254971.3[P].2015-05-19.

[2] 授权国家发明专利:丁萍,杨飞,李桂银,周治德,陈翠梅,黄瑞雪,李晶,黄瑞雪.一种荧光磁性纳米复合材料及其制备方法(2015年):ZL201510076969.1[P].2015-07-01.

[3] 授权实用新型专利:丁萍,李晶,杨飞,黄瑞雪,肖稳.一种防辐射多功能枕,(2015年):ZL201520893421.1[P].2016-05-25.

[4] 授权实用新型专利:丁萍,李晶,黄瑞雪,肖稳,陈翠梅,杨桦.空气净化器,(2016年),专利号:ZL201620288095.6.

[5] 授权实用新型专利:丁萍,李晶,杨飞,黄瑞雪,陈翠梅,肖稳,杨桦.污水净化器,(2016年),专利号:ZL201620288092.2.

[6] 授权实用新型专利:丁萍,杨桦,杨飞,黄瑞雪,肖稳,李晶.一种光催化空气净化器,(2016年),专利号:ZL201620288083.3.

[7] 授权实用新型专利:丁萍,肖稳,黄瑞雪,杨飞,李晶,杨桦,陈翠梅.一种用于检测痕量金属离子含量的系统,(2016年),专利号:ZL201620486654.4.

[8] 授权国家实用新型专利:曾明,刘新民,关岚,肖芳,王安.新型多功能兔固定架(2017年),专利号:ZL201720153682.9.

[9] 授权国家实用新型专利:曾明,任国峰,新民,关岚,肖芳.一种灭菌便携式紫外灯(2017年)专利号:ZL201720287005.6.

[10] 授权国家实用新型专利:曾明,肖芳,关岚,刘新民,王安.一种实验室专用动物保温电热毯(2017年),专利号:ZL201720229471.9.

[11] 授权国家实用新型专利:曾明,肖芳,关岚,刘新民,王安.低速离心机不同长度管套(2017年),专利号:ZL201720362357.3.

[12] 授权国家实用新型专利：曾明，关岚，刘新民，肖芳，王安．一种防大鼠抓咬手套（2017年），专利号：ZL201720189766.8．

[13] 授权国家实用新型专利：曾明，肖芳，关岚，刘新民，王安．一种新型集菌检测装置（2017年），专利号：ZL201720229467.2．

[14] 授权国家实用新型专利：曾明，任国峰，新民，关岚，肖芳．一种小鼠尾静脉采血给药固定器（2017年）专利号：ZL201720287044.6．

[15] 授权国家实用新型专利：曾明，关岚，刘新民，肖芳，王安．一种安全带刻度的灌胃针（2017年），专利号：ZL2017200153687.1．

[16] 授权国家实用新型专利：刘新民，一种预防医学用的样品存储装置（2017年），专利号：ZL 2017 2 0362361.X．

[17] 授权国家实用新型专利：刘新民，一种预防医学用废物清理装置（2017年），专利号：ZL 2017 2 0362363.9．

[18] 授权国家发明专利：丁萍，杨飞，肖稳，黄李晶，瑞雪，陈翠梅．一种多功能生物吸附材料及其制备方法（2018年），专利号：ZL201610145125.2．

[19] 授权国家实用新型专利：曾明，关岚，刘新民，肖芳，王安．一种空气除臭杀菌装置（2018年），专利号：ZL201820967817.X．

[20] 授权国家发明专利：丁萍，杨桦，肖稳，杨飞，黄瑞雪，李晶，陈翠梅．一种痕量检测金属离子含量的方法（2019年），专利：ZL201610353855.1．

[21] 授权国家发明专利：丁萍，杨桦，肖稳，杨飞，黄瑞雪，李晶，陈翠梅．一种检测痕量金属离子含量的方法，（2019年），专利号：ZL201610353855.1．

[22] 授权国家发明专利：杨飞，丁萍，伍翮，郭健，张宪，贺楚宁，里秦晋，秦世庆．一种微生物磁性壳聚糖纳米材料及其制备方法和其在微囊藻毒素降解领域的应用（2020年），专利号：ZL201811513472.19．

[23] 授权国家发明专利：杨飞，丁萍，伍翮，郭健，张宪，贺楚宁，李秦晋，秦世庆．一种微生物磁性壳聚糖纳米材料及其制备方法和其在微囊藻毒素降解领域的应用，（2020年），专利号：ZL201811513472.1．

[24] 授权国家发明专利：丁萍，鲁思宇，开天翰，王珊琳，伍翮，陈翠梅，黄瑞雪．一种检测水体中恩诺沙星的方法，（2021年），专利号：ZL202011461753.4．

[25] 授权国家发明专利：肖芳，曾明，关岚，肖元元．一种2-芳磺酰基喹啉衍生物的合成方法（2020年），专利号：ZL201811148825.2．

[26] 授权国家发明专利：肖芳，肖元元，吴心音，张玉静．一种2-脂肪族磺酰基喹啉衍生物的合成方法（2020年），专利号：ZL201811149990.X．

[27] 授权国家发明专利：肖芳，肖元元，曾明，李娜，殷丽蓉．一种超声波辅助氧化苯甲醇类化合物合成苯甲酸类化合物的方法（2020年），专利号：ZL201810308573.9．

第 4 章 社会服务与贡献

学院积极推动科技成果转化，积极参与国家和当地公共卫生事业服务，横向协作科研和社会服务能力不断增加。在湖南省卫生主管部门的指导下，在浏阳市建立了湖南省公共卫生发展与改革综合试点区；积极参与汶川地震灾后救援；肖水源教授作为主要专家之一，参与了富士康集体性自杀事件的预防和控制，推动了全国大学生心理健康体系的建设；参与全国贫困地区中小学生营养与食品安全研究工作；举办多期西部基层卫生人才培训班和中西部地区多期学校卫生人员培训班；协办全国首席卫生监督人员培训班；主持47所湖南省二级以上公立医院患者满意度第三方调查及评估；主持湖南省及各级政府"十三五""十四五"卫生健康规划；参与湖南省农村卫生适宜技术推广研究；开展酒后驾驶的流行病学研究，研究成果成为交警部门控制酒后驾驶的重要依据。中南大学毒理学评价实验室被评为农业部授权的农药毒理学安全性评价资格单位，每年为全国农药开发与生产企业评价农药新产品安全性200余项，2011年被湖南省科技厅被评为实验动物工作优秀单位；参与新冠肺炎防控工作。学科面向国家需求和科学前沿，以人才培养为依托，围绕重大公共卫生问题开展研究，为全球及我国卫生事业的发展做出了重要贡献。

4.1 师生主动发挥专业特长，为新冠肺炎疫情防控贡献力量

学院师生主动担起新冠肺炎疫情防控决策支持和科普宣传职责。成立疫情防控专家组，先后向国家部委和省政府递交30份建议报告。参与教育部新冠肺炎疫情高校防控手册的编写，承办长沙海关三期疫情应急培训班，迅速提升工作人员疫情防控基本能力。制作系列疫情宣传视频、音频等新媒体作品，在各大网络平台点击量超过5000万次。应邀在《大众健康》杂志发表多篇科普文章。在疫情传播早期，本学科迅速组建专家组，主动向相关部委和湖南省政府提交近30余份政策建议报告和疫情研判报告；胡国清教授应邀在第13届"泛珠论坛"做主旨发言，并接受《南方都市报》专访，就完善国家突发公共卫生体系提出建议。胡国清教授等一批湘雅医学院专家与多国专家视频连线，分享疫情防控救治

经验,为全球疫情防控贡献"中国智慧"。陈立章教授参与"留学人员新型冠状病毒感染肺炎疑似症状风险自评"在线应用的内容编写和制作,为留学人员症状筛查提供重要工具,该工具累计访问量达 241145 人次。邓静副教授牵头承担长沙海关第 3 期"海关疫情防控和进口商品风险监测培训班"任务,为当地紧急培训了 200 余名一线口岸防疫人才,使其具备了初步的专业工作能力。上千名毕业生奋战在全国各地疫情防控第一线,其中 6 人获得全国疫情防控先进个人。优秀毕业生三诺生物传感股份有限公司董事长李少波向湖北地区和多个受影响国家捐赠抗疫物资。组建多支科普团队,运用所学预防医学知识制作新冠肺炎疫情科普视频 18 个,撰写疫情防控科普常识 16 篇,部分视频和文章被新华社、人民网等主流官方新闻媒体或微信公众号报道/转载,累计阅读量突破 5000 万次,在《大众健康》发表多篇科普文章。

4.2 承担政府卫生健康规划和医疗服务第三方评价工作

谭红专教授、杨土保教授、胡国清教授等多位老师先后承担"湖南省卫生服务调查数据分析及报告撰写""利用地理信息系统对区域卫生规划和卫生资源配置的公平和效率研究"和"湖南省卫生资源配置标准(2016—2020 年)研究"等项目,为地方政府制定卫生健康规划提供了基础数据和技术支撑,获湖南省第十四届社会科学优秀成果二等奖。杨土保教授主持编制了《湖南省卫生服务体系规划 2015—2020》《湖南省卫生资源配置标准(2016—2020)》《湖南省"十三五"卫生健康规划》等 10 余个规划项目;协助省卫健委审查了湖南省以及 14 个地州市的"十三五"卫生健康规划,相关规划已被地市政府正式发布实施;主持完成了湖南省"十三五"卫生健康规划的中期评估工作;起草了湖南省地方标准《湖南省"两型"医院标准》。杨土保教授为政府部门起草"十四五"卫生健康规划编制工作方案,主持省"十三五"卫生健康规划终期评估和"十四五"卫生健康规划前期课题研究,主持编制湖南省"十四五"卫生健康规划以及部分县市区规划;主持完成了湖南省 6 家医院的"全国进一步改善医疗服务行动计划效果第三方评估"的中期、终期评估工作;开发了患者满意度调查测量工具,开展了湖南省部分公立医院满意度调查第三方评价工作。受邀参加第 13 届"泛珠论坛"、省政府完善公共卫生体系专家咨询会、全省医学教育改革专家咨询会等重要咨询会议,为完善国家公共卫生体系和重大突发公共卫生事件应对体系和机制出谋划策。承担地方政府委托的卫生健康规划、医疗服务第三方评价、卫生服务调查数据分析的工作,为湖南省卫生健康事业发展提供政策咨询和技术支撑服务,有力推动所在省份卫生健康事业的进步。

4.3 主动参与全球伤害防控合作，持续推动国内外伤害防控工作

学院教师积极参与全球疾病负担与伤害防控政策的研究，并担任 WHO 伤害培训项目导师，参与国家伤害防控规划，受聘国家 CDC 疾病负担研究分中心和两期伤害干预试点项目专家组成员，多次担任国家伤害防控专业人员培训班授课专家。积极参与国家相关法律编写和修订的征求意见工作，为构建"健康中国"和"平安中国"贡献力量。胡国清教授参与了 WHO 组织的《两轮/三轮机动车安全手册》的初稿撰写，担任 WHO 伤害 MENTOR-VIP 项目导师和世界银行道路交通伤害专家委员会亚洲唯一委员，其团队与全球儿童安全组织 SafeKids 共同发布《儿童泳池安全》指南，主办了 2019 年国际道路安全研讨会。评估我国伤害相关法律法规的现状，主要成果被 WHO 官方期刊发表，被十余家省、市疾控中心采纳。以《光明日报》内参方式向中共中央政治局提交了《当前我国伤害防控工作面临的挑战与应对策略》政策建议报告，参与了《中国儿童伤害报告》和《国家儿童伤害行动计划》的起草，提出将伤害防控纳入国家法律的建议。胡国清教授与国内外同行合作，先后在 Accident Analysis & Prevention、Injury Prevention 和《中华伤害预防医学杂志》上组织多期中国伤害研究特刊，推动国内伤害研究的发展；多次在国家 CDC 及专业学会的会议和培训班上做报告或举办讲座；多次担任全国工伤预防导师培训班的特邀讲者；面向省、地市及县区级 CDC 人员举办学术讲座 30 余场次。本学科师生主动参与"平安中国"科普宣传工作。将国家自然科学基金项目资助的产出儿童非故意伤害 App"保护伞"在 App-store、百度手机助手等平台上向公众免费开放。与新华社合作，利用其客户端发布儿童溺水微视频，视频已被腾讯、西瓜视频等平台转发近百万次。

4.4 主动开展公共精神卫生服务，倡导精神障碍患者社区康复模式

本学科肖水源教授团队在公共精神卫生服务方面开展了系列社会服务工作。该团队在湖南省浏阳市（县级市）开展公共精神卫生试点，对该市精神病院、所有乡镇和村卫生室医务人员进行了基本卫生知识和技能轮训，推动了该市社区精神卫生服务中长期规划建设，在国内外形成了有较大影响的"浏阳模式"。该团队编写了《灾后心理社会支持手册》（包括两张 VCD），在灾区（四川、甘肃）发放 10000 多册，培训了 200 多位灾区乡镇卫生人员，为受害者家属、受伤者及一线救灾人员提供心理疏导服务，受到了联合国人口基金会和灾区地方政府的高度赞扬。深圳富士康丛集性自杀事件期间，肖水源教授先后被南山区慢病院、深圳市康宁医院和深圳市卫人委聘为顾问，通过新华社等媒体提出 8 点自杀预防建议。这些建议被深圳市人民政府采纳和落实，迅速遏制了富士康丛集性自杀事件的蔓延。2015 年，该团队帮助湖南移动建立了 10086 热线员工心理健康服务体系；为长沙市某

部门建立了心理健康体系；协助教育部门建立长沙市中小学心理健康服务体系；与长沙市精神病院合作，利用微信对患者和家庭照顾者开展心理健康教育，放大了国家"以奖代补"政策的效益；2020 年为省民政系统管理人员开办培训班，推广精神障碍患者社区康复模式。深入社区指导和参与社区精神卫生服务，建立 10086 员工心理健康服务体系，利用微信对精神病性障碍患者和家庭照顾者进行心理健康教育，放大国家"以奖代补"政策的效益，推动精神障碍患者社区康复模式的发展。持续在中小学校开展心理问题监测和预警工作，主动为学校培训师资，推动中小学校的心理健康促进工作。

4.5 发展专业特长，主动参与国家脱贫攻坚工程和居民营养健康服务

为助务国家脱贫攻坚工程贡献力量，武陵山区是中国现有 14 个"集中连片特困地区"之一，多丘陵和山地，土地干旱、瘠薄。营养与食品卫生学系胡敏予教授受湖南省科技厅委派，赴湘西北门户常德市石门县担任"三区"(边远贫困地区、边疆民族地区和革命老区)科技人员，工作期间，发现葛根资源的开发利用率低。在"三区"科技人才项目——"提升葛根品质及产品开发及应用研究"的支持下，胡敏予教授率领课题组与长沙三诺生物传感器股份有限公司、石门县犟哥野生素食研制中心开展合作，深入到湖南省最偏远的田间地头，将营养学研究与脱贫攻坚紧密结合起来，与造福人们的生活联系在一起。课题组以葛根为主要原料，从外观、味道、口感、营养成分、血糖生成指数(GI)等多个方面进行研究，成功开发出葛根系列配方食品和低血糖生成指数食品。开发出的配方食品不仅克服了葛根固有的食品特性缺陷，有利于补充人群膳食纤维摄入的不足，控制血糖水平(GI 仅为 40.8)，还可以通过影响肠道菌群发挥调控人体代谢的作用，对糖尿病、冠心病等多种慢性疾病的防控具有积极意义。该研究带动了当地"葛根"产业的发展，有力地促进了我国葛根资源的开发利用，为石门县摆脱贫困做出了巨大贡献，为湖南省科技扶贫树立样板。

营养与食品卫生学系师生通过各种方式开展营养健康宣传，520 学生营养日、全民营养周，深入乡村、校园、社区等，通过悬挂横幅、张贴海报、布置展台、科普讲座、义诊等传统形式，利用微信公众号推送、视频直播、电台广播、平台官网等自媒体宣传、普及营养知识，传播健康生活理念。近年来，全省平均每年开展 250 余场专题活动，印制分发科普资料 1 万余份，受众人数逐年增加，湖南卫视、中国新闻网、新华网湖南频道、红网等多家媒体争相报道。2020 年，出版科普书籍《食尚蓝皮书》，用通俗易懂的形式，帮助老百姓建立"营养—安全—健康"的科学理念。2017 年，胡敏予教授被中国营养学会授予"中国营养科学十大传播之星"称号。

妇女儿童的健康是社会和谐的重要基础，是社会文明进步的重要体现，是国家经济持续发展的重要保障。在国家妇幼健康的发展目标定位下，林茜教授带领团队为促进全国贫

困地区中小学生营养与食品安全，在陕西和云南两省贫困县开展长达三年的调研、宣传、培训师资工作。团队在政府部门支持下为促进湖南省妇幼人群健康做了大量工作。该团队为长沙县基层妇幼保健工作人员进行了叶酸补充与出生缺陷的知识培训，并通过张贴海报、发放宣传册、入户走访、电话随访等方式为农村育龄妇女提供了相关咨询与指导，促进了叶酸增补预防神经管缺损的政策实施。近年来，为加强慢性疾病的预防，团队还为农村育龄妇女提供了饮食、体力活动的综合健康生活方式干预。

农村贫困留守儿童是中国公共卫生重点关注人群之一。林茜教授组织团队成员先后赴国家重点贫困县凤凰县和平江县，为两县40个贫困村的留守儿童及其家庭提供营养改善和卫生服务支持，为当地乡镇和村卫生室工作人员提供业务培训及营养卫生宣传资料，受到当地政府部门和社会的认可。团队还深入湘西少数民族聚集地农村地区，为婴幼儿进行体格测量、健康评估，并指导育龄妇女合理喂养婴幼儿。团队利用暑期实践和创新项目，引导大学生和研究生到边远农村参与相关社会服务工作，将从实践中产出的科研成果反哺妇幼保健实践。

该团队还受长沙市妇幼保健院委托，为湖南省托幼机构近千名工作人员提供幼儿营养与膳食配餐的培训，并为部分托幼机构免费提供食谱分析和配餐指导。团队持续关注妇幼健康，并结合专业学科特点开展了一系列卫生服务和科普宣传。2020年，林茜教授和杨土保教授被入选为国家健康科普专家库第一批成员。

第 5 章 学科人物

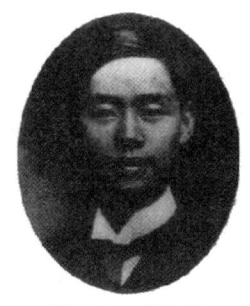

图 5-1 颜福庆

颜福庆（1882—1970）（图 5-1），男，汉族，医学科学家，医学教育家，公共卫生学家，1882 年出生于上海市。1914—1927 年出任湘雅医科大学第一任校长。1904 年上海圣约翰大学医学院毕业，后赴美、英、奥等国深造。1909 年获美国耶鲁大学医学院博士学位，并在英国取得热带病学学位。1910 年，他受在长沙开办雅礼医院的美国医师胡美的邀请，两人携手合作，在继续办医院的同时，在长沙兴办了一所具有欧美一流水准的医学院校，学制要求、教学计划、教学内容、教学方法与教学设备等，都达到美国第一流水平。

颜福庆倡导的公医制思想，实质上就是医学应当为人民群众服务的理念，医生应当不计个人得失的观点。他倡导公医制思想，既是言者，又是行者。他创办湘雅的教学宗旨就是把学生训练成既是好居民，又是合格的医师。他给学生灌输公医制度的优越性和为公众服务的思想，并着重培养他们的品德。他经常鼓励学生努力钻研业务，好好地为广大群众的医疗事业服务，千万不能走私人开业只顾个人利益的道路。颜福庆的这种思想一直得到了较好贯彻，就是在抗日战争的艰苦岁月，湘雅教师也尽职尽责，无私人开业现象；毕业学生虽为数不多，但离校后仍能铭记母校的教诲。

他主张疾病以预防为主。在 1912 年 3 月发出的雅礼学堂大学预科的毕业证书上，载明他为"卫生科教员"。他在医学院组建公共卫生科，兼任卫生学教授，担任《卫生学》课程的理论教学任务，同时创办了卫生所作为公共卫生教学实验区，规定医学专业班学生都要轮转公共卫生一个月，在实验区大力开展卫生宣传教育，结合门诊医疗，逐步开展疾病预防、环境卫生、妇幼保健、口腔卫生等医疗服务工作。他在《中国医学事业之前途》一文中还写道："国人经济能力低下，一切医疗之需均应经济化，又预防疾病较之治疗疾病轻而易举，故预防工作应尽量扩大。"

他积极投身疾病预防工作。1911 年东北三省鼠疫流行期间，他在京汉铁路沿线进行防治。1916 年，他到江西萍乡煤矿从事钩虫病流行病学调查，并采取防治措施，还先后于

1918、1920年在《中华医学杂志》英文版发表有关钩虫病的流行和防治工作的论文。此外，他还积极参加红十字会、卫生防疫、防痨协会、麻风病防治和妇幼保健等方面的社团组织工作。颜福庆发起组织了中华医学会，亲自发表《中华医学会宣言书》，把普及医学卫生作为学会宗旨之一，强调要十分重视对预防疾病的研究。

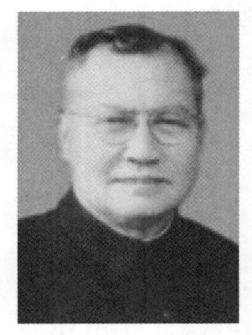

图5-2 王子玕

王子玕（1880—1963）（图5-2），又名王光宇，男，江西永新人，医学教育家、公共卫生学家，1929—1937年出任湘雅医科大学第二任校长。王子玕出身于贫寒的农民家庭。18岁离开老家到茶陵镇一家杂货店当学徒，边干活边自学文化，20岁提前出师；随后来到长沙跟随一英籍医师Kailer（克勒）习医，不久公费派送到日本东京明治大学学习。1911年10月由日本回国，在武汉参加辛亥革命。后又获得公费留美学习机会，先后在芝加哥大学、欧柏林大学取得文学士、理学士学位。1918年返回长沙，在湘雅医科大学任解剖学助教。1920—1923年，他获得清华公费留美学习机会，第三次赴美国留学，在芝加哥大学理学院读研究生，获理科硕士学位，并入圣路易大学医学院，完成医科全部学业，于1922年获医学博士学位。留美回国后，1923—1924年任湘雅医科大学组织学讲师、湘雅医院外科总住院医师；1925—1926年，任江西南昌省立医学专科学校校长兼公共卫生学教授。1927年停止招生的湘雅医科大学恢复招生，并推举王子玕医师继任湘雅医科大学校长。在王子玕校长的领导下，湘雅医科大学于1929年秋季恢复招生，废止医学预科，实行六年制本科教育。1930年学校更名为湘雅医学院，1931年报教育部备案，更名为私立湘雅医学院。他还兼任公共卫生学教授、中华医学会长沙分会理事长，湖南省政府卫生顾问及仁术医院院长等职。20世纪20年代，他编写过《天花》《免疫学》《消毒》《睡比吃更为要紧》等小册子；30年代编写了《战地救护》《公医制度》等书，并印成了单行本。半个多世纪后，他已桃李满天下，他的学生中不少人已成为国内外知名的医学专家。

陈国杰（1900—1972），男，汉族，福建人，1900年出生，寄生虫学家和医学教育家，是我省疟疾和丝虫病防治研究工作的创始人和我国老一辈的知名疟疾学专家。他一生治学严谨、诲人不倦、桃李遍中华。在疟疾等寄生虫病防治研究工作中勤于实践、善于求索，为制定疟疾等寄生虫病防治策略做出了重大贡献。

陈国杰毕业于燕京大学生物系，对无脊椎动物研究，特别是在医学昆虫和原虫学方面有很深的造诣。抗日战争时期，陈国杰曾在滇缅边境和印度进行疟疾流行病学调查和防治研究，为保障修筑滇缅公路民工的健康做出了贡献。抗日战争前夕他受聘于湘雅医学院，担任无脊椎动物学及寄生虫学的教学工作。由于他知识渊博，又有丰富的考察经验，他的课堂讲授生动活泼。他的英文讲课通畅流利、诙谐幽默，深受学生们的欢迎。新中国成立初期,他除了担任寄生虫学教研室主任继续从事教学外,还和邓一韪教授一起深入我省有名的高疟区——郴州,对农村小学生做血液和脾脏调查,证明当时湘南人群的疟疾感染率很高,不仅有间日疟,还有恶性疟和三日疟,并同时存在两种以上疟原虫感染者。这些调查报告为我省疟防工作积累了重要的历史资料,受到我省卫生部门领导的高度重视,随后委派陈国杰教授在郴县许家洞乡创建了我省疟疾防治研究所。在他的领导下,疟疾防治研究所先后举办了10余届疟疾防治专业干部培训班,学员来自本省各地和全国部分省的卫生防疫机构和院校,为我省和兄弟省培养了大批专业技术人才。在培训班里,他编写了数十万字的《疟疾学讲义》。他不仅给学员们上理论课,还亲自指导学员看血片,做蚊种鉴定和蚊媒生态学调查。他以许家洞为实验区,主持和参加了抗疟措施研究,总结出以消灭传染源为主的综合灭疟措施并收到显著效果。由于当地晚期丝虫病人很多,他又组织调查郴州地区的丝虫病流行情况,证明了我省南部既有马来丝虫病,又有班氏丝虫病的存在,并组织了灭丝措施和临床治疗研究。他领导的主要传疟蚊种确定和中华按蚊的生态学特点等蚊类系统调查,为后人留下了可贵的本底资料,为疟疾防治提供了科学依据。

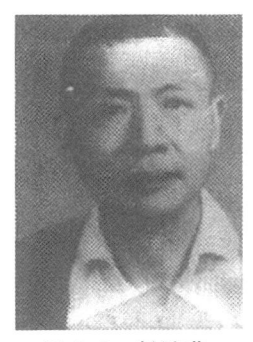

图 5-3　彭继甫

彭继甫(1910—1984)(图5-3),男,汉族,预防医学专家。1910年出生于湖南长沙。1937年毕业于长沙湘雅医学院。

毕业后,首先在湖南省传染病院工作,参加了本省霍乱及多种传染病的防治。1947年赴美国进修医院管理学,1948年回国,受聘于湘雅医学院公共卫生学科,并积极参与了长沙市会春区卫生事务所的创建,将医学生的预防医学教学与卫生防疫实践密切结合起来。1949年长沙解放,他以极大的爱国主义热情和对预防医学的执着信念,投入解放初期的卫生防疫和除害灭病工作中。1951年他和邓一韪教授合作发表了《我国霍乱流行概况及流行病学探讨》(中南医学杂志,第1卷),对我国霍乱流行的规律及防治措施进行了总结。1952年为满足我国急需防疫专业人才的要求,他参与创办了湘雅医学院首届公共卫生专业班,担起了领导和组织教学的主要责任,并亲自授课。当时全国卫生学专业为数极少,他在一无教材、二无设备且缺乏教学人员的情况下,白手起家,带领一些刚毕业的青年助教共同编写教材,添置实验设备,联系教学基地,经过短短一年多的筹备,圆满地开设了环境卫生学、劳动卫生学、流行病学、卫生统计学、食品卫生学、妇幼卫生和学校卫生学等全部专业课程,保证该班100多名学员如期完成学习任务,及时投入全国各地及工矿企业卫生防疫战线,这批毕业生日后成为本系统的骨干力量和学科带头人。

1954年彭继甫带头创建了湖南医学院工业卫生职业病研究组,组织了由基础学科、临床学科等15个教研室人员参加的对我省厂矿劳动卫生和职业病的多学科调查研究(湖南医学院学报,1959年第3期)。他深入工厂、矿山,足迹遍布我省主要地市和偏远山区。

1954—1957年间，对多种金属矿山和煤矿，制药、农药、油漆涂料、机车制造、农具机械、纺织工厂等20多种类厂矿进行了综合性调查研究，基本了解到我省金属矿山矽肺、锰矿锰中毒、铅冶炼和油漆行业的铅中毒及农药厂砷中毒等疾病的发病规律和劳动卫生条件，并对女工中的常见妇科病，煤矿工的钩虫病，农药等行业中的皮炎等进行了探讨，对我省工业卫生和职业病防治、科研、教学都起了重要的推动作用（湖南医学院论文集，1957年第一届科研论文报告会）。在广泛调查研究的基础上，他提出了铅中毒和锰中毒的诊断标准，总结了预防性服药控制铅中毒的经验，参与了全国第一届防止矽尘危害会议关于矽肺诊断标准和医疗预防措施的拟定，开展了可湿性666粉毒性的动物实验研究等。他主持全省和全国的矽肺防治培训班，训练了100多名矽肺防治骨干，对全国工业卫生学术发展做出了积极的贡献。他倡导翻译出版了《职业病指南》，向国内介绍新的经验。他积极参与省、市卫生防疫主管部门组织的各种业务活动，主动贡献自己的才能和智慧。他在预防医学战线辛勤耕耘50多年，对湖南省卫生防疫事业和预防医学教学、科研做出了开拓性贡献。

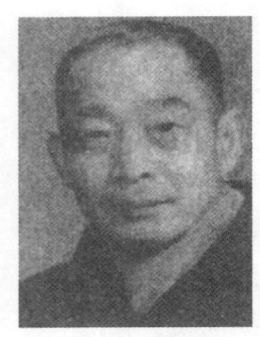

图5-4 邓一韪

邓一韪(1920—1980)（图5-4），男，汉族，预防医学专家、教授；1920年2月出生于湖南省郴县一私塾教师家里。1922年8月考入省会长沙雅礼大学医预科，两年后升入湘雅医科大学本科学习。

邓一韪在医疗实践中，深感搞好公共卫生、防病防疫之重要性，因而更坚定了致力于推动公共卫生事业发展的志向。1935年7月，他辞去了医院工作，来到湖南省卫生实验处，先后兼任和担任了省公共卫生科长、醴陵县卫生院长、省卫生处长和省立传染病医院院长，还主持了湖南省卫生实验所的工作。

在抗日战争期间，他曾赴日寇制造的霍乱流行地区进行调查，在长沙举办了三所霍乱病院。1943年7月，接任了湖南省卫生处长职务，主持全省卫生行政、业务以及地方防疫工作。1946年4月辞去了省卫生处长职务，9月获洛氏基金社资助，入美国麻省、哈佛公共卫生学院进修流行病学和卫生统计学。翌年9月学成归国，被"国立湘雅医学院"聘为公共卫生学教授，兼任学科主任；随后又兼任湘雅医院副院长、院长。新中国成立后，他继续留任湘雅医院院长，先后创办了医士班和公共卫生专修班，为湖南省培养了第一批卫生防疫干部。他还协助政府开展卫生防疫、医院管理、地方病防治以及国防工程的环境卫生、脑炎防治等工作。邓一韪的著作有《细菌战防疫概要》《霍乱在国内流行概况及流行病学的探讨》《岳阳血吸虫病初步调查报告》《郴县疟疾初步调查报告》《学校卫生》等多篇论著。

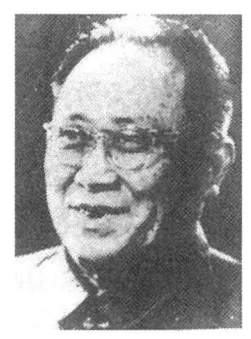

图 5-5　陈祜鑫

陈祜鑫(1918—1981)(图 5-5),男,汉族,中共党员,寄生虫病学家。1944 年,陈祜鑫毕业于国立湘雅医学院,并留院从事医学教育。

1947 年春,他与另外三位校友一起,在雅礼协会的资助下,去美国和加拿大进修寄生虫学。1948 年 12 月初,陈祜鑫搭乘一艘英国邮船,回到了上海。新中国建立后,陈祜鑫一直在湖南医学院从事寄生虫学的教学与科研,担任寄生虫学教研室主任,参加了对湖南省血防干部的培养以及血吸虫病防治的研究工作。经过 30 多年的艰苦奋斗,他成了国内外知名的血吸虫病学专家,掌握了英、日、俄几国文字,深究了"数理统计学"和"实验设计"等学科。1950 年 6 月,陈祜鑫带领 6 名青年来到了岳阳县,创建了湖南省第一个(亦为全国第二个)血吸虫病防治研究所,亲任所长职务。他来到了岳阳、临湘、湘阴农村进行血吸虫病流行病学调查,开展查螺查病和防病治病工作。他摸清了血吸虫病在洞庭湖区的流行情况和因素,并对疫区分型、疫区型变、病人归转、病人接替现象等问题,提出了创造性见解。他开展了钉螺生态学的研究,以便有效地截断血吸虫的中间宿主,防止血吸虫病的继续传播。他设计了一定方寸的"框"作为衡量钉螺密度的面积单位。1975年,他把实验室建立在华容县隆西公社。经过长期实地调查研究,陈祜鑫终于揭示了湖沼地带钉螺孳生及其分布的规律。他首先采用确定钉螺分布面积和单位面积内钉螺数目的科学方法,使查螺工作定量化;他采用了经纬仪和水准仪等阐明钉螺分布的规律;他利用求积仪和地形图来计算一个地区的有螺面积及其分布规律。他总结提出了"两性五说"的灭螺学说,即钉螺分布的单元性和相对高程性,以及单元灭螺说、密螺带灭螺说、钉螺孳生地主次说、人为调节水位灭螺说和抬洲降洲灭螺说。他研究了钉螺形态、生态及灭螺方法,基本上掌握了洞庭湖区域各类孳生地钉螺生活习性及分布规律,为开展查螺、灭螺提供了科学依据。他首次提出和证明了"围垦灭螺"和"不围而垦灭螺"方法,并且还进一步提出了采用这种方法灭螺时须巩固效果的条件以及为达到彻底灭螺目的应采取的补充措施。1964 年,陈祜鑫撰写了《血吸虫病的研究与预防》专著,充分证明了围垦灭螺和不围而垦灭螺是使防治与生产相结合的创举。1974 年他又提出了询问病史,结合病原学检查、免疫学检查等一整套综合查病程序,并经过岳阳试点以后在全省普及推广。1976 年,他又到临湘县农村开展防治调查,研究了病人归转问题;临终之前,他还特意把血防研究人员找到床边,商量开展口服药物预防和实验室免疫预防研究的新课题。他为湖南、湖北、江西、广西壮族自治区等培训了大批血防骨干,建立了防治网。

1978 年陈祜鑫晋升为湖南医学院寄生虫学教授。同年,陈祜鑫因在血防科研中的重大贡献,被评为出席全国科学大会代表和先进个人;5 月,他出席了湖南省教育工作会议,被授予全省"模范教师"的光荣称号;6 月出席了在北京召开的全国医药卫生科学大会,并被评为先进个人;10 月出席了湖南省科学大会并被评为先进个人。1980 年 10 月,陈祜鑫应邀出席了在菲律宾首都马尼拉召开的第十届热带病和疟疾国际会议，并就湖南省血吸虫病流行病学特点，作了小组发言，得到了各国同行的热烈欢迎。

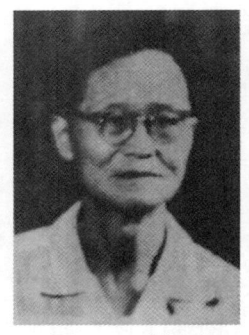

图5-6　刘秉阳

刘秉阳(图5-6)，男，汉族，微生物学、免疫学专家，1911年出生于湖南省湘潭县。1950年加入中国民主同盟，1984年加入中国共产党。他于1929年考入长沙湘雅医科大学，于1935年从医疗系毕业，获医学博士学位。从事医学微生物学免疫学的教学、科研和流行病防治工作达58年。担任有关学科的顾问及博士研究生导师。从医学院毕业后，1935—1939年在北平协和医学院细菌免疫学系师资进修班，任研究员。1939年他获得中华文化教育基金会奖学金赴美国哈佛医学院细菌免疫学系进修并应聘为研究员。1942年回到祖国，在湘雅医学院细菌学科主持教学及医院检验科工作，指导和培养微生物学师资人员和科技干部。他重视教学应结合临床，科研应联系传染病、流行病的实际，为实验室诊断及防治传染病提供依据。1950年，在长沙及江西龙南地区发生流行性脑炎，他组织有关人员到疫区调查并获得了病毒，从而建立了长沙流行性乙脑中心研究室，进一步开展病毒的研究。1955年奉卫生部令调往北京任北京流行病学研究所研究员(1958年改隶中国医学科学院，更名为中国医学科学院微生物学流行病学研究所，1983年后改隶中国预防医学科学院)。20世纪40年代，他在我国首次分离出斑疹伤寒立克次体，并在鼠胚组织块中培养生长获得成功，为以后在美利用X线照射小鼠引起感染制备流行性斑疹伤寒疫苗提供了依据。1955年至1993年期间，他在流研所研究各种人兽共患病(布鲁氏菌病、炭疽、鼠疫、腹泻病)中，带领青年科技人员，到内蒙古及其他疫区的现场开展一系列调查研究，发现布鲁氏菌病在广大农牧地区引起牲畜流产，并感染农牧民，严重影响劳动生产。逐渐摸清了我国布鲁氏菌病的传染源、传播途径及菌种分布情况，并开展防治工作。在治疗中他大力提倡中、蒙、西医药相结合原则，用菌苗作人畜预防。在解放劳动力、促进农牧业生产上取得突出成绩，深受政府和广大人民的欢迎。在多年实验研究工作中，他发现由于磺胺类药和抗生素药物被广泛应用于传染病治疗，导致致病微生物获得耐药性，使人体内有益的正常细菌群被杀害，表现在人体内肠道菌群失调，免疫力削弱，新的感染日益增多，医院内感染率增加。

刘秉阳治学严谨，要求严格，常用启发诱导的方式培养青年研究人员独立思考的能力和追求真理的精神。他培养的硕士、博士生已毕业20余人。他曾任中国微生物学会、中国免疫学会、中华医学会、中华预防医学会、微生态学会的理事、副秘书长、主任、顾问等职。担任中华流行病学杂志、微生物学报、中国人畜共患病、微生态学杂志的编审工作。他主编了《医学细菌学过去、现在、未来》《医学微生物学》《微生物实验方法》《实用流行病学》《布鲁氏菌病》等著作，发表学术论文30余篇。他1954年曾任湖南省第一届人民代表。曾被中国预防医学科学院评为先进工作者。1986年被卫生部直属机关党委评为优秀党员。1987年获布鲁氏菌病防治全国科技成果奖。

杜养志，男，汉族，广东顺德人，中共党员，卫生统计学专家。1929年3月出生于广州市，1953年毕业于中山大学医学院，被分配到湖南医学院工作，1984年调入中山医科大学任教。历任湖南医学院卫生统计学教研室主任、预防医学系副主任、教授，兼任中国卫生统计学会理事、中华预防医学会卫生统计学会理事、中华预防医学会社会医学学会理事、广东省卫生统计学会副主委、卫生部教材编审委员会委员。1952—1953年赴山东医学院第二届公共卫生高级师训班进修；1953年9月—1984年12月先后在湖南医学院卫生学教研室和预防医学系，历任助教、讲师、副教授、教研室主任、卫生系副主任，支部书记、总支委员；1984年12月任中山医科大学卫生学院卫生统计教研室主任、社会医学研究室主任、副教授、教授。

毕业后服从工作需要独立开设过保健组织学、医学史、卫生统计学课程，兼授预防医学部分课程。科学研究工作涉及面较宽，涉及职业病、医学人口学、青少年体质发育、妇幼保健、慢性病流行病学与统计方法等领域。从1982年起先后招收研究生6名，指导硕士研究生完成毕业论文，以优秀成绩获硕士学位。

先后发表《2×k表分割为非独立的2×2表显著界的探讨》《概率型计量诊断法及其在先天性心脏病放射诊断中的应用》等科学论文20余篇。参与编写的专著、教材有《农村医士手册》《医学百科全书卫生统计分册》，预防医学丛书《卫生统计学分册》（副主编）；高等医学教材《卫生统计学》（第1~3版），《卫生学》（第1版）；中国人口丛书《湖南人口》《卫生学词典》（第1~2版）。

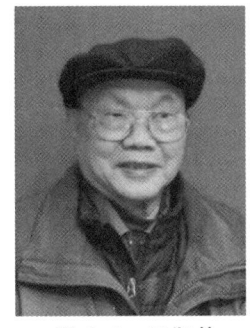

图5-7　王翔朴

王翔朴（图5-7），男，汉族，1930年12月出生，山东泗水县人，中共党员，著名预防医学专家。1948年参军进入华东军区白求恩医学院，1950年加入中国共产党，1953年9月毕业于山东医学院本科，参加公共卫生学师资班进修，同年统一分配到湖南医学院任卫生学教研室助教。

1956年到北京医学院苏联专家班进修劳动卫生学一年，1965年在中国医学科学院劳动卫生研究所毒理室从事工业毒理研究半年。历任湖南医学院卫生学教研室助教、讲师、副主任、主任，从事卫生学专修科、医学专业本科劳动卫生学、卫生学教学。1975年筹建卫生系及劳动卫生职业病教研室，任卫生系副主任、劳动卫生职业病教研室主任、副教授。1979年任卫生系主任，1980年筹建环境医学研究室，并任主任，同年获得劳动卫生职业病学硕士学位授予权。自1983年以来主招硕士研究生13名，已经毕业并获得硕士学位者12名，其中3人考取国外博士学位研究生，1人已晋升副教授。

20世纪50年代，在彭继甫教授指导下，参加湖南医学院工业卫生职业病研究组工作，对湖南地区的铅、锰、锑、钨、铜、锌及煤矿的中毒和矽肺、油漆、制药、农药、颜料、纺织、机械制造等工厂的中毒及其他职业病的发病条件进行了系统的调查研究，特别对铅中毒的急性发作进行了研究，提出了防治措施，使之得到基本控制。这一时期他翻译出版了《职业性神经中毒症》《矽酸盐肺》等书（人民卫生出版社出版）。上述工作对介绍引进苏联的劳动卫生经验、摸清我省当时的职业病情况、提高劳动卫生教学水平起到积极作用。60年代，随着我国工业迅速发展，承担了许多新化学物质的毒性鉴定工作。根据实际工作经验，编写出版了《卫生毒理实验方法》（人民卫生出版社，1979），是我国较早的卫生毒理方法学参考书之一。1982年赴美国辛辛那提大学（University of Cineinnati）环境医学研究所从事肾脏毒理学研究一年半。近十多年来，进一步形成了以金属肝、肾毒理学为特色的工业毒理研究方向。主要研究工作有以下四方面：①重金属中毒性肾损害和尿酶。通过实验研究和现场调查，证明尿酶作为重金属中毒常见的肾脏损害的早期检测指标有重要价值，并论证了溶菌酶、NAG、r-GT、碱性磷酸酶等尿酶的意义及其机理。此项研究获1988年省科技进步三等奖，发表论文14篇，并已被许多单位所引用。②金属结合蛋白，特别是金属硫蛋白（Metallothionein）与金属中毒性肝、肾毒性的研究。用柱层析法与原子吸收光谱分析法结合研究了镉、铬、砷、汞等金属毒物在体内及尿中不同分子量的结合物，特别是金属硫蛋白及其他金属结合蛋白与金属肝、肾毒性的关系，证实了金属硫蛋白及其他金属结合蛋白在金属中毒肝、肾毒性及金属元素代谢中的特殊意义，在国内外学术刊物上发表论文16篇，对阐明镉、铬、砷等中毒机理和肝、肾毒性的关系有重要价值。③免疫毒理学研究。运用自己拟订的一系列检出致敏化学物的常规实验方法，通过五年以上的现场调查研究及实验室研究，证实了百菌清、TDI等多种致敏化学物引起的各种类型的变态反应均存在剂量—反应关系以及阈剂量，使这一有争议的理论问题得到阐明，为制订致敏化学物卫生标准提供了重要理论根据，他提出的百菌清车间空气卫生标准已于1989年被卫生部批准实行，在国内外学术刊物上发表相关研究论文10篇，获湖南省1992年医药卫生科技成果三等奖。④职业中毒性肝病发病机理及早期诊断指标的研究。为"七·五"攻关课题的一部分，比较研究了CCl_4、磷、砷等几种毒物肝毒性的特点，对LDH及其同工酶的诊断价值和钙稳态失调在肝病发病中的作用进行了研究，发表论文14篇，为阐明中毒性肝病机理及早期诊断指标提供了有价值的资料，获1992年省医药卫生科技成果三等奖。

王翔朴在预防医学教育及科研战线上辛勤工作40年，至今已发表专业论文85篇。自1978年起主编高等医学院校统编教材《卫生学》第1～4版，主审大专及中专用《卫生学》教材三本，为提高医学专业卫生学教学水平做出了贡献。此外，还主编出版了《卫生学词典》第1、2版（人民卫生出版社）、《卫生毒理实验方法》《实用毒理学手册》（副主编，中国环境科学出版社，1992）等专著；参与编写了劳动卫生学、毒理学大型参考书十多种，出版翻译《职业性神经中毒症》等4部著作。1980年以来获省厅级以上科技进步奖励7项,先后获1978年省科学大会先进个人,1978年、1988年获"省优秀教师"称号,1988年获"卫生部有突出贡献的中青年专家"荣誉。他积极参加社会活动,兼任中华预防医学会委员、中华预防医学会劳动卫生职业病学会委员、卫生毒理学会常务委员、湖南省预防医学会副会长、湖南劳动保护科学技术学会副会长、湖南省劳动卫生职业病学会主任委员、湖南省卫生毒理学会筹备组组长,以及担任《中华预防医学杂志》《中华劳动卫生职业病杂志》《卫生毒理学杂志》等杂志编委。

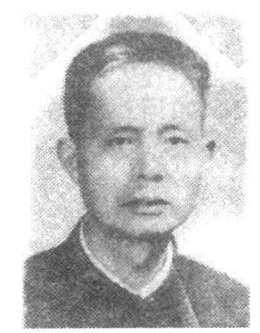

图5-8 吴彭年

吴彭年(图5-8),男,汉族,中共党员,流行病学专家,硕士研究生导师,1921年5月出生,江苏江都县人。1949年毕业于湘雅医学院并留校任教行医,曾任流行病学教研室主任、学术带头人。历任中华医学会流行病学会第一、二届委员,中华医学会卫生学会第二届委员,中华医学会湖南分会第七届理事,湖南省流行病学会第一、二、三届主任委员,湖南省预防医学会常务理事兼流行病学会名誉主委,湖南医科大学科协理事,湖南预防医学杂志常务编委,国家教委外国教材研究中心流行病学专业组委员。

1943年春考入贵州大学先修班,同年秋天被保送至湘雅医学院。入湘雅后,更加勤奋学习,于1949年6月顺利毕业并留校。1954年晋升为讲师,1980年晋升为流行病学副教授,1985年晋升为教授。先后发表科研论文近40篇,获省科委二等奖1项,省厅级科技进步奖3项,1991年退休之际喜获国家教委授予的"从事科研工作四十年成果显著奖",并成为对国家有特殊贡献专家。

他注重教学改革和教学方法的研究,对不同层次、专业的学生均有独到的教学内容与方法,取得了良好的教学效果。1985年被评为优秀教师,并获得学校教学改革成果甲等奖。在他的带领下,多年来流行病学教学一直受到广大师生的高度评价,1989年该课程被学校评为A级课程。

1949年7至8月,他参加了长沙市伍家岭一带姜片虫病的调查防治工作,采用中药槟榔治疗姜片虫病取得了良好的效果。1949年9月至1950年3月在南下解放军12兵团指战员中进行了血吸虫病的防治研究,和张铮、王振华教授一道发明了锥形虫卵沉淀器,大大提高了血吸虫病粪便检查方法的灵敏度。该法在我省血防机构沿用了20多年。1950年12月至1951年3月参加了赴湘西少数民族地区访问团,对当时经济落后、缺医少药的农村地区的常见传染病的发病情况及婴儿死亡率进行了详细的调查研究。当时花垣一带天花流行,他和同事一道完成了接种任务,使该地天花得以控制。1954年底至1955年初,洞庭湖区发生特大水灾后,出任"治湖中心医院"院长,他与政委一道带领全体医务工作者,克服重重困难,救治了大量危重伤寒患者和其他病人,他所领导的中心医院被省治湖指挥部授予"治湖模范医院"的光荣称号,他被评为"甲等模范工作者"。1958年至1965年,他与其他专家一道,在郴县开展了丝虫病的调查防治试点工作,并取得了宝贵经验。二十世纪60至70年代,他致力于各型伤寒、炭疽、病毒性肝炎及腺病毒等传染性疾病的流行病学调查研究,为我省传染病的预防和控制做出了重要贡献。1963年任传流教研室副主任,1978年成立流行病学教研室时,亲任主任。从1982年开始,先后作为主要导师培养了5名硕士研究生,并使流行病学教研室拥有了脱产和在职硕士学位授予权。1978年作为课题组长,组织开展了湖南省鼻咽癌的综合考察研究。该项研究历时6年,和研究组的100余位专家技术人员走遍湘西、湘南等4个地区的28个县市,终于找出了我省鼻咽癌发病的主要危险因素,为其预防提出了初步对策。该研究成果荣获湖南省科技进步二等奖,并在赫尔辛基第六届国际流行病学学会上受到同行关注。他于1988年率先在国内进行自然灾害流行病学方面的研究和介绍,其研究成果在国内权威系列专著《流行病学进展》第七卷上长文发表。他先后组织学习并翻译出版了三本英文版流行病学权威专著:《流行病学方法导论》《现代流行病学》和《疾病暴发紧急行动实用指南》,在国内同行中产生了重大影响。他被聘为国家教委外国教材研究中心流行病学专业组委员,先后参加了医疗专业用统编教材《流行病学》第1~2版,卫生专业用教材《流行病学》第3版,大型教学参考书《流行病学》第1~2版及国内具有权威性和先进性的《流行病学进展》和《流行病学研究实例》的编写。他先后主办各级各类防疫站长班和防疫医师班20余个,学员遍及全省各级卫生防疫机构。先后组织各种学术讲座30余次。先后举办了3届现代流行病学讲习班,收到良好效果。

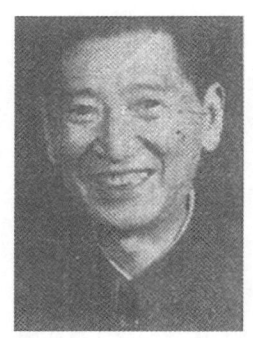

图5-9 江继文

江继文(图5-9),男,汉族,中共党员,化学专家,1922年出生在湖南平江县。1941年考入中山大学化学系,1946年毕业。1949年8月受聘为湘雅医学院无机化学和分析化学助教。1952年升为讲师。1980年负责筹建卫生化学教研室,被任命为卫生化学教研室副主任。1979年任副教授,1985年升为教授,同年加入中国共产党。1990年离休。

对于教学,江继文从来都不敷衍了事,每一堂课都当作新课一样认真对待,备课、写讲稿一丝不苟。除了教学以外,江继文常常自编教材,以改进教学减轻学生负担。他独自编写和与人合编的教材约10余种,总字数在百万以上。单独编写的讲义主要有《定性分析》《定性分析实验》《定量分析》《定量分析实验》《无机化学实验》《卫生化学实验》。与人合编的主要有《无机化学》(上册)和《分析化学》(上册)。在合编教材中,特别是对那些自用自印的讲义,他都付出了加倍的劳动,并做最后定稿工作。从增删调整内容,到统一笔调语气,无一不是斟字酌句,一板一眼地完成。人们说他是"贤者多劳",他却说是"义不容辞,责无旁贷"。江继文在进行教学的同时，仍致力于科学研究工作。1953—1954 年，江继文便与林延平和其他课题组老师一起，先后两次到水口山进行铅中毒调查研究。随后与教研组的老师们共同完成了《水中微量铅的测定》研究课题。

1957—1958 年，江继文又与林延平一起参与了卫生学教研室主办的"矽肺调查训练班"的教学工作，首先采用磷酸溶矿法测定粉尘中的游离二氧化硅，同时参加了矽肺的现场调查，为评估湘东钨矿的劳动卫生条件提供了数据。1965 年江继文在负责"血清无机磷测定"的方法研究中，采用国产仪器，找到了一个简便快速的较好方法，并被选为《第一届全国生化常数测定方法交流学习班》的交流方法之一。

20 世纪 80 年代，为了弄清水与鼻咽癌的关系，江继文带领教研室的几位同志不顾山高路远，先后随综合考察组成员三次来到湘西，深入调查居民饮水中化学元素的含量。根据事先拟定的采样原则，随机挑出了包括井、塘、河等水源的 75 个采样点，并对每个水样都分别做了 6~12 个项目的测定，然后应用多因素统计方法处理了数据，提出了鼻咽癌与水中镍含量有关的论点。调查结束，他又在林修寿等人协助下，撰写了《饮用水中 12 种化学成分测定值与鼻咽癌关系的初步探讨》的论文，收集在湖南省鼻咽癌综合考察组刊印的《鼻咽癌综合考察的研究》专辑中。

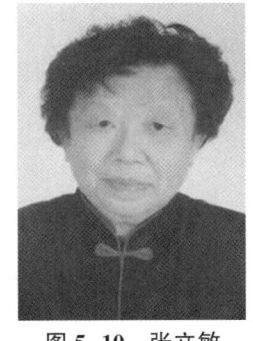

图 5-10　张文敏

张文敏（图 5-10），女，1928 年 12 月出生，中南大学教授，曾任营养与食品卫生学系党支部书记、教研室主任。1952 年毕业于湘雅医学院，1952 年 9 月参加工作，1993 年获得教育部特殊津贴待遇。

吴建民，女，教授，1930 年出生。历任流行病学教研室副主任、主任。学习与工作经历：1950—1955 年就读于湘雅医学院；1955—1956 年于中国人民解放军军事医学科学院从事流行病学研究工作；1956—1960 年赴苏联留学获博士学位；1960—1979 年于中国人民解放军军事医学科学院从事病毒学研究工作；1979 年至退休任湖南医科大学预防医学系流行病学教研室主任；1988—1989 年赴美国洛杉矶加州大学医学中心进修。

朱继佩，女，汉族，中共党员，环境卫生学专家，浙江鄞县人，1932 年 8 月出生在湖北武汉。1959 年毕业于武汉医学院卫生系，分配到湖南。之后又在上海第一医学院卫生专业高师班进修两年；1962 年来湖南医学院卫生学教研室任助教。1975 年该校成立卫生系时，被分配在环境卫生学教研室，先后担任秘书、室副主任。1978 年任讲师，1985 年任副教授，1991 年任环境卫生学教研室教授。1991 年 3 月以访问学者身份去日本滋贺医科大学深造，半年后回国。曾任中华预防医学会湖南省环境卫生学会副主任委员、湖南省环境科学学会常务理事、环境保护学会理事、省劳动保护科学技术学会委员、《环境求索》杂志编委。

从业30多年来，她热爱环境卫生学专业，认真、负责地搞好本科生教学科研工作；承担了全国卫生学高级师资班教学工作，培养高级师资人才，承担湖南省环境保护学习班教学任务，培训环保骨干和管理人员，培训各种大气、水质监测班专业骨干；为长沙职工大学公卫医师班培养卫生干部以及举办有关环境污染与健康的不同层次的讲座等。参与编写了《中国医学百科全书·环境卫生学分卷》（编委）、全国高等院校《环境卫生学》教材、医疗系《卫生学》南方教材以及职业病防治专修班讲义、《农村预防医学基础》（三年制教材）等。

主要从事研究水污染防治及卫生标准，发表论文30多篇。其中"湘江污染综合防治"课题，1984年获国家环保重大科技成果奖；"水源水中农药百菌清卫生标准"被卫生部批准为国家标准（GB11729-89），1992年获省医药卫生科技进步三等奖；"湘江长沙段水污染物排污总量控制与排污许可证制度试点研究"，被评为国内先进科研成果，已由长沙市环保局在1992年付诸实施，解决了长沙市130万人民安全饮用水的问题，为保护人群健康做出了贡献。对工业废水毒性做出定量或半定量评价，提出用生物监测方法代替理化分析，这不仅节约了大量人力、物力，而且方法先进、简便、经济、代表性强，特别是能与国家废水排放标准联系起来，计算出废水综合毒性相当于排放标准的多少倍，做出定量的评价和判断，解决了各种生物监测缺乏统一可比的评价标准和难于推广应用的问题，使生物监测可以应用于废水实际监测工作中去，成为环境管理工作的依据。该论文在1992年全国生态学会议上获得好评，并在全国生态学杂志上发表（《生态科学》1992年第2期）。"对生物制药废水进行渔业利用的研究"，不仅解决了废水排污，又为养鱼提供了饲料，促进鱼的生长繁殖，该研究论文在1991年全国水污染会议上被评为优秀论文。为进一步保护长沙市人民身体健康，又在大气污染防治方面进行探索，对长沙市二氧化硫和酸雨危害进行研究，并提出防治对策。

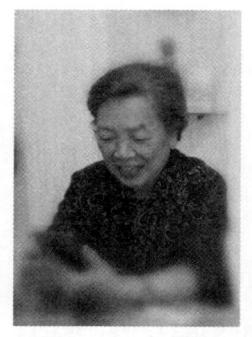

图5-11 胡曼玲

胡曼玲（图5-11），女，1938年8月出生于湖南省岳阳市。学力本科，卫生化学教授。于2003年退休。学习经历：本科毕业于湖南师范大学化学系。曾于中科院卫生研究所学习（半年），上海医科大学高师培训班学习（半年）。1989年1月至1990年10月，派往美国的德州休斯敦市M. D. ANDERSON肿瘤中心访问学习。工作经历：湖南医科大学化学教研室任教。1975年调至公卫学院参加院成立筹备工作，同时分到营卫教研室任教。后又筹备成立卫生化学教研室。曾担任过卫生化学及中心实验室主任。承担包括卫生化学与卫生系的营卫，环卫、劳卫及毒理学等专业课教学。社会贡献与荣誉：曾参加卫化教材，卫生化学大词典，卫生学大词典的编写工作。担任国家规划教材《卫生化学》两版主编工作，其中一版获人民卫生出版社"优秀教材一等奖"。获得卫生部"中国儿童与缺铜性贫血的关系"优秀奖，为二作者，省科研成果三等奖，三次均为二，三作者。发表第一作者论文8篇。

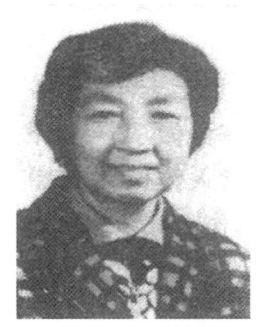

图 5-12 何善元

何善元（图5-12），女，汉族，湖南道县人，1933年12月生于浙江杭州市。1956年加入中国共产党，卫生学教授，中华预防医学会湖南分会环境卫生学会理事，中华医学会湖南分会微量元素研究会理事。

1952年由南岳岳云中学高中毕业后参加全国统考，进入湘雅医学院医学系本科班，因当时抗美援朝反细菌战需要编入公共卫生班学习，并提前2年于1955年毕业。由于抗美援朝战争已结束而未赴朝，毕业后留校做政治工作及行政工作达七年之久，于1962年到公共卫生学教研室任助教。1980年评为讲师。1984年底，何善元负责组建卫生学教研室，专门承担非卫生专业的医学生的卫生学教学，并被任命为教研室副主任。1985年晋升为副教授，1992年升为教授。

1988年1月，由世界银行贷款资助到美国加州大学洛杉矶分校（UELA）公共卫生学院学习访问，进修环境流行病学，导师为流行病学教授Jess F. Krans Ph. D。半年后转至环境及职业病学教研室Jane L. Valentine Ph. D处，参加地方性砷中毒的流行病学调查研究工作。1990年6月回国。在此期间在导师的指导下完成论文两篇。一篇发表在 *J clin Epidemiol* 杂志上（1992年45卷5期）；一篇于1989年在第二届ISTERH（国际微量元素与健康学术会议）上大会宣读。1979年以后开始做一些环境污染及地方病防治的研究工作，并以微量元素对人体健康的影响为重点进行研究，发表第一作者论文5篇，第二作者论文4篇。其中《涟源地区居民总摄氟量的调查》获省医药卫生科技进步三等奖、省科委四等奖。撰写国际会议交流论文二篇，全国及省级学术会议交流论文若干篇。在论著方面，参加了《中国医学百科全书环境卫生学分册》等三本书的部分编写，并参加了《卫生学》全国统编教材第四版的编写。

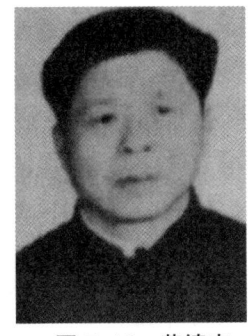

图 5-13 黄镇南

黄镇南（图5-13），笔名黄正南，男，汉族，湖南邵东县人，1938年3月出生，1984年加入中国共产党。1959年从湖南师范学院物理系毕业，分配到湖南医学院物理学教研室，任教物理学和数学。1975年该校创建卫生系时调卫生统计学教研室，任教卫生统计学。1983年晋升为卫生统计学副教授。1987年至1988年赴美国洛杉矶加州大学（UCLA）公共卫生学院生物统计系进修1年，进修和研究多元分析统计及其在医学科研中的应用。1989年晋升教授。曾任卫生统计学教研室和卫生统计学研究室主任，兼任中国卫生统计学会理事、中华预防医学会卫生统计专业委员会理事、湖南省预防医学会卫生统计专业委员会主任委员，享受国务院政府特殊津贴。

他的研究方向为统计方法，特别是多因素分析方法在医学科研中的应用。撰写科研著作15本，其中1980年出版的《医用多因素分析》和1986年出版的《医用多因素分析及计算机程序》为个人专著。参加全国高等医药院校统编教材《卫生学》和《卫生统计学》的编写，参加《中国医学百科全书·卫生统计学》的编写，为《预防医学指南·卫生统计分册》的主编之一，《基础医学多选题选集·预防医学分册》的副主编；公开发表论文29篇。

他先后获得5项科研成果奖：《等级型资料的三种统计分析方法》获湖南省1980年度医药卫生科技成果三等奖、湖南省1980度重大科技成果四等奖；《几种医学统计方法的研究》获湖南省1985年度医药卫生科技成果三等奖、湖南省1985年度科学技进步三等奖；《多因素分析在医学科研中的应用》获湖南省1985年度医药卫生科技成果推广三等奖；《相对比和不均衡配资料的统计方法的研究》获湖南省1988年度医药卫生科技成果二等奖、湖南省1988年度科学技术进步三等奖；《近代国外统计方法的研究成果——多因素分析在医学科研中的推广应用》获国家教委1992年度科学技术进步三等奖。

他长期从事该校本科生和研究生的教学，主讲《卫生统计学》和《医用多因素分析》，工作认真负责，教学效果好，深受学员欢迎。他主招了7届共7名硕士研究生。经常应邀给学校、省内外很多医疗卫生单位的医师、教师和医学科研工作者讲授卫生统计学课和医用多因素分析课，培养他们把统计分析方法应用于医学科研的能力，取得了很好的效果和社会影响。

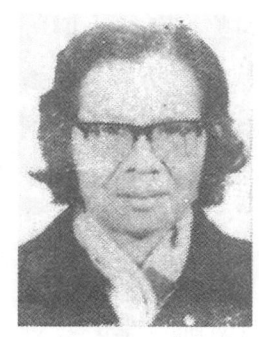

图5-14 凌之琰

凌之琰（图5-14），女，汉族，中共党员，劳动卫生学专家，湖北省武汉市人，1933年10月出生。1958年毕业于湖南医学院并留校从事教学、科研工作。曾任劳动卫生与职业病学教研室副主任，兼任湖南省劳动保护科学技术学会常务理事、中华预防医学会湖南省劳动卫生学会委员及湖南省科学技术进步奖特邀评委。1989年5月至1990年7月以访问学者身份赴美国纽约爱因斯坦医学院深造。

她从事本专业教学工作30余年，忠诚党的教育事业，忠于职守，教书育人，注重对青年教师的培养；曾参与指导硕士研究生5名；担任过全国卫生学高师班、湖南省工业毒理学进修班、湖南省劳动卫生医师进修班、湖南省环境保护学习班以及长沙市职工大学公卫班的教学工作。为培养本省劳动卫生专业人才做出了一个教师应有的奉献，为劳动卫生与职业病的防治工作付出了自己的心血。曾于1979年被评为校先进工作者（乙等）；1982、1983年两次被评为校优秀党员；1985年被评为校优秀教师，1989年获校优秀教学成果奖（丙等）。

她在科研工作中，坚持科研为生产服务，理论联系实际，结合我省工业生产中的问题，走出实验室,深入工厂、矿山开展各种实验研究和专题调查,总结后撰写论文 20 余篇。主要完成了百菌清急性毒性和毒理学实验研究,并对使用和生产现场进行了劳动卫生学调查,参与制定"车间空气中百菌清卫生标准",已于 1989 年经卫生部批准为国家标准(GB11526-89)。"农药百菌清毒性研究"获湖南省医药卫生科技成果三等奖;此外"长沙地区居民尿、血、头发含汞量的调查研究"获湖南省医药卫生科技成果四等奖。对职业性中毒性肾损害在人群中的早期检测指标进行了研究,共写出总结性论文 6 篇。这些研究对职业病的防治、早期预防和保护工人健康,具有一定的社会和经济效益。此外,曾参与了《中华医学百科全书·劳动卫生与职业病分册》《卫生毒理实验方法》《职业病指南》《医学检验》《预防医学问答》等书的编写工作。

夏令伟,男,汉族,分析化学家,1940 年 11 月生,益阳县新桥河人,研究员,曾任湖南医科大学中心实验室主任,美国官方分析化学家协会(AOAC)会员,湖南省大型精密仪器测试学会常务理事,湖南省原子光谱专业委员会主任委员。

1965 年 7 月毕业于武汉大学化学系分析化学专业,1982 年、1986—1987 年、1993—1994 年曾三次派往美国 University of Lowa、University of Columbia 等大学进修仪器分析及其在生命科学中的运用,均受到导师与同行高度评价。1985 年、1989 年先后晋升为副教授、研究员。先后发表学术论文 55 篇,其中在国际刊物及学术会议上发表论文 11 篇。他 1989 年 10 月担任由上海科技出版社出版的专著《原子吸收光谱法》副主编。

夏令伟一直从事本专业科研和教学工作。在科学研究中,出色地完成了国家、省、部级下达的一系列科研项目。已获得省、部级重要科技成果奖 11 项,为国家创造了巨大的经济效益和社会效益。如他主持研究的"降低日用釉上陶瓷画面铅溶出量的研究"项目,解决了釉上陶瓷进入欧美市场的一大难题,使我国釉上陶瓷第一次以具商检证书的产品进入欧美市场,不仅为国家创造了巨大经济价值,也为扩大外贸、增强提高我国陶瓷在国际市场的竞争力做出了积极贡献。他研制拟定的"原子吸收法测定锑中 Cu、Fe、Pb"的方法,经国家标准局批准为国家标准分析方法,是我国早期采用先进分析仪器的国家标准方法之一。他在研究微量元素、pH 值与人体健康关系的课题过程中在国际刊物及学术会议上发表了一系列论文,创造性地提出了新的见解,引起了国际学术界广泛关注,如论文"Trace element content in drinking water of nasopoharyngeal carcinoma(Ⅱ)"(Cancer Letters. 1988(41):91-97),"Concentration of trace element ill human tissues in Hunan, China, and relation of ratios of mutal metals to the human health"(Trace Element in Medicine, 1989, 5(3):114-118)发表后,便有美、苏(苏联)、英、法、日等 26 个国家中的 80 多个大学、科研院所来函索文。

1987 年他从美国学成回国,全面负责筹建校分析测试中心。当时该中心不论在设备配备与技术力量上均具有相当高的水平。每年担负大量校内外 CMB 基金,国家自然科学基金,部、省级课题中有关检测工作，同时博士生、硕士生的毕业论文中大量的有关研究也在该中心完成（20人/年），他给予了他们大量相关指导。在省科委组织的全省大型精密仪器实验室综合考评检查中，经专家评定，由省科委授予该中心为"湖南省大型精密仪器使用与管理先进集体"称号。他获准享受政府特殊津贴，被授予"湖南省优秀科技工作者"称号。

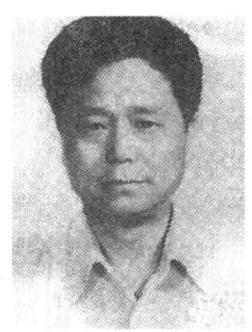

图5-15 杨世鞭

杨世鞭（图5-15），男，汉族，中共党员，湖南沅陵人，1933年5月生。1955年毕业于湖南医学院医学本科公卫专业，为该校社会医学与卫生事业管理教研室创办人、第一任主任、研究员。1981—1987年，兼任卫生部医学科学委员会管理专题委员会委员；1984年当选为湖南省科学与科技政策研究会理事；1988年当选为中国预防医学会卫生管理学会委员；1989年当选为湖南农村卫生协会常务理事、副会长；1992年当选为中国社会医学会理事。

1952年他报考并被录取于湘雅医学院医疗系。但由于当时抗美援朝的需要，改学公共卫生专业。20世纪80年代，多次进入全国管理理论学习班学习管理理论。1991年9月赴美国明尼苏达州立大学公共卫生学院进修卫生服务研究和老年人长期保健，并系统地对明尼苏达州的老年疗养院（Nursing Home）进行考察，于1992年3月回国。

他从事教学、科研、思想政治教育管理工作达40余年，曾主持了1956—1962级的毕业实习工作。在工作中，既号召实习医生发扬救死扶伤的革命人道主义精神，又对实习医生的"三基训练"提出严格要求。

在科研处工作期间，他尽职尽责，为发展学校科研打下了较好基础。如向卫生部申报获批了数百名科研人员编制；申报获准建立医学细胞遗传研究室、肿瘤研究室、心血管病研究室、祖国医学研究室、环境医学研究室等；为科研楼、中心实验室的建设做出努力；组织并参加了大型协作科研课题《湖南省鼻咽癌病因综合考察》研究（该课题获省科技进步二等奖）；为校申报获得国家级、部级、省级奖共80余项。

1985年在预防医学系建立了社会医学与卫生事业管理教研室，培养青年教师，自编教材上课，面向各专业学生开课，并承担预防医学专业学生毕业实习专题实习的教学任务，开设了一批社会医学实习课题。他带领青年教师开展社会医学与卫生管理的科学研究。这个历史不长的教研室已在全国性杂志上发表论文数十篇，对农村卫生及少数民族地区的卫生状况有一定的研究。

孙振球（图5-16），男，1942年出生于湖南长沙，中共党员。1966年毕业于湖南医学院医疗系。

1968年他响应毛主席号召，分配到湖南永兴基层医院任内科医师；1978年我国恢复

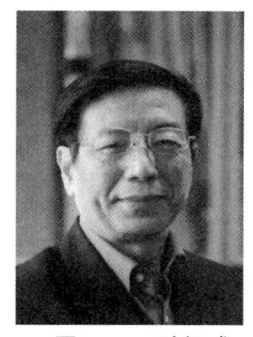

图 5-16 孙振球

高考制度开始招收"文革"后第一批本科生时调回母校,他服从组织安排,任公共卫生与预防医学系卫生统计学教研室助教。为适应新的工作,边工作边先后在本校、上海第二医科大学、苏州大学等高校学习高等数学,计算机技术和模糊数学近一年;于 1981 年晋升为讲师,同年通过国家英语水平(EPT)考试,1982 年分配到广州外语学院学习法语并通过国家法语水平考试,1983 年公费派遣到法国巴黎第七大学生物数学与生物统计学系学习,于 1985 年学成回国;此后任教研室党支部书记,1986 年开始招收硕士研究生,1987 年晋升为副教授,1988 年任湖南医科大学公卫系副主任,1991 年破格晋升教授,评为湖南省优秀教师,1992 年任公卫系主任,1993 年开始享受国务院特殊津贴,同年任湖南医科大学党委常委,校长助理,1995 年任湖南医科大学副校长(主管各层次教学与学生工作),1997 年任湖南医科大学党委书记;1999 年评为流行病学与卫生统计学博士生导师;

2000 年合并为中南大学后,任中南大学党委副书记,2001 年开始招收博士研究生。2002 年作为研究方向负责人参与国家重点学科"概率论与数理统计"学科点建设,评为该学科点生物统计学及其医学应用研究方向学科带头人;2003 年初因年龄关系不再担任行政职务,回到公卫学院继续担任有关教学和科研工作。

作为主要学科带头人、概率论与数理统计学科点的博士生导师,牵头组织了学院相关学科的教授,于 2003 年获批为教育部"流行病学与卫生统计学"二级学科博士点(我院第一个博士点),于 2005 年在生物学一级学科下获得校内自主设置的"生物统计学"二级学科博士点,2006 年作为课程负责人与统计学教研室全体教员共同开设的"医学(卫生)统计学"课获得国家级精品课程;2007 年被评为中南大学二级教授;2012 年退休。

从医从教半个多世纪以来,他先后担任过湖南医科大学和中南大学湘雅医学院各专业各层次的"医学统计学""卫生统计学""医学科研设计""高级生物统计学""医学综合评价方法""DME"等课程教学工作;曾主持国家教委,省教育厅等多项教育教学项目,发表多篇教改论文,获得国家级教学成果奖二等奖一项,湖南省教学成果一等奖、二等奖十余项。

留学归国后,主要研究方向为生物统计学方法及其医学应用、综合评价方法及其医学应用,先后主持国家级攻关项目,联合国教科文组织项目,CMB 重大项目以及国家科技部、教育部、卫生部、国家药品食品管理局、中国工程院和湖南省有关研究项目十余项,先后在国内外知名期刊上发表论文 500 余篇(其中 SCI 收录期刊 50 余篇);主编国家级研究生统编教材《医学统计学》(第 1~4 版),本科生教材《医学科学研究与设计》(第一版);主编或编著出版《综合评价方法及其医学应用》《社区医学》《医用综合评价方法》《医用多因素分析》《艾滋病》等专著,先后作为副主编参与编写出版国家级本科生规划教材《卫生统计学》《医学统计学》;先后获得湖南省科技进步二等奖 1 项,三等奖 1 项,湖南医学科技进步一等奖1项,中华医学科技奖1项,国家卫生部优秀教材奖1项;先后兼任中国卫生信息学会常务理事,中国高等医学教育学会常务理事,中华预防医学会理事,中华预防医学会卫生统计学专业委员会副主委,湖南省预防医学会副会长,湖南省人口学会副会长,湖南省艾滋病性病协会会长,湖南卫生统计专委会主委,湖南医学会医院统计专委会主委等;先后兼任湖南医科大学学报社科版主编,中国现代医学杂志副主编,实用预防医学杂志副主编,中国卫生统计杂志、现代预防医学杂志、中华医院管理杂志编委等;先后招收培养各类博士生50余名,各类硕士生200余名,他们有的已成为医学科学家,有的已成为各级管理专家,有的已成为企业家,分布在祖国和世界各地,正在为延长人类寿命、提高和改善人类生命质量,为伟大祖国现代化建设,为建设新时期中国特色社会主义而忘我劳动。

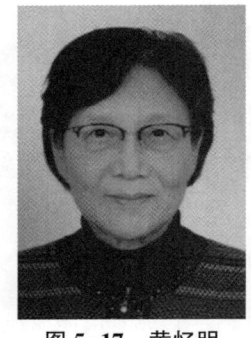

图 5-17 黄忆明

黄忆明(图5-17),女,1942年6月出生,汉族,中南大学教授,2002年起任中南大学公共卫生学院营养与食品卫生学系系主任,博士生导师。培养博士研究生7人,硕士研究生26人,毕业25人。承担了多项国家自然科学基金、国家十五科技攻关、CMB基金和省部级课题,进校科研经费86万元,发表论文40余篇。担任卫生部国家医学考试命审题专家委员会委员,卫生部规划教材《营养与食品卫生学》(第5版)编委,湖南省营养学会理事长,湖南省保健食品协会副会长,湖南省保健食品评审委员会主任委员,为校级重点学科"流行病与卫生统计学"营养流行病学方向学术带头人。

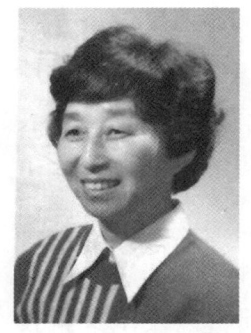

图 5-18 向群辉

向群辉(图5-18),女,1943年9月11日出生于湖南省平江县,农工党党员,卫生化学教授。学习经历:1964年9月—1968年8月,本科毕业于湖南师范大学化学系。1993年1月—1994年10月,作为客座研究员赴美国国立环境卫生研究所从事实验动物自由基的研究,期间圆满完成任务,得到导师的信任与好评。工作经历:1969年1月—1971年3月,于解放军6900部队锻炼。1971年3月—1973年5月,于平江县化肥厂任分析技术员。1973—1980年,于湘雅医学院卫生学教研室工作担任教师。1980年8月—1981年1月,于华西医科大学卫生系进修"分析化学"。1983年晋升为卫生化学讲师,1991年晋升为卫生化学副教授。1997年晋升为湘雅公共卫生学院卫生化学教授。2003年10月退休,教龄30年。

教学期间,一直担任临床医学(7年制)、检验系与卫生系(5年制)和自考与函授(3年制)、全国卫生化学进修班等不同专业、不同层次的《分析化学》(包括《化学分析》《仪器分析》和《卫生化学》)全部教学和实验工作,圆满完成了教学任务,得到了学生的认可和好评。

社会贡献与荣誉：任湘雅医学院农工党支部主委6年，荣获2002、2010年省农工优秀党员称号。1982—1988年，连续7年参加全国高考化学评卷工作，并获得荣誉证书。参与编写了全国高校合编教材《卫生化学》，供全国使用。编写了实验讲义，供中南大学5年制和7年制学生使用。主持和参与了实验动物自由基(美国)和环境、人体微量元素的研究。撰写论文数篇。

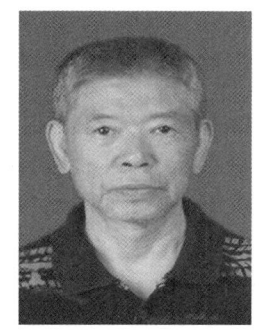

图5-19 唐明德

唐明德(图5-19)，男，出生于1944年9月，汉族，湖南省祁东县人，医学本科学力，教授，硕士生导师，中共党员。原湖南医科大学公共卫生学院环境卫生学教研室主任，专业学术带头人。

1969年8月毕业于湖南医学院医学本科专业并留校任教。1970年参加湖南省血防医疗队。1971年任附属二医院(中南大学湘雅二医院)外科经治医师。1973年回校基础部人体解剖与局部解剖手术学教研室任助教。同年5月出席中共湖南省共青团第6次代表大会。1975年在北京医学院举办的"全国环境卫生学高师班"学习。随后调入本校刚成立的公共卫生系任助教。1977年加入中国共产党，后任环境卫生与流行病学及寄生虫教研室组成的党支部书记。1980年在中山医学院举办的"全国卫生毒理学高师班"学习。1985年晋升讲师。1993年被评为校优秀教学工作者。1994年赴美国学习。1995年晋升副教授。1997年晋升教授。1999年作为硕士生导师招收和培养硕士研究生。2004年9月退休。从1969年毕业留校至2004年退休一直在中南大学湘雅公共卫生学院从事教学和科学研究工作达35年(含原湖南医学院、湖南医科大学)。2005年受聘于长沙医学院。2006年筹建了该院的公共卫生系并任系主任、专业学术带头人。从事管理、教学和科研工作至2011年。

任教期间，对本科生主讲"人体解剖学""局部解剖学""手术学""环境卫生学"课程，对研究生主讲"环境毒理学基础""现代环境卫生学""生殖毒理学"课程。参与出版卫生部成教规划教材《环境卫生学》和《农村医师手册》环境卫生部分的编写。合作主编出版了《水生毒理学》，主编出版《社区预防医学》和《预防医学实验指导》教材。自编《环境毒理学基础》和《卫生检疫基础知识》教材。参与全国执业医师考试和湖南省自学考试《环境卫生学》专业的命题。参与完成"湘江污染综合防治"国家级重点环境保护课题1项，卫生部"百菌清农药地面水卫生标准"研制课题1项。主持完成湖南省教育厅课题3项，湖南省卫生厅课题2项。发表在全国有影响力的学术期刊上以第一作者署名的论文40篇、以第二作者署名的论文10篇。获湖南省环境保护局重大环境保护成果荣誉奖1项，湖南省科学技术厅科技成果奖三等奖1项(排名第二)，湖南省卫生厅科技成果奖二等奖1项(排名第二）、三等奖 3 项（排名第一 1 项、第二 2 项）。任湖南省环境卫生专业学会和湖南省供水学会副主任委员。国家自然科学基金的评审专家。

肖亦璟，男，出生于 1928 年 10 月。1955 年 12 月毕业于中国医科大学 42 期，毕业后留校参加肃反运动，推迟分配，1956 年 3 月分配到湖南医学院附属第一医院（今湘雅医院）工作。在湘雅医院传染科任临床医生，期间去上海医大进修一年。20 世纪 70 年代初调入湖南医科大学创立流行病学教研室，经常带工农兵学员去乡下开门办学，担任过科室主任。1989 年、1993 年先后两次去美国西雅图华盛顿大学做访问学者两年多，1990 年退休后，返聘回学校，从事流行病教学多年。完成科研论文 10 篇，发表在《中华流行病学》《中华预防医学》等杂志和《湖南医科大学学报》上，并刊登在 Biological Abstract 上。获省级三等奖 2 项，四等奖 3 项。在涟源娄底地氟调查研究中得了省级二等奖。担任一部分本科生的教学任务和谭红专、陈立章等多名研究生的导师。1994 年获国务院特殊津贴。

赵淑英，女，教授，硕士生导师。1946 年 10 月 3 日出生于河北省石家庄。

学力经历：1965 年就读湖南医学院，1970 年毕业于湖南医学院临床医疗系。1979—1980 年，在哈尔滨医科大学高师班进修一年。工作经历：1970—1978 年，在湖南医学院附属一医院任儿科医生，从事临床医疗及教学工作。1980 年后在湖南医科大学公共卫生学院儿少卫生与妇幼保健学系从事教学及科研工作，担任儿少卫生与妇幼保健学系主任，兼第二党支部书记和公共卫生学院工会主席。1993 年在澳大利亚昆士兰科技大学进修学习。

承担的主要教学课程：儿童少年卫生学、健康教育学、儿童保健学、妇女保健学、青春期医学。在任职期间成功申报了"儿少卫生与妇幼保健学"学科硕士研究生学位点，并担任研究生导师：培养硕士研究生 14 人（包括统招和 MPH）。

发表科研论文 30 余篇，参与多项湖南省卫生厅立项及国际协作课题项目。承担并完成了湖南省卫生厅"早产儿生存质量的研究"科研课题，湖南医科大学校内资助的"农村残疾儿童的早期鉴别和干预"项目，中美协作课题"孕期补碘对婴幼儿行为发育的影响"，以及中澳合作课题"农村残疾儿童的早期鉴别和干预"，承担了湖南健康教育研究所课题"长沙市大学生心理健康状况"等科研项目。

发表教学论文 5 篇。在教学中进行教学改革，先后多次获校教学成果二等奖和三等奖。主编了《健康教育与健康促进学》《健康教育学》《青春期医学》《全科医学概论》《社会医学》教材。担任《妇幼保健学概论》教材副主编（人民卫生出版社出版）。参编卫生部统编教材《儿童少年卫生学》（第 5 版和第 6 版）及《中国农村医生大全》《卫生学大辞典》《中小学保健工作手册》《儿童保健学多选题》《妇女保健学多选题》《职业医生资格考试参考》等书；参编人民卫生出版社出版的著作《社区医学》。

社会兼职：任中华预防医学会湖南省儿少卫生学会副主任委员（1970—2005年），湖南省家庭教育研究会理事（1998—2005年），湖南省儿童脑瘫学会副主任委员（2000—2005），任中国学校卫生杂志编委（2000—2005年）。

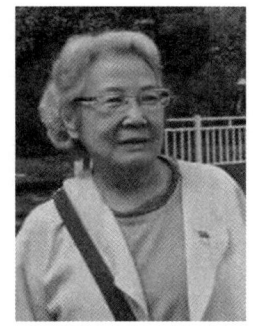

高求仙，女，1963年9月武汉医学院卫生系本科毕业，卫生统计学专业教授，硕士研究生导师。

刘树仁（图5-20），女，中共党员，1963年9月武汉医学院卫生系本科毕业，卫生统计学专业教授，获国务院特殊津贴。

图5-20　刘树仁

以下学科人物按照姓氏汉语拼音首字排序

安飞云（1953.10—2011.07），男，籍贯湖南新邵县，医学硕士、教授，硕士研究生导师。曾任中南大学湘雅公共卫生学院毒理学系主任、中南大学毒理学评价实验室副主任兼质量负责人。

学习经历：1978.09—1983.06，就读于湖南医学院卫生系，获得医学学士学位；1985.09—1988.06，进入湖南医科大学劳动卫生与职业病学专业学习，获医学硕士学位；2000—2001年赴西班牙Salamanca大学访问留学。

工作经历：1983.07—1985.08，任锡矿山职工医院医师、长沙有色公司安防处公卫医师；1988—1995年，湖南医科大学卫生学教研室任讲师、副教授。1995—2003年，担任中南大学公共卫生学院卫生毒理学系副主任、副教授，硕士导师。2003—2011年，担任中南大学公共卫生学院毒理学系主任、教授。

承担的教学课程："卫生学""毒理学基础""毒理学原理与方法""药物毒理学""现代毒理学""分子毒理学""动物实验方法与技术"等本科生与研究生课程。

人才培养情况：培养硕士研究生7人。

主要科研业绩：主要研究方向为环境与分子毒理学。主持科研课题包括2000年湖南省卫生厅课题锑性肝损害的实验研究，2002年国际合作课题中草药抗肿瘤有效成分研究，2003年国际合作课题六价铬接触的生物标志研究及农药安全性评价。发表论文21篇。

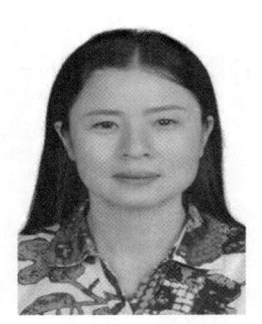

图 5-21　白丽琼

白丽琼（图 5-21），女，医学博士，主任医师，农工民主党党员。现任湖南省结核病防治所副所长，湖南省胸科医院副院长。中南大学湘雅公共卫生学院校外硕士研究生导师。1984 年 9 月至 1989 年 7 月本科就读于湖南医科大学预防医学系，2000 年 9 月至 2003 年 6 月硕士就读于中南大学公共卫生学院社会医学专业，2004 年 9 月至 2009 年 6 月博士就读于中南大学公共卫生学院流行病与卫生统计学专业。1997 年 1 月至 2 月赴韩国结核病控制中心进修结核病细菌学，1998 年 5 月至 11 月赴美国哈佛大学公卫学院进修结核病分子流行病学，2007 年 10 月至 12 月赴德国柏林 HELIOS Klinikum 学习结核病临床诊疗，2015 年 11 月 9 日至 19 日赴以色列哈德撒大学医学中心公共卫生学院学习卫生管理。1989 年 9 月至 2011 年 4 月就职于湖南省结核病防治所，任医师、主管医师、副主任医师、主任医师、科主任。2016 年 7 月至 2017 年 2 月湖南省民政厅挂职厅长助理。2011 年 4 月至今，任湖南省结核病防治所副所长，湖南省胸科医院副院长。兼任湖南省政协委员；农工党湖南省委常委，农工党中央医卫委委员；湖南省政府参事室特约研究员。中国防痨协会常委理事，中国防痨协会学术工作委员会副主委；中国防痨协会标准化专业分会常委；中国疾病控制中心全国结核病防治综合质量控制专家指导委员会委员；国家卫生健康委感染科县域医疗卫生人员服务能力提升工程结核方向专家组专家。湖南省防痨协会秘书长；《中国防痨杂志》副主编，《实用预防医学杂志》常务编委，《中国医师杂志》编委。自 2008 年至今，先后完成 13 名硕士研究生现场带教实习和毕业论文指导任务。参与或主持国家重大科技专项、全球基金，WHO 资助项目，省自然科学基金以及省卫健委科研基金等 20 余项。主持和参与完成结核病防控相关团体标准 3 项，完成结核病诊疗专家共识 4 项。获湖南医学科技成果奖二等奖 2 项，湖南预防医学科技成果奖一等奖 1 项和三等奖 3 项；在国际和国内核心学术期刊发表论文 80 余篇。参编著作 13 本，其中副主编 2 本。为湖南省高层次卫生人才"225"工程学科带头人；获省人社厅、省委组织部和省科协"湖南省首届优秀科技工作者"，中国防痨协会"全国优秀科技工作者"，卫生部"全国结核病防治先进个人"等称号。湖南省卫生系统"芙蓉百岗明星"，湖南省卫健委"湖南省医学科学带头人"。农工党中央"开展检查和发展中国特色社会主义学习实践活动先进个人""脱贫攻坚民主监督工作先进集体先进个人"、纪念中国农工民主党成立 90 周年"先进个人"。农工党湖南省委"新冠肺炎疫情防控工作先进个人""优秀党员"。4 次获省卫生厅"三等功"、4 次获省科协"学会工作先进个人"以及"学会奉献者"称号。《中国医师杂志》优秀编委。获省科协"湖南省学会工作先进个人"和"学会奉献者"称号。

陈立章（图 5-22），男，二级教授，医学博士，1964 年 4 月出生于湖南省常德市。现任中南大学党委常委、副校长。1987 年 6 月湖南医科大学卫生系本科毕业，获医学学士学

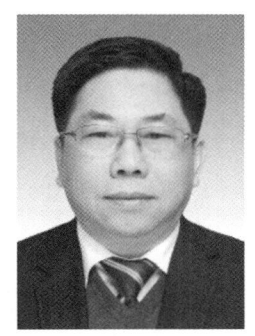

图 5-22 陈立章

位，1993 年 6 月湖南医科大学流行病学专业毕业，获医学硕士学位，2004 年 6 月中南大学湘雅医院内科学（传染病）专业毕业，获医学博士学位。自 1987 年 7 月起，历任湖南医科大学卫生系助教、讲师、副教授，中南大学教授、二级教授，湖南医科大学研究生处招生办公室科员、学位办公室主任兼重点学科建设办公室主任，研究生处副处长兼培养办公室主任，中南大学教务处副处长，研究生院培养与管理办公室主任（正处级），研究生院招生办公室主任（正处级），本科生院院长（正处级），中南大学党委委员，湘雅医学院党委书记。2019 年 7 月至今任中南大学党委常委、副校长。2007 年 9 月至 2008 年 3 月为渥太华大学访问学者。1999 年任硕士研究生导师，2004 年任博士研究生导师。

主要研究方向：临床流行病学，传染流行病学，慢性非传染流行病学。已招收培养硕士研究生 60 名、博士研究生 30 名。近 10 年来的代表性研究课题如下。1）我国食品中大肠杆菌污染状况调查与评价。食药监办（2009）184 号，2009—2010，卫生部国家食品药品监督管理局。2）乙肝患者病情判断的分子流行病学研究。编号：2012FJ4133，2012—2013，湖南省科技厅。3）PARD3B、LOC729993、EPHA4、HNT 基因多态性与湘西地区侗、汉族 2 型糖尿病的相关性研究。高等学校博士学科点专项科研基金（博导类）。编号：20120162110071，2012—2016，教育部。4）侗族人群 2 型糖尿病的分子流行病学研究。编号：湘财教指（2013）240 号，2013—2015，湖南省财政厅。5）ABCB1、CYP3A5 基因多态性与人群血压水平及肾功能关系的研究。编号：2014SK2013，（湘财企 2014 年 4 号），2014—2016，湖南省科技厅。6）湖南省儿童常见意外伤害调查研究。湘财企指（2016）62 号，2016—2017，湖南省财政厅。7）妇幼健康大型队列及疾病防控研究（湖南省重点研发计划）。编号：2018SK2060，2018—2021，经费：400 万，总负责人，湖南省科技厅。8）妊娠高血压的防治策略研究（湖南省重点研发计划）。编号：2018SK2062，2018—2021，经费：100 万，第一负责人，湖南省科技厅。9）肠道菌群及其代谢物与先兆子痫发生风险的关联及其分子机制研究，国家自然科学基金面上项目，编号：81973137，2020—01 至 2023—12，经费：55 万元，主持。

近 10 年来获奖情况及专著和论文等代表性作品：1. 影响儿童智力发育因素的流行病学研究（陈立章、孙振球、林修寿、谭红专、高建民），1999 年获湖南省科技进步三等奖，湖南省人民政府颁发；2. "乙型肝炎病毒在肝外组织的感染情况研究"（陈立章，范学工，高建明，刘富强，吴成秋，莫显昆），2012 年获湖南省自然科学二等奖，湖南省人民政府颁发。发表论文超过 150 篇，其中 SCI 论文超过 70 篇。

承担的主要课程包括流行病学、循证医学、临床流行病学；主编教材《循证医学》（高等教育出版社、2015）、《管理流行病学》（中南大学出版社、2013）、《循证医学与实践》（中南大学出版社、2012 年）。副主编《临床流行病学》（中南大学出版社、2010 年）。参编《社

区医学》(人民卫生出版社、2001年)

主要社会兼职：任临床流行病学湖南省重点实验室主任、湖南省医学科教学会副会长、中国学位与研究生教育学会医药科工作委员会委员、教育部高等学校实验室建设与实验教学指导委员会委员、中国高等教育学会理事。

陈金华，男，1954年8月出生于湖南省华容县。中共党员，技术职务：教授，已经退休，专业特长为卫生经济学和卫生事业管理学。学习经历：1971年就读于湖南岳阳地区卫校，中专毕业；1975年就读于湖南医学院，大学毕业后留校任教；1981年，湖南医学院研究生毕业，获医学硕士学位；1986—1987年，于美国南卡罗来纳大学和麻省理工学院留学访问，研究方向：卫生经济学与卫生管理学；1996年，担任加拿大蒙特利尔大学访问研究者，研究方向：卫生保健制度改革。工作经历：1983—1991年，湖南医学院，任讲师；1991—1997年，湖南医科大学任副教授；1997—1997年，湖南医科大学任教授；1998—2001年，任中山医科大学教授；2001年至今，任中山大学教授。1991—1998年，历任湖南医科大学卫生经济学教研室主任，湖南医科大学校长办公室副主任，湖南医科大学预防医学系主任，湖南医科大学公共卫生学院院长；1998—2021年历任中山医科大学社会医学与卫生管理教研室主任，中山医科大学成人教育学院院长，中山大学高等继续教育学院院长，中山大学成人教育管理处处长，中共中山大学产业集团党委书记。

主要社会兼职：任湖南省卫生经济学会副会长，广东省卫生经济学会副会长，广东省成人教育协会副会长，广东省普通高校成人教育研究会会长，中山大学离退休协会副会长，广东省老科技工作者协会副会长。

已发表(出版)论文(著作)80余篇(部)。参编的教材、专著有《卫生经济学》(主编)、《实用卫生经济学》(副主编)、《医院经济学》(副主编)、《卫生事业管理学》(主编)、《广东省高校成人教育研究论文》(主编)和卫生部规划教材《社会医学》(参编)、《社会医疗保险》(副主编)等，主要研究方向为卫生经济管理和卫生保障制度改革、社区卫生服务、成人教育研究等。

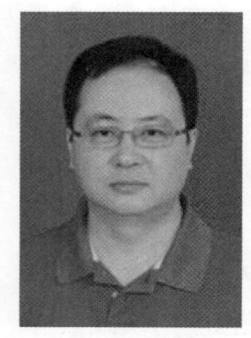

图5-23 陈律

陈律(图5-23)，男，劳动卫生与环境卫生学系副教授、博士。学习经历：1990年毕业于湖南医科大学预防医学系；2005年获公共卫生专业硕士学位；2009年获社会医学与卫生事业管理学博士学位。工作经历：1990年在湖南医科大学公共卫生学院环境卫生学教研室从事教学科研工作，1997年晋升为讲师，2005年晋升为副教授，1998年10月加入中国共产党，1999年任公共卫生学院办公室副主任，2002—2009年任主任，2014—2020年任湘雅公共卫生学院副院长；2002年6

月,在卫生部全科医学培训中心学习全科医学与社区卫生服务;2002.07—2004.03,借调教育部高教司农林医药教育处工作;2005.09—2006.06,在美国华盛顿大学医学院学习医学教育研究与管理。2011.11—2012.12,在陕西省安康市卫生局挂职副局长(中组部、团中央第十二批博士服务团)。研究方向:环境与健康卫生事业管理,主要研究领域包括环境与健康、交通性污染、室内空气污染对健康的影响、卫生事业管理、基层卫生机构研究、慢性病管理研究、医学教育研究、医学教育内容与教学方法改革研究。主持教学科研课题6项;发表教学科研论文30余篇。主讲课程有:环境卫生学、卫生学、全科医学概论、预防医学概论、现代环境卫生学(研究生课程)。

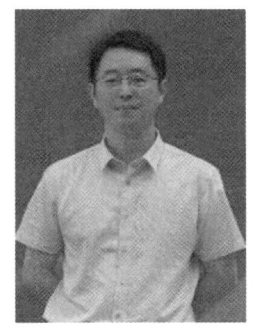

图 5-24　陈继华

陈继华(图5-24),男,1980年2月出生,湖南长沙人,中南大学副教授,硕士生导师,中南大学湘雅公共卫生学院营养与食品卫生学系副主任。长期在日本国立鹿儿岛大学学习,2006年获学士学位,2008年获硕士学位,2011年获博士学位。主要研究方向:营养与骨质疏松防治、植物化学物与癌症的化学预防、老年人营养。主讲课程:本科生课程包括"营养与食品卫生学""临床营养学""卫生学""现代营养学";研究生课程包括"现代食品安全学""现代营养学""营养与非传染性疾病研究进展",*Present Knowledge in Nutrition*(留学生)。现为湖南省营养学会理事,中国营养学会营养与保健品分会委员,中国老年医学会骨质疏松分会营养与骨质疏松专业委员会委员。参编著作2部。共培养硕士研究生6人,目前在读研究生7人。先后主持参与国家级和省部级科研项目近10项。在国内外知名刊物发表论文20余篇。

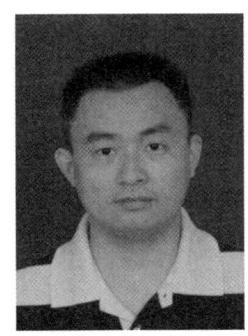

图 5-25　陈梦施

陈梦施(图5-25),男,博士,讲师。1983年10月出生于湖南省新邵县,现任中南大学湘雅公共卫生学院流行病与卫生统计学系讲师、硕士生导师,职工第一党支部副书记。2006年毕业于中南大学预防医学系,获学士学位。2014年毕业于中南大学公共卫生学院,获博士学位。2017年就职于中南大学湘雅公共卫生学院,任讲师。2019年开始招收硕士研究生。

研究方向:传染病流行病学,分子流行病学。主持科研项目有:湖南省自然科学基金面上项目,2020JJ4762,PTEN通过PI3K/AKT/mTOR通路调节自噬增强巨噬细胞抗结核作用的机制研究;国家自然科学基金青年项目,81803298,茶多酚EGCG通过AMPK通路调控巨噬细胞自噬增强其抗结核能力的机制研究;湖南省自然科学基金青年项目,2016JJ3080,结核分枝杆菌活化巨噬细胞分泌壳三糖酶的机制研究。

研究成果：发表科研论文30余篇，其中为第一/通讯作者的SCI论文9篇。获湖南省科技进步二等奖一项，排名第四。

主要承担的教学课程有：流行病学、临床流行病学、现代流行病学。已招收在读硕士研究生6人。

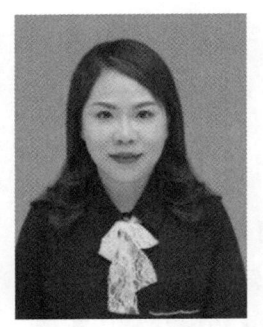

图5-26 丁萍

丁萍（图5-26），生于1971年7月，籍贯湖南省冷水江市，博士，教授，博士生导师。现任预防医学实验中心主任。学习经历：1990.09—1993.07，就读于湖南人文科技大学化学专业；1995.09—1998.07，就读于湖南师范大学化学专业，获学士学位；2002.09—2007.07，中南大学化学专业硕博连读，获博士学位。研究工作经历：2007.07—至今，就职于中南大学湘雅公共卫生学院预防医学实验中心，任教授，博士生导师，中心主任；2013.07—2014.07，于美国加州州立大学洛杉矶分校留学访问；2011.02—2013.04，中南大学化学专业博士后。社会兼职：任全国卫生化学教育学组委员会委员，湖南省检验检测学会副会长，湖南省检验检测产业创新联盟副理事长，湖南省卫生经济与信息学会理事，湖南省卫生经济与信息学会健康产业专业委员会副主任委员，湖南省预防医学会卫生检验专业委员会委员，湖南省医学教育科技学会公共卫生与预防医学教育专业委员会委员，《中国卫生检验杂志》青年编委，《中国预防医学杂志》、Journal of Pharmaceutical Innovation、Journal of Hazardous Materials、International Journal of Biological Macromolecules 等杂志审稿专家。

承担的教学课程：卫生化学（本科），仪器分析（本科），卫生检验基础（本科），科技论文写作（本科），出入境检验检疫学（本科），现代卫生检验学（研究生），公共卫生检验技术（研究生），高级卫生检验检疫学（研究生）。

人才培养情况：指导20多人本科生毕业论文，同时担任本科生创新课题指导专家，指导10组以上的本科生创新课题。现有在读国内博士研究生2名，博士后1名。现有在读全日制硕士研究生7名，非全日制MPH 1名。已经毕业的全日制及非全日制硕士研究生4名。

主要科研业绩：主持国家级和省部级科研项目10项，参与多项国家高技术研究发展计划"863"项目，国家自然科学基金、省自然科学基金、省杰出青年基金项目的研究，在国际知名期刊发表SCI研究论文50余篇。已授权国家发明专利8项，实用新型专利7项。

参与教材编写：编写了《卫生化学实验》（第2版，人民卫生出版社出版），2017）、《现代卫生化学》（第3版，人民卫生出版社出版），2021）；副主编《创新创业导论》（中南大学出版社，2021）。

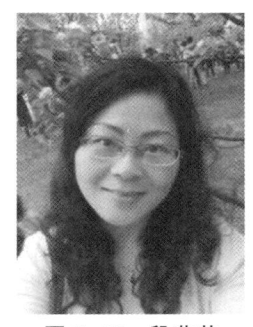

图 5-27 段燕英

段燕英(图5-27)，女，医学博士，副教授，硕士生导师。现任劳动卫生与环境卫生学系系副主任。学习、工作情况：1998.09—2003.06，就读于华中科技大学；2003.09—2008.06，就读于华中科技大学，获劳动卫生与环境卫生专业博士学位；2008.07至今，中南大学任教，2014年晋升为副教授，硕士生导师。主要研究领域：典型环境污染物（甲醛、重金属）对健康的影响及其危险度评价。主持国家自然科学基金项目1项和省部级项目3项，主持教改课题3项，参与多项国家重点研发计划、科技部基础性工作专项项目，发表SCI论文和CSCD论文20余篇，获得专利1项(排名第四)，获得湖南省预防医学会科技进步奖1项(排名第四)。承担的主要课程、编写的教材有《环境卫生学》《卫生学》等。研究生招生方向：劳动卫生与环境卫生。

社会兼职：担任中国毒理学会青年委员，湖南环境与健康专业委员会副主任委员，担任湖南省科技厅、湖南省卫生监督、海关进出口检验检疫等多个机构的评审专家，担任 Environmental International、BMJ open、Inflammation 等杂志的特约审稿人。

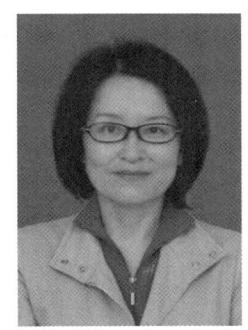

图 5-28 邓静

邓静(图5-28)，女，博士，1972年12月出生于贵州大方县。中南大学湘雅公共卫生学院流行病与卫生统计学系副教授、硕士生导师。1990年9月考入湖南医科大学预防医学系，1995年7月毕业于湖南医科大学预防医学专业，获得学士学位。1998年6月毕业于湖南医科大学流行病学专业，获得医学硕士学位。2010年6月中南大学流行病与卫生统计学专业毕业获得医学博士学位。2003年在美国耶鲁大学进修，2012—2013年在加拿大渥太华大学进修访问。

研究方向：流行病与卫生统计学，慢性病流行病学。主持的科研项目有：国网湖南省电力职工疾病谱分析及解决对策研究，槟榔和人群健康关系的流行病学研究，全国"进一步改善医疗服务行动计划"效果第三方调查等项目。

主要研究成果与荣誉：发表教学论文，科研论文20余篇。2010—2020年多次获中南大学教学质量奖。作为主要指导老师带队参加2018、2019年全国大学生公共卫生综合技能竞赛，获一等奖和二等奖。

主要承担的教学课程有：流行病学，循证医学，临床流行病学。素质选修课"疫战到底"等。

主要教材编写：担任中南大学出版社出版的预防医学(实习指导)高等教育自学考试社区护理组学系列教材副主编；参与人民卫生出版社出版的《现代流行病学》(第1版)、(第2版)、(第3版)编写并担任秘书。参与高等教育出版社出版的《临床流行病学》(第2版)、《循证医学》的编写；参与中南大学出版社出版的《临床流行病学》(第1版)、《临床流行病学》(第2版)《管理流行病学》(第1版)编写。

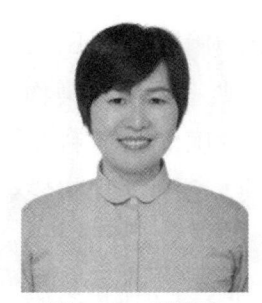

图5-29　冯湘玲

冯湘玲(图5-29)，女，1975年10月出生，湖南道县人，博士，副研究员，硕士研究生导师。现任中南大学湘雅公共卫生学院预防医学实验中心主任。学习经历：1993.09—1996.06，就读于湖南医科大学临床医疗专业，获大专文凭；1999.09—2002.06，中南大学肿瘤研究所攻读硕士学位，师从院士姚开泰教授；2005.09—2009.06，中南大学肿瘤研究所攻读博士学位，师从院士姚开泰教授。工作经历：1996.07—1999.09，在湖南医科大学肿瘤研究所担任实习技术员；1999.10—2003.09，任中南大学肿瘤研究所助理实验师；2003.10—2006.09，任中南大学肿瘤研究所实验师；2013.06—2014.11，南阿拉巴马大学Mitchell肿瘤所进修博士后，合作导师：席亚光副教授；2006.10—2014.12，任中南大学肿瘤研究所助理研究员；2015.01—2015.09，任中南大学湘雅公共卫生学院助理研究员；2015.10至今，任中南大学湘雅公共卫生学院副研究员。

社会兼职：担任中国医疗保健国际交流促进会公共卫生与预防医学分会委员、湖南省医学教育科技学会公共卫生与预防医学教育专业委员会委员、湖南省检验检测学会委员、中国抗癌协会肿瘤标志专业委员会鼻咽癌标志专家委员会委员、湖南省健康管理学会肿瘤全病程管理专业委员会委员；担任 Environmental Toxicology and Pharmacology、Ecotoxicology and Environmental Safety、Toxicon 学术期刊审稿人。

承担的教学课程：担任本科生："卫生化学""卫生检验基础""科技论文写作"，硕士生："卫生检验与检疫学"(留学生)、"公共卫生实验生物技术""公共卫生检验技术""现代卫生检验学"，博士生："高级卫生检验与检疫学"的课程教学。

人才培养情况：已培养硕士研究生7名。在读硕士研究生3名。

主要科研业绩：主持了1项国家自然科学基金青年基金项目，以及湖南省自然科学基金青年基金项目和面上项目各1项；湖南省卫生健康科研课题1项；中南大学实验室建设与管理研究重点项目1项；中南大学教育教学改革研究项目1项；参加了国家自然科学基金重点和一般项目，国家重点研发，973、863项目及湖南省科技计划项目等10余项研究。近年来已发表SCI和CSCD论文50余篇，第一作者或通讯作者发表论文约16篇，其中SCI论文12篇。

社会贡献与荣誉：参与了教材《现代肿瘤学基础》《实用分子生物学操作指南》和《实验免疫学和病原生物学》的编写。荣获2004年湖南省优秀硕士毕业论文奖和2005年度中南大学实验技术成果奖三等奖以及2012年湖南省第十四届优秀学术论文二等奖，2014年获得Travel Grant of 2014 Best ASCO (American Society of Clinical Oncology) Meeting in Chicago资助。

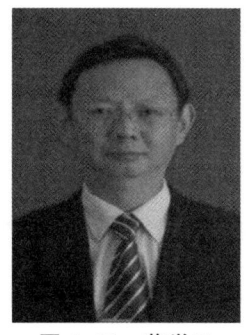

图 5-30 范学工

范学工(图 5-30),男,1957 年 11 月出生,湖南长沙人,中南大学湘雅医院教授,一级主任医师,博士生导师,中南大学湘雅医院感染病科主任医师,享受政府特殊津贴。1982 年毕业于重庆医学院,获医学学士学位。1984 至 1987 年就读于原湖南医科大学攻读临床医学传染病学科,获硕士学位。1989 至 1992 年就读于原湖南医科大学攻读临床医学传染病学,获博士学位。1992 至 1995 年于爱尔兰都柏林大学 St James's 医院进行博士后研究。1998 至 1999 年于瑞士巴塞尔大学医学微生物学研究所做科学访问。2000 至 2001 年于美国德州大学 UTMB 做科学访问。现为湖南省医学会感染病学会主任委员、湖南省医学会肝脏病学会副主委。国家精品课程《传染病学》负责人,国家级内科学教学团队带头人,国家级教学名师。主编及参编多部学术专著及国家规划教材。教学方面共计指导硕士研究生及博士研究生 100 余人。先后主持国家级及省部级科研项目 10 余项。获省部级科研成果奖 6 项、专利 5 项。在国内外知名刊物发表论文 100 余篇。

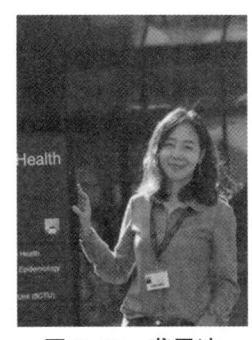

图 5-31 龚雯洁

龚雯洁(图 5-31),女,博士,副教授,1979 年 8 月生于湖南益阳。现任儿少卫生与妇幼保健学系副主任。学习经历:1997.09—2002.07,中南大学攻读临床医学,获学士学位;2003.09—2006.07,中南大学攻读生殖工程,获硕士学位;2008.09—2015.07,中南大学攻读社会医学,获博士学位。研究工作经历:2006.08—2008.08,中南大学,湘雅三医院妇产科,经治医师;2013.08—2013.12,美国华盛顿大学,全球卫生系,访问学者;2008.09—2015.09,中南大学,湘雅公共卫生学院儿少卫生与妇幼保健学系,讲师;2014.01—2015.01,美国罗切斯特大学行为医学与精神病学系进修博士后;2015.09 至今,任中南大学湘雅公共卫生学院儿少卫生与妇幼保健学系副教授;2018.10—2019.10,赴英国伯明翰大学应用卫生研究所作访问学者;2016.10 至今,美国罗切斯特大学行为医学与精神病学系兼职副教授(adjunct associate professor);2019.10—至今,任英国伯明翰大学应用健康研究院荣誉高级研究员。

研究领域:目前领导一支名为 HER Team 的团队,研究重点围绕 M Health,包括妇幼健康(maternal health)、心理健康(mental health)、移动健康(mobile health)及与此相关的卫生政策制定、卫生服务利用与评估等公共卫生问题。主持美国中华医学基金会(CMB)开放竞争项目"Assessing the quality of care in Direct-to-Consumer Telemedicine (DTCT) for common obstetric and gynecologic conditions in China using standardized patients"和国家自然科学基金面上项目"基于复杂干预概念框架的围生期抑郁高风险孕产妇转诊促进策略研究"等 10 余项科研项目,发表科研论文数十篇。获得中南大学 2019 年度卢惠霖科研奖。

研究生培养：招收儿少卫生与妇幼保健学专业的国际、国内博士研究生，现有在读国内博士研究生1名。招收儿少卫生与妇幼保健学专业全日制硕士研究生、MPH。现有在读全日制研究生7名，非全日制MPH2名，留学生3名。

承担的主要课程：儿少卫生学、健康教育与健康促进学、现代妇幼保健理论与实践。

社会兼职：担任美国罗切斯特大学医学中心兼职副教授；英国伯明翰大学应用卫生研究所荣誉研究员；中国妇幼保健协会妇女心理保健专委会副主委。

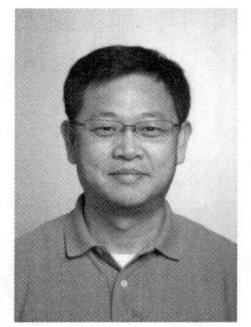

图5-32 何兴轩

何兴轩（图5-32），男，1963年4月生，籍贯湖南省澧县，医学硕士，现任美国Mount Sinai医学院遗传学和基因组学系副教授，曾任中南大学客座教授。

学习经历：1980.09—1985.06，就读于原湖南医科大学卫生系，获医学学士学位；1985.09—1988.06，攻读湖南医科大学公共卫生学院劳动卫生与职业病学专业（工业毒理学方向），获医学硕士学位。

工作经历：1988.07—1994.09，先后在原湖南医科大学卫生系劳动卫生与职业病教研室、卫生毒理与环境医学研究室任讲师、副教授；1994.10—1995.05，作为访问学者在美国辛辛那提大学进修访问；1995年6月至今在美国Mount Sinai医学院遗传学和基因组学系先后任助理研究员、讲师、助理副教授，副教授；2009年受聘为中南大学客座教授。

主要科研项目：在湖南医科大学工作期间（1988—1994），主持国家自然科学基金资助课题1项（低分子铬结合物对铬肾脏毒性的影响），湖南省卫生厅资助课题1项；作为主要成员参加多项国家自然科学基金资助课题"重金属（镉，铬，铅）肾脏毒性与尿NAG和γ-GT活性的改变""重金属肾脏毒性与金属硫蛋白的关系""钙调素对镉所致的肝肾毒性的影响"的研究。1995年至今，作为主要项目成员先后参加美国NIH资助课题"粘多糖增多症动物模型的研究"（R01 DK25759），"酸性神经鞘磷脂酶（acid sphingomyelinase）与Niemann-Pick病"（R01 HD28607），"酸性神经酰胺酶（acid ceramidase）与Farber病"（R01 OK54803）的研究，先后发表论文90余篇，其中SCI论文69篇。

主要研究成果与荣誉：1993年获国家卫生部医学与健康成就奖。1994年获国家劳动部医学科技进步奖。2015年获得专利"acid ceramidase and Mammalian cell survival"（pat# 8961962）。2010—2012年荣幸聘选为中南大学引智计划项目人，与中南大学公共卫生学院共同开发研究神经鞘磷脂酶和神经酰胺在职业性肝肾损害和矽肺中的影响和作用机制。2013—2016年与中南大学湘雅医学院高血压病研究所张国刚教授合作研究神经鞘磷脂/神经酰胺代谢信号通路中心血管疾病中的影响和作用机制。

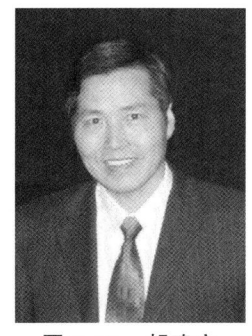

图 5-33 胡建安

胡建安（图 5-33），男，汉族，湖南长沙人，医学博士，二级教授，博士生导师，中共党员，中南大学湘雅公共卫生学院劳动卫生与环境卫生学系主任（2002—2015 年），学科带头人；中共劳动卫生和儿少卫生党支部书记和组织委员（1987—1996 年）。学习与工作经历：1978 年本科毕业于原湖南医学院（现中南大学）卫生系公共卫生专业，留校后一直在湘雅公共卫生学院劳动卫生与环境卫生学系执教，从事职业卫生与职业医学及毒理学的教学和科研工作 44 年。1993—1996 年攻读硕士学位，2002—2005 年攻读博士学位；1996—1999 年学校公派（获 CMB 基金）赴美国南佛罗里达大学公共卫生学院，从事毒理学研究工作 3 年。1985 年晋升为讲师，1992 年晋升为副教授，2000 年晋升教授；2012 年聘为二级教授。2000 年遴选为硕士生导师，2004 年遴选为博士生导师；2000 年至 2019 年底招收和培养博士和硕士研究生共 49 名。

主讲预防医学本科生"职业卫生与职业医学""放射卫生学"（选修课），非预防医学本科生"卫生学""职业卫生概论"（素质课）课程及研究生课程"生化毒理学"和"现代职业卫生与职业医学"。参与卫生部规划教材《职业卫生与职业医学》（第 7 版、第 8 版），卫生计划生育委员会规划教材研究生用《分子毒理学》等 10 本教材和专著的编写。受聘为国家医学考试中心专家，参与国家执业医生考试指南的编写、命题和审题工作（2015—2021 年）。

主持国家自然科学基金项目 4 项及教育部博士点基金等省部级科研项目共 14 项。研究内容主要涉及：脂氧合酶等氧化代谢酶介导外源化学物的活化与致癌、致畸作用及其表观遗传学等机制，呼吸性粉尘与尘肺的剂量—反应关系，矽肺的表观遗传学生物标志，重金属镉、铅、汞、铬与非金属砷的职业和环境暴露与健康损害及其早期检测指标。1980—1995 年参与噪声车间卫生标准的探讨，农药百菌清车间卫生标准制定，铅作业工人尿中 δ-ALA 以及铅作业工人肾损害早期检测指标等研究。在国内外学术核心期刊发表以第一或通讯作者署名的论文 120 余篇。获得湖南省科委科技成果奖 1 项和卫生科技成果奖 2 项；获学校教学成果奖 1 项。获评学校先进工作者（教师）2 次，优秀共产党员 3 次，2013 年获得"西南铝教育奖"。

社会兼职：兼任中国毒理学会理事、工业毒理学专业委员会常务委员、生化与分子毒理学专业委员会常务委员，湖南省劳动卫生专业委员会副主任委员、毒理学会委员。受聘为国家科学技术奖励、国家科技攻关项目、863 计划和国家自然科学基金的评审专家，中华医学科技奖评审委员，教育部博士点基金、科技奖及博士论文评审专家，北京市、上海市、湖南省、福建省、陕西省等自然基金和科技奖评审专家。

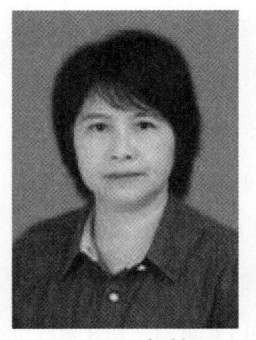

图 5-34 胡敏予

胡敏予(图 5-34),女,1958 年 8 月出生,中南大学教授,博士,系主任,硕士生导师。研究方向:营养与慢性病的预防/食品安全。1995 年毕业于湖南医科大学高级师资班,获预防医学学士学位;2000 年同济医科大学预防医学硕士课程班结业;2007 年毕业于中南大学,获医学博士学位。1975.09—1979.09,下放知青;1981.09—1984.05,就职于长沙市三医院妇产科;1984.5—1994.10 长沙市卫生学校工作;1994.11—至今,中南大学任教(湖南医科大学)。兼任湖南省营养学会理事长,中国营养学会理事,中国毒理学会食品毒理专业委员会委员,湖南省食品安全专家委员会分委会副主任委员,湖南省首批健康传播专家。培养研究生 23 人。主持国家级课题 1 项,省级课题 2 项,横向课题 2 项,累计进校经费 150 万元。发表论文 20 篇。

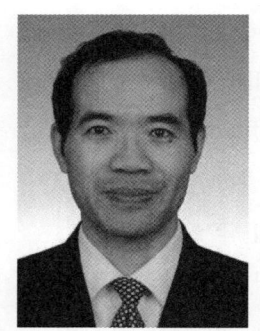

图 5-35 胡国清

胡国清(图 5-35),男,博士,教授,1975 年 8 月出生于河南省长葛市。现任中南大学湘雅公共卫生学院院长、流行病与卫生统计学系教授、博士生导师。1994 年 9 月考入湖南医科大学预防医学专业,1999 年 6 月毕业于湖南医科大学预防医学专业,获得学士学位。2002 年 6 月中南大学流行病与卫生统计学专业毕业获得医学硕士学位。2006 年 6 月在中南大学流行病与卫生统计学专业毕业获得医学博士学位。2007—2008 年在约翰·霍普金斯大学公共卫生学院攻读博士后,2010—2011 年在约翰·霍普金斯大学进修访学。2002 年 9 月留任中南大学公共卫生学院,先后任助教、讲师和副教授,2012 年 10 月晋升为教授。2004—2005 年借调到卫生部统计信息中心。2007 年开始招收硕士生,2011 年招收博士生。2008 年 2 月以后,历任中南大学公共卫生学院卫生统计学系副主任、学院副院长,2019 年 2 月至今担任中南大学湘雅公共卫生学院院长、副书记。

研究方向:流行病与卫生统计学,伤害预防、疾病负担评价、统计建模在医学中的应用。主持的科研项目主要有:2021 年国家自然科学基金面上项目"道路交通伤害网络中文文本大数据关键挖掘方法及主要应用模式研究";2020 年国家社会科学基金重大项目"大数据和智能时代重大突发公共卫生事件风险防范化解体系研究";2019 年湖南省科技重大专项项目"出生缺陷防治规范化和效果经济学评价研究";2019 年湖南省第二次卫生服务需求和利用现状及影响因素调查;2018 年国家重点研发计划项目"基于国际协作的重大慢性病防控措施和资源配置研究";2019 年世界宣明会——中国基金公司(香港)江西代表处委托项目"农村儿童伤害防控政策研究";2017 年联合国儿基会"开发儿童伤害预防 App"项目活动;2016 年国家自然科学基金面上项目"基于移动健康技术的学龄前儿童非故意伤害干预研究";2016 年美国国立卫生研究院(NIH)子项目"基于移动平台的中国儿童行人交通安全虚拟环境训练"。

主要研究成果与荣誉:"伤害流行特征及应对策略研究"2021年获教育部高等学校科学研究优秀成果奖二等奖(排名第一);"防控儿童伤害策略及关键技术研究"获2020年中华预防医学会科学技术奖二等奖(排名第四);"湖南省卫生服务总调查研究2013年——家庭健康询问调查分析报告"获2019年湖南省社会科学奖二等奖(排名第一);"灾害及突发公共卫生事件流行病学及应对策略研究"2016年获教育部高等学校科学研究优秀成果奖自然科学奖二等奖(排名第二);"传染病预测与防控措施效果评估的数字模型创建与应用研究"获2016年湖南省预防医学科学技术奖一等奖(排名第六),"医用综合评价方法及其应用研究"获2003年湖南省科学技术进步奖二等奖(排名第七)。在国内外学术期刊上发表论文100余篇。

主要承担的教学课程有:卫生统计学、医学统计学、医学科学研究与设计、综合评价方法及其医学应用。培养硕士研究53人,博士研究生5人。

主要教材编写:1.担任全国高等医药院校研究生配套教材《医学科学研究与设计》(第3版)、《综合评价方法及其医学应用》的主编;全国本科生配套参考教材《医学统计学习题解答》(第4版)副主编;2.担任《流行病学进展》《现代流行病学》(第3版)、《现代公共卫生》《医学统计学》(第3~5版)、《医学科学研究与设计》(第2版)、《SPSS18及其医学应用》《社会医疗保险学》《SAS V9医学统计分析》编委。

主要社会兼职:任世界银行全球道路安全基金会技术顾问委员会委员、The Independent Council for Road Safety International 顾问、中华预防医学会伤害预防与控制分会副主任委员、中华预防医学会生物统计学专业委员会副主任委员、中国卫生信息与医学大数据学会卫生统计学教育专业委员会副主任委员。担任 Injury Prevention、Injury Epidemiology、International Journal of Public Health、《中华预防医学杂志》《中国当代儿科杂志》《伤害医学(电子版)》《中国医院统计杂志》《中国儿童保健杂志》《实用预防医学杂志》等多本学术杂志的副主编或编委。

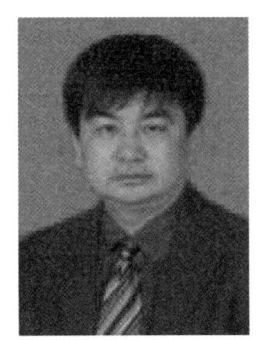

图 5-36 胡平成

胡平成(图5-36),男,博士,一级副教授,1964年10月出生于湖南省隆回县。现任中南大学湘雅公共卫生学院流行病与卫生统计学系副教授、硕士研究生导师。1983年6月毕业于湖南医科大学技训班;1988年7月,湖南师范大学概率论与数理统计专业毕业;1994年湖南医科大学卫生统计学专业毕业获得医学硕士学位;2009—2010年,赴美国加州大学洛杉矶分校流行病学系进修访问;2013年6月中南大学社会医学与卫生事业管理专业毕业获得管理学博士学位。1994年7月留任湖南医科大学卫生统计学教研室,任助教和讲师,2003年9

月晋升副教授,2004年开始招收硕士研究生,1994年6月至今,历任中南大学湘雅公共卫生学院学生管理办公室主任和学生党支部书记、流行病与卫生统计学系党支部书记。

研究方向:流行病与卫生统计学,卫生统计学理论与应用。主持的科研项目有:2011年长沙市2011—2020年区域卫生规划——用地规划;2007年卫生部"新生儿窒息复苏培训项目"中期外部评估课题;2007年卫生厅早产危险因素的综合评价系统与干预人群的成本效益分析。

主要研究成果与荣誉有:获2020年第八届全国大学生暑假社会调研活动优秀指导教师奖;2016年中南大学本科生教学质量优秀奖;2013年中南大学研究生教学质量优秀奖;发表CSCD科研论文30余篇。

主要承担的教学课程有:卫生统计学、医学统计学、医学科学研究与设计、医学综合评价方法和统计软件SPSS。培养硕士研究生40余人。

主要教材编写:担任《SPSS在医学科研中的应用》副主编;国家规划教材《医药统计学》《预防医学实习指导》《社区健康教育与健康促进学》《灾害卫生学》编委;研究生规划教材《医学统计学习题解答》(第1~3版)编委。

主要社会兼职:任湖南省健康管理学会社区管理专业委员会副主任委员兼秘书长;国家精品资源共享课和视频公开课《医学(卫生)统计》主讲教师;湖南省卫生信息与医学装备学会卫生规划专业委员会常委;担任《中国现代医学杂志》等3本杂志编委。

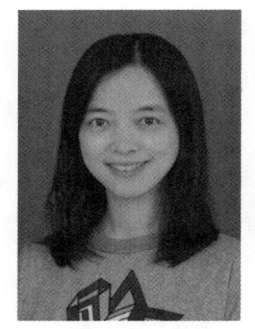

图5-37 胡明

胡明(图5-37),女,博士,教授,1977年1月出生于安徽省合肥市。现任中南大学湘雅公共卫生学院流行病与卫生统计学系教授、硕士研究生导师。1996年9月考入湖南医科大学口腔医学专业,2001年7月毕业于中南大学湘雅医学院,获得学士学位;2004年7月于中南大学流行病与卫生统计学专业毕业,获得医学硕士学位;2007年7月于中南大学流行病与卫生统计学专业毕业,获得医学博士学位。2007年7月留任中南大学湘雅公共卫生学院流行病与卫生统计学系,先后任讲师和副教授,2013年9月晋升为副教授,2018年9月晋升教授。2012.12—2013.05,在美国约翰·霍普金斯大学进修访问。2014年开始招收硕士生。2014年开始担任流行病与卫生统计学系副主任。

研究方向:流行病与卫生统计学,健康测量与评估,伤害预防与控制,口腔癌流行病学研究。主持的科研项目有:2019年湖南省学位与研究生教育改革研究项目"基于OBE模式的硕士研究生医学统计学课程改革与评估"。2015—2017年国家自然科学基金项目"我国城区0~6岁儿童家庭内意外伤害风险评估工具的研制和应用"。2014—2015年中南大学教师研究基金项目"基于健康教育的中国城区中小学生非故意伤害干预研究"。2014—2015年中国卫生与计划生育委员会项目"食品安全标准跟踪评价体系的研制"。

主要研究成果：发表科研论文 30 余篇，其中 SCI 论文 10 余篇。

主要承担的教学课程：卫生统计学、医学统计学、医学科学研究与设计、综合评价方法及其医学应用、高级生物统计学等。培养硕士研究生 20 余人。

主要参编教材：参与编写教材与专著 7 部。担任《医学统计学习题解答》(第 4 版)、《综合评价方法及其医学应用》副主编；担任《医学统计学》(第 4~5 版)、《医学科学研究与设计》(第 2~3 版)、《SPSS18 及其医学应用》编委。

主要社会兼职：现任中国卫生信息学会卫生统计学教育专业委员会委员，中华预防医学会伤害预防与控制分会委员，湖南省医学会医院统计专业委员会副主任委员，湖南省医学会医院统计专业委员会副主任委员，湖南省预防医学会卫生统计学专业委员会委员，湖南省老年医学学会流行病学与大数据分析分会委员。

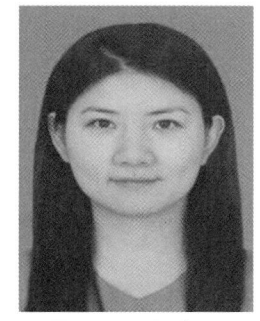

图 5-38　胡宓

胡宓(图 5-38)，女，现任中南大学公共卫生学院的社会医学与卫生事业管理系副教授。在中南大学获得临床心理学硕士及社会医学学位与卫生事业管理博士学位。并在耶鲁大学接受研究伦理学训练，在华盛顿大学接受全球卫生训练。研究内容主要集中在以学校为基础的青少年自杀预防、农村老年人精神卫生服务方面以及精神卫生研究和服务中的伦理学问题。其研究得到国家自然科学基金、教育部人文社科、湖南省教育规划等基金的资助。

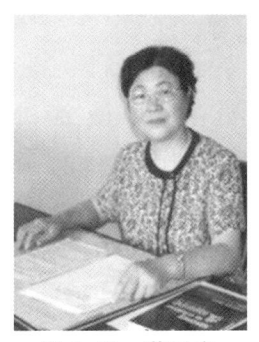

图 5-39　黄民主

黄民主(图 5-39)，女，教授，1951 年 11 月 27 日出生于湖南株洲。学习与工作简历：1973 年 10 月于湖南医学院医疗系毕业。1973.11—1975.01，湖南医学院附一院传染科从事教学及临床医疗工作。1975.02—1975.12，天津医学院全国流行病学高师班学习。1976.01—1978.12，湖南医学院寄生虫学与流行病学教研室从事教学科研工作。1979.01—2000.02，湖南医科大学流行病学、卫生微生物学教研室从事流行病学、卫生微生物学、临床流行病学教学科研等工作。1992.08—1998.12，担任卫生微生物学教研室主任。1992.07，晋升为流行病学副教授。1992.12—1993.01，上海医科大学全国卫生微生物学高师班学习。1995.04—1996.12，于美国南佛罗里达大学公共卫生学院进修访问。1999.07，晋升为流行病学教授。1999.07，被评为公共卫生学院优秀共产党员(有荣誉证书)。2000.03—2012.12，中南大学公共卫生学院流行病学与卫生统计学系任教授、硕士研究生导师，从事教学科研等工作。在此期间担任过流行病学与卫生统计学系党支部书记。2013.01 至今，从湘雅公共卫生学院退休后被聘为中南大学研究生院督导。

黄民主教授在职期间是中南大学公共卫生学院流行病学与卫生统计学系教授，硕士研究生导师，也是公共卫生学院流行病学教研室创建人之一，学科带头人。在职期间主要研究方向为："慢性非传染性疾病流行病学研究"以及"临床流行病学研究"。黄民主教授主编和参编教材8部、学术专著5部，其中主编国家"十一五""十二五"本科生规划教材《临床流行病学》（第1~2版）、《循证医学》，研究生教材《临床流行病学》；担任全国高等医学院校本科生规划教材《社区预防医学》（第1部）副主编；参编国家规划教材《卫生微生物学》、《卫生微生物学学习指导》和《预防医学实验指导》等。黄民主教授编撰的教材和专著为流行病学、临床流行病学、卫生微生物学、循证医学等学科的发展起了重要的促进作用，做出了突出贡献。

黄民主教授长期承担各专业各层次多个学科的流行病学、临床流行病学、现场流行病学、现代流行病学、高级流行病学、管理流行病学、社区医学、循证医学、卫生微生物学等多门课程的理论主讲和实践环节教学，教学效果好，深受学生欢迎。1989年8月"流行病学教学改革"被评为湖南医科大学优秀教学成果甲等奖；2012年10月"加强课堂教学效果的综合评价，提高流行病学与卫生统计学的教学质量"获中南大学高等教育教学成果奖一等奖；2013年12月"动态综合评价课堂教学质量，提高流行病学与卫生统计学的教学效果"获湖南省高等教育省级教学成果奖三等奖。

在职期间负责主持国家、省部级科研项目8项；负责主持教学改革研究项目2项；获中南大学研究生创新课题多项；2011年为获湖南省研究生精品课程建设项目"临床流行病学"的负责人；以第一作者发表相关科研及教学论文40余篇（其中SCI论文5篇，CSCD论文20余篇），并取得了重要研究成果。2005年10月"高危人群中隐孢子虫感染状况及其临床疗效的研究"获湖南省医学科技奖二等奖；2013年1月"HPV感染与宫颈病变的基础和临床研究及应用"获湖南省科学技术进步奖二等奖。在职期间培养研究生30余名，其中有的获得湖南省优秀硕士学位论文奖或中南大学优秀硕士研究生奖，研究生姜晓曼2012年5月"hrHPV、L1壳蛋白、p16蛋白与宫颈病变的关系及诊断价值研究"获湖南省优秀硕士学位论文奖。担任中华微生物学会湖南省微生物学会理事、中华微生物学会湖南省微生物学专业委员会委员、《中国现代医学杂志》编辑委员会常务编委。

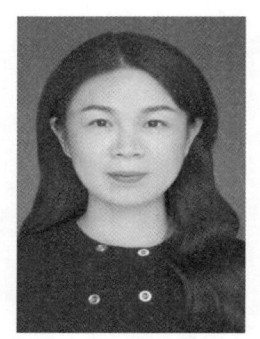

图5-40　黄瑞雪

黄瑞雪（图5-40），女，苗族，博士，教授，博士生导师，中共党员。现任湘雅公共卫生学院职工第三党支部书记。

社会兼职：兼任亚洲毒理学会（Asian Society of Toxicology）理事，亚洲砷与健康研究联盟理事会理事，中国毒理学会放射毒理专业委员会常务委员兼副秘书长，中国毒理学会工业毒理学专业委员会委员，中国环境诱变剂学会致癌专业委员会委员，湖南省预防医学会劳动卫生专业委员会常务委员、CHPAMS（中国卫生政策与管理学会）会员，中国毒理学会会员，中国环境科学学会会员。担任国家自然科学基金委预防医学处的一审专家，*Frontiers in Public Health*（IF：2.483）副主编，*Toxicology Research* 编委，*Dose-response* 客座编辑。美国耶鲁大学贾氏学者。

科学研究：从事职业与环境中有害因子粉尘、辐射和砷对机体健康损伤机制及流行病等方面的科研工作。近五年来，作为负责人主持美国耶鲁大学雅礼协会国际合作项目2项、国家自然科学基金面上项目2项、湖南省自然科学基金项目1项、湖南省科技创新引导计划2项、湖南省教育厅教学改革项目2项、长沙市科技局新冠疫情专项1项、长沙市卫健委项目1项、中南大学教学教育改革项目10项，以及其他横向研究课题5项，合计26项。获得全国科普作品优秀奖2项（均排名第一），获得湖南省预防医学会科技一等奖1项（排名第一），获得湖南省优秀科普作品一等奖3项（均排名第一），被评为学校蔡田暄珠优秀教师，任湖南省线下一流本科课程《职业卫生与职业医学》负责人，多次获得中南大学优秀教学质量奖，出版教材和科普专著2本（均为主编）。

以第一/通讯作者在 *Lancet*（IF：59.1）、*Signal Transduction and Targeted Therapy*（IF：13.495，国内卓越领军期刊）、*British of Cancer*（IF：6.2）、*Science Total of Environment*（IF：6.5）、*Environmental Pollution*（IF：6.7）、*Cell Proliferation*（IF：5.7）、*Cell & Bioscience*（IF：5.0）等期刊上发表SCI文章50余篇（其中JCR一区SCI论文26篇，ESI前1%高被引论文3篇），论文累计被引超过900次。在CSSCI期刊上发表社会科学方面论文1篇，在CSCD期刊上发表论文9篇，在教学期刊上发表教学论文4篇。申请发明专利8项，已授权3项（排名第一2项）；申请实用新型专利25项，已授权22项（排名第一12项）。

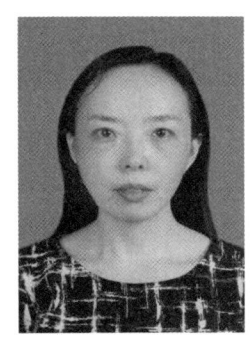

图5-41 黄云

黄云（图5-41），女，1977年生，医学博士，中南大学湘雅公共卫生学院副教授。教育经历：2005.09—2014.12，中南大学攻读劳动卫生与环境卫生学专业博士；2000.09—2003.06，中南大学攻读劳动卫生与环境卫生学专业硕士；1993.09—1998.06，湖南医科大学预防医学专业学习，获学士学位。工作经历：2019.09至今，任中南大学湘雅公共卫生学院劳动卫生与环境卫生学系副教授；2015.02—2016.02，美国南缅因大学毒理学与环境卫生缅因中心任访问学者；2003.09—2019.08，任中南大学湘雅公共卫生学院劳动卫生与环境卫生学系讲师；1998.07—2003.08，任中南大学公共卫生学院劳动卫生学教研室助教。

教学工作：从事预防医学专业学生的《职业卫生与职业医学》《放射卫生学》和《环境卫生学》，以及临床医学各专业学生《卫生学》的教学工作，2018、2019年参与指导2013和2014级预防本科生首届和第二届全国大学生公共卫生综合技能大赛，分别获二等奖和一等奖。

参加的科研项目包括新型冠状病毒肺炎等急性新发传染病多维度社区症状监测方案及早期预警方法研究；农村儿童溺水利益相关者优先倾向的干预措施研究；脂氧合酶介导间接致癌物肺部原位代谢活化致癌及表观遗传机制研究；湖南典型污染区重金属多介质多途径多种类暴露的健康风险评价；矽肺的个体矽尘接触和效应的预警值研究等。

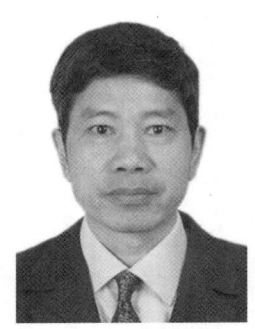

图 5-42 罗家有

罗家有(图 5-42)，男，教授，博士生导师。1962 年 5 月生于湖南南县。现任中南大学湘雅公共卫生学院儿少卫生与妇幼保健学系主任。学习经历：2003.09—2007.12，中南大学社会医学与卫生事业管理学专业攻读博士；1996.09—1999.07，湖南医科大学临床药理专业攻读硕士；1981.09—1986.07，湖南医科大学预防医学专业学习，获学士学位。工作经历：2010.10 至今，中南大学湘雅公共卫生学院儿少卫生与妇幼保健学系任教授，博士生导师，系主任；2004.08—2005.09，于瑞典卡罗林斯卡学院，WHO 安全与健康促进中心进修访问；2001.10—2010.09，中南大学公共卫生学院儿少卫生与妇幼保健学系任副教授；1992.10—2001.09，湖南医科大学公共卫生学院社会医学教研室任讲师；1986.07—1992.09，湖南医科大学公共卫生学院社会医学教研室任助教。

科学研究：从事儿童青少年生长发育与健康研究、孕期危险因素暴露与母婴健康队列研究、妇幼健康教育与健康促进项目研究。主持的科研项目包括国家自然科学基金面上项目"肥胖儿童非酒精性脂肪肝发病遗传机制的探索性研究""出生缺陷危险因素风险评估预筛查工具的研制及其实证研究"等科研课题 10 余项。发表研究论文 150 余篇，其中 SCI 论文 30 余篇。参与并获得 4 项科研成果奖。荣获中南大学 2013 年卢惠霖教学奖和 2018 年度卢惠霖科研奖。

承担的主要课程：儿童青少年卫生学、健康教育与健康促进学、现代妇幼保健理论与实践。

社会兼职：担任国家卫生健康委学校卫生标准专业委员会委员、中华预防医学会儿少卫生专业委员会常委、中华预防医学会学校健康教育与健康促进专业委员会常委、中国卫生监督委员会学校卫生监督专业委员会常委、湖南省预防医学会儿少专业委员会主任委员、湖南省优生优育与妇幼保健委员会常务理事。

研究生培养：招收儿少卫生与妇幼保健学专业的国际、国内博士研究生，已经毕业的博士生 3 名，现有在读国内博士研究生 4 名、国际留学生博士 1 名。招收儿少卫生与妇幼保健学专业全日制硕士研究生、MPH。已经毕业的硕士研究生 51 名(含非全日制 MPH)，现有在读全日制研究生 7 名，非全日制 MPH 15 名，留学生 4 名。

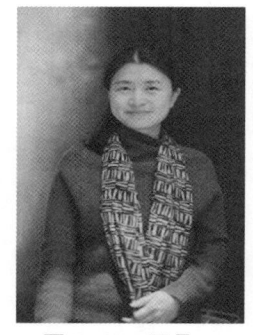

图 5-43 罗丹

罗丹(图 5-43)，女，1974 年生，博士，硕士生导师，中南大学湘雅公共卫生学院社会医学与卫生事业管理系教授。1996 年 6 月毕业于湖南师范大学，获文学学士学位；1996 年 7 月在中南大学护理学院(原湖南医科大学附属卫生学校)任助教；1997 年 7 留学日本并于 2001 年 3 月在日本国立鹿儿岛大学取得临床心理学硕士学位；2001 年 9 月从日本回国，2002 年 5 月调至中南大学公共卫生学院工作，并于同年 9 月被聘为公共卫生学院社会医学与卫生事业管理系讲师。

2003年9月在职攻读精神病与精神卫生学博士研究生（后于2005年转为社会医学与卫生事业管理学方向博士研究生）；2009年取得中南大学管理学博士学位；2012年至2013年在美国罗彻斯特大学精神科接受自杀预防研究及精神卫生服务研究的博士后培训。

主要的研究方向包括：（1）社会行为流行病学研究，重点关注性传播疾病相关行为的流行病学研究、职业人群的健康相关行为研究、特殊人群（如HIV感染者/艾滋病患者、男男性接触人群）的精神卫生状况及精神健康促进研究。（2）公共卫生伦理学问题的研究，重点关注艾滋病防治服务、妇幼健康服务（如出生缺陷防治）以及精神卫生服务中的生命伦理学问题。

指导已毕业硕士研究生28名，指导在读硕士研究生16名。主讲了三门研究生课程；讲授《社会医学》《卫生事业管理学》等四门本科生课程；参加编写了3部人民卫生出版社统编教材；担任1部省级出版社出版的公共卫生专业教材的副主编；合作主译外文专著1部。主持国家、省部级和国际合作课题20余项，在国内外学术期刊发表研究论文50余篇，其中以第一作者或通讯作者在SCI/SSCI收录期刊以及国内中文CSCD/CSSCD刊物上发表论文30余篇。担任中国预防医学会社会医学与卫生事业管理专业委员会青年委员，中国心理卫生协会危机干预专业委员会委员；担任湖南省脑疾病预防与控制专委会副主委，湖南省医学会医学伦理学专业委员会常委、湖南省预防医学会肥胖防治专委会常委；担任 Global Health Research and Policy 期刊的编委、《实用预防医学》杂志编委，也是多个国际期刊的同行审稿专家。

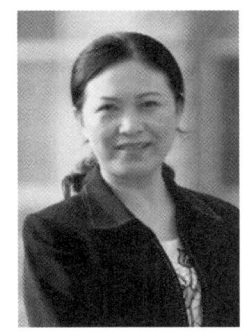

图5-44　罗爱静

罗爱静（图5-44），女，1962年生，湖南常德人，医学博士，二级教授，博士生导师。现任中南大学湘雅二医院党委书记，享受国务院政府特殊津贴专家，湖南省"225"医学学科领军人才，湖南省"121"工程人才。中南大学第一届、第二届、第三届党委委员，湖南省政协第十一届、第十二届委员。1983年毕业于湘潭大学化学系，获理学学士学位；2003年毕业于中南大学社会医学与卫生事业管理专业，获管理学硕士学位；2006年毕业于中南大学生物医学工程专业，获医学博士学位。1983.07—1987.06，在湘潭大学图书情报学系任教；1984.02—1984.06，在武汉大学第二届国家科委情报干部培训班学习；1987年7月任湖南医科大学医药信息系副主任、图书馆副馆长、副教授；1998年4月任湖南医科大学党办副主任；1999年12月任湖南医科大学党办主任，教授；2000年12月任中南大学党办主任；2005年11月任中南大学湘雅三医院党委副书记，纪委书记，工会主席；2010年7月任中南大学湘雅三医院党委书记；2018年6月至今，任中南大学湘雅二医院党委书记。兼任中华医学会医学信息学分会副主任委员、中国卫生信息学会常委、湖南省医院信息化质量控制中心主任、湖南省高等学校医学信息研究重点实验室主任、湖南省医学会医学信息专业委员会主任委员、中国卫生计生思想政治工作促进会城市医院分会副会长。承担《医药信息管理理论与方法进展》《知识产权研究》等课程的教学，2000年被聘为硕士研究生导师，2009年被聘为博士研究生导师，截至目前指导已毕业博士研究生6人，硕士研究生28人。主持国家社科基金重点项目、一般项目3项，主持教育部博导基金，教育部人文社会科研研究项目，卫生部项目，国家知识产权局项目，湖南省科技厅重点项目，湖南省自科、社科基金，湖南省软科学等国家、部、省、厅研究项目40余项；发表论文170余篇，SCI/SSCI论文30余篇，CSCD/CSSCI论文60余篇；主编国家、卫生部"十三五""十二五""十一五""十五"规划教材等教材10余部；主持项目获国家五部委科技情报优秀成果奖，国家社科基金鉴定优秀等级奖，湖南省科技进步二等奖、三等奖，湖南省哲学社会科学优秀成果三等奖，湖南省教学成果二等奖，湖南医学科技奖一等奖等奖项20余项；多次获湖南省委系统、中南大学党委表彰，湖南省科技信息工作突出贡献奖获得者。

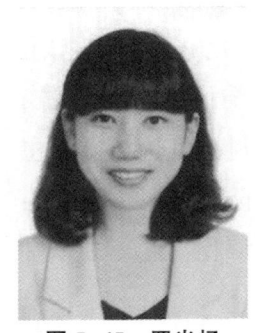

图5-45 罗米扬

罗米扬（图5-45），女，博士，副教授，1991年出生于湖南省长沙市。2009年9月至2014年7月就读于复旦大学上海医学院，基础医学专业，获得医学学士学位。2014年8月至2018年12月就读于新加坡国立大学公共卫生学院，预防医学专业，获得博士学位。2018年10月至2020年7月在新加坡国立大学公共卫生学院从事博士后研究。2020年11月入职中南大学湘雅公共卫生学院流行病与统计学系，于2021年开始招收硕士生。

研究方向：流行病与卫生统计，慢性病流行病学。

主要研究成果与荣誉有：发表科研论文20余篇。

主要承担的教学课程有：流行病学。

主要社会兼职：中国学生营养促进会营养监测与评价分会理事。

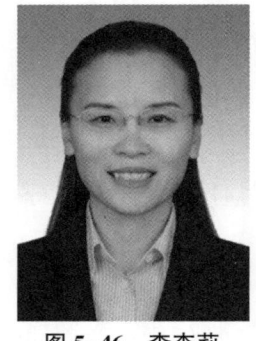

图5-46 李杏莉

李杏莉（图5-46），女，博士，教授，1974年2月出生于河北省唐山市。现任中南大学湘雅公共卫生学院副院长、流行病与卫生统计学系教授、硕士生导师。1994年9月考入湖南医科大学预防医学专业，1999年7月毕业获得学士学位。2002年7月于中南大学湘雅公共卫生学院流行病与卫生统计学系毕业，获得医学硕士学位。2007年11月于中南大学湘雅公共卫生学院流行病与卫生统计学专业毕业，获得医学博士学位。2010.11—2011.11，赴耶鲁大学公共卫生学院进修访问。2002年7月留任中南大学湘雅公共卫生学院卫生统计学教研室，先后任助教、讲师。2007年7月任中南大学湘雅公共卫生学院流行病学教研室讲师、副教授。2015年9月晋升为教授。2012年开始招收硕士生。2014年6月至今，任中南大学湘雅公共卫生学院流行病学与卫生统计学系副主任,2020年12月至今担任中南大学湘雅公共卫生学院副院长。

研究方向:美沙酮替代治疗预防艾滋病;艾滋病培训项目;妇幼健康。主要项目有国家自然科学基金青年基金项目:细胞色素P450、ABCB1基因多态性、环境、心理行为等因素与美沙酮治疗反应的关联分析;国家重点研发课题:老年睡眠障碍类型流行病学研究;湖南省重大协同项目:湖南省出生缺陷病因研究;湖南省重点研发计划:新生儿健康及其影响因素研究;中央高校基金:个体差异与美沙酮治疗反应的关联研究;全球基金:HIV低流行区由医务人员启动的HIV检测和咨询服务(PITC)可行性及可接受性评估;湖南省自然科学基金:海洛因依赖者社区美沙酮维持治疗预防艾滋病的效果及经济学评价;中国全球基金:湖南省美沙酮维持治疗者海洛因渴求状况、影响因素及干预措施探讨。

主要研究成果与荣誉有:获2019年湖南省科技进步二等奖,2019年学校优秀教师奖,2018年湖南省预防医学科技进步二等奖,2015年教育部自然科学二等奖。发表科研论文30余篇,其中,以第一作者/通讯作者发表SSCI/SCI/CSSCI/CSCD论文20余篇。获得省部级奖励3项。

主要承担的教学课程有:流行病学、现代流行病学、管理流行病学、临床流行病学。培养硕士研究生14人,MPH(在职)15名。

参与编写的主要教材有:《流行病学》(第3版)、《循证医学》《流行病学进展》(第13卷)、《流行病学实习指导》《现代流行病学》(第3版)、《人民卫生出版社国家医学教育题库流行病学命题库》《SPSS18及其医学应用》(第2版)、《综合评价方法及其医学应用》《管理流行病学》《循证医学与实践》《临床流行病学》(研究生教材)。

主要社会兼职:担任湖南省预防医学会结核病防治专业委员会副主任委员;湖南省预防医学会性病艾滋病专业委员会副主任委员;湖南省健康管理学会肿瘤全病程管理专业委员会副主任委员;湖南省预防医学会流行病学委员;湖南省爱国卫生专家库成员;湖南省医疗服务管理专家库成员;《中国当代儿科杂志》编委会编委;湖南省循证医学及临床流行病学学会委员。

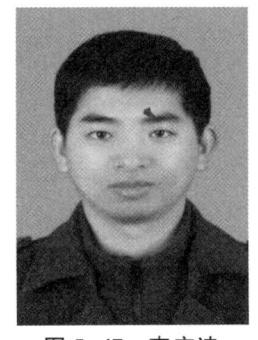

图5-47 李广迪

李广迪(图5-47),男,副教授,生物医学博士,博士生导师,中国致公党党员。流行病与卫生统计学副教授。学习经历:1996.09—2002.06,就读于湖南师大附中初中和高中;2002.09—2006.06,湖南大学数学与计量经济学院攻读数学与应用数学本科;2006.09—2009.06,就读于山东大学计算机科学与技术学院,获计算机软件与理论硕士;2010.09—2011.07,比利时鲁汶大学生命科学学院攻读化学与生物物理学,进修硕士;2009.09—2014.08,赴比利时鲁汶大学(2021泰晤士全球大学排名45位)医学院学习,获生物医学博士。工作经历:2018.04至今,担任中南大学湘雅公共卫生学院副教授,研究生导师,博士生导师;2015.01—2018.02,任中南大学湘雅二医院副教授,研究生导师;2008.03—2009.08,任西班牙马德里理工大学UPM(西班牙重点公立大学)计算机学院研究助理,获UPM研究生全额奖学金。

研究方向:医学统计学,流行病学,生物信息学,基因组学,数学建模,软件开发,算法分析。科研基金项目:主持3项国家级课题(其中国家自然科学常规面上基金项目2项,国家自然科学重点项目子课题1项),2项省级课题,2项校级课题并参与2项课题。指导本科生大创课题2个。发表40余篇SCI论文,其中以第一作者或通讯作者发表论文19篇(影响因子合计176,引用超过2500次)。参加《医学统计学》(第15版—第41章R语言)、Encyclopedia of Virology, Fourth Edition - Volume 4 - Chapter 1: Antiviral Classification 等著作编写。

荣誉和获奖情况:2020年获抗击新冠肺炎疫情"先进个人"称号(致公党湖南省委会);2018年被评为湖南省"湖湘青年英才";2008年获第五届中国研究生数学建模竞赛(指导教师)全国一等奖。

社会兼职:担任湖南省医学教育科技学会公共卫生与预防医学教育专业委员会委员;湖南省康复医学会临床护理心理康复学会;国际抗病毒研究组织委员。为网络教学"雅医英语公众号(微信名:xymedicine)"和"生物医学计算平台(www.virusface.com)"创始人;担任 Pharmaceutics 期刊编委会委员;担任 Science Advances, Nature Communication, Clinical infectious Diseases, Frontiers in Genetics, Viruses, Journal of Infection and Public Health, Journal of Medical Virology, Journal of Medical Virology 等SCI期刊的审稿人。

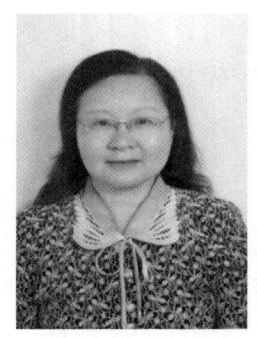

图5-48 李硕颀

李硕颀(图5-48),女,教授,湖南长沙市人,1977年考入湖南医学院卫生系,1982年毕业后先后在湖南省疾病控制中心、湖南医科大学(现中南大学)工作,退休前为中南大学公共卫生学院流行病与卫生统计学系教授,硕士生导师。

工作经历:1982—1996年,在湖南省疾病控制中心(CDC)流行病科、计划免疫科任医师、主管医师、副主任医师。作为主要技术负责人之一完成了湖南省计划免疫儿童接种率以省为单位、以县为单位和以乡为单位达85%的组织、实施、验收工作,湖南省消灭脊髓灰质炎强化免疫活动,制订《湖南省1993—1995年麻疹防治方案》等工作,被聘为"湖南省消灭脊髓灰质炎病理诊断专家小组""湖南省预防接种异常反应诊断小组"成员,并二次被评为湖南省计划免疫先进个人,二次获得全省消灭脊髓灰质炎工作先进个人称号。1996—2009年进入湖南医科大学(中南大学)流行病与卫生统计学系工作,1998—2003年担任流行病教研室副主任,1999年开始招收硕士生,2000年晋升为教授,从事流行病学教学和疾病预防控制工作,讲授课程包括流行病学、临床流行病学、现场流行病学、管理流行病学、药物流行病学、循证医学、社区医学等本科生、硕士生、博士生的必修和选修课程。并应邀承担"教育部学校卫生人员培训""卫生部全科医生师资培训基地""湖南省社区医生保健与康复医学培训"等教学工作。培养的研究生中获得"湖南省第四届大学生课外科技作品竞赛优胜奖""中南大学硕士研究生学位论文创新选题"等奖项。2009—2010年受深圳市慢病性控制中心之邀,主持编写了《深圳市慢性病防治工作规范》并由人民卫生出版社出版。2013—2015年经澳门特别行政区卫生局遴选,原卫生部党组批准,以内地卫生专家顾问身份受聘于澳门特区卫生局,以支持澳门卫生规划、行政管理、疾病控制等工作。

研究方向:急性传染病流行病学、慢性病流行病学、免疫规划。2000年后曾主持省自然科学基金项目等科研课题10余项,参与科研课题10余项,发表科研论文数十篇,《湖南省人群甲型肝炎流行状况调查》获省科委科技成果奖四等奖,《湖南省0~14岁儿童死亡水平及危险因素的研究》获省卫生厅科技成果四等奖。近年来担任湖南省、北京市和浙江省自然科学基金项目邀请的通讯评审专家;《中华流行病学杂志》《中南大学学报(医学版)》等杂志审稿人。参加《传染病诊疗精粹》《医学综合评价方法及其应用》《慢性病防治工作规范》等教材或专著编写。社会兼职:曾任湖南省预防医学会流行病学会委员、湖南省预防医学会微生态学会常委。

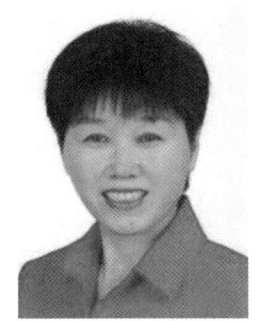

图 5-49　李映兰

李映兰(图5-49),女,主任护师,博士生导师,中组部第九批援疆干部,中南大学湘雅护理学院副院长,中南大学湘雅医院护理指导委员会副主任委员,新疆医科大学护理学院名誉院长。担任中华护理学会副理事长、国家卫生健康标准委员会护理标准委员会委员、美国护理科学院院士、亚洲急危重症医学协会护理分会副会长、中华护理学会信息工作委员会主任委员、中华护理学会急诊护理专业委员会副主任委员、全国护理学专业临床学术专家指导委员会副主任委员、中国研究型医院学会护理分会副会长、湖南省护理学会副理事长以及《中华护理杂志》《中国护理管理》等期刊编委。主要研究方向:社会医学与卫生事业管理、患者安全管理、护士职业安全与防护。主持国家自然科学基金项目、卫生部国家临床重点专科护理等国家级、省部级项目21项;主编及参编全国高等学校"十四五""十三五""十二五"规划教材及专著34本;牵头及参与撰写《新型冠状病毒肺炎疫情下护理人员职业暴露风险控制专家共识》《重大传染病疫情防控护理伦理专家共识》《针刺伤防护的护理专家共识》《中国血栓性疾病防治指南》等指南和共识共9篇。

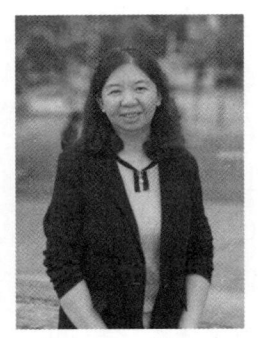

图 5-50　林茜

林茜(图 5-50)，女，汉族，1971 年 12 月出生，湖南长沙人，中南大学教授，中国民盟会员，博士生导师，中南大学湘雅公共卫生学院营养与食品卫生学系主任。1993 年毕业于原湖南医科大学卫生检验专业，1995 年至 1998 年就读于原湖南医科大学公共卫生学院，获营养与食品卫生学硕士学位并留校工作。1999 年 8 月至 12 月于美国耶鲁大学进行科学访问。2003 年至 2007 年就读于中南大学湘雅公共卫生学院，获流行病与卫生统计学博士学位。2008 年 1 月至 5 月于美国耶鲁大学做科学访问。2012 年至 2013 年于英国伯明翰大学做科学访问。2015 年 5 月至 12 月于美国耶鲁大学进修 NIH 医学伦理学。2019 年 7 月至 11 月于英国伯明翰大学做科学访问。研究方向为人群营养、营养与慢性病预防。主讲：本科生课程包括《营养与食品卫生学》《临床营养学》《卫生学》《现代营养学》；研究生课程包括《现代食品安全学》《现代营养学》《营养与非传染性疾病研究进展》、*Present Knowledge in Nutrition*(留学生)。现为中国老年学和老年医学学会骨质疏松分会营养专委会副主任委员、湖南省营养学会常务理事、中国营养学会肥胖防控分会委员、中华预防医学会妇女保健分会妇女营养健康学组委员、国家第一批合理膳食行动专家。指导硕士研究生及博士研究生 30 余人。先后主持和承担国际合作项目及省部级项目 10 余项。在国内外知名刊物发表论文 40 余篇。

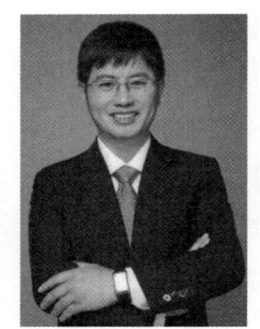

图 5-51　李少波

李少波(图 5-51)，男，1965 年 9 月出生，1987 年毕业于原湖南医科大学，获预防医学学士学位；1999 年毕业于原湖南医科大学，获营养与食品卫生学硕士学位。中欧国际工商学院 EMBA，清华大学五道口金融学院 EMBA 硕士。三诺生物传感股份有限公司创始人、董事长，美国 Trividia Health 董事长，美国 PTS Diagnostics 董事长。兼任湖南省医药行业协会副会长，湖南省医疗器械行业协会副会长，湖南大学分子纳米与分子工程湖南省重点实验室学术委员会委员，湖南弘慧教育发展基金会发起人和副理事长，三诺糖尿病公益基金会的发起人，湖南省湘雅与健康基金会理事。

曾被湖南省人民政府授予"湖南省创业标兵"称号、国家科技部首批"中国火炬创业导师"，2018 年"中国体外诊断产业领军人物"、2020 年度湖南省优秀企业家、2020 年湖南省抗击新冠肺炎疫情先进个人。2020 年获得了 1 项国家科技进步二等奖(排名第三)。

2002 年 8 月在长沙高新技术产业开发区创立的三诺生物传感股份有限公司(三诺生物 Sinocare，300298)，现已成为中国最大的血糖仪及试条生产基地，通过生物传感技术的创新，为糖尿病等慢性疾病患者提供快速检测产品和服务，是中国血糖仪普及的推动者，是糖尿病院内外一体化管理模式的探索者。三诺生物自创立以来已交纳税收超过 10 亿元。

坚持创新驱动发展，三诺生物传感股份有限公司被认定为国家企业技术中心、国家工程研究中心、国家技术创新型示范企业、国家生物医学工程高新技术产业化示范企业、国家智慧养老示范企业、医疗大数据应用技术国家工程实验室共建单位、湖南省智能制造示范企业、湖南省即时检测国际合作基地等行业内领先的平台，"三诺"被认定为中国驰名商标。同时，公司承担了多项省部级重大科研项目及国家智能制造专项"高性能血糖诊疗设备智能工厂新模式应用"项目，三诺生物拥有255项国际/国家专利授权，其中发明专利120项，在生物化学传感技术、智慧慢病管理的开发和产业化方面取得了重大成果和突破。

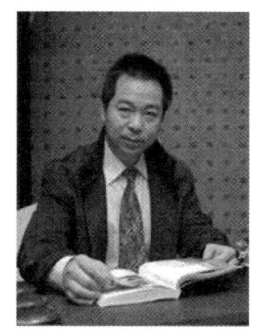

图5-52 刘爱忠

刘爱忠（图5-52），男，博士，1963年6月出生于湖南省益阳市。现任中南大学湘雅公共卫生学院流行病与卫生统计学系主任，临床流行病学湖南省重点实验室副主任，教授，博士生导师。1982年9月考入湖南医学院卫生专业，1987年7月毕业于湖南医科大学卫生专业，获得学士学位。1992年7月湖南医科大学流行病学医学硕士专业毕业。2005年12月中南大学流行病与卫生统计学专业毕业获博士学位。2005—2008年加拿大渥太华大学从事博士后研究。1987年8月常德卫生学校任教，1992年8月留校任湖南医科大学流行病学教研室助教、讲师和副教授，2008年9月晋升为教授。2001年开始招收硕士生，2011年开始招收博士生。

研究方向：灾害流行病学，临床流行病学。主持15项并参与多项国家级、省部级和国际合作课题的研究。获省部级科技成果奖6项。发表学术论文200余篇，其中SCI论文60余篇；出版教材或著作27部，其中任主编6部，副主编9部。

主要承担的教学课程有：流行病学、临床流行病学、现场流行病学、管理流行病学、Medical Epidemiology等。培养硕士研究生80余人，博士研究生3人，留学生6人。

编写的主要教材：《临床流行病学》（第5版，人卫出版社出版，研究生规划教材，副主编），《临床流行病学》（第1、2版，中南大学出版社出版，研究生教材，主编），《临床流行病学》（高教出版社出版，全国高等医学院校规划教材第1版副主编，第2版、第3版主编），《流行病学》（华中科技大学出版社出版，全国高等医学教育课程创新"十三五"规划教材，副主编），《健康管理师国家职业资格考试复习与指导》（世界图书出版公司，主编），《流行病学》（案例版，科学出版社出版，全国规划教材第1版、第2版副主编），《管理流行病学》（中南大学出版社出版，研究生教材，副主编），《循证医学》（高教出版社出版，副主编），《医学科研基本方法》（吉林科技出版社出版，副主编），《现代卫生管理学》（化学工业出版社出版，副主编），《瘟疫的历史》（湖南科技出版社出版，主编）。

主要社会兼职：担任国家医师资格考试公共卫生类别试题开发专家委员会委员，中华医学会临床流行病学与循证医学分会第八届委员会委员，中国卫生经济学会卫生技术经济评价专业委员会委员，湖南省社区健康管理专业委员会主委，湖南省流行病学专业委员会副主委，湖南省健康管理学会常务理事，湖南省临床流行病学与循证医学专业委员会副主委，湖南省疫苗与免疫专业委员会副主委，湖南省健康管理服务业协会健康管理师工作委员会副主委，湖南省儿童健康管理专业委员会副主委，健康管理师国家职业技能鉴定考评员，U. S. Chinese Journal of Lymphology and Oncology 杂志副主编，《南昌大学学报（医学版）》《华夏医学》《现代中西医结合杂志》《中华临床医学荟萃杂志》和《临床医药文献杂志》编委。

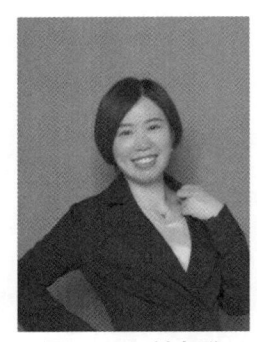

图 5-53　刘小群

刘小群（图 5-53），女，1978 年 10 月出生于湖南邵阳洞口县，现任儿少卫生与妇幼保健学系副教授。学习经历：1998—2002 年，湖南师范大学心理学系学习，本科毕业；2002—2005 年，湖南师范大学心理学系学习，研究生毕业；2010—2013 年，中南大学精神病与精神卫生研究所攻读博士；2014—2016 年，中南大学公共卫生学院进修博士后。工作经历：2005—2010 年，任职于邵阳学院初等教育系；2014—2016 年，中南大学公共卫生学院预防医学与卫生事业管理博士后流动站；2014 至今：中南大学公共卫生学院儿少卫生与妇幼保健学系任教。

社会兼职：担任中国妇幼保健协会儿童心理保健专业委员会常委、湖南省儿少卫生专业委员会常委、中国校园安全专业委员会委员、湖南省社会心理学理事、湖南省心理咨询师协会理事。

承担的教学课程包括健康教育学、儿少卫生学、妇幼保健学。2015 年开始培养研究生，2018 年开始独立招收儿少卫生与妇幼保健学研究生，与其他导师联合指导了 1 名海外博士研究生和 3 名硕士研究生，已顺利毕业，目前已有在读研究生 6 名（留学生 2 名）。

科研业绩及荣誉：主持国家社科基金教育学一般课题"农村青少年遭遇校园欺凌的生态风险机制及整体性干预研究"等科研课题 4 项。发表研究论文 20 余篇。

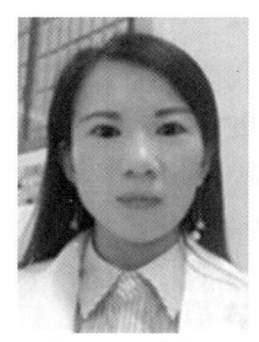

图 5-54　路婵

路婵（图 5-54），女，博士，中南大学湘雅公共卫生学院特聘教授、硕士生导师。曾先后获得了"2012 中国环境学会室内环境与健康分会年会（IEHB 2012）"优秀学生论文奖、博士研究生国家奖学金、国际室内空气质量与气候学会 ISIAQ（International Society of Indoor Air Quality and Climate）品牌国际学术会议 Indoor Air 2020 Best Poster（最佳墙报奖）等奖项。近五年作为项目负责人主持国家自然科学基金项目 1 项；参与国家自然科学基金中瑞国际（地区）合作与交流项目 1 项、湖南省自然科学基金项目 1 项。发表学术论文约 40 篇，大量论文发表在环境与健康领域权威/著名期刊上。

现担任 2 本国际 SCI 学术期刊编委会成员,包括国际学术期刊 *BMC Pediatrics*(SCI)副主编("Global and public health and healthcare"主题主编)、国际学术期刊 *Indoor and Built Environment*(SCI)助理编辑(assistant editor)(该期刊唯一"全球公共健康"领域专家编委)。担任国际室内空气质量与气候学会 ISIAQ 品牌国际学术会议 Indoor Air 2014 大会秘书、国际室内空气质量与气候学会 ISIAQ 品牌国际学术会议 Healthy Buildings 2019 Asia and Pacific Rim 大会秘书长。

一直致力于"环境暴露与儿童健康"医—工交叉学科方向的研究。在国际上率先开展了生命早期空气污染暴露对儿童过敏与感染性疾病发生与发展的影响研究。一方面,系统研究了导致我国儿童过敏与感染性疾病的主要室内外环境污染物及关键暴露时间窗口。另一方面,发现了"儿童过敏疾病胎儿起源"系列关键证据。

研究成果得到美、欧、德、荷兰、新西兰、罗马里亚及我国等十余位院士的关注被《柳叶刀》等许多国际顶尖期刊广泛报道与高度评价,作为标志性成果被写入美国科学/工程/医学科学院共识研究报告 *Gulf War and Health*、世界过敏组织 WAO《国际共识声明——鼻炎》、《美国胸科学会 ATS 官方文件——*Outdoor air pollution and new-onset airway disease*》、美国胸科医师学会《国际呼吸学会论坛 FIRS 官方报告——空气污染与非传染性疾病》、美国鼻科学会 ARS《空气污染物致过敏性鼻炎治疗国际专家共识》、意大利儿童学会(Italian Society of Pediatrics)《儿童急性中耳炎控制最新指南》、国际中耳炎学会(ISOM)最新进展等。

研究成果得到医学、公共卫生、生理学、环境学等多个学科领域国际著名科学家(如欧洲、美国、中国等国家院士)在国际顶尖期刊的高度评价与广泛引用,部分论文受到国际期刊主编的赞赏、被选为期刊亮点论文并提前发表。发表的论文成为近五年哮喘与过敏研究领域高被引论文之一,课题组受邀参加世界卫生组织 WHO 组织的哮喘疾病负担调查并制定未来十年研究对策。研究成果为预防与降低快速增加的儿童过敏与频繁发作的感染性疾病提出了创新、科学、有效的公共卫生控制策略——减少孕期与出生后早期阶段关键环境污染暴露。

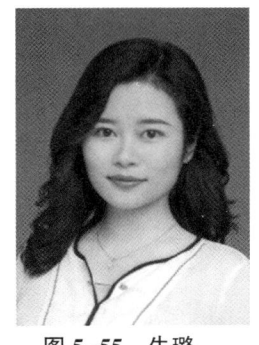

图 5-55 牛璐

牛璐(图 5-55),女,1989 年 9 月出生,湖南祁东人。2016 年 6 月,毕业于中南大学社会医学与卫生事业管理专业。现任中南大学湘雅公共卫生学院社会医学与卫生事业管理系特聘副教授。2007.09—2011.06,就读于北京协和医学院护理学专业,获学士学位。2011.09—2016.06,就读于中南大学社会医学与卫生事业管理专业(硕博连读),获博士学位。2013.08—2014.07,任美国罗切斯特大学医学和牙科学院精神病学系访问学者。2016.11—2017.09,香港中文大学公共卫生学院行为健康中心攻读博士后。2017.11—2019.12,广州医科大学附属脑科医院社会精神病学研究室进修博士后。2020 年 1 月至今,就职于中南大学湘雅公共卫生学院社会医学与卫生事业管理系，任特聘副教授，硕士生导师。兼任中华心理卫生协会危机干预专业委员会，青年学组成员。承担本科生《卫生经济学》及《社会文化与健康》的教学工作。现有在读全日制研究生1名。主持省部级项目2项，作为骨干成员参与多项国家自然科学基金项目、美国中华医学会和美国自杀预防协会资助课题。发表论文20余篇，其中以第一作者或通讯作者发表的SCI论文12篇。

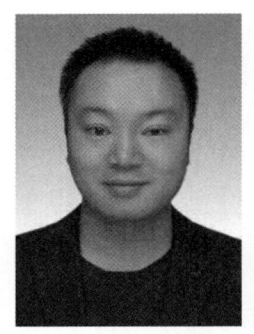

图5-56 秦家碧

秦家碧(图5-56)，男，医学博士，生物遗传学博士后，湖南省托举人才，教授，博士生/博士后导师。1985年9月出生于云南省玉溪市。现为中南大学湘雅公共卫生学院流行病与卫生统计学系副主任，临床流行病学湖南省重点实验室"妇幼健康及出生缺陷防控"研究方向负责人，国家卫生健康委出生缺陷研究与预防重点实验室首席PI，中南大学湘雅二医院"双聘教授"。2005年9月考入中南大学湘雅医学院医学信息学专业读本科，2009年9月考入中南大学湘雅公共卫生学院流行病与卫生统计专业读硕士，2011年9月被推免攻读博士，2014年6月获博士学位。2014年7月进入中南大学生命科学学院/湖南省妇幼保健院从事博士后研究工作，2016年11月博士后出站后选择继续在湖南省妇幼保健院工作。2017年7月入职中南大学湘雅公共卫生学院，同期聘为特聘教授，2019年4月任系副主任。2017年开始招收硕士研究生，2021年开始招收博士研究生和博士后。

研究方向：(1)构建妇幼健康大型队列和先心病(CHD)专病队列及生物标本库，为CHD病因学及预后研究奠定研究平台；(2)基于候选基因策略、全基因组关联研究(GWAS)及全外显子组测序(WES)挖掘并鉴定CHD发生的易感基因并进行基因—环境交互作用研究，为CHD遗传机制的深入研究提供新的线索及靶点，并为CHD环境危险因素精准干预方案的制订提供科学依据；(3)评估孕早期(心脏发育关键期)母亲糖脂代谢、肠道菌群以及菌群代谢对子代CHD的影响及潜在作用机制，为CHD病因学及早期诊断和干预研究提供新的靶点和方向；(4)依托疾病专病队列和多组学技术，评估CHD患儿近、远期神经发育障碍的风险，开展病因学和干预靶点研究，为CHD相关神经发育障碍的病因学、早期诊断和干预研究提供可防可控的靶标。

主持项目：主持国家重点研发计划项目(1项)、国家自然科学基金项目(2项)、湖南省重点研发项目(1项)、中国博士后科学基金项目(2项)、湖南省自然科学基金(2项)、湖南省科技创新人才计划项目(1项)、中南大学高层次人才引荐项目(1项)、湖南省科技人才托举工程项目(1项)、校企合作横向项目(1项)等十余项课题(总经费620余万元)。

科技奖励：获湖南医学科技奖二等奖、湖南省科技进步奖二等奖、湖南省自然科学奖三等奖各1项。

教材编写：担任全国高等学校教材《医学科学研究与设计》(第3版；人民卫生出版社

出版)副主编;国家级规划教材《SAS统计软件应用》(第4版)编委。

学术兼职:担任湖南省儿童感染性疾病防控专委会副主委、湖南省卫生统计专业委员会副主委;湖南省信息与医学装备学会卫生规划专业委员会副主委兼秘书长、全国工业统计学教学研究会健康医疗大数据学会常委、中国卫生信息学会卫生统计与方法学专业委员会委员、湖南省流行病学专业委员会常委、湖南省康复医学会心理康复专业委员会委员、湖南省出生缺陷预防专业委员会委员;*J Am Heart Assoc*、*Int J Cardiol*、*Arch Gynecol Obstet*、*Sex Transm Dis*、*Fertil Steril*、《中国感染控制杂志》《中国当代儿科杂志》等学术期刊青年编委或审稿人。

发表论文:申请人围绕以先天性心脏病(CHD)为主的严重致畸致残出生缺陷早期诊断、干预靶点、病因学及预后开展了系列研究;已在*International Journal of Epidemiology*(IF=9.176)等国际一流医学杂志上发表SCI论文70余篇,其中以通讯作者发表25篇,第一作者23篇;JCR1区论文23篇,影响因子(IF)大于5的论文11篇;以第一作者或通讯作者发表中文论文15篇,其中CSCD论文9篇,CSSCI论文1篇。

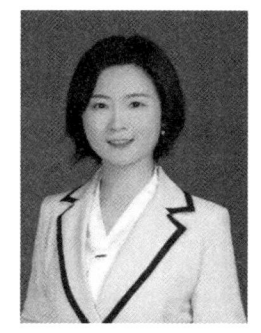

图5-57 秦虹

秦虹(图5-57),女,1982年11月出生,湖南长沙人,博士,中南大学副教授,硕士生导师。研究方向:防治营养相关慢性疾病的功能性食品的研究;人群营养;食品安全。2001.09—2009.07,哈尔滨医科大学攻读基础医学学士、营养与食品卫生学博士(八年制);2009.09—2013.09,任中南大学湘雅公共卫生学院营养与食品卫生学系讲师;2013.09至今,中南大学公共卫生学院营养与食品卫生学系副教授;2015.03—2015.04,任美国国务院IVLP项目访问学者;2015.04—2015.06,耶鲁大学公共卫生学院进修访问。主讲课程包括本科生课程:"营养与食品卫生学""临床营养学""卫生学""现代营养学""食之有道:饮食的科学与智慧";研究生课程:"现代食品安全学""现代营养学""营养与非传染性疾病研究进展"、*Present Knowledge in Nutrition*(留学生)。现有在读研究生10名,已毕业研究生5名。主持的课题包括国家自然科学基金项目2项,省部级课题5项,市厅级课题2项。在国内外知名刊物发表论文40余篇。

社会兼职:担任中国营养学会营养毒理分会委员;中国营养学会营养与慢病控制分会委员;中华预防医学会慢性病预防与控制分会青年委员会常务委员;湖南省营养学会理事、副秘书长;湖南省营养学会营养师专业委员会秘书长。

任国峰(图5-58),男,1973年8月出生,山西忻州人,中南大学副教授,中南大学湘雅公共卫生学院副院长,硕士生导师。1995年毕业于湖南医科大学,获医学学士学位,留校任公共卫生学院教师;1999年至2003年就读于湖南医科大学营养与食品卫生学专业,

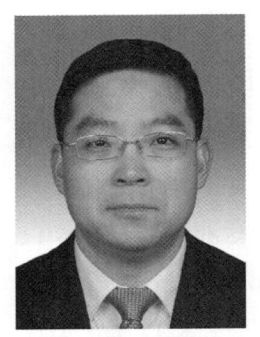

图 5-58 任国峰

获医学硕士学位；2004年至2013年就读于中南大学营养与食品卫生学专业，获医学博士学位。2010年至2011年任美国俄勒冈州立大学环境分子毒理学系访问学者、客座副教授。主讲课程包括本科生课程："营养与食品卫生学""临床营养学""卫生学""现代营养学"；研究生课程："现代食品安全学""现代营养学""营养与非传染性疾病研究进展"、Present Knowledge in Nutrition（留学生）。担任中国营养学会特殊营养分会委员，湖南省营养学会副理事长，湖南省医学教育科技学会理事，公共卫生与预防医学教育专业委员会常务委员，湖南省预防医学会食品安全专业委员会常务委员；国家卫健委三新食品评审专家，教育部科技发展中心科研基金和科技奖励评审专家，国家自然科学基金委员会同行评议专家，湖南省卫健委食品安全首席专家，湖南省食品安全专家委员会营养与特殊膳食专业委员会主任委员，长沙市食品安全专家委员会副主任委员，中国教育国际交流协会国际医学教育分会基础学科组专家。教育部首批国家级精品在线开放课程/首批国家线上一流本科课程《食物营养与食品安全》主讲教师、全国大学生健康教育科普作品大赛特等奖指导教师，荣获2018年高等教育国家级教学成果奖二等奖。参编《中国营养科学全书》（第2版）、《实验室生物安全》（研究生规划教材第3版）、《中国应急教育与校园安全发展报告2018》《食品安全与人体健康》《临床营养学》（第2版，教育部职业教育与成人教育推荐教材）等多部教材。指导已毕业硕士研究生26人。主持国家自然科学基金等科研项目20余项。

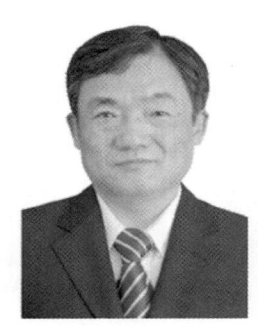

图 5-59 孙虹

孙虹（图5-59），男，1957年生，湖南邵阳市人，本科、硕士、博士均毕业于中南大学（原湖南医学院、湖南医科大学），拥有法国格勒诺布尔第二大学工商管理硕士学位。

中南大学湘雅医院原院长。现任中南大学医院管理研究所所长，湘雅医院耳鼻咽喉头颈外科学二级教授、一级主任医师；耳鼻咽喉学科、卫生管理学博士生导师；享受国务院政府特殊津贴专家。获得过"中国医师奖"、中国医院管理突出贡献奖，全国优秀院长和最具领导力的中国医院院长等称号。

兼任中国医院协会常务理事及专家咨询委员会委员、国家卫生标准委员会医疗服务标准专业委员会委员、中国医院协会医院标准化管理专业委员会副主任委员、国家卫生健康委员会能力建设和继续教育中心现代医院管理能力建设专家委员会医院运营管理分会主任委员、中国健康管理协会副会长、中华医学会健康管理学分会常委、湖南省健康管理协会会长等职。

1983年3月考入湖南医学院77级医学系学习，1982年12月毕业留校，在湖南医学院第二附属医院耳鼻咽喉科任住院医师，1987年9月考入湖南医学院第一附属医院耳鼻咽喉科，攻读研究生，师从陶正德教授，1991年7月毕业获医学博士学位。同年留校在该院耳鼻咽喉科担任主治医师。1992年9月调湖南医学院第三附属医院任耳鼻咽喉科主任，1996年晋升副教授、副主任医师，1997.12—1999.01公派赴美国纽约州立大学留学。1999年6月担任湖南医学院第三附属医院医疗副院长，2006年1月担任该院院长，2010年7月调任中南大学湘雅医院（原湖南医学院第一附属医院）院长，2018年5月任期结束。现为湘雅医院二级教授、一级主任医师，中南大学医院管理研究所所长。

主要研究方向为内耳基因治疗和医院运营管理。曾连续8年主讲中南大学社会医学与卫生事业管理专业博士班的医院管理学课程。主持国家级和部省级科研项目22项，发表研究论文230余篇，获部省级科技进步二等奖2项、三等奖1项。主编全国高等学校五年制本科临床医学专业第九轮规划教材《耳鼻咽喉头颈外科学》（2018），主编《"互联网+"时代智慧医院建设》（*Smart Hospital in Era of Internet+*. 北京：电子工业出版社，2017年3月）、《智慧医疗工程》（*Wisdom Medical Engineering*. 南京：江苏凤凰科学技术出版社，2018年12月）；主编、参编其他耳鼻咽喉头颈外科和医院管理学术著作15部。培养硕士、博士研究生和博士后70余人。

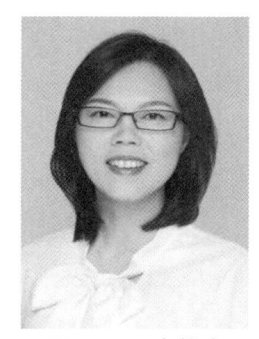

图5-60　史静琤

史静琤（图5-60），女，博士，1974年11月出生于湖南省长沙市。现为中南大学湘雅公共卫生学院流行病与卫生统计学系教授、硕士生导师。1993年9月考入湖南医科大学，1998年7月毕业于湖南医科大学预防医学专业，获医学学士学位。2003年7月于中南大学公共卫生学院流行病与卫生统计学专业毕业，获医学硕士学位。作为访问学者，分别于2005年和2015年赴美国耶鲁大学和杜兰大学学习。2007年12月毕业于中南大学流行病与卫生统计学专业，获医学博士学位。2003年8月留任中南大学公共卫生学院卫生统计学教研室，先后任助教、讲师和副教授，2009年9月聘为硕士研究生导师，2013年9月晋升为教授。

研究方向：主要研究方向为慢性非传染性疾病防控、医疗费用和保险政策研究、健康测量与评估。主持的科研项目主要包括湖南省自然科学基金项目"湖南省脑卒中患者住院的时空聚集性及影响因素研究""城镇职工基本医疗保险绩效评估与支付意愿研究"；湖南省教育科学"十三五"规划课题"研究生《医学统计学》课程满意度评价与优化机制研究"以及美国中华医学基金会青年教师种子基金项目"城镇居民基本医疗保险的需求和满意度研究——在长沙市小学生中的调查"等。发表科研论文60余篇，其中SCI论文10余篇。

研究成果与荣誉：荣获2017年度和2014年度中国精品科技期刊顶尖学术论文，领跑者5000论文奖各1篇。荣获中南大学2020年度教育基金会奖励金。参与并获得2019年中南大学高等教育校级教学成果奖二等奖。

承担的教学课程：卫生统计学、医学统计学、医学科学研究与设计、综合评价方法及其医学应用、高级生物统计学等。培养硕士研究30余人。

教材专著：参与编写教材与专著21部。担任《医学统计学习题解答》（第4版）、《医学统计学习题解答》(第3版)、《综合评价方法及其医学应用》副主编；担任《医学统计学》(第5版)、《医学科学研究与设计》(第3版)、《临床流行病学》(第3版)、《公共卫生实践中的流行病学》《预防医学》(第4版)、《SPSS18及其医学应用》《卫生统计方法与应用进展》以及《行为医学量表手册》等教材或专著的编委。

主要社会兼职：现任中国卫生信息学会卫生统计学教育专业委员会委员，中华预防医学会健康测量与评价专业委员会常务委员，中华医学会公共卫生分会第九届委员会青年委员会委员，中国健康促进基金会心脑血管疾病防治专家委员会委员，湖南省医学会医院统计专业委员会副主任委员，湖南省老年医学学会流行病学与大数据分析分会副主任委员。任《中国卫生统计》杂志编委，教育部中国学位与研究生教育学会评估委员会学位论文网络评议专家。

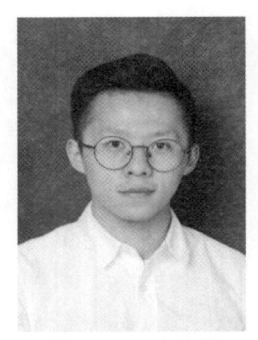

图5-61 沈敏学

沈敏学(图5-61)，男，1988年9月出生，江西南昌人。2016年毕业于中南大学流行病与卫生统计学专业。现任中南大学特聘教授、皮肤健康与疾病湖南省工程研究中心研究员、湖南省皮肤病与性病防治办公室副主任。2006.09—2011.06，就读于中南大学预防医学专业，获医学学士学位；2011.09—2016.11，就读于中南大学流行病与卫生统计学专业，获医学博士学位；2014.10—2016.10，赴加拿大公派留学，在渥太华大学总医院研究所完成博士生联合培养。2016.12—2019.12，就职于中南大学湘雅医院，任助理研究员；2020年1月至今就职于中南大学湘雅公共卫生学院，任特聘教授。兼任湖南省医学会环境健康专委会副主委、湖南省预防医学会皮肤病与性病专委会委员/秘书、湖南省医学会医院统计专委会青委会副主委、湖南省老年医学学会流行病与大数据分会青委会副主委。

承担本科生课程"卫生经济学""精神卫生学"及研究生课程"高级生物统计"的理论教学工作。现有在读硕士研究生5人；联合培养博士研究生4人，已毕业2人；联合培养硕士研究生8人，已毕业4人。

近年来主要从事皮肤病流行病学研究，聚焦特异性皮炎、荨麻疹等炎症性皮肤病的社会、环境与行为因素；获湖南省科技进步一等奖1项；主持省部级课题2项，校级课题3项，参与国家科技基础性工作专项、国家重点研发计划等重大专项3项；作为撰写人在《中华皮肤科杂志》发表专家共识1项；参编人民卫生出版社专著1部；获国家发明专利1项、计算机软件著作权4项。在美国皮肤科学会(AAD)2018年年会、美国皮肤病研究学会(SID)2019年年会上做大会发言；在 Journal of the American Academy of Dermatology、British Journal of Dermatology、JAMA Pediatrics、Environmental Pollution、Chemosphere、Rheumatology 等国际权威期刊发表SCI论文80余篇；其中，以通讯作者发表论文25篇，以第一作者发表论文16篇；JCR一区论文35篇；F1000推荐论文1篇，高被引论文1篇；被世界卫生组织政策报告等文献引用600余次。以第一作者或通讯作者发表中文论文9篇，其中CSCD

论文8篇。

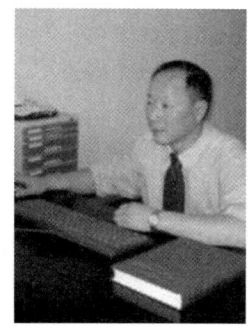

图 5-62 谭红专

谭红专(图5-62),男,博士,二级教授,1959年出生于湖南省长沙市。现任中南大学湘雅公共卫生学院流行病与卫生统计学系教授、博士生导师。1977年9月考入湖南医学院,1982年7月毕业于湖南医学院卫生专业,获得学士学位。1988年于湖南医科大学流行病学专业毕业,获硕士学位。1993.10—1994.10,在日本大阪大学进行访问学习。2002—2004年赴加拿大Ottawa大学做博士后研究。2004年于中南大学流行病学与卫生统计学专业毕业,获医学博士学位。1982年毕业后留任湖南医科大学流行病学教研室,先后任助教、讲师和副教授。1999年晋升为教授,2004年评为博士生导师。1994—2014年,先后担任湖南医科大学公共卫生学院流行病学教研室主任、中南大学湘雅公共卫生学院副院长。2014年5月至2019年1月担任中南大学湘雅公共卫生学院院长。

研究方向:分子流行病学、围产流行病学。主持的科研项目有:2018—2021年妊娠期糖尿病与肠道菌群动态变化的关系及宿主—肠道菌群共代谢机制研究、妊娠糖尿病的防治策略研究;2016—2017年,医务人员应对传染病防控的知识能力建设研究;2015—2016年,湖南省流动人口公共卫生服务均等性研究;2014—2017年,孕前队列研究妊娠糖尿病的发病危险因素和早诊生物标志;2011—2016年,A Pre-conception Cohort to Study Gestational Diabetes Mellitus:Pre-gravid Determinants, Early Pregnancy Bio-markers and Postpartum Cardio-metabolic Risk Factor Profile(MOP 115183)(中方课题负责人);2012—2014年,孕前队列研究妊娠糖尿病的发病危险因素;2012—2013年,知晓感染HIV前后不安全性行为的变化及影响因素;2012年医学研究生主要预防医学方法学课程体系建设、学校预防疟疾教育项目效果评估;2011—2012年,Using mobile phone text messaging to reduce maternal and infant deaths in remote areas in China(中方课题负责人);2008—2012年,A pre-conception cohort study to examine the independent effect of gestational hypertension on cardiovascular risk after childbirth(中方课题负责人);2010—2011年,男男性行为人群规模估计研究;2009—2012年,湖南省出生缺陷的流行现况、影响因素及干预措施研究。2009—2011年,孕前队列研究妊高征的病因、早期诊断生物标志及其与产后心血管疾病发生的关系。2009—2010年,降低艾滋病新发感染研究及应用。2007—2010年,慢性胃病的研究(分课题负责人)。2007—2008年,湖南省农村居民慢性病疾病谱、危险因素及疾病负担研究,美沙酮剂量与海洛因偷吸以及维持率关系的研究。2007—2009年,TB/HIV双重感染防治策略及防治工作管理机制研究。2006—2010年,中国西部农村学校卫生状况研究。2006—2007年,湖南省美沙酮维持治疗吸毒患者偷吸海洛因及保持相关因素及预防偷吸提高保持的策略研究、结核杆菌和艾滋病毒双重感染状况及其影响因素的研究、环境污染对毒物代谢酶多态性及相关肿瘤的影响的研究。

主要研究成果与荣誉：在国内外刊物发表科研论文共240余篇，其中SCI论文超过90篇，获得8项省部级科技成果奖。

主要承担的课程有："现代流行病学""高级流行病学""流行病学A""流行病学B""临床流行病学""现场流行病学""管理流行病学""循证医学""Medical Epidemiology"。培养硕士研究60人，博士研究生20人。

主要教材编写：1. 担任研究生教材《管理流行病学》《循证医学与实践》；卫生部规划教材《流行病学》（第7~8版）、八年制临床医学专业用《临床流行病学》（第1~2版）；大型现代预防医学系列参考书《现代流行病学》（第1~3版）的主编或副主编；2. 担任教育部规划教材《流行病学》（第1版），卫生部规划教材七年制临床医学专业用教材《预防医学》（第1版）、《预防医学》（第3版）、《流行病学》（第4~6版）、八年制临床医学专业用教材《预防医学》（第1版），全国高等医药院校药学类规划教材《医药统计学》（第1版），全国高等医药院校配套教材《流行病学实习指导》，面向21世纪课程教材《现场流行病学》，研究生教学用书《临床流行病学》（第1版），MPH教材《现场流行病学》等教材的编委。

主要社会兼职：担任教育部高等学校公共卫生与预防医学专业教学指导委员会副主任委员（2018—2022）、教育部学校卫生防疫与食品卫生专家指导组副组长、湖南省预防医学会副会长、中国高等教育协会预防医学教育研究会副会长、湖南省医学教育科技学会公共卫生与预防医学教育专业委员会主委、湖南省流行病学专科学会副主任委员，担任《中华流行病学杂志》等四本杂志的编委。

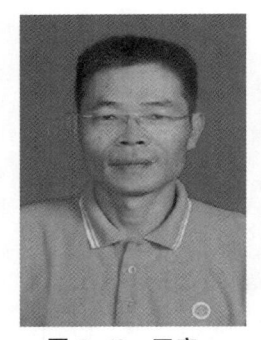

图5-63　王安

王安（图5-63），男，1964年10月出生，籍贯湖南省洪江市。医学博士，副教授，硕士研究生导师。学习经历：1981.09—1984.06，就读于湖南常德地区卫生学校公共卫生专业；1986.09—1989.06，就读于湖南医学高等专科学校预防医学系公共卫生专业；1992.09—1995.06，湖南医科大学公共卫生学院攻读劳动卫生与职业病学专业硕士（研究方向：工业毒理）；2001.09—2005.06，中南大学临床药理所攻读临床药理专业博士（研究方向：遗传药理学）。2007.02—2007.07，北京语言大学出国留学部学习；2008.04—2009.04，任美国耶鲁大学流行病学与公共卫生学院访问学者。工作经历：1984.07—1986.08及1989.07—1992.08，于湖南怀化地区卫生防疫站工作；1995.07—1998.07，任湖南医科大学公共卫生学院助教；1998.07—2005.09，任中南大学公共卫生学院卫生毒理学系讲师。2005年晋升为副教授，硕士生导师。2005.09—2007.01，担任中南大学公共卫生学院卫生毒理学系副教授、院教学办主任。2007.09—2008.03，任中南大学公共卫生学院卫生毒理学系副教授；2009.04至今，任中南大学公共卫生学院卫生毒理学系副教授（2010.10—2014.10担任卫生毒理系副主任）。

社会兼职：担任中国毒理学会、营养学会会员，湖南省预防医学会卫生毒理学专业委员会常务委员，湖南省预防医学会劳动卫生专业委员会会员；国家自然科学基金项目，湖南省、北京市、江西省自然科学基金项目同行评审专家；教育部学位与研究生教育发展中心通讯评议专家。《中南大学学报（医学版）》《临床与病理杂志》《中国当代医药》Journal of Ethnopharmacology 等杂志审稿专家。

承担的教学课程：担任本科生"卫生毒理学""毒理学基础""药物毒理学""日常化学品与人体健康""生活方式与常见疾病预防""社区常见中毒及防控""职业与健康"；全日制硕士研究生"现代毒理学""毒理学试验技术与方法"；MPH"毒理学原理与方法""药物毒性与安全性评价"；博士研究生"现代毒理学研究进展"等课程的教学。

人才培养情况：培养已毕业硕士生 6 名，在读硕士生 5 名。

主要科研业绩：主持 1 项国家自然科学基金面上项目"CYP2C8、2C9 和 PPAR-γ2 遗传变异对罗格列酮降糖作用的影响"；作为主要研究者参与 3 项国家自然科学基金面上项目及 1 项国家自然科学基金重点项目；主持 1 项横向科研课题"海洋产品毒理学安全性评价与研究"及参与 2 项横向科研课题。作为本科生导师，指导中南大学湘雅公共卫生学院预防医学专业 7 名本科生分别获得并完成中南大学大学生创新创业项目（国家级/省级）5项、米塔尔项目 1 项。发表科研论文 40 余篇，其中 SCI 论文 13 篇；编写教材和专著 5 部。

王小万，男，1959 年 11 月出生，河南南阳人，博士，教授。1990—2005 年先后在湖南医科大学与中南大学公共卫生学院工作，2006—2020 年在中国医学科学院卫生政策研究中心/医学信息所工作，现已退休。研究方向：卫生经济与政策，医院管理，健康治理。开设的课程：卫生经济，公共管理与政策，医疗保险等。曾担任国际卫生经济学会会员，中国卫生经济学会理事、学术委员会委员，卫生部（卫健委）卫生政策与管理咨询委员会委员，财政部 PPP 咨询专家。担任《中国卫生政策》《中国卫生经济》《卫生经济研究》《中国循证医学》《中国数字医学》《医学与哲学》等杂志编委。先后承担多项国际组织，国内相关部委课题项目，在国内外正式刊物发表论文近 300 余篇，主编和参编 8 本专著和教材。

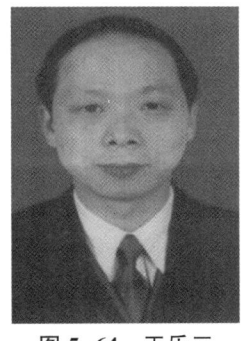

图 5-64 王乐三

王乐三（图 5-64），男，博士，副教授，1963 年 10 月出生于湖南省邵阳市。现任中南大学湘雅公共卫生学院职工第一党支部书记、流行病与卫生统计学系副教授、硕士生导师。1981 年 9 月考入湖南医学院卫生专业，1986 年 7 月毕业于湖南医学院卫生专业，获得学士学位。2003 年 12 月获中南大学流行病与卫生统计学硕士学位。2007—2008 年在国家留学基金委资助下赴美国西雅图华盛顿大学公共卫生学院生物统计学系进修访问。2010 年 5 月中南大学社会医学与卫生事业管理专业毕业获得管理学博士学位。1986年7月留任湖南医学院卫生统计学教研室，先后任助教、讲师；2000年9月任中南大学副教授。2005年开始招收硕士生。2012.12—2019.04，任中南大学公共卫生学院流行病与卫生统计学系副主任，2019年5月起担任中南大学湘雅公共卫生学院职工第一党支部书记。

研究方向：医学（卫生）统计学，综合评价方法及其医学应用。主持的科研项目有：2017年中南大学研究生核心在线课程——医学统计学课程建设，2014年桂林市建设健康城市研究，2012年国家中医药管理局"阳黄—阴阳黄—阴黄"辨证论治模式对乙型肝炎相关性肝衰竭的干预作用及其预后的影响研究。

主要研究成果与荣誉有：发表科研论文50余篇。获得省部级科技成果奖3项。

主要承担的教学课程有：卫生统计学、医学统计学、医学科学研究与设计，SPSS统计软件，Medical Statistics。培养硕士研究生40余人。

主要教材编写：担任《综合评价方法及其医学应用》《SPSS统计软件及其医学应用》《医学统计学》主编；担任《高级医学统计学》副主编；担任卫生部临床专业八年制规划教材《医学统计学》（第1~3版），全国研究生规划教材《医学统计学》（第2~5版），全国研究生规划教材《统计方法在医学科研中的应用》（第1~2版），卫生部临床专业五年制规划教材《医学统计学》（第5版）等教材编委。

主要社会兼职：担任中国卫生信息学会卫生统计学教育专业委员会常务委员，全国工业统计学教学研究会健康医疗大数据学会理事，湖南省预防医学会第二届肿瘤防治专业委员会副主任委员，湖南省预防医学会卫生统计专业委员会第四届副主任委员。

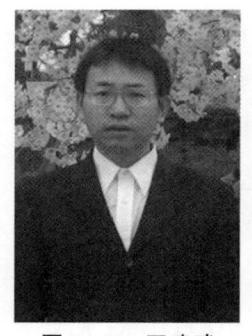

图5-65　王建武

王建武（图5-65），1976年1月出生，籍贯湖南省隆回县，博士，副教授，研究生导师。现任中南大学湘雅公共卫生学院职工第二党支部书记。学习经历：2003.04—2007.03，于日本鹿儿岛大学医学部学习神经心脏电生理学专业，获得医学博士学位；2001.04—2003.03，日本鹿儿岛大学农学部食品机能化学专业学习获得农学硕士学位；1997.09—2000.07，湖南农业大学动物营养专业学习获得农学硕士学位；1993.09—1997.07，就读于武汉轻工大学动物营养专业，获得工学学士学位。工作经历：2009.03至今，被聘为中南大学公共卫生学院卫生检验与检疫专业副教授，主要研究食品安全与营养科学；2007.05—2009.03，被聘为日本京都大学医学部内分泌·糖尿病·营养学专业助理研究员，主要研究体内能量代谢的电脑模拟及其应用。

社会兼职：担任湖南省营养与保健品学会专家组成员，湖南省检验检测学会理事。

承担的教学课程：承担预防医学本科专业"卫生化学""专业学术讲座""科技论文写作""卫生检验与检疫基础"的教学，并且面向全校本科生和预防医学研究生开设一门全新的课程"医学大数据与虚拟生理人"。承担预防医学研究生的"高级卫生检验与检疫技术""公共卫生检验技术""计算系统生物医学"的教学工作。

人才培养情况：指导 30 多名本科生毕业论文，同时担任本科生创新课题指导专家，指导 20 余项本科生创新课题。所招硕士研究生已毕业 20 名。

主要科研业绩：主要从事特医食品开发及食品安全检测技术研究，在 *Euro. J. Pharmacol.*、*J. Gen. Physiol.*、*Diabetologia*、*Br. J. Pharmacol.* 等期刊上共发表 50 篇论文，其中 SCI 论文 15 篇，被引用 200 多次。主持或参加国家自然科学基金项目 1 项和质检公益行业基金项目 1 项，近五年承担国家重点研发计划项目"应对国际贸易食品安全法规精准检测关键技术研究"子课题 1 项，并承担"中部母乳库的建立"等多个横向课题，总经费已超过 500 万元。

社会贡献与荣誉：被评为优秀共产党员，优秀班导师。

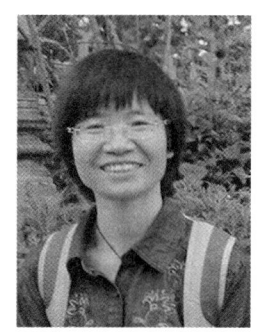

图 5-66　吴心音

吴心音（图 5-66），女，博士，教授，1982 年 5 月出生于湖南省永州市。现任中南大学湘雅公共卫生学院流行病与卫生统计学系特聘教授、博士生导师。2001 年 9 月考入中南大学预防医学专业，2006 年 7 月毕业于中南大学预防医学专业，获得学士学位。2009 年 7 月于中南大学湘雅公共卫生学院流行病学专业毕业，获得医学硕士学位。2014 年 10 月于香港中文大学公共卫生与基层医疗学院流行病学专业毕业，获得哲学博士学位。2014—2018 年在香港中文大学任博士后研究员。2018 年 3 月以特聘教授入职中南大学湘雅公共卫生学院流行病学教研室。2018 年开始招收硕士生，2019 年招收博士生。

研究方向：流行病与卫生统计学，循证医学与循证中医药方法学，慢性非传染性流行病学，肿瘤流行病学。主持的科研项目有：2020 年国家重点研发计划子课题"老年综合征智慧防控技术综合示范研究——全周期图谱下老年综合征防控一体化适宜技术链研究"。2020 年国家自然科学基金项目"基于综合方法学构建中药临床试验偏倚风险评估体系及其评价与优化研究"。2019 年湖南省重点研发计划子课题"湖南省积极老龄化综合技术集中与示范——典型退行性疾病及常见 GS 风险预警模型和评估指标体系的构建"。2019 年湖南省自然科学基金项目"适用于中医随机对照试验方法学质量评价工具的研究与开发"。

主要研究成果与荣誉：2018 年研究成果获欧洲结合医学杂志"2018 中西医结合早期研究员奖"。在 BMJ 等期刊上发表 SCI 期刊论文 60 余篇。

主要承担的教学课程有：循证医学，临床流行病学，流行病学。

主要社会兼职：任中国中医临床研究协会会员、湖南省医学教育科技学会公共卫生与预防医学教育专业委员会委员，中华疾病控制杂志青年编委，国家老年疾病临床医学研究中心（湘雅）老年综合评估协同创新联盟副主席。*European Journal of Integrative Medicine* 编委，并为包括 BMJ 在内的多个国际期刊的审稿人。

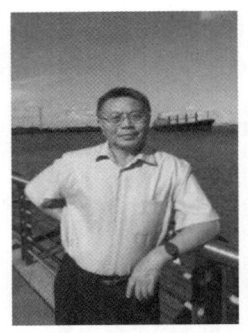

图 5-67　文师吾

文师吾（图 5-67），男，1952 年 4 月出生于湖南省长沙市，博士，现任渥太华大学医学院教授，渥太华医院研究所资深研究员，博士生、博士后导师。1980 年 9 月以同等学力考取安徽医学院研究生，1984 年 6 月经本硕联考合格并经论文答辩通过，获得天津医学院硕士学位。1993 年 5 月加拿大麦基尔大学流行病学与生物统计学专业毕业，获得博士学位。1986—1988 年获世界卫生组织奖学金在美国西雅图华盛顿大学和阿拉巴马大学进修。1983 年 8 月任湖南医学院流行病学教研室讲师，1993—1995 年任多伦多大学临床评估研究所副研究员，1996—2000 年任加拿大卫生部资深流行病学师，2001—2005 任渥太华大学医学院副教授，渥太华医院研究所研究员，博士生导师，2006 年至今任渥太华大学医学院教授，渥太华医院研究所资深研究员，博士生、博士后导师，期间于 2004—2014 年任中南大学公共卫生学院兼职讲座教授。

研究方向：流行病学与卫生统计学，妇幼保健研究。主持加拿大健康研究院、加拿大发明基金会、加拿大心脏病学会、加拿大糖尿病协会等资助的科研项目共 20 余项，共获资助 1500 多万加元。发表 SCI 论文 380 余篇。获各种教学与科研奖励 12 项。

承担的主要教学课程有："临床流行病学""医学科学研究与设计"。培养硕士研究生 10 人，博士研究生 8 人，博士后 60 余人。

主要社会兼职：任加拿大健康研究院项目评审委员会成员，美国国立卫生研究院项目评审委员会成员，英国医学研究会项目评审委员会成员，以色列科学院医学研究项目评审委员会成员，中国国家自然科学基金医学部项目评审委员会海外成员，*PLOS One* 学术编辑。

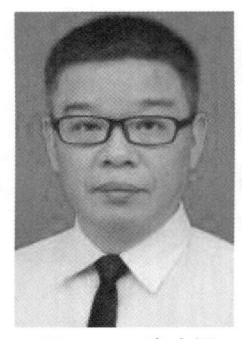

图 5-68　肖水源

肖水源（图 5-68），男，汉族，1963 年 5 月生，湖南双峰人，医学博士，中南大学二级教授，博士生导师。1987 年参加工作，于 1994 年加入中国共产党。学习经历：1979.09—1984.07，就读于湖南医学院临床医学本科，获学士学位；1984.09—1987.07，就读于湖南医学院精神病与精神卫生专业，获硕士学位；1990.08—1991.05，赴哈佛大学医学院研究研修；1992.09—1995.07，湖南医科大学攻读精神病与精神卫生专业，获博士学位；1999.03—1999.07，赴哈佛大学医学院研修；2001.09—2002.05，赴哈佛大学医学院研修。工作经历：1987.09—1989.07，湖南医科大学公共卫生学院任助教；1989.07—1992.12，湖南医科大学公共卫生学院任讲师；1992.12—1998.07，湖南医科大学公共卫生学院任副教授；1998.07 至今，湖南医科大学公共卫生学院任教授；1998.03—2002.04，任湖南医科大学公共卫生学院副院长；2002.04—2014.05，中南大学公共卫生学院任院长；2007.09—2014.07，任中南大学湘雅医院心理卫生中心主任；2004.03—2019.07，任中南大学自杀预防研究所所长；2014.04至今，中南大学全球卫生中心任主任。

社会兼职：担任多个国内外学术组织的成员，其中包括 The World Academy of Art and Science（fellow），International Academy of Suicide Prevention（fellow），中华预防医学会常委及行为健康分会创始主委、社会医学分会的副主委、中国心理卫生协会危机干预专业委员会前任主委、《中国心理卫生杂志》副主编，纽约大学布法罗分校、香港中文大学等学术机构的兼职教授或顾问。

主要成就：肖水源教授在湖南医科大学获得博士学位，并在哈佛大学医学院的社会医学系及卫生管理系接受过三次博士后训练。多年来致力于研究社会心理因素、社会行为对健康的影响，特别是对精神健康的影响。其研究得到中华医学基金会（CMB），国立精神卫生研究院（NIMH），世界卫生组织（WHO），联合国教科文（UNESCO），联合国人口基金会（UNFPA），自杀预防国际（SPI）和卫生部、科技部、国家自然科学基金等多个国内外基金项目的支持。在包括《柳叶刀》在内的学术杂志上发表论文300多篇，其中SCI论文100多篇。他曾获得卫生部授予的"优秀青年人才"奖（1997、1998年），被国务院评为"享受特殊津贴专家"（2000年），被CMB授予"杰出教授"称号（2009年），于2017年荣获"湖南省自然科学二等奖"（第一完成人）。

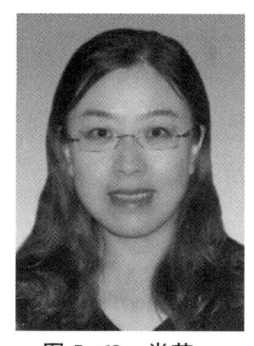

图5-69 肖芳

肖芳（图5-69），女，1982年11月出生，籍贯河北省唐山市，医学博士，博士后，副教授，博士研究生导师。现任中南大学湘雅公共卫生学院副院长，分管研究生教育和外事工作。学习经历：2001.09—2006.06，就读于中南大学湘雅医学院预防医学专业，获得医学学士学位；2006.09—2012.06，中南大学湘雅公共卫生学院攻读卫生毒理学专业，获得医学博士学位。工作经历：2009.08—2011.08，作为美国犹他大学联合培养博士生赴美学习；2013.04—2016.04，中南大学生命科学学院进修博士后；2012.12—2016.01，湘雅公共卫生学院卫生毒理学系任讲师；2016.01至今，任湘雅公共卫生学院卫生毒理学系副教授；自2019年1月开始任湘雅公共卫生学院副院长。

承担的教学课程：承担本科生与研究生"毒理学基础""药物毒理学""健康相关产品毒理学安全性评价""生活中的毒理学""毒理学实验技术与方法""现代毒理学""药物毒性与安全性评价"及"毒理学研究进展"等课程教学。

人才培养：目前在读硕士研究生10人，博士研究生4人。指导的本科生多次申请获得国家级及校级本科生自由探索项目，指导的研究生多次申请获得研究生创新创业项目；

指导本科生获得中国毒理学会校园科普大赛三等奖及中华预防医学会2020年全国大学生健康科普大赛优秀奖。

主要科研业绩：目前主要研究方向为重金属及其他环境毒物的健康损害以及干预措施。近年以通讯作者或第一作者发表ESI论文35篇，其中3篇为高被引论文。论文他引次数600余次。主持科研项目10余项，包括国家自然科学基金项目2项，湖南省自然科学基金项目3项（含湖南省优秀青年基金项目1项），中国博士后科学基金项目2项，高等学校博士学科点专项科研基金1项。研究成果有助于进一步阐明重金属等环境毒物的细胞毒性及干预措施，为重金属暴露人群的相关疾病的防治特别是重新制定环境毒物暴露的安全限值提供了实验依据。

社会贡献与荣誉：获2019年度中南大学本科生教学质量优秀奖，以第一发明人授权发明专利7项，获得湖南省自然科学三等奖1项（排名第一）。

社会兼职：担任湖南省预防医学会卫生毒理学专业委员会常务委员；中国毒理学会生化与分子毒理专业委员会委员；中国毒理学会遗传毒理专业委员会委员；中华预防医学会卫生毒理分会青年委员会委员。任 *Environmental Pollution*，*Ecotoxicology and Environmental Safety*，*Chemosphere* 等环境与毒理学领域知名杂志审稿专家。

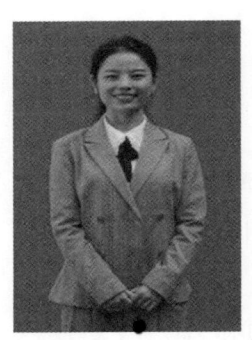

图5-70　肖琳

肖琳（图5-70），女，1991年2月出生，青海德令哈人，中南大学讲师，硕士生导师。2014年毕业于中南大学湘雅公共卫生学院，获医学学士学位。2014年至2019年就读于华中科技大学同济医学院，硕博连读，获医学博士学位。现为中南大学湘雅公共卫生学院营养与食品卫生学系讲师，主要研究方向为植物化学物、微量营养素营养干预的信号通路、分子作用机制等。现主持国家自然科学基金项目1项，长沙市自然科学基金项目1项；参与国家级及省部级科研项目6项。发表SCI论文10余篇，其中以第一作者发表论文4篇。

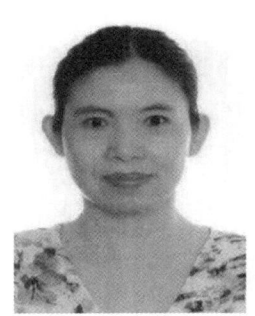

图5-71　徐慧兰

徐慧兰（图5-71），女，1963年9月出生，湖南沅江人。现任中南大学湘雅公共卫生学院社会医学与卫生事业管理系主任，中南大学自杀预防研究所副所长，教授，博士研究生导师。1982.09—1987.06，就读于湖南医学院预防医学专业，获医学学士学位；2003.09—2008.05，就读于中南大学社会医学与卫生事业管理专业，获医学博士学位。自1987年6月留校任教以来，一直从事社会医学与卫生事业管理教学与科研工作。2002.02—2003.03，赴丹麦奥胡斯大学留学；2005.03—2005.12，赴美国纽约州立大学布法罗分校进行合作研究。兼任中国心理卫生协会危机干预专业委员会常务委员,湖南省预防医学会社会医学与卫生事业管理专业委员会副主任委员,湖南省预防医学会结核病防治专业委员会副主任委员等学术组织职务。主要研究方向:社会行为与健康、社区慢性病防治。现有在读博士研究生12人,硕士研究生21人;已毕业博士研究生5人,硕士研究生112人。近5年以第一负责人主持国家级及省部级科研项目6项,近5年以第一作者或通讯作者在国内外权威刊物发表科研论文70余篇,其中SCI论文40篇。

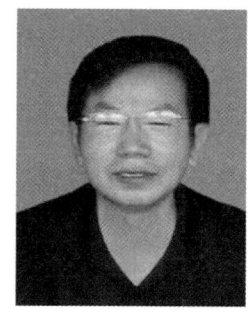

图 5-72　熊敏如

熊敏如(图5-72),男,汉族,湖南湘乡人,教授,硕士生导师。中共党员(1971年入党)。1973年本科毕业于湖南医学院(现中南大学)医学专业,毕业后留校工作,直至2009年退休。先后在湖南医学院基础部卫生学教研组(1974年)、卫生系(现中南大学湘雅公共卫生学院)劳动卫生职业病学教研室任教,直至退休。其间先后在卫生部卫生学高师班(1974年,中山医学院),劳动卫生学高师班(1975年,武汉医学院)和日本久留美大学环境卫生学教研室(1991年)进修学习。

曾任教研室副主任(1989—1996年)、教研室主任(1996—2002年),函授部主任等职。兼任湖南预防医学会理事、湖南省劳动卫生专业委员会副主任委员。负责或参与省部级科研课题4项。以第一作者发表论文48篇;获省部级科研成果奖4项、教学成果奖3项。担任卫生部规划教材《职业卫生与职业医学》(第5版和第6版)编委;编写著作《职业病误诊误治及其防范对策》1部;担任《社区预防医学》副主编。受聘为国家医学考试中心专家,参与国家执业医生考试指南的编写、命题和审题等工作。

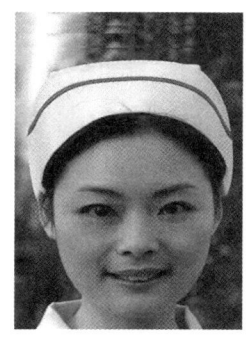

图 5-73　薛娟

薛娟(图5-73),女,1979年9月出生,湖南益阳人。2013年MPH硕士研究生毕业于中南大学公共卫生学院。现任手术中心护士长,主任护师,硕士研究生导师,国家公派留学美国访问学者(1年)。本科毕业于中南大学护理学院,从事护理管理工作十余年,以第一作者或通讯作者发表学术论文30余篇,其中SCI收录3篇,MEDLINE收录5篇,CSCD收录10余篇;主持实用新型发明专利8项;主持湖南省科技厅和卫生厅课题3项;主持湖南省科技厅重大项目1项,参与湖南省教育厅教改课题和省自课题3项;获得中南大学校级医疗临床新技术奖三等奖2项,院级新技术奖二等奖1项,"优秀护理论文"二等奖1项,湖南省临床院感最佳案例一等奖1项。曾获得湘雅最美护士,校级优秀共产党员,医院十佳青年,微笑服务之星,优秀护士长等荣誉称号。运用HEIDS信息系统进行膀胱造瘘管代管出院的患者管理,获得成效,并获省科技厅创新课题立项。用quality control ring管理方法提升了泌尿系结石患者健康宣教的有效率。团队自创以"wechet 模式"为特点的多元化健康宣教平台，实现医、护、患的健教及交流的实时、方便和快捷化，不断提升病人满意度。团队运用 EBN 护理模式指导小儿尿道下裂患者的伤口护理，取得明显成效。专注于外科护理产品的改进与创新，以此更好地服务于病人，如小儿泌尿外科专用病服；PCNL 术后专用体位垫等都已实现专利技术的成果转化，得到患者的高度评价。

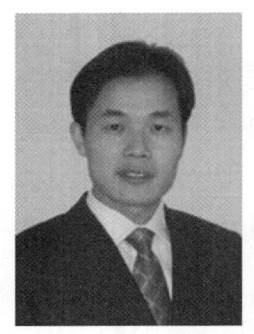

图 5-74 许林勇

许林勇（图 5-74），男，1977 年出生，中共党员，副教授，临床药理学博士后，硕士研究生导师。现任中南大学生命科学学院党委副书记。1996 年进入湖南医科大学临床医学专业本科学习，2001 年考入湘雅公卫学院学习流行病与卫生统计学，2002 年作为中南大学名校名师培养工程项目人员，被派往第四军医大学接受联合培养，2004 年继续攻读生物统计学博士。2008 年在中南大学临床药理研究所从事博士后研究工作。2009 年赴耶鲁大学医学院学习。2007 年后在中南大学湘雅公共卫生学院担任讲师，2010 年 9 月晋升为中南大学湘雅公共卫生学院副教授。2011 年后担任中南大学湘雅医学院综合办副主任、中南大学外国语学院党委副书记，现为中南大学生命科学学院党委副书记。

研究方向：临床研究疗效和安全性评价，临床试验计算机仿真研究，临床大数据处理与分析方法。

主持及参与的科研项目有：2016—2017 年湖南省科技创新平台"SMARCD3，MIR-3188 基因多态与格列齐特联合培哚普利对 2 型糖尿病疗效相关性确证及功能研究"项目。2013—2015 年负责湖南省自然科学基金"利培酮治疗精神分裂症的个体化剂量预测模型研究"项目。2012—2015 年国家药监局"重大疾病新药临床评价研究综合技术平台建设子课题：建设临床试验电子化数据管理与统计分析平台"子课题负责人。2009—2014 年卫生部卫生行业科研专项"精神分裂症、青少年情绪与自杀问题的预警和综合防治技术的研发、转化与应用"子项目负责人。2010—2012 年主持湖南省科技计划项目"基于遗传和非遗传因素治疗精神分裂症的个体化药物治疗模式研究"。2010—2012 年联合国教科文千年发展基金"改善中国最弱势妇女和儿童群体的营养、食品安全和食品保障状况"子课题负责人。2009—2011 年国家科技重大专项"建立新药研发安全监测信息化技术平台子课题"及"新药临床研究与遗传变异相关的药物安全性评价关键技术子课题"负责人。2009—2011 年主持中国博士后基金"利培酮基于遗传—环境—个人变量的个体化药物治疗综合模型研究"。

主要研究成果与荣誉有：湖南省青年骨干教师培养对象，荣获中南大学优秀工作者、优秀共产党员、优秀学生工作干部、研究生思想政治教育与管理工作先进个人、创新创业项目优秀指导老师、暑期社会实践组织工作先进个人、就业工作先进个人等荣誉称号。在国内外相关杂志发表学术论文 50 余篇。

承担的主要教学课程有：曾承担过本科生、八年制本硕生、硕士研究生以及部分博士研究生课程的教学任务，包括"临床药理学""药物临床试验和GCP""医学统计学""医学综合评价方法""医学科研设计""高级SAS在医学中的应用""高级生物统计学"等课程。目前培养硕士研究生20余人。

编写的主要教材有：《医学统计学》《现代卫生管理学》《综合评价及其医学应用》《医学科学研究与设计》《卫生统计方法与应用进展》《遗传药理学》《医学导论：社区卫生服务和医院管理》等教材。

主要社会兼职：任国家食品药品监督管理局GCP检查员，中国药理学会药物临床试验专业委员会委员，中国卫生信息学会医院统计专业委员会委员，中国医药教育协会医药统计专业委员会委员。

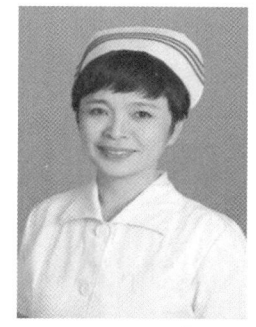

图5-75 严谨

严谨（图5-75），女，博士，主任护师，博士研究生导师，中南大学湘雅三医院护理部主任。

科研课题及研究成果：主持国家自然科学基金项目、国家社会科学基金项目、CMB、联合国教科文组织、全球基金等各级各类课题20项；发表论文160余篇，其中SCI收录32篇，培养研究生100余名。主编、参编《社会心理护理学》《现代妇产科护理模式》等著作16部。获长沙市科学技术进步奖1项、中南大学医疗新技术成果奖1项。

社会兼职：担任美国胸科协会（ATS）护理组委会委员；湖南省护理学会常务理事；湖南省护理学会血液净化专业委员会主任委员；《护理学报》编委；《中华护理杂志（英文版）》、*EC Psychology*等杂志审稿专家。

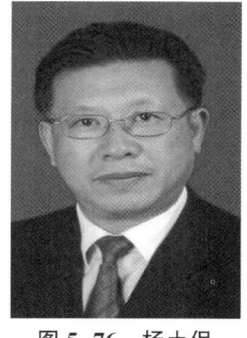

图5-76 杨土保

杨土保（图5-76），男，博士，二级教授，博士生导师。1962年7月出生于湖南省郴州市。现任中南大学湘雅公共卫生学院党委书记、流行病与卫生统计学系教授、博士生导师。学习经历：1979年9月考入湖南医学院卫生专业，1984年7月毕业于湖南医学院卫生专业，获得学士学位。1993年12月于湖南医科大学流行病学专业毕业，获得医学硕士学位。2000—2001年赴美国西雅图华盛顿大学进修流行病学，2005—2007年在加拿大渥太华大学进修访问。2007年5月中南大学流行病与卫生统计学专业毕业，获得医学博士学位。工作经历：1984年8月留任湖南医学院流行病学教研室，先后任助教、讲师和副教授，2003年9月晋升为教授，2016年9月评定为二级教授。2000年开始招收硕士生，2010年开始招收博士生。1994年6月以后，历任中南大学公共卫生学院办公室主任、学院党总支副书记、副院长，2014年5月起担任中南大学湘雅公共卫生学院党委书记。

研究方向：流行病与卫生统计学，卫生服务研究。主持的科研项目有：2020年湖南省"十四五"卫生健康规划编制项目，2018年湖南省重点研发项目"营养素与骨关节炎关系研究"。2015—2020年湖南省公立医院满意度调查。2016年湖南省"十三五"卫生服务体系规划编制项目。2012—2014年教育部国家精品资源共享课建设项目《医学（卫生）统计学》；2012—2015年长沙市、岳阳市区域卫生规划编制；2011—2012年联合国儿童基金会驻华办：中国/联合国儿童基金会学校水、环境卫生与个人卫生项目基线调研。

主要研究成果与荣誉：评选为2001年湖南省高等学校骨干教师培养对象，2007年湖南省第二批新世纪121人才工程第三层次人才（公共卫生与预防医学）。多次获得学校优秀教师奖。发表科研论文160余篇，其中SCI论文超过60篇。获得5项省部级科技成果奖。

主要承担的教学课程："卫生统计学""医学统计学""医学科学研究与设计"。培养硕士研究生50余人，博士研究生10余人。

主要教材编写：1. 担任全国高等学校教材《医学科学研究与设计》（第2~3版），卫生部临床专业八年制规划教材《医学统计学》（第3~4版），卫生部临床专业五年制规划教材《医学统计学》（第6~7版），全国研究生规划教材《医学科研方法学》（第3版）的主编、副主编；2. 担任全国研究生规划教材《医学统计学》（第3~5版），《临床流行病学》（第1~4版），教育部"十一五"规划教材《医学统计学》（第2~3版），全国本科生规划教材《管理流行病学》（第1版），《卫生统计学》（第5~8版），《卫生经济学》（第3~4版）的编委。

主要社会兼职：为教育部高等学校全科医学教学指导委员会委员（2013—2017）、国家精品资源共享课《医学（卫生）统计》负责人、中华预防医学会卫生统计专业委员会常委、中国高等教育学会预防医学研究会秘书长、湖南省预防医学会卫生统计学专业委员会主任委员、湖南省卫生信息与医学装备学会卫生规划专业委员会主任委员、湖南省公共卫生与预防医学科教专业委员会副主任委员。担任《中国预防医学杂志》等5本杂志编委。

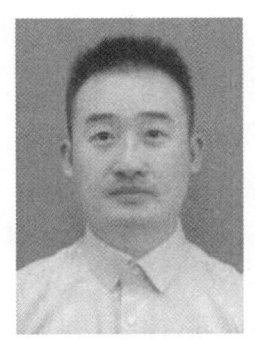

图5-77 杨飞

杨飞（图5-77），男，汉族，中共党员。2008年6月毕业于东南大学公共卫生学院预防医学系，获医学学士学位。2008.08—2011.07，于东南大学公共卫生学院劳动卫生与环境卫生学系硕博连读，获医学博士学位，2011.08—2012.08，作为博士联合培养对象赴美国宾夕法尼亚州立大学土木与环境工程学院学习。2014年3月起在中南大学湘雅公共卫生学院从事教学与科研工作。2015年破格晋升为副教授，现任南华大学教授。湖南省青年骨干教师，"湖南省优青获得者"，"水环境与农产品安全"湖南省重点实验室骨干成员，南华大学"高层次人才（学科拔尖人才）"。近5年来，以第一作者或者通讯作者发表ESI论文36篇，JCR1区论文15篇，JCR2区论文15篇，JCR3区论文5篇，JCR4区论文1篇。ESI（1%）高被引论文 5 篇，影响因子 IF≥10 的论文 1 篇。自然指数（NI）期刊论文 1 篇，热点论文 ESI (0.1%) 2 篇。主持国家自然科学基金项目 2 项，湖南省自然科学基金优秀青年项目 1 项，湖南省重点研发计划项目子课题 2 项；博士后特别资助 1 项，中南大学猎英人才和创新驱动人才项目各 1 项。以第一发明人获得发明专利 2 项，实用新型专利 2 项。担任全国环境诱变剂学会委员，湖南省流行病学专业委员会常务委员、湖南省预防医学会肥胖防治专业委员会副主委、国家自然科学基金委预防医学处的一审专家以及 Journal of Toxicology and Environmental Health 等 SCI 期刊编委。

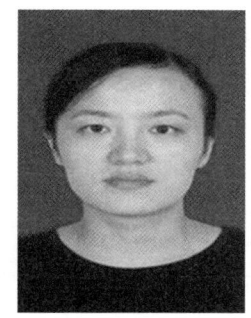

图 5-78　杨芳

杨芳（图 5-78），女，中南大学湘雅公共卫生学院流行病与卫生统计学系副教授，博士。学习经历：2000.09—2004.06，湖南师范大学本科专业学习；2004.09—2010.06，湖南师范大学生命科学学院硕博连读，获博士学位。工作经历：2005.12—2006.12，美国 Creighton 大学医学院骨质疏松研究中心遗传学研究室访问学习；2010.07—2013.09，中南大学公共卫生学院任讲师。2011.05—2013.11，中南大学生物科学与技术学院攻读博士后；2013.10 至今，中南大学公共卫生学院任副教授。主要研究领域：复杂疾病的遗传流行病学与遗传统计方法学研究，药用植物抗肿瘤的表观遗传研究。研究生招生方向：公共卫生与预防医学、流行病与卫生统计学、公共卫生学硕士。现指导在读统招硕士研究生 3 名、MPH 硕士研究生 1 名。

主要科研项目：1. miR-19b 靶向 TNFα 介导人参皂苷 Rh2 衍生物诱导肿瘤细胞凋亡的表观遗传机制（2012.01—2014.12，国家自然科学基金项目，经费 22 万）；2. 新型人参皂苷 Rh2 衍生物诱导肿瘤细胞凋亡的表观遗传机制（2013.01—2015.12，湖南省自然科学基金项目，经费 13 万）；3. 21 三体综合征产前诊断筛查方法评价（2011.06—2013.07，中国工程院项目，经费 26 万）；4. 细胞色素 P450、ABCB1 基因多态性、环境、心理行为等因素与美沙酮治疗反应的关联分析（2013.01—2015.12，国家自然科学基金项目，经费 23 万）；5. 诱导型热休克蛋白 70 降低甲醛生物学损伤的作用和机制研究（2013.1—2015.12，国家自然科学基金项目，经费 23 万）。

发明专利：一种人参 PDR 跨膜转运蛋白基因启动子及其应用，2013 年 5 月中华人民共和国国家知识产权局授予参与发明。

目前承担 8 年制临床专业、7 年制口腔医学专业、5 年制临床专业医学生的"医学统计学"和"医学科研设计""SPSS 及其医学应用"，5 年制预防医学专业"卫生统计学"和"医学科研设计"，博士研究生"高级生物统计学"，硕士研究生"医学统计学""综合评价方法与应用"，MPH"医学统计学"，留学生"生物统计"等多门课程的教学工作。

主要社会兼职：任湖南省医学会医院统计专业委员会青年委员；国际生物统计学会中国分会（IBS-CHINA）会员；中国生物化学与分子生物学会会员。

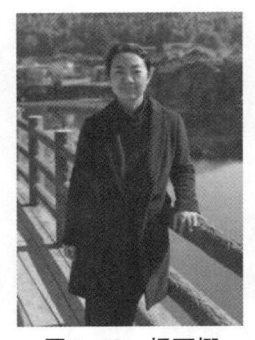

图 5-79 杨丽娜

杨丽娜(图 5-79),女,1978 年 11 月出生,河北邢台人,中南大学副教授,硕士生导师,中南大学湘雅公共卫生学院营养与食品卫生学系副主任。2002 年毕业于吉林大学,获医学学士学位。2002 至 2007 年就读于吉林大学公共卫生学院,获博士学位。2013 至 2014 年于美国南缅因大学做科学访问。主讲课程包括本科生课程"营养与食品卫生学""临床营养学""卫生学""现代营养学";研究生课程"现代食品安全学""现代营养学""营养与非传染性疾病研究进展"、"Present Knowledge in Nutrition"(留学生)。现为湖南省营养学会秘书长、常务理事,湖南省营养学会营养师专业委员会副主任委员,中国营养学会公共营养分会委员,中国老年保健医学研究会老年膳食健康分会委员。参编著作 4 部。共培养硕士研究生 6 人,目前在读研究生 5 人。先后主持参与国家级和省部级科研项目 10 余项。获省级科研成果奖 2 项,专利 2 项。在国内外知名刊物发表论文 30 余篇。

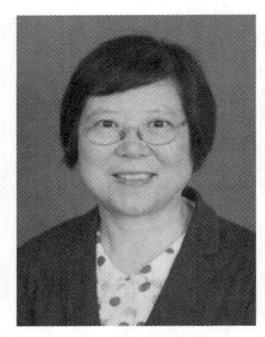

图 5-80 杨新文

杨新文(图 5-80),女,教授。1982 年 12 月毕业于湖南医科大学预防医学系。1982 年分配于湖南省劳动卫生职业病防治研究所,主要从事工业毒理和职业病防治工作。1996 年 5 月进入湖南医科大学公共卫生学院卫生学教研室任教。2000 年 10 月赴美学习,先后在美国阿拉巴马大学伯明翰分校公共卫生学院环境医学系和临床免疫系从事环境因素与衰老及机体抗肿瘤免疫机制的研究。2003 年 3 月回国。曾任中南大学公共卫生学院劳动卫生与环境卫生学系副主任。湖南省环境与健康专业委员会副主任委员。教育部学位中心专家,国家科技奖励办专家。曾参编全国医药高等院校规划教材《环境卫生学》(第六版)(第七版)、《卫生学》(第八版)、《卫生学》数字化教材的编委。主持和参加过国家、部、省级多项科研课题,发表论文 30 余篇。获湖南省科技进步成果三等奖 1 项,湖南省卫生科技进步成果二等奖 1 项,省卫生科技进步成果四等奖一项。

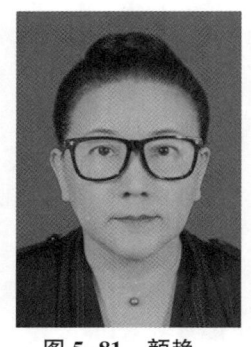

图 5-81 颜艳

颜艳(图 5-81),女,博士,二级教授,1963 年 10 月出生于湖南省长沙市。现任中南大学湘雅公共卫生学院流行病与卫生统计学系教授、博士生导师。1980 年 9 月考入湖南医学院预防医学专业,1985 年 6 月毕业留校,获学士学位。1997 年 6 月获湖南医科大学卫生统计学硕士学位。2005—2007 年作为公派访问学者留学于英国伦敦大学卫生与热带病学院。2007 年 11 月获中南大学流行病与卫生统计学专业博士学位。1985 年 7 月留任湖南医科大学卫生统计学教研室,先后任助教、讲师和副教授，2004年9月晋升为教授，2020年9月评定为二级教授。2000年开始招收硕士生，2011年招收博士生。

研究方向：出生队列研究，健康数据管理与评价，社区卫生服务研究、综合评价在医学中的应用。主持国家自然科学基金委面上项目4项，部省级科研项目8项。其中，出生队列系列研究于2013—2019年连续3次获国家自然科学基金面上项目资助。

主要研究成果与荣誉：获湖南省科技进步奖二等奖、中华医学科技奖三等奖和湖南医学科技奖一等奖各1项。独立指导研究生获第五届全国大学生统计建模大赛研究生组一等奖；获鑫恒优秀教师教学奖励基金奖励；获中南大学2019—2020学年教学质量奖（本科生课堂教学）优秀奖。发表科研论文60余篇，其中SCI论文30余篇。

承担的主要教学课程：卫生统计学、医学统计学、高级生物统计学、医用综合评价、医学科学研究与设计。培养硕士研究30多人，博士研究生9人。

教材建设：为国家级研究生规划教材《医学统计学》（第5版）第一主编；参编国家级规划教材多部。

主要社会兼职：担任科技部"国家重点研发计划"和"国家重点专项计划"会议评审专家、国家自然科学基金通讯评审、中国统计教育学会理事会常务理事、中国卫生信息与健康医疗大数据学会理事会常务理事、教育部和国家卫生健康委员会第三轮全国高等学校医学专业研究生国家级规划教材评审委员会委员等职；担任《中国卫生统计杂志》《中国医院统计杂志》等多本杂志编委。

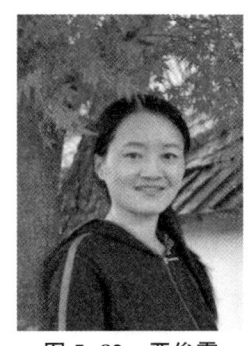

图5-82 严俊霞

严俊霞（图5-82），女，博士，副教授，1982年2月出生于河南省西华县。现任中南大学湘雅公共卫生学院流行病与卫生统计学系副主任、硕士生导师。2000年9月，考入郑州大学医学院预防医学专业，2005年7月毕业，获得医学学士学位。2005年9月，在北京大学医学部攻读硕士，2008年7月于北京大学医学部社会医学与卫生事业管理专业毕业，获得医学硕士学位。2009.04—2014.03，在日本京都大学医学部攻读博士学位，获得医学博士学位。2014年11月进入中南大学公共卫生学院工作；2015.05—2017.09，任该院讲师；2017.10月至今，任该院副教授及硕士研究生导师。2019.09至今，任中南大学湘雅公共卫生学院流行病与卫生统计学系副主任。

研究方向：慢性病（遗传）流行病学、临床流行病学。主持的科研项目有：国家自然科学基金青年项目1项（颅内动脉瘤候选基因低频变异关联研究），湖南省自然科学基金青年项目1项（以烟雾病为基础的血管狭窄性疾病遗传流行病学研究），中国博士后科学基金项目1项（环指蛋白213基因多态性与血管狭窄性疾病的关联研究），中国博士后引进项目1项（颅内动脉瘤遗传流行病学研究）。

主要研究成果和荣誉：发表科研论文 20 余篇，其中 SCI 论文超过 10 篇。主要承担的教学课程有："流行病学 A""流行病学 B""临床流行病学""循证医学""现代流行病学""现场流行病学""医学流行病学"等。培养硕士研究生 11 人。

主要社会兼职：现任中华预防医学会流行病学分会青年委员、湖南省医学会临床流行病学和循证医学分会青年委员、湖南省预防医学会流行病学专业委员会委员，湖南省医学科技学会公共卫生与预防医学教育委员会委员兼秘书，《中华疾病控制杂志》青年编委。

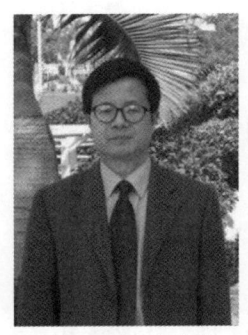

图 5-83 钟才高

钟才高（图 5-83），男，1954 年 8 月出生，籍贯湖南省桃江县。医学硕士，博士生导师，卫生毒理学系二级教授。卫生毒理学科及卫生检验与检疫学科带头人，曾任湖南医科大学卫生毒理学教研室主任与环境医学研究室主任、中南大学毒理学评价实验室主任、中南大学公共卫生学院副院长。

学习经历：1975.09—1978.12，就读于湖南医科大学卫生系，获医学学士学位；1993.09—1996.06，就读于湖南医科大学公共卫生学院，获医学硕士学位。

工作经历：1978.12—1992.11，湖南医学院卫生系任助教、讲师；1992.12—1999.07，任湖南医科大学预防医学系副教授；1996.06—1998.11，美国 Case Western Reseave 大学医学院访问学习；1999.07—2000.04，湖南医科大学湘雅公共卫生学院卫生毒理学系任教授，系主任；2000.04 至今，中南大学湘雅公共卫生学院卫生毒理学系任教授。

承担的教学课程：承担本科生与研究生"毒理学基础""药物毒理学""预防医学概论""健康相关产品毒理学安全性评价""毒理学实验技术与方法""现代毒理学""药物毒性与安全性评价"及"毒理学研究进展"等课程。

人才培养情况：培养博士研究生 14 人，已毕业博士生 14 人；培养硕士研究生 22 人，已毕业硕士生 22 人。作为本科生导师指导本科生多次申请获得国家级及校级本科生自由探索及创新创业项目。

主要科研业绩：主要研究方向为重金属及环境内分泌干扰物毒性、肝脏毒理学。以通讯作者或第一作者发表论文 80 余篇，其中 SCI 论文 20 余篇。作为课题负责人主持国家自然科学基金面上项目"六价铬诱导肝细胞独立线粒体依赖性凋亡的分子机制""Cr（Ⅵ）干扰肝细胞线粒体电子传递链功能的作用机制研究"及"Cr（Ⅵ）诱导肝细胞线粒体 VDAC 损伤及其与细胞凋亡、能量代谢障碍的关系"，作为主要参与者承担 5 项国家自然科学基金项目、20 余项省部级与横向协作科研课题。钟才高教授在国家自然科学基金项目等课题资助下，对常见的环境毒物——铬肝损害的机制进行了深入的研究，从亚细胞水平与分子水平上比较深入探讨了铬性肝损害的分子机制。同时通过与美国纽约大学环境医学研究所的合作，完成了"六价铬暴露人群生物标志物评价""Cr（Ⅵ）接触生物标志的应用及其危险度评价"的国际合作项目,探讨六价铬接触的接触标志、DNA 损伤的效应标志以及外周血淋巴细胞蛋白组学的差异。

社会贡献与荣誉:钟才高教授带领并组织卫生毒理学系老师们于 2000 年组建了中南大学毒理学评价实验室,分别于 2007 年、2010 获得中华人民共和国计量认证合格证书(2007180022S、2010180022S),2002 年建立 SPF 级动物实验室,2007 年获批农业部认可的农药毒理学安全性评价资格,具备开展农药、化妆品、消毒产品等与健康相关的化学产品的安全性毒理学评价能力。研究成果"工业废水综合生物毒性细菌毒理学评价模式研究"分别获得湖南省医药卫生科技进步二等奖及湖南省科学技术进步三等奖;医学视听教材"光化学烟雾与健康"获湖南省电化教育成果一等奖;医学视听教材"饮用水卫生"获湖南省电化教育成果三等奖;《汽车尾气诱导小鼠体内氧化损伤与遗传毒性研究》获湖南省第 10 届自然科学优秀学术论文三等奖。

社会兼职:曾任卫生部环境与健康专家委员会委员,现任中国毒理学会生化与分子毒理学专业委员会常务理事,湖南省卫生毒理学专业委员会副主任委员,国家自然科学基金面上、地区和青年项目一审专家;《毒理学杂志》编委等。

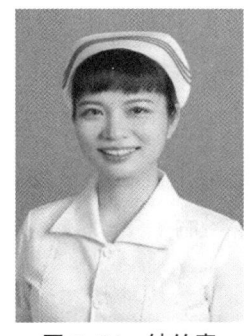

图 5-84 钟竹青

钟竹青(图 5-84),女,1976 年 5 月出生,湖南望城人。2005 年毕业于中南大学湘雅护理学院。硕士研究生导师、医学博士、主任护师,现任中南大学湘雅三医院护理部副主任。2002.09—2005.06,就读于中南大学湘雅护理学院社区护理本科专业;2007.03—2010.11,于中南大学湘雅第三临床学院攻读内科学硕士专业;2012.09—2017.07,就读于中南大学湘雅公共卫生学院,获医学博士学位。2014.06—2015.06,赴 Rutgers(State University Of New Jersey)做访问学者。1994.07—1995.08,就职于湘雅医院心血管内科,任护士。1995.08—2008.07,任湘雅三医院 7 病区护士长。2008.12—2013.06,任湘雅三医院耳鼻咽喉头颈外科 25 病区护士长。2013.06—2014.07,任湘雅三医院护理部科护士长。2015.06 至今,任湘雅三医院护理部科副主任。兼任中华护理学会委员,湖南省护理学会五官学组主委、湖南省护理学会理事、湖南省护理学会血液病专业委员会主任委员。承担湘雅护理学院《内科护理学》的教学工作。现担任湘雅护理学院研究生导师,现指导学术硕士 1 人,专业硕士 6 人,已毕业 1 人,其中 2 人获国家奖学金。主持国家自然科学基金青年基金项目 1 项,湖南省自然科学基金杰出青年项目 1 项,湖南省教育厅创新平台开放基金项目 1 项,湖南省自然科学基金委员会面上项目 1 项。参与国家社会科学基金委员会重点基金项目 1 项。2019 年和 2020 年获湖南省政府医学科技奖三等奖,获发明专利 2 项。近 5 年发表论文 30 余篇,其中 SCI 论文 9 篇,总计影响因子达 24.89。2020 年荣获国家级三部门"全国卫生健康系统疫情防控先进个人"称号。

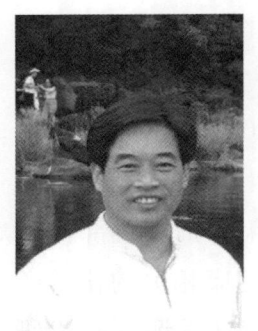

图 5-85 朱明元

朱明元(图 5-85),男,1957 年 7 月出生,中南大学教授,医学学士。1978.03—1982.12,湖南医学院学习;1982.12—1985.09,衡阳医学院卫生学教研室从事卫生学教学、科研及职业病门诊工作;1985.09—1996.12,长沙市劳动卫生职业病防治所从事尘肺病、物理性职业病防治、诊断及放射卫生防护工作;1996.12 至今,中南大学湘雅公共卫生学院营养与食品卫生学系从事教学、科研工作。研究方向:学生营养。发表论文 12 篇。

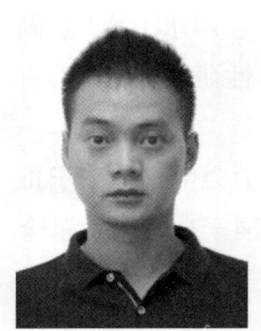

图 5-86 张宪

张宪(图 5-86),男,博士,中南大学湘雅公共卫生学院劳动卫生与环境卫生学系特聘副教授,硕士研究生导师。现任中南大学湘雅公共卫生学院职工第三支部副书记。2014 年硕士毕业于中南大学生物工程专业,2017 年博士毕业于中南大学微生物学专业,同年 11 月就职于中南大学。参加工作以来,作为新进教师主要参与"卫生学"和"环境卫生学"的教学工作,作为学术导师指导 6 名在读研究生(学术型硕士和专业型硕士各 3 名)和 6 名本科生。目前担任预防医学 1702 班的班导师,曾连续两年(2019 和 2020 年度)被评为中南大学优秀班导师。曾被评为 2020 年度中南大学湘雅公共卫生学院优秀共产党员。主要从事环境/人体微生物的组学和生态学等基础研究,研究领域包括水体有机污染和土壤重金属污染的微生物防治以及人体微生物组与健康等。课题组人员结构多元优势互补,拥有一支具有生物信息学、微生物学、环境科学和预防医学等多学科研究背景的学术梯队。目前,已主持湖南省自然科学基金项目 1 项和湖南省自然资源科研项目 1 项,申请国家发明专利 2 项,参编专著 1 部,发表学术论文数 10 篇,其中自然指数期刊论文 1 篇,高被引论文 3 篇,相关成果发表在 *Water Research*、*Applied and Environmental Microbiology*、*BMC Genomics* 和 *Science of the Total Environment* 等国际学术期刊上。同时,为 *ISME Journal*、*Environmental Science & Technology*、*Environment International* 和 *Communications Biology* 等知名期刊的受邀审稿人。

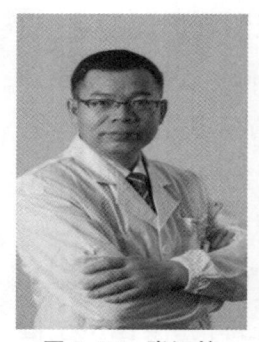

图 5-87 张江林

张江林(图 5-87),男,中共党员,1974 年 10 月出生,湖南省醴陵市人,博士,教授。现任南方科技大学第一附属医院(深圳市人民医院)皮肤科主任医师、博导、学科带头人。1993.09—1998.07,就读于湖南医科大学临床医学系本科;1998.09—2001.07,就读于中南大学湘雅医院皮肤科获硕士学位;2005.09—2008.07,中南大学湘雅医院皮肤科攻读博士;2006.10—2007.11,作为美国哈佛大学联合培养博士赴美学习;2009.08—2010.06,香港中文大学攻读公共卫生学硕士。2001.07—2004.09，就职于中南大学湘雅医院皮肤科，任经治医师、助教；2004.09—2009.09，就职于中南大学湘雅医院皮肤科，任主治医师、讲师；2009.09—2014.09，就职于中南大学湘雅医院皮肤科，任副主任医师、副教授、硕导；2014.09—2020.12，就职于中南大学湘雅医院皮肤科，任主任医师、教授、博导；2021.01至今，就职于深圳市人民医院皮肤科，任主任医师、博导、学科带头人。兼任中华医学会皮肤性病学分会治疗学组全国委员、中华医学会医学美学与美容分会疤痕与创面修复学组全国委员、中国医师协会皮肤科医师分会皮肤外科专业委员会全国委员、中国中西医结合学会皮肤性病学分会皮肤外科学组全国委员、中国整形美容协会毛发学组全国委员、中国研究型医院学会皮肤科专业委员会全国委员、中整协皮肤美容分会疤痕学组副组长、湖南省医学会性病学专业委员会副主委、湖南省医学会皮肤病学专业委员会委员兼皮肤外科学组组长。承担"卫生经济学"教学工作，共指导硕博研究生和MPH 20余人。主持国家自然科学基金项目4项（其中1项青年基金项目，3项面上基金项目），参与国家自然科学基金项目3项，参与国家863高新技术研究发展计划项目1项，获国家发明专利2项。以第一作者/通讯作者发表SCI论文20余篇。荣获湖南省医学十大临床创新技术成果奖和中国医院协会医院科技创新成果奖、美国中华医学基金会CMB新星学者奖。荣获中南大学十佳青年和湖南省青年岗位能手。

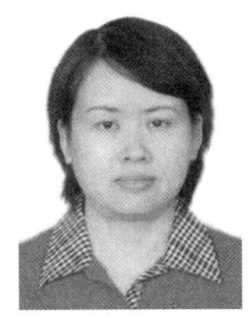

图5-88 曾明

曾明（图5-88），女，1964年10月出生，籍贯广西恭城县。医学博士，教授，硕士研究生导师。现任中南大学湘雅公共卫生学院卫生毒理学系主任、中南大学毒理学评价实验室主任。

学习经历：1981.09—1986.06，就读于湖南医学院卫生系，获医学学士学位；1994.09—1997.06，就读于湖南医科大学公共卫生学院劳动卫生与职业病学专业，获医学硕士学位；2005.09—2015.06，中南大学湘雅公共卫生学院攻读卫生毒理学专业，获医学博士学位。

工作经历：1986.07—1997.08，湖南医科大学卫生系劳动卫生与职业病学教研室任助教、讲师；1997.09—1999.11，湖南医科大学公共卫生学院卫生毒理学系任讲师；1999.12—2002.12，中南大学湘雅公共卫生学院卫生毒理学系任副教授；2003.01—2017.08，中南大学湘雅公共卫生学院卫生毒理学系任副教授，系副主任；2017.09至今，任中南大学湘雅公共卫生学院卫生毒理学系教授，系主任。2003.11—2004.04，赴西班牙Salamanca大学访问学习；2010.01—2011.01，美国犹他大学医学院的访问学者。

社会兼职：担任中国环境诱变剂学会理事、中国预防医学会卫生毒理学分会委员、中国毒理学会毒理学替代法与转化毒理学专业委员会委员、中国毒理学会毒理学教育专业委员会委员、中华预防医学会自由基预防医学专业委员会委员、湖南省预防医学会理事会理事、湖南省预防医学会毒理学专业委员会副主任委员。国家自然科学基金面上、地区和青年项目一审专家。《实用预防医学》杂志编委及审稿专家、《卫生研究》杂志审稿专家。

承担的教学课程：承担本科生与研究生"毒理学基础""药物毒理学""预防医学概论""健康相关产品毒理学安全性评价""职业与健康""社区常见中毒与防控""毒理学原理与方法""毒理学实验技术与方法""现代毒理学""药物毒性与安全性评价"及"毒理学研究进展""公共卫生方法学"等课程的教学。

人才培养情况：培养硕士研究生20人，毕业硕士生13人，目前在读硕士研究生7人。作为导师指导本科生申请获得国家级本科生创新课题3项及校级本科生创新创业课题5项，作为导师指导研究生申请获得国家级/省级研究生创新课题3项及校级研究生创新项目5项；作为导师指导的本科生毕业论文分别获得中南大学优秀毕业论文一等奖1次、三等奖2次及优秀论文奖5次。

主要科研业绩：主要研究方向为矽尘、农药及重金属等环境污染物的健康损害以及干预措施。发表论文50余篇，其中SIC论文18篇。作为课题负责人主持1项国家自然科学基金面上项目"ASMase/Ceramide信号通路在矽尘致肺纤维化中的作用及机制研究"，作为主要研究者参与承担5项国家自然科学基金项目、主持1项省科技厅基金项目"草甘膦农药对雄性生殖细胞的毒性作用及其机制研究"，主持2项横向科研课题以及参与多项省厅级科研课题的研究。

社会贡献与荣誉：获2011—2012学年度中南大学研究生教学质量优秀奖，2015—2016学年度中南大学本科生教学质量优秀奖，2018年度中南大学蔡田碹珠奖励基金优秀教师奖。3篇论文分别获得湖南省预防医学会优秀科技论文一等奖、二等奖以及湖南省自然科学优秀学术论文三等奖。以第一发明人授权国家专利9项。参与编写1部国家规划研究生教材及9部全国高等学校教材与专著。

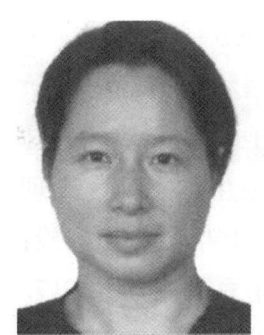

图5-89　曾小敏

曾小敏（图5-89），女，1967年10月出生于湖南省邵阳市。现任中南大学湘雅公共卫生学院流行病与卫生统计学副教授，流行病与卫生统计学硕士研究生导师。1985年9月考入湖南医学院预防医学专业，1990年7月毕业于湖南医科大学预防医学专业，获得学士学位。1992年9月考入湖南医科大学流行病与卫生统计学专业就读硕士研究生，1995年7月毕业获得医学硕士学位。2002—2004年在美国得克萨斯大学MD安德森癌症研究中心流行病学系进修访问。1995年7月留任湖南医科大学卫生统计学教研室，先后任助教、讲师和副教授。2006年开始招收硕士生。

研究方向：流行病与卫生统计学，医学/生物大数据挖掘分析。

主要研究成果与荣誉有：被评选为2006年湖南省高等学校骨干教师培养对象。多次获得学校优秀教师奖。发表科研论文30余篇。

主要承担的教学课程有："卫生统计学""医学统计学""医学科学研究与设计"。培养硕士研究生15人。

主要教材编写：1.担任全国高等学校教材《医学科学研究与设计》（第1~3版）副主编；2.担任全国本科生规划教材《卫生统计学》（第6版）的编委。

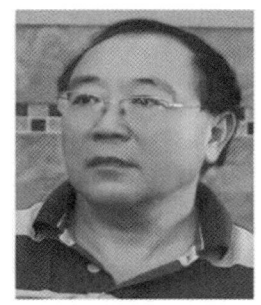

图5-90　赵衡文

赵衡文（图5-90），男，中共党员。1956年3月出生于天津宝坻，教授，2016年退休。现任中南大学本科生教学督导，公共卫生学院关工委常务副主任，离退休党支部书记。

学习经历：1978.09—1983.07就读于湖南医学院卫生系。

工作经历：1983年8月毕业留校；1983—1990年湖南医学院学生处工作；1990—2016年任职于中南大学公共卫生学院。

主讲本科生、研究生课程包括卫生法学，医学伦理学，卫生监督学，医疗纠纷防范与处理。出版专著《医疗纠纷防范与处理》，担任国家规划教材八年制本硕、研究生和本科生《医事法问题及处理》《卫生法学》《卫生法与卫生监督学》等多部教材的副主编、编委。指导硕士研究生数10名，发表专业论文数10篇。获得中南大学优秀课程1次，多次被评为先进工作者，优秀共产党员和优秀党务工作者。

社会兼职：任中国卫生法学会委员，常委。湖南省卫生法制与监督学会副主任委员。长沙市人民政府法制专家库专家。长沙市环境学会副主任委员。

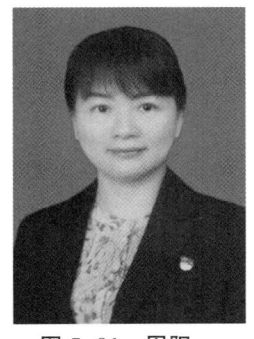

图5-91　周阳

周阳（图5-91），中共党员，主任护师，医学博士，硕士研究生导师。现任中南大学湘雅医院护理部副主任，湘雅护理学院和湘雅公共卫生学院双硕士导师。教育经历：2014.09—2017.12，中南大学湘雅公共卫生学院攻读社会医学与卫生事业管理专业，获医学博士学位；2013.09—2014.09，作为美国Michigan State University的联合培养博士赴美留学；2004.09—2008.07，中南大学护理学院学习护理专业，获硕士学位；2000.09—2004.05，就读于中南大学护理学院护理专业，本科毕业。工作经历：2019.02至今，中南大学湘雅医院护理部任主任护师；2009.09—2019.02，中南大学湘雅医院骨科任主任护师；2008.08—2009.09，任湖南省卫生厅医政处干事；1994.07—2008.08，中南大学湘雅医院手术室任主管护师。

主要研究方向：质量管理、骨科护理及疼痛护理。主持湖南省科技厅重点研发项目1项："湖南省中老年人健康生活方式促进技术研究与应用示范"。主持国家重点研发计划主动健康和老龄化科技应对重点专项子课题1项："老年睡眠障碍调控干预技术措施研究"。主持湖南省自然科学基金等其他省部级项目7项。主编专著5部；获得授权专利6

个;发表论文共计50余篇。主持项目获得第十七届湖南医学科技奖三等奖;第六届湖南省预防医学科学技术奖二等奖。

学术兼职:担任国家卫健委标准委员会委员;中国研究型医院学会关节外科学专业委员会护理研究学组副组长;中国研究型医院学会骨科创新与转化专业委员会骨科护理学组常务委员;湖南省医学会骨科学专业委员会护理学组组长;湖南省骨科专科护士培训基地主任;湖南省护理学会第九届理事会骨科专业委员会副主任委员;湖南省护理基础质量控制中心秘书;中国医疗保健国际交流促进会骨科分会——骨科护理学组委员;中国医疗保健国际交流促进会关节疾病防治分会委员;中国生命关怀协会人文护理专业委员会委员;湖南省康复医学会心理康复专业委员会常务委员;湖南省护理基础质量控制中心专家库成员专家;湖南省预防医学会卫生统计委员会委员;湖南省医院协会患者安全管理专委会委员。

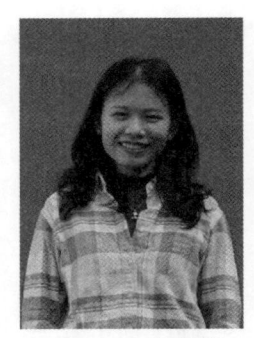

图 5-92 郑温雅

郑温雅(图 5-92),女,1989年3月出生,江西南昌人,中南大学讲师。2010年毕业于南昌大学食品科学与工程专业,获学士学位。2010—2013年就读于南昌大学营养与食品卫生学专业,在食品科学国家重点实验室研究学习,获硕士学位。2013—2018年在德国科隆体育大学心血管研究及运动医学所研究学习,获博士学位。现为中国营养学会会员,目前主持省部级科研项目1项,以第一及合作作者发表研究论文10余篇,主要研究方向为植物雌激素生物活性与慢性代谢性疾病防治。

第6章 湘雅公共卫生与预防医学学科大事记

■ 颜福庆遏制鼠疫建奇功。1910年11月初,哈尔滨报告了第一例鼠疫病例,震惊全世界的东北鼠疫开始为世人知晓。在这场殊死搏斗中,首席专家伍连德医生在确定传染源后,果断地采用隔离、焚尸、逐户检疫等现代防疫措施,短期内成功地控制了疫情。1911年春,湖北省向雅礼医院紧急求助,商请颜福庆赴鄂指导防疫。是年初夏,颜福庆赴汉口指挥防疫工作。这是华中地区第一场公共卫生战役,也是一场公共卫生和流行病学教育的实践活动。颜福庆当机立断,在京汉铁路成立卫生服务部,并担任总指挥,他临危不惧,协调有序,全身心投入到抗疫一线,赢得了社会各界的广泛信任,圆满完成了防疫任务,湖北防疫公所赠予颜福庆一枚奖牌。颜福庆为雅礼医院赢得了荣誉,为长沙赢得了荣誉。

■ 颜福庆萍乡防治钩虫病。湘雅医学在20世纪初期的中国预防医学事业中有着特殊的地位。湘雅医学专门学校创办之初,就开设了预防医学、公共卫生学课程,颜福庆亲自授课。他带领湘雅学生到湖南、江西产煤区进行钩虫病的流行病学调查。在调查过程中共进行了39场钩虫病的通俗演讲,发放了661张传单、821张海报和6606本宣传小册子。这项调查研究唤醒了矿工的一般环境卫生意识,尤其是提高了钩虫病防治的认识,使钩虫感染率从81.6%下降到39.5%,减幅为42.1%。他发表了两篇英文论文《湖南萍乡煤矿钩虫病感染报告》《江西安源萍乡煤矿钩虫病的控制》,先后发表于国外的《国际卫生专刊》和英文版的《中华医学杂志》上。这两份论文是颜福庆在公共卫生领域的代表作。

■ 争取英国庚子赔款发展全国公共卫生事业。1926年2月,颜福庆在中华医学会第六次大会上做了题为《利用英国庚子赔款提高中国公众的健康》的发言,呼吁英国退还庚子赔款的一部分用于开办我国的公共卫生事业。英国政府最终采纳庚子款委员会的建议,每年拨付17%(50万元以上)的款额,作为发展我国公共卫生及医学教育事业的经费,使我国公共卫生和医学教育事业向前迈进了一大步。

■ 建立北郊卫生事务所。据民国二十五年湘雅医学院北郊卫生事务所年报记载,1935年8月,建该所最初的目的就是为便于湘雅学生实习。事务所设所长一人,由湘雅医学院卫生科管辖。事务所的主要工作有:全区的生命统计、妇幼保健、常见病的防治等。

■ 开展伍家岭姜片虫病防治。1949年,由"国立湘雅医学院"农村疾病防治研究委员会拨专款,在学院附属医院内科、公共卫生科、寄生虫病科等科室同仁的通力合作下,在伍家岭成立了姜片虫病防治研究站,开展相关工作。主持工作的是陈国杰、邓一韪两位教授,参与这项工作的有陈祜鑫、吴彭年、朱掌书、王绍冰等湘雅人。他们用中药槟榔煎水给姜片虫病人服用,疗效显著,伍家岭全区64名姜片虫病患者的治愈率达98.4%。在此前后,邓一韪教授还按照学校的统一安排,组建了长沙市会春区(以前称北区,今称开福区)卫生事务所。该所的合作机关是长沙市政府、湖南省政府卫生处、国立湘雅医学院。致力于推进民众公共卫生,促进健康,改善环境卫生,管理传染病的公共医疗事业。工作内容包括该区人口的生死统计;传染病管理;预防注射;流行病研究;妇幼卫生;学校卫生;家庭访视;口腔卫生;环境卫生;结核病、花柳病的防治;工业卫生与职业卫生以及其他促进健康等事项。

■ 开展郴县防疟。1950年7月3日至18日,湘雅人陈国杰、邓一韪两位教授,实习医员陈璋先生,检验技生王绍冰、蔡纪正等一行5人,前往郴县的株木山、陈家楼一带和郴县城区作疟疾的初步调查,了解郴县疟疾流行的严重程度,为政府是否在郴县设立防治实验站提供前期论证。湖南地方病防治实验委员会决定设立郴县实验所,并于1950年12月25日在许家洞正式建立郴县实验所。该所成立初期的主要工作仍是疟疾与血丝虫病的调查,全年门诊接诊3万多人次,其中疟疾患者占19.29%。在阻断传播媒介上,试办了两个喷射D.D.T杀灭成蚊的防治实验区,使驻军疟疾的发病率较前一年大为下降。在预防宣教上,他们把重点放在小学生的卫生教育上,希望通过小学生把卫生工作推进到各个家庭。采用家族访问、放幻灯的方式与当地群众密切联系,推广普及卫生知识。

■ 洞庭湖区防治血吸虫病。1950年3—4月,湘雅的陈国杰、邓一韪教授,带领胡培卿和其他医生、技术生各一名,前往岳阳对血吸虫病的流行作了初步调查。调查发现居民感染率最高的区域达50%以上,血吸虫的中间宿主钉螺的生态分布与湖水的涨落有密切的关系,黄牛及奶牛也感染血吸虫病。1950年6月1日,湘雅决定在岳阳郊外黄沙湾设立"血吸虫病实验所",所长为湘雅人陈祜鑫讲师。11月,"血吸虫病实验所"改称"岳阳实验所",直属湘雅医学院与湖南省卫生处联合组成的"湖南地方病防治实验委员会"。当时,湘雅派出的驻所工作人员有讲师1人、助教1人、住院医师4人、实习医员2人。陈祜鑫所长领导的"岳阳实验所",是现"湖南省血吸虫病防治研究所"的前身。陈所长带领大家总结推广的围而广垦、垦即灭螺的"洲滩灭螺"法,在防治血吸虫病中取得很好的效果,该项目在1978年获全国科学大会奖。

■ 1975年10月,湖南医学院党委决定成立湖南医学院卫生系。开始招收第一届三年制卫生专业学生。

■ 1977年9月恢复高考后,开始招收五年制卫生专业学生。

■ 1978年王翔朴教授获得"湖南省优秀教师"的称号。

■ 1979年，王翔朴教授受聘为全国临床医学专业统编教材《卫生学》主编，之后分别继任《卫生学》第2~4版主编。

■ 1986年7月28日国务院学位委员会召开第七次会议，审议通过了第三批博士、硕士学位授予单位及其学科、专业和博士生指导教师。我院流行病学、卫生统计学、劳动卫生学、环境卫生学、营养与食品卫生学获得硕士学位授予权。湖南医学院下发〔1986〕0019号文件《关于开展本校在职人员学习硕士学位课程的通知》。正式开始本校在职人员以同等学力申请学位的工作。

■ 1987年7月，根据国家学科目录调整，湖南医学院决定将卫生系更名为湖南医学院预防医学系。

■ 1988年王翔朴教授获评湖南省优秀教师。

■ 1989年胡曼玲教授受聘为全国预防医学专业统编教材《卫生化学》第4、5版主编，第4版获得全国优秀教材一等奖。

■ 1989年1月17日湖南医科大学下发"关于同意基础医学系等学位评定委员会分会（学术小组）人员组成的批复"（校研生字〔1989〕01号），同意成立卫生系分会。

■ 1990年10月5日至6日国务院学位委员会第九次会议在北京召开。会议审核通过了第四批新增博士学位、硕士学位学科专业授权点，我院卫生统计学获得硕士学位授予权。

■ 1991年湖南医科大学调整预防医学系领导班子，王满英任党总支副书记，孙振球任主任，张明浩任副主任。

■ 1991年孙振球教授获评湖南省优秀教师。

■ 1992年黄忆明教授获评湖南省优秀教师。

■ 1994年湖南医科大学调整公共卫生学院领导班子，王满英任党总支副书记，陈金华任院长，谭红专任副院长，赵衡文任副院长。

■ 1995年6月，湖南医科大学决定将预防医学系更名为湖南医科大学公共卫生学院。

■ 1997年7月湖南医科大学下发《关于授予博士、硕士学位和培养研究生的学科合并与调整的通知》（校研生字〔1997〕018号）。根据国务院学位委员会、国家教委〔1997〕23号、28号文件通知精神，国家对学科目录及代号进行了适度调整，并于1997年6月6日公布实施。此次学科合并与调整有利于按较宽口径培养研究生，有利于保证和提高研究生培养质量，有利于加强学科建设，保持和发展学科优势和特色。涉及到我校调整与合并的学科如下。"流行病学"和"卫生统计学"合并为"流行病与卫生统计学"，专业目录代号为：100401；"环境卫生学""劳动卫生与职业病学""卫生检验学"（部分）、"卫生学与军队卫生学"（部分）合并为"劳动卫生与环境卫生学"，专业目录代号为：100402；"营养与食品卫生学"和"卫生检验学"（部分）合并为"营养与食品卫生学"，专业目录代号为：100403。

■ 1998年湖南医科大学调整公共卫生学院领导班子，王满英任党总支书记，杨土保任副书记,谭红专任常务副院长(主持工作),肖水源任副院长。

■ 1998年7月国务院学位委员会通过第七批新增博士学位、硕士学位学科专业授权点,我院社会医学与卫生事业管理学获得硕士学位授予权。

■ 2000年4月,由湖南医科大学、长沙铁道学院和中南工业大学合并组建中南大学,经中南大学批准,建立中南大学公共卫生学院。

■ 2001年,孙振球教授受聘为卫生部研究生规划教材评审委员会委员和全国研究生规划教材《医学统计学》主编,之后分别继任《医学统计学》第2~4版主编,其中第2版获得全国优秀教材二等奖。

■ 2001年杨土保副教授获选湖南省高等学校青年骨干教师培养对象。

■ 2001年12月18日,国务院学位委员会办公室发出《关于批准开展公共卫生硕士(MPH)专业学位教育试点工作单位的通知》。试点单位有中南大学、北京大学、哈尔滨医科大学、复旦大学、华中科技大学、四川大学、中国预防医学科学院(现更名为中国疾病预防控制中心)、第三军医大学、军事医学科学院、中山大学、第四军医大学、第二军医大学、山西医科大学、中国医科大学、南京医科大学、浙江大学、山东大学、新疆医科大学、吉林大学、苏州大学、东南大学、西安交通大学等22个单位。

■ 2002年2月中南大学调整公共卫生学院领导班子,赵衡文任党委书记,肖水源任院长,谭红专任副院长,钟才高任副院长,杨土保任副院长。

■ 2005年3月11日,中南大学下发《关于成立中南大学湘雅公共卫生与预防医学研究中心的决定》的文件(中大人字〔2005〕9号),为促进我校公共卫生与预防医学学科的建设和发展,加强对外合作与交流,根据中大人字〔2003〕35号文件精神,经研究决定成立中南大学湘雅公共卫生与预防医学研究中心,该中心挂靠公共卫生学院。

■ 2005年谭红专教授获得湖南省优秀博士论文奖。

■ 2006年6月肖水源教授获得湖南省社会科学"百人工程"人才称号。

■ 2006年4月中南大学调整公共卫生学院领导班子,赵衡文任党委书记,肖水源任院长,谭红专任副院长,钟才高任副院长,杨土保任副院长。

■ 2006年6月5日,中南大学下发《关于中共中南大学公共卫生学院党员大会选举结果的批复》的文件(中大党组字〔2006〕35号),经校党委常委会研究,同意中共中南大学公共卫生学院党总支部委员会由肖水源、杨土保、赵衡文、钟才高、谭红专(按姓氏笔画顺序)等5位同志组成。同意中共中南大学公共卫生学院党总支部委员会选举赵衡文同志为党委书记。

■ 2006年孙振球教授主持的"医学(卫生)统计学"被评为国家精品课程。

■ 2006年曾小敏副教授获选湖南省高等学校青年骨干教师培养对象。

■ 2007年杨土保教授获得"湖南省人才工程第三层次人才"(公共卫生与预防医学)称号。

■ 2007年预防医学专业被评为湖南省重点专业。

■ 2008年预防医学专业被评为湖南省特色专业。

■ 2009年谭红专教授聘为全国高等学校预防医学教学指导委员会委员，肖水源教授聘为全国高等学校全科医学教学指导委员会委员。

■ 2010年许林勇副教授获选湖南省高等学校青年骨干教师培养对象。

■ 2010年6月中南大学调整公共卫生学院领导班子，赵衡文任党委书记，肖水源任院长，谭红专任副院长，钟才高任副院长，杨土保任副院长。

■ 2010年谭红专教授主持的"流行病学"被评为国家精品课程。

■ 2011年公共卫生与预防医学获评湖南省重点学科。

■ 2011年孙振球教授领衔的流行病与卫生统计学教学团队获得"湖南省高等学校优秀教学团队"称号。

■ 2011年获得公共卫生与预防医学一级学科硕士学位授予权。

■ 2012年获得公共卫生与预防医学一级学科博士学位授予权。

■ 2012年6月教育部批准建立3个学校卫生骨干人员培训基地，分别设立在北京大学、中南大学、复旦大学的公共卫生学院。

■ 2013年10月国家卫生和计划生育委员会批准建立卫生部卫生监督人员培训基地（湖南基地），由湖南省疾病预防控制中心、湖南省卫生监督局、湖南省职业病防治院、湖南省结核病防治院和中南大学公共卫生学院联合组建。

■ 2013年谭红专教授聘为全国高等学校预防医学教学指导委员会副主任委员，杨土保教授聘为全国高等学校全科医学教学指导委员会委员。

■ 2013年设立公共卫生与预防医学一级学科博士后流动工作站。

■ 2013年12月26日，中南大学下发《关于成立中南大学全球卫生研究中心的决定》文件（中大人字〔2013〕106号），为了进一步加强全球卫生研究，促进相关学科的建设与发展，根据《中南大学关于科学研究机构设立的暂行规定》（中大人字〔2003〕35号），经研究，决定成立中南大学全球卫生研究中心，挂靠公共卫生学院。

■ 2014年5月15日，中南大学下发中大干字〔2014〕10号文件，经5月8日学校党委常委会议讨论，决定：谭红专同志任公共卫生学院院长（正处级），免去其公共卫生学院副院长职务；胡国清同志任公共卫生学院副院长（副处级）；陈律同志任公共卫生学院副院长（副处级）；任国峰同志任公共卫生学院副院长（副处级）；免去肖水源同志公共卫生学院院长职务；免去杨土保同志公共卫生学院副院长职务；免去钟才高同志公共卫生学院副院长职务。

■ 2014年5月15日，中南大学下发中大党干字〔2014〕4号文件，经5月8日学校党委常委会议讨论，决定：杨土保同志任公共卫生学院党委书记（正处级）。赵衡文同志任公共卫生学院正处级调研员，免去其公共卫生学院党委书记职务。

■ 2014年11月27日，中南大学下发中大党组字〔2014〕35号文件：《关于中共中南大学公共卫生学院党员大会选举结果的批复》，经校党委常委会研究，同意中共中南大学公共卫生学院委员会由任国峰、杨土保、肖水源、陈律、胡国清、唐媛、谭红专（按姓氏笔画排序）等7位同志组成。同意中共中南大学公共卫生学院委员会选举杨土保同志为党委书记，唐媛同志为副书记。

■ 2009年胡国清副教授获选湖南省高等学校青年骨干教师培养对象。

■ 2012年杨土保教授主持的"医学（卫生）统计学"和刘爱忠教授主持的"流行病学"被评为国家精品资源共享课程。

■ 2014年9月27日至30日，我院成功承办了"教育部高等学校公共卫生与预防医学专业教学指导委员会第一届二次会议、中华预防医学会公共卫生教育分会第五届第九次全体会议暨全国公共卫生学院院长/系主任联席会议和中国高等教育学会预防医学教育研究会第二届五次会议"，来自全国94所公共卫生学院（系）、疾控中心及相关机构的300余位专家代表参加了开幕式并出席了会议。大会开幕式上，中南大学副校长田勇泉教授致欢迎辞，北京协和医学院党委书记、教育部预防医学教指委主任李立明教授，中华预防医学会杨维中秘书长，湖南省卫生计生委有关领导，中南大学公共卫生学院院长谭红专教授等领导出席了开幕式并分别致辞。开幕式由中华预防医学会公共卫生教育分会主委马骁教授主持。会上，围绕以"公共卫生终身教育"为主题，中南大学公共卫生学院院长谭红专教授介绍了大会筹备情况，美国公共卫生专家Dr. James W. Holsinger教授、胡永华教授、刘娅教授、李晓松教授、何惧处长和我校杨土保教授分别做"美国公共卫生和公共卫生教育""预防医学本科教学标准""公共卫生学位教育""国内外公共卫生教育比较""公共卫生执业医师考试"和"百年湘雅与公共卫生"等主题报告。

■ 2015年6月13日，中共中南大学委员会下发中大党研字〔2015〕3号文件：《关于授予"4·16"研究生救人群体道德风尚模范集体荣誉称号的决定》，"4·16"研究生救人群体中秦露露（女）、杨杨、胡召、蒋芳凡（女）、张婷（女）、高凡等6位同学是我校公共卫生学院研究生。2015年4月16日中午，正在湖南省益阳市阳逻洲镇七子浃村进行课题调研的秦露露等6人，发现一名务农劳作的农妇不慎掉入河中，随时有生命危险。在千钧一发之际，课题组组长秦露露马上组织课题组成员救人，杨杨、胡召2位会游泳的同学立即跳入河中施救，其他4人在岸边接应，共同努力将农妇从水中救起，并立即进行紧急抢救，之后与闻讯赶来的农妇丈夫一起，将其送回家中休养。秦露露等6位同学见义勇为的先进事迹，在学校和社会各界引起强烈反响，展示了当代青年学生高度的社会责任感和良好的精神风貌，是践行社会主义核心价值观的优秀典范。为表彰他们的先进事迹，学校决定授予"4·16"研究生救人群体"道德风尚模范集体"荣誉称号。希望全校广大青年学生以他们为榜样，学习他们见义勇为、勇于担当的精神，积极践行社会主义核心价值观，争做新时代优秀青年和中华民族传统美德的传承者，在实现中国梦的伟大实践中贡献青春、智慧和

■ 2015年10月20日,中南大学下发中大人字〔2015〕86号文件:《关于成立中南大学公共卫生研究中心的决定》,为了进一步加强公共卫生系统研究,促进相关学科的建设与发展,根据《中南大学关于科学研究机构设立的暂行规定》,经研究,决定成立中南大学公共卫生研究中心,挂靠公共卫生学院。

■ 2015年12月24日,中南大学下发中大人字〔2015〕104号文件:《关于公共卫生学院更名为湘雅公共卫生学院的决定》,为进一步加强公共卫生学科对外学术合作与交流,促进学院招生和就业,推动学院快速稳定地发展,经2015年11月27日第25次校务会议讨论通过,决定将公共卫生学院更名为湘雅公共卫生学院。

■ 2015年12月31日,中共中南大学委员会下发中大党组字〔2015〕38号文件:《关于中共中南大学公共卫生学院委员会更名的决定》,根据《关于公共卫生学院更名为湘雅公共卫生学院的决定》(中大人字〔2015〕104号),经校党委常委会研究,决定将中共中南大学公共卫生学院委员会更名为中共中南大学湘雅公共卫生学院委员会。

■ 2016年6月30日,湖南省庆祝中国共产党成立95周年大会在省委礼堂举行。会上,表彰了一批先进基层党组织、优秀共产党员和优秀党务工作者。省委书记、省人大常委会主任徐守盛出席大会并讲话。我校公共卫生学院第五(研究生)党支部被授予先进基层党组织称号。在学校党委的正确领导下,公共卫生学院第五党支部全体党员认真学党章、守党章,认真贯彻落实习近平总书记系列重要讲话精神,加强了研究生党员在理论修养、政治素养、学风建设、学术道德和社会责任感等方面思想的先进性、不断增强基层党组织的创造力、凝聚力和战斗力。杨杨等研究生"4.16"救人群体优秀事迹被教育部思政司简报1195期刊载,中央电视台《新闻联播》、人民网、新华网、中新网、红网、新浪网、《人民日报》《潇湘晨报》等200多家主流媒体进行了报道,在全社会引起强烈反响,诠释了"公勇勤慎、诚爱谦廉"的湘雅精神,也集中体现了"向善求真,唯美有容"的中南大学精神。

■ 2017年11月16—20日,第一届跨学科行为健康会议在长沙举行(图6-1),会议由行为健康学术论坛主办,香港中文大学医学院赛马会公共卫生与基层医疗学院、中南大学湘雅公共卫生学院和中山大学公共卫生学院共同承办的。包括国际行为医学会主席Frank Penedo,前主席Joost Dekker教授等在内的40多名来自美国、英国、瑞典、澳大利亚、日本等国家专家学者,90余所高等院校、医院、国家和地区疾病控制中心的400多名专家和代表参加了会议。中南大学副校长陈翔教授出席大会开幕式并致欢迎词。开幕式由中南大学湘雅公共卫生学院肖水源教授主持。

■ 2018年4月11日,英国布里斯托大学医学院院长Sarah Purdy女士、Fiona Holmes女士等一行三人来校访问(图6-2)。国际合作与交流处高东波副处长、研究生院培养管理办杨旭东主任、湘雅公共卫生学院胡国清副院长、陈律副院长、任国峰副院长及相关人员

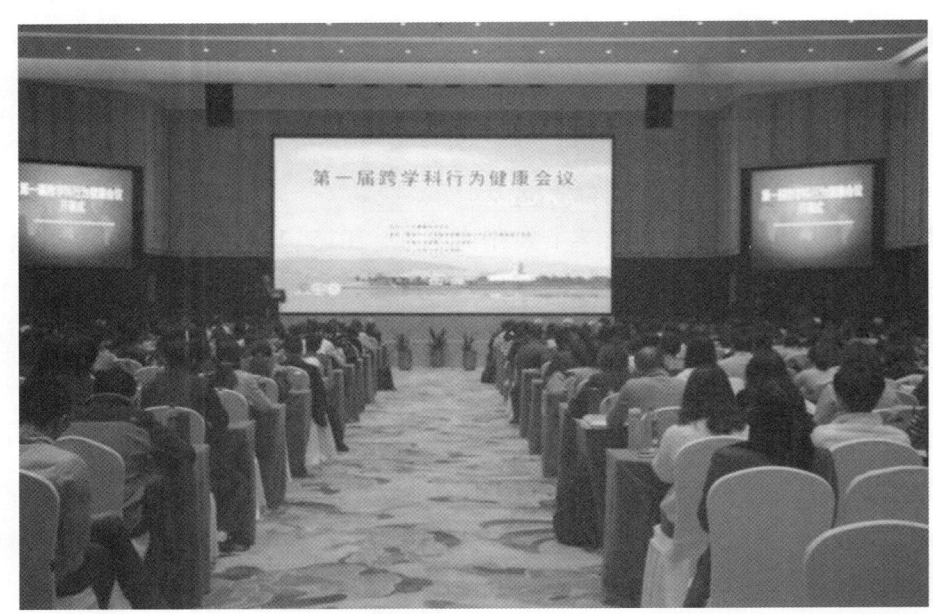

图 6-1 第一届跨学科行为健康会议

在国际处 308 会议室与来访嘉宾进行了会谈。双方就公共卫生学、流行病学等领域的科研合作、师生交流学习等方面举行了座谈。针对我校公共卫生学院本科和研究生层面的学生交流，双方初步达成的合作意向有：布里斯托大学医学院可为我校学生定制 1~2 周短期交流项目；我校公共卫生学院学生可选择参加布里斯托大学 3 个月至一学期的学期学分项目和各种形式的学位项目。

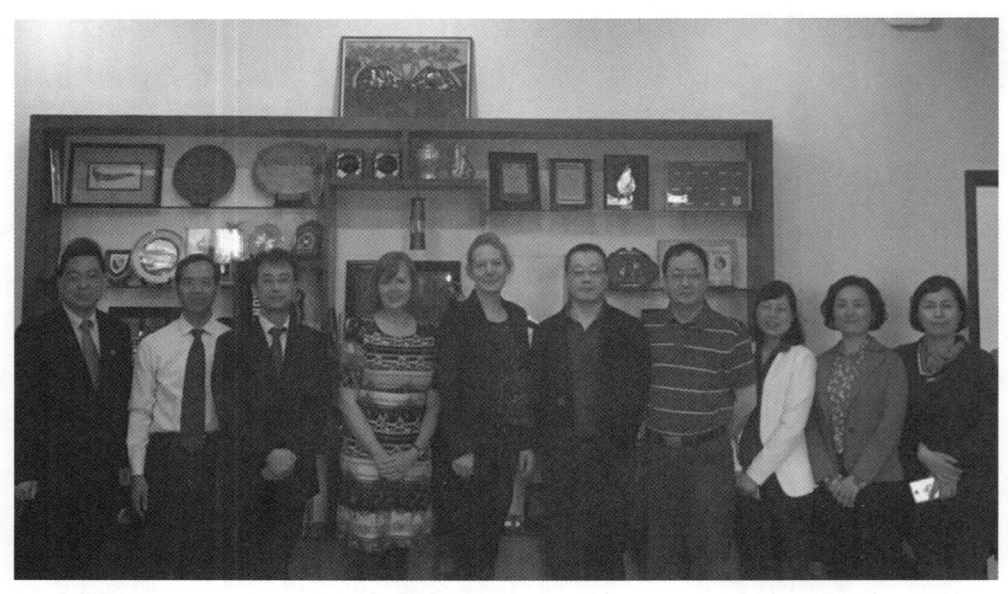

图 6-2 英国布里斯托大学医学院院长来校访问

■ 2018年4月21日，首届全国大学生公共卫生综合技能大赛在南京医科大学举行。此次大赛由教育部公共卫生与预防医学类专业教学指导委员会主办、南京医科大学和江苏省疾病预防控制中心承办，主题为"理论与实践并重，预防与临床融合"。我校代表队由湘雅公共卫生学院流行病与卫生统计系邓静老师领队，预防医学本科2013级学生秦嫭、胡一祯、李若曈及陈玥参加比赛（图6-3）。四位学生在老师的指导和全院的支持下以初赛第二名的成绩顺利出线进入决赛，最终斩获全国第五名（二等奖）及"临床基本技能"及"公共卫生案例分析"单项奖。

2013级本科生周瑶在黄瑞雪老师指导下完成的"肠道细菌传奇之你的体型你做主"获得全国科普作品特等奖，2014级本科生马中慧在肖水源老师指导下完成的"我该如何待你：抑郁症"获得全国科普作品二等奖。

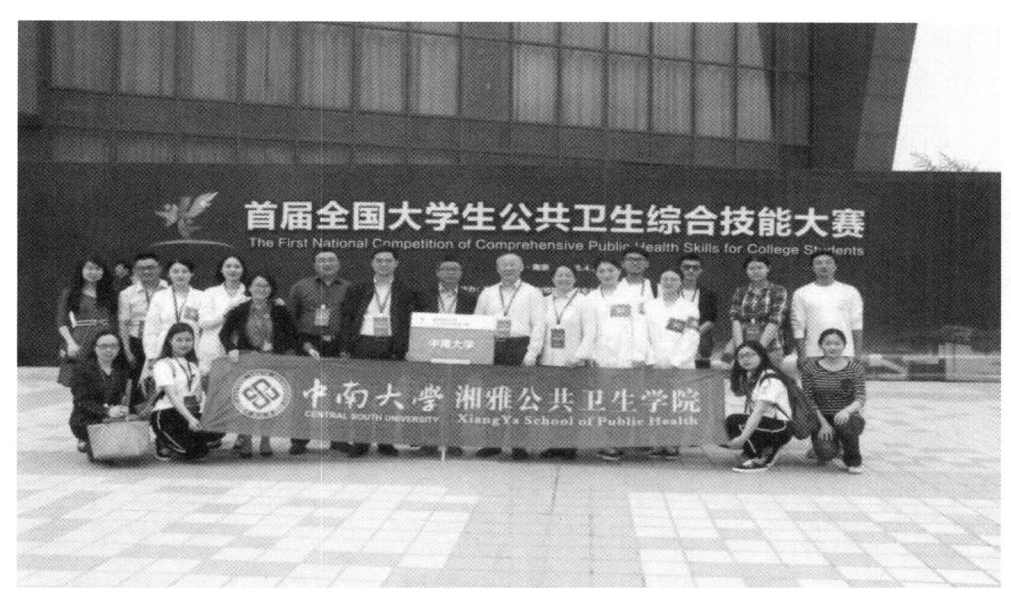

图6-3　参加综合技能大赛的我校代表队

■ 2016年谭红专教授聘为全国高等学校预防医学教学指导委员会副主任委员，陈立章教授聘为全国高等学校实验教学指导委员会委员。

■ 2018年11月27—28日，教育部、国家卫生健康委员会第三轮全国高等学校医学专业研究生国家级规划教材评审委员会成立暨主编人工作会议在北京召开。第三轮全国高等学校医学专业研究生国家级规划教材评审委员会由33位院士和147位医学专家组成，分别来自全国30个省市、35家医科大学和73家单位。会议聘请了129位教材主编和副主编，审定了79种医学专业研究生国家级规划教材的编写思想和大纲。我院颜艳教授获聘为教育部、国家卫生健康委员会第三轮全国高等学校医学专业研究生国家级规划教材评审委员会委员，并担任研究生国家级规划教材《医学统计学》（第5版）第一主编。同时，我院杨土保教授获聘为《医学科研方法》副主编，刘爱忠教授获聘为《临床流行病学》副主编。这是我院研究生教材建设的重要成绩。据悉，这套教材预计2020年8月出版。

■ 2019年1月2日，中南大学校党委常委会经开会研究，决定对湘雅公共卫生学院党委班子予以调整：杨土保同志继续任湘雅公共卫生学院党委书记（正处级）；唐媛同志继续任湘雅公共卫生学院党委副书记（副处级）；肖芳同志任湘雅公共卫生学院党委委员；免去谭红专同志湘雅公共卫生学院党委委员职务。

■ 2019年1月2日，中南大学下发中大干字〔2019〕1号文件，根据2018年12月21日、2019年1月2日校党委常委会召开的对湘雅公共卫生学院行政领导班子换届事宜进行研究的会议，决定：胡国清同志任湘雅公共卫生学院院长（正处级，试用期1年）；陈律同志任湘雅公共卫生学院副院长（副处级）；任国峰同志任湘雅公共卫生学院副院长（副处级）；肖芳同志任湘雅公共卫生学院副院长（副处级，试用期1年）；免去谭红专同志湘雅公共卫生学院院长职务；免去胡国清同志湘雅公共卫生学院副院长职务。

■ 2019年5月29日，中共中南大学委员会下发中大党组字〔2019〕35号文件《关于中共中南大学湘雅公共卫生学院党员大会选举结果的批复》。中共中南大学湘雅公共卫生学院委员会：你单位关于党员大会选举结果的报告收悉。经研究，同意你们5月23日的选举结果：中共中南大学湘雅公共卫生学院新一届委员会由尹逊强、任国峰、杨土保、肖芳、陈律、胡国清、唐媛7位同志组成；杨土保同志任书记，唐媛同志任副书记。

■ 2019年4月13日，我校以南部赛区第一名成绩入围第二届全国大学生公共卫生综合知识与技能大赛总决赛。5月18日，第二届全国大学生公共卫生综合知识与技能大赛决赛在中山大学珠海校区举行（图6-4）。由湘雅公共卫生学院陈律副院长领队，在邓静、黄云、虞仁和老师的指导下，2014级预防医学专业本科生戎伟仁、马中慧、朱曦、李玉佩组成的中南大学代表队，经过复赛、决赛两轮的激烈角逐，在32支参赛队伍中脱颖而出，最终荣获全国一等奖。在比赛过程中我校代表队展现了良好的专业能力和优良素养，在决赛环节再创佳绩，很好地诠释了大赛"理论与实践并重，预防与临床融合"的主题，展示了中南人、湘雅人的风采。

■ 2019年6月6日下午，湘雅医院与湘雅公共卫生学院举行临床研究战略合作签约仪式（图6-5），共谋临床医学与公共卫生研究发展，共同助力科学研究事业与学科发展。湘雅公共卫生学院党委书记杨土保、院长胡国清、副院长任国峰，湘雅医院党委书记张欣、院长雷光华、科研部主任郭华等出席活动。仪式由湘雅医院副院长刘昭前主持。

雷光华与胡国清代表双方签订了合作协议。根据协议，医院与学院将初步在"成立中南大学湘雅医院临床研究专家委员会""共建团队合作开展研究"以及"项目咨询、学术交流"等方面加强合作。

张欣书记表示，湘雅医院与湘雅公共卫生学院长期保持着密切的合作关系，加强两院信息与资源共享是一项互惠共赢的重要举措，具有十分重大的意义。希望双方合作迈上新

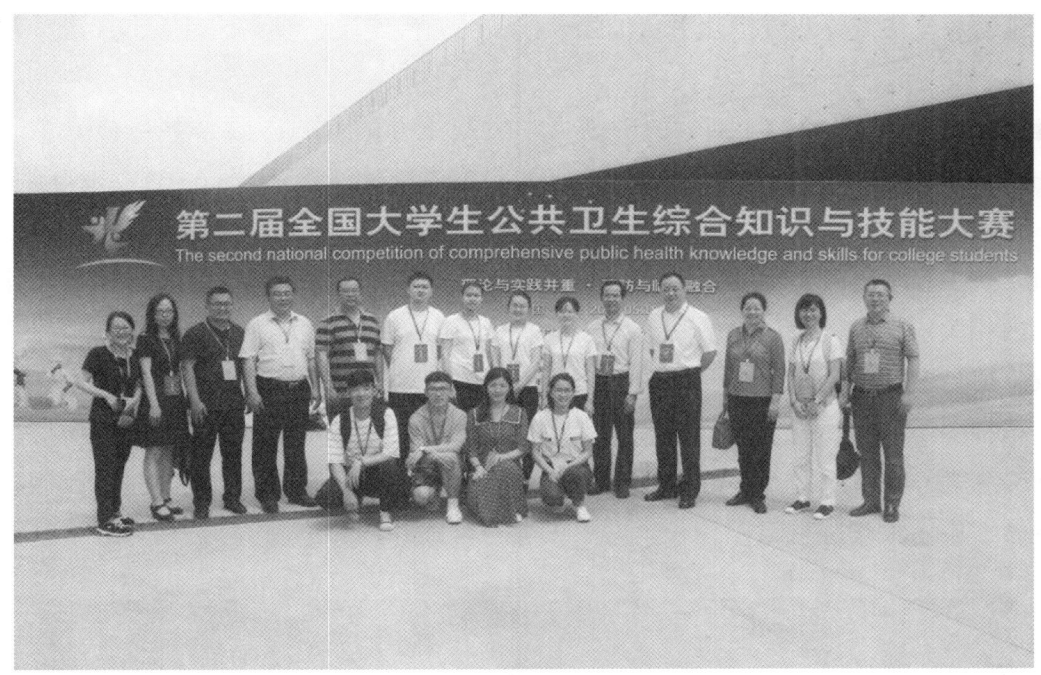

图 6-4 参加第二届全国大学生公共卫生综合知识与技能大赛的我校代表队

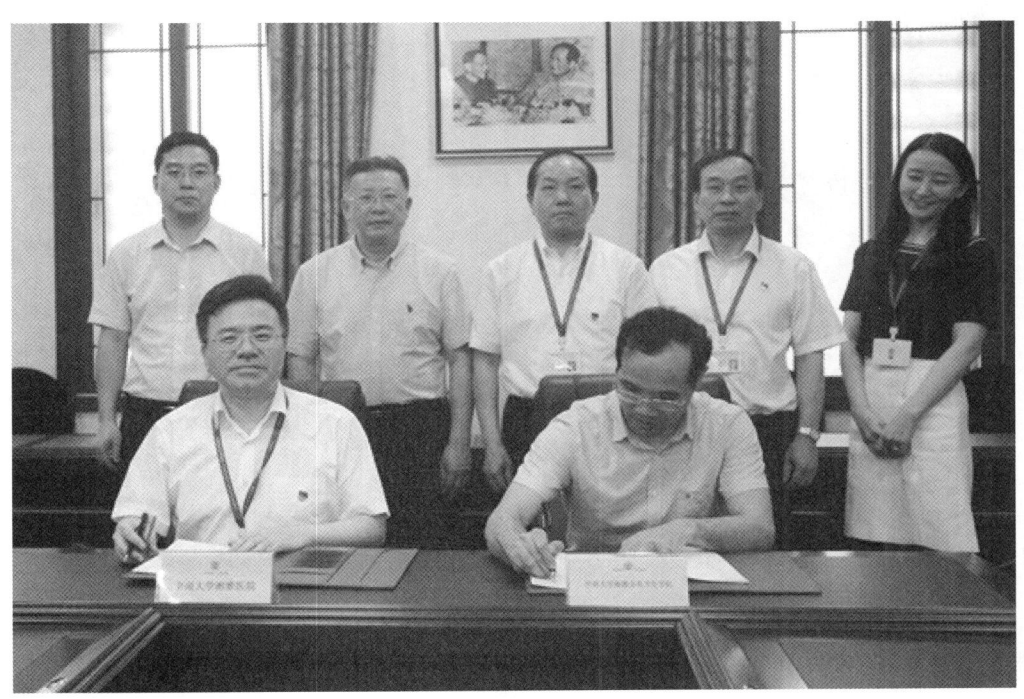

图 6-5 湘雅医院与湘雅公共卫生学院临床研究战略合作签约仪式

台阶，开展更深入的合作，助推"双一流"建设。杨土保书记表示湘雅公共卫生学院有专业的技术资源，迫切需要双方搭建平台加强合作，在平台建设、科学研究等方面进一步探索合作。

■ 2019年10月19—21日，由中南大学发起主办的首届国际公共精神卫生研讨会（International Symposium on Public Mental Health）在湖南长沙召开（图6-6）。来自英国、荷兰、美国、澳大利亚、中国香港地区以及中国国家疾控中心、北京大学第六医院、复旦大学上海医学院、上海交通大学医学院、上海同济大学医学院、深圳康宁医院、宁波市康宁医院等国内相关机构和高校的众多专家、学者以及国内精神卫生服务工作者共200余人参加了会议。研讨会由中南大学湘雅公共卫生学院、国家精神心理疾病临床医学研究中心（湘雅二院精神卫生研究所）、上海市精神卫生中心和中南大学湘雅医院心理卫生中心共同举办，会议由美国罗切斯特大学精神科Eric Caine教授和上海精神卫生中心张明园教授共同担任主席。中南大学陈立章副校长出席了大会开幕式并致辞。

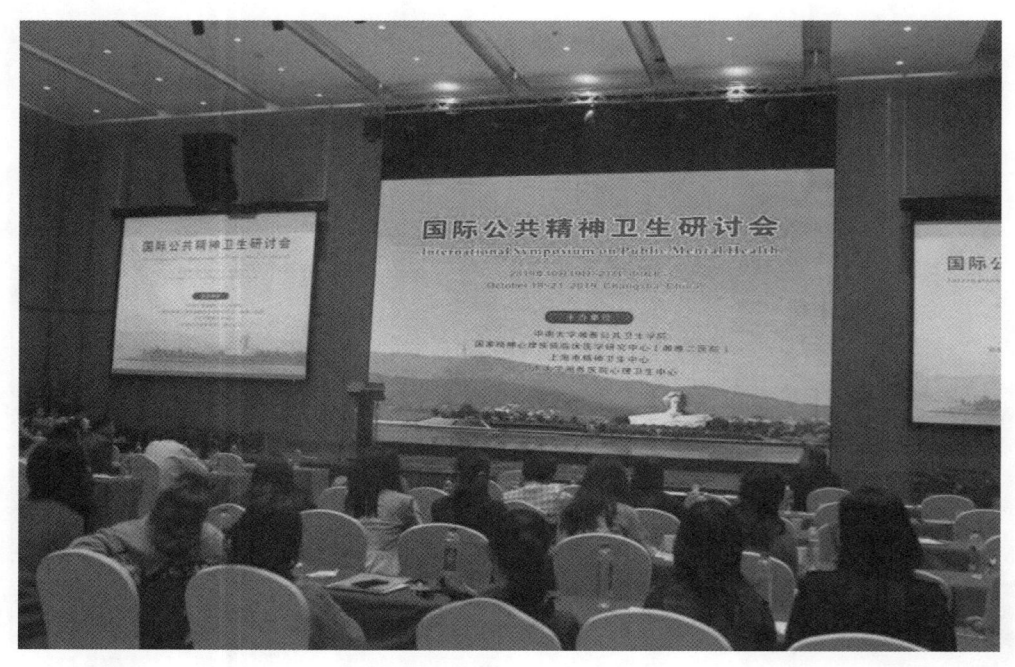

图6-6　首届国际公共精神卫生研讨会在长沙召开

■ 2019年12月19日，湖南省科学技术厅下发湘科计〔2019〕56号文件《关于2019年度湖南创新型省份建设专项创新平台立项（备案）的通知》，根据《关于申报2019年度湖南创新型省份建设专项创新平台的通知》和有关平台管理办法，经推荐申报、形式审查、专家评审（审核）、现场考察、厅党组会议审定和立项公示等程序，决定批准立项（备案）"临床流行病学湖南省重点实验室"平台编号：2019TP1036。实验室主任为陈立章教授，副主任为谭红专教授、杨土保教授、刘爱忠教授。秘书：陈梦施。

■ 2019年12月5日，湖南省科技重大专项"湖南省出生缺陷防控质量保障体系研究"启动会在湘雅公共卫生学院召开（图6-7）。本次启动会涉及3个子项目，项目总负责人为我院的罗丹教授。来自湖南省妇幼保健院、南华大学护理学院、湘雅医院等单位的研究人员以及我院的部分教师和研究生参加了本次项目启动会。省妇幼保健院方俊群主任、湘雅公共卫生学院罗丹教授和胡国清教授分别简要介绍了3个子项目的设计方案和实施计划。

■ 2019年12月7日，湘雅公共卫生学院在湘雅医学院新校区召开了"2019年公共卫生与预防医学实践教学研讨会"（图6-8）。中南大学陈立章副校长、学校相关职能部门领导、国家CDC慢病中心等22家公共卫生与预防医学实践教学基地的代表及湘雅公共卫生学院教师代表出席会议。会议由学院党委书记杨土保主持，院长胡国清代表学院致开幕词。陈立章副校长代表中南大学向与会的教学基地代表表示热烈欢迎，并对所有教学基地为我校公共卫生与预防医学人才培养作出的无私奉献与长期支持表示诚挚感谢，他希望通过此次研讨会加深学校与基地的沟通协作。

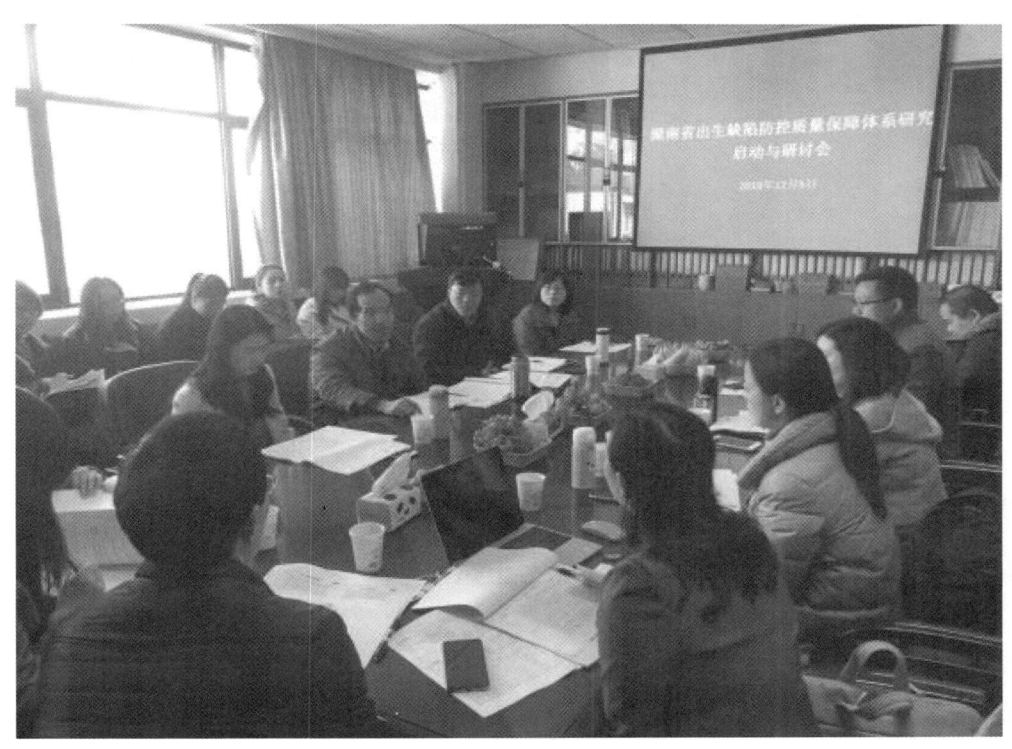

图6-7 2019年公共卫生与预防医学实践教学研讨会

副院长陈律简要介绍本科教学现况。副院长肖芳就研究生教育及公共卫生硕士（MPH）培养方案修订在会议进行了汇报并征询意见。深圳CDC代表冯铁建、珠海CDC代表黄利群、湖南省CDC代表刘秀英、长沙市CDC代表杨人贵、国家CDC慢病中心科教处主任王卓群等先后发言，建言献策。各实习基地老师纷纷表示期待能与学院进一步合作，共同培养综合素质高的人才。

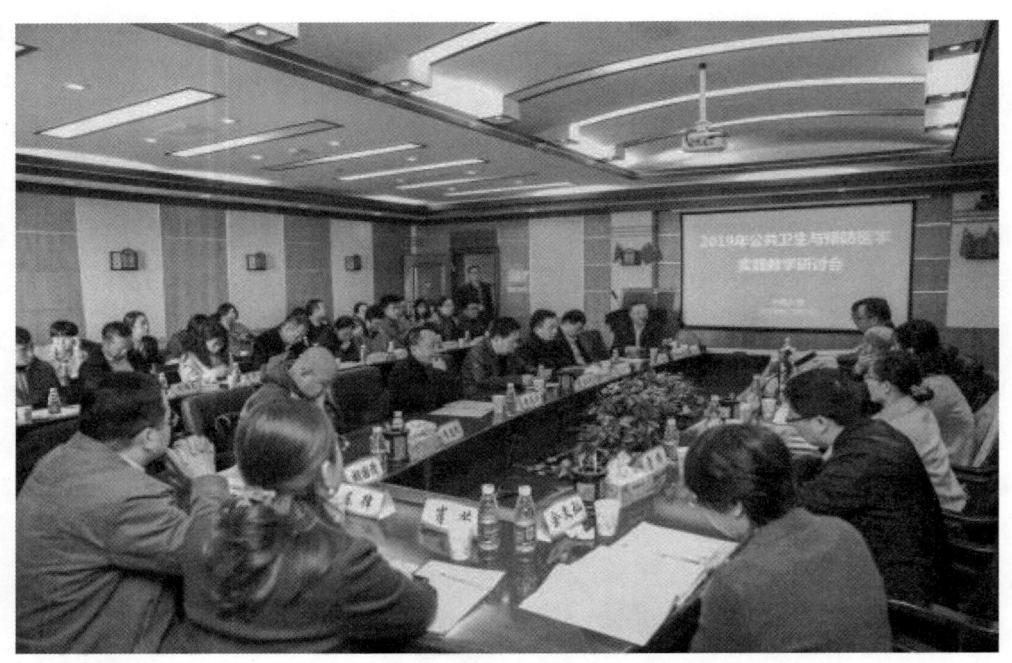

图 6-8

■ 2019年12月20—22日，由中南大学和国际地理空间卫生学会主办，湘雅公共卫生学院承办的地理空间信息与公共卫生国际会议（International Conference of Geospatial Information and Public Health - GIPH）在长沙召开。来自加拿大、荷兰、加纳、马拉维等国家以及中国国家疾控中心、厦门大学、南京医科大学、中国医科大学等高校的专家、教授和研究人员共100余人参加了本次会议。湘雅公共卫生学院院长胡国清教授出席了大会开幕式并致辞。刘爱忠教授担任大会执行主席。近20年来，迅速发展的GIS、RS、GPS以及空间分析技术为空间流行病学理论发展和实践应用提供了支持平台。

■ 2020月1月，教育部办公厅发布了2019年度国家级和省级一流本科专业建设点名单，我校申报的26个本科专业被认定为国家级一流本科专业建设点，通过比例高达96.3%。湖南省教育厅公示的2019年湖南省一流本科专业建设点评审结果中，我校有26个本科专业被认定为省级一流本科专业建设点。在本科专业"双万计划"开局第一年，我校共计52个专业被认定为国家级和省级一流本科专业建设点，占专业总数近50%。我院预防医学专业为湖南省一流本科专业建设点。

■ 2020年4月16日，中南大学下发中大研字〔2020〕33号文件《关于公布中南大学第六届学位评定委员会各分委员会及委员名单的通知》，根据《中南大学学位评定委员会规程（试行）》（中大研字〔2019〕63号），经二级单位推荐，校务会议讨论通过，现将中南大学第六届学位评定委员会各分委员会及委员名单公布如下：

湘雅公共卫生学院学位评定分委员会，主席：胡国清。副主席：谭红专。委员：杨土保，肖水源，林茜，丁萍，李杏莉。秘书：李敏。

■ 2020 年 5 月 19 日，湖南省社会科学普及宣传活动组下发湘社普〔2020〕4 号文件《关于公布第八批湖南省社会科学普及基地的通知》，确定了"中南大学公共卫生安全科普基地"为第八批湖南省社会科学普及基地。

■ 2020 年 9 月，陈律同志因身体健康原因辞去副院长职务。经 2020 年 12 月 11 日校党委常委会会议研究，决定：李杏莉同志任湘雅公共卫生学院党委委员、副院长（副处级，试用期一年）。

■ 2020 年 11 月 18 日，国家卫生健康委办公室下发教研厅函〔2020〕6 号文件《教育部办公厅国家卫生健康委办公厅关于批准高层次应用型公共卫生人才培养创新项目立项单位的通知》，经过单位自愿申请，省级教育、卫生健康行政部门联合推荐，专家咨询，确认中南大学为高层次应用型公共卫生人才培养创新项目立项单位。项目实施周期为 2020—2030 年。

■ 2020 年 11 月 29 日上午 10 点 30 分，中南大学护理与公卫、药学与生命科学大楼封顶仪式在湘雅新校区护理与公卫大楼楼顶隆重举行。中南大学副校长、湘雅医学院院长陈翔，副校长陈立章，基建处处长王海东，教育基金会秘书长张忠生，湘雅医学院党委书记黎志宏以及湘雅校区各二级学院负责人，施工、监理、全过程咨询单位负责人等出席大楼封顶仪式。黎志宏主持封顶仪式。在仪式上，湘雅公共卫生学院党委书记杨土保作为使用单位代表发言，感谢学校相关部门的关心支持以及施工方中建五局的精心施工。中建五局总承包公司张强副总经理充分肯定了公司与中南大学在湘雅新楼栋建设方面的合作，表示一定又好又快地把湘雅新楼栋建成样板工程。

陈翔副校长强调，今天恰逢第一位获耶鲁大学医学博士的亚洲人，中华医学会第一任会长，湘雅首任校长，中国现代医学教育的先驱，公共卫生学家颜福庆先生逝世 50 周年的纪念日，护理与公卫、药学与生命科学大楼顺利封顶是对湘雅先贤最好的纪念。100 多年前，美国著名设计师墨菲设计的湘雅红楼已成为国家级近现代保护建筑，见证了一代又一代湘雅人为我国医药卫生事业奋力拼搏、勇攀医学高峰的高光时刻，形成了湘雅独特的文化。他希望，中南大学护理与公卫、药学与生命科学大楼建设成为有文化和灵魂的大楼，成为长沙地标性建筑，为湘雅在新的 100 年再次腾飞奠定良好基础。

陈立章副校长宣布中南大学护理与公卫、药学与生命科学大楼封顶。大楼的封顶，标志着"中南大学护理与公卫、药学与生命科学大楼"建设项目取得了阶段性胜利，为工程顺利完工奠定了良好基础。

■ 2020 年肖芳副教授，杨飞副教授获得湖南省优秀青年项目。

■ 2020 年秦家碧特聘教授获得湖南省科技青年托举项目。

■ 2020 年 12 月 29 日，由我院胡国清教授作为首席专家的 2020 年度国家社科基金重大项目"大数据和智能时代重大突发公共卫生事件风险防范化解体系研究"开题报告会于长沙召开(图6-9)。中南大学党委副书记伍海泉教授、山东大学李士雪教授、厦门大学方亚教授、武汉大学安璐教授、湖南大学徐莹教授、中南大学科学研究部副部长彭忠益教授、中南大学吕鹏教授7名专家,以及各子课题负责人、课题组成员等30余人出席会议。湖南省社科规划办调研员方艳出席会议并致辞。校科学研究部副部长罗英姿主持会议。

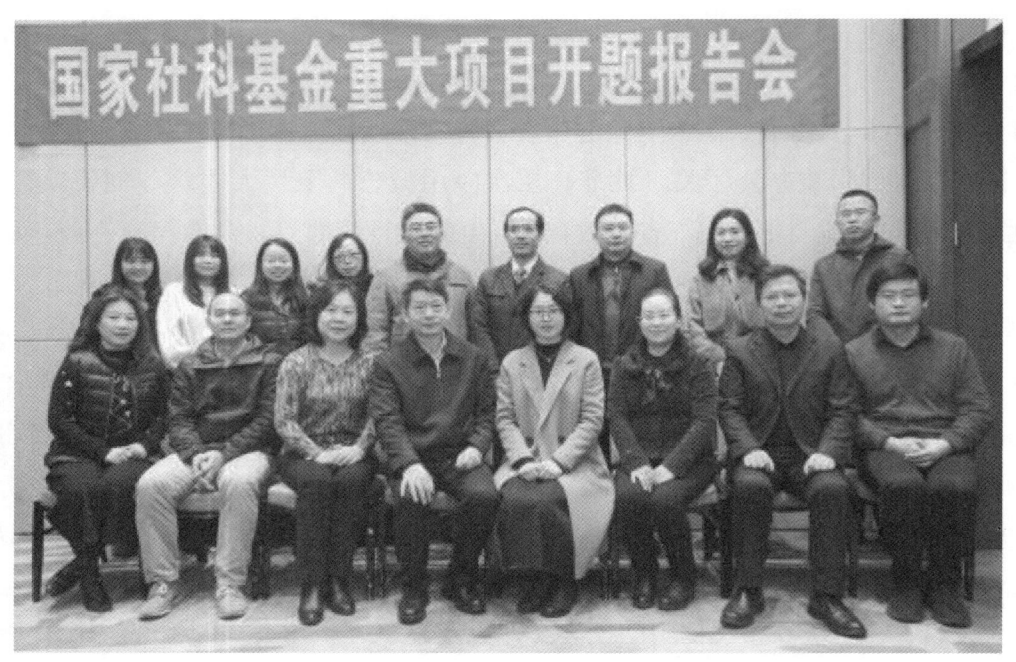

图6-9　2020年国家社科基金重大项目开题报告会代表

■ 2021年2月,湖南省卫生健康委员会印发《湖南省卫生健康委关于成立湖南省公共卫生研究中心的通知》(湘卫科教发〔2021〕1号),通知指出,为了贯彻落实习近平总书记关于健全国家公共卫生应急管理体系的重要讲话和指示精神,提升全省重大公共卫生事件应对能力和医疗救治水平,决定成立湖南省公共卫生研究中心,明确中心的职能是承担针对重大健康问题的理论难题、技术瓶颈以及应用推广研究;承担各类重大突发公共卫生风险评估工作,为政府相关检测提供事态研判和支持服务;承担国家、省委托的工作任务、科研项目;承担全省高层次公共卫生人员培训工作等。研究中心挂靠中南大学湘雅公共卫生学院。

■ 2021年2月,教育部印发《教育部办公厅关于公布2020年度国家级和省级一流本科专业建设点名单的通知》(教高厅函〔2021〕7号),正式公布2020年度一流本科专业建设"双万计划"建设点名单。中南大学湘雅公共卫生学院的《预防医学》专业被确定为国家一流本科专业建设"双万计划"建设点。国家一流本科专业建设"双万计划"是教育部全面贯彻落实全国教育大会和新时代全国高校本科教育工作会议精神,推动新工科、新医科、新农科、新文科建设，做强一流本科、建设一流专业、培养一流人才，全面振兴本科教育，提高高校人才培养能力，实现高等教育内涵式发展的重要举措，从 2019 年开始分三年建设 10000 个左右国家级一流本科专业点和 10000 个左右省级一流本科专业点。

■ 2021 年秦虹副教授获选湖南省高等学校青年骨干教师培养对象。